"十四五"时期国家重点出版物出版专项规划项目

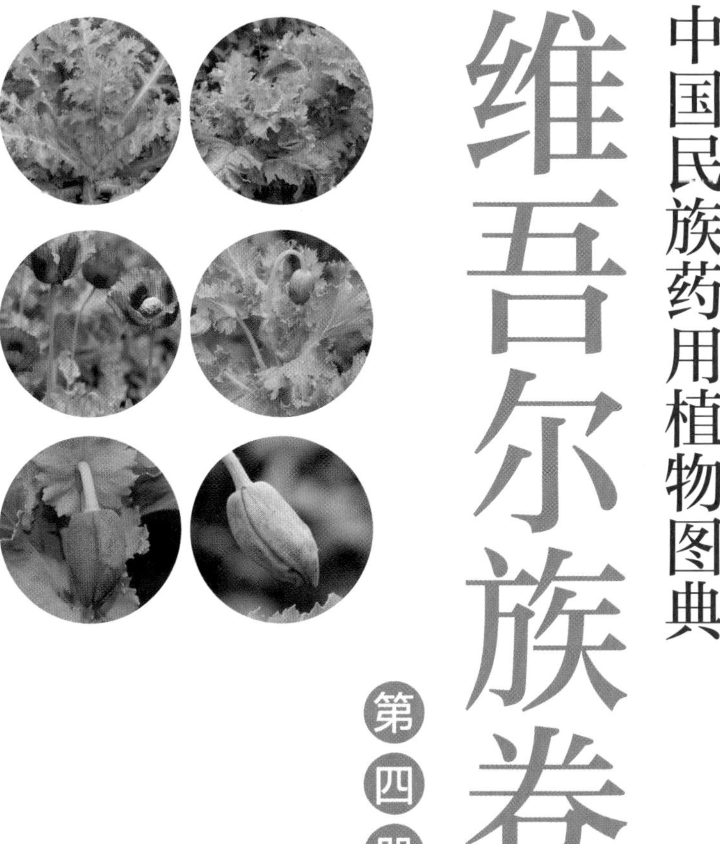

中国民族药用植物图典 维吾尔族卷

第四册

U0276464

总 主 编： 肖培根　诸国本

主　　编： 马依拉·买买提明　谢　宇　李海霞

副 主 编： 齐　菲　杨　芳　马　华　刘士勋　高楠楠　项　红　孙　玉　薛晓月

编　　委： 马　楠　王　俊　王忆萍　王丽梅　王郁松　王梅红　卢　军　卢立东　田大虎　冯　倩　吕凤涛　刘　芳　刘　艳　刘士勋　刘卫华　刘立文　孙　宇　孙瑗琨　严　洁　李　惠　李远清　李俊勇　杨　帆　杨冬华　余海文　邹智峰　宋　伟　张　坤　张印辉　陈艳蕊　陈朝霞　罗建锋　郑小玲　赵白宇　赵卓君　段艳梅　饶　佳　秦　臻　耿赫兵　莫　愚　贾政芳　翁广云　郭春芳　黄　红　蒋思琪　程宜康　翟文慧　戴　峰　鞠玲霞　魏献波

图片摄影： 周重建　谢　宇　裴　华　邬坤乾　袁井泉　孙骏威　谢　言　钟炯平　李　萍　夏云海

CTS K 湖南科学技术出版社·长沙

国家一级出版社　全国百佳图书出版单位

《中国民族药用植物图典》丛书编委会

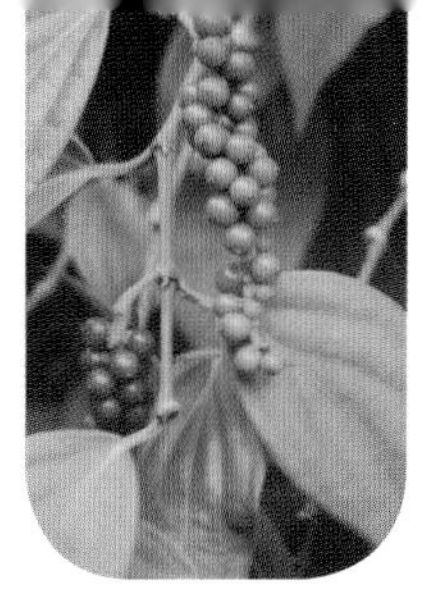

目录

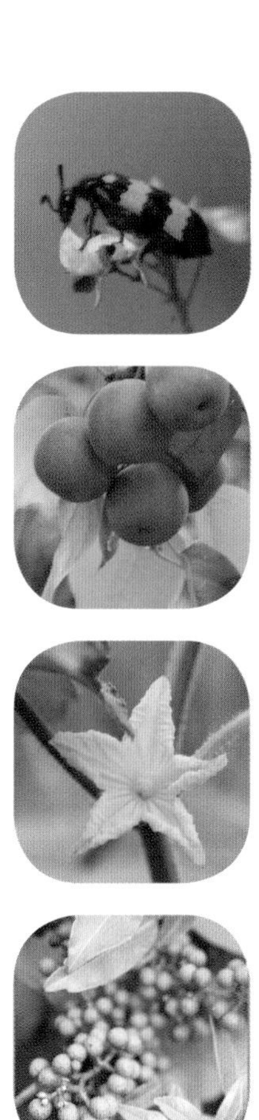

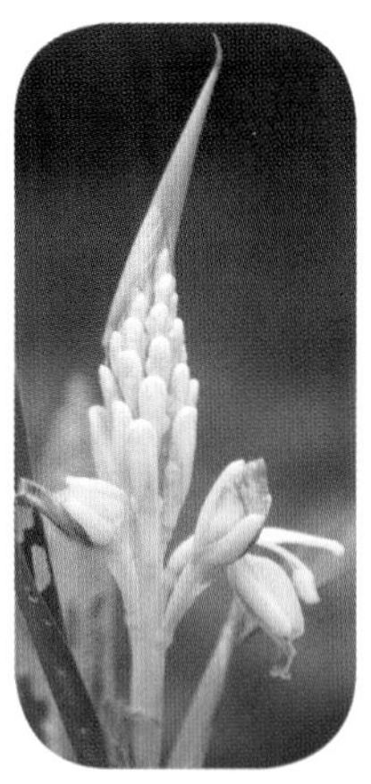

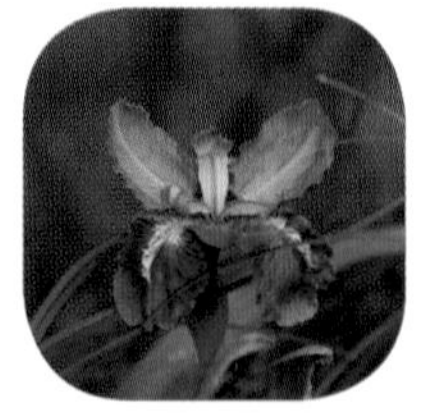

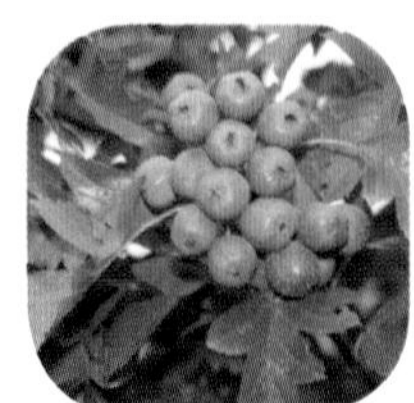

中国民族药用植物图典（第一辑）

维吾尔族卷（第四册）

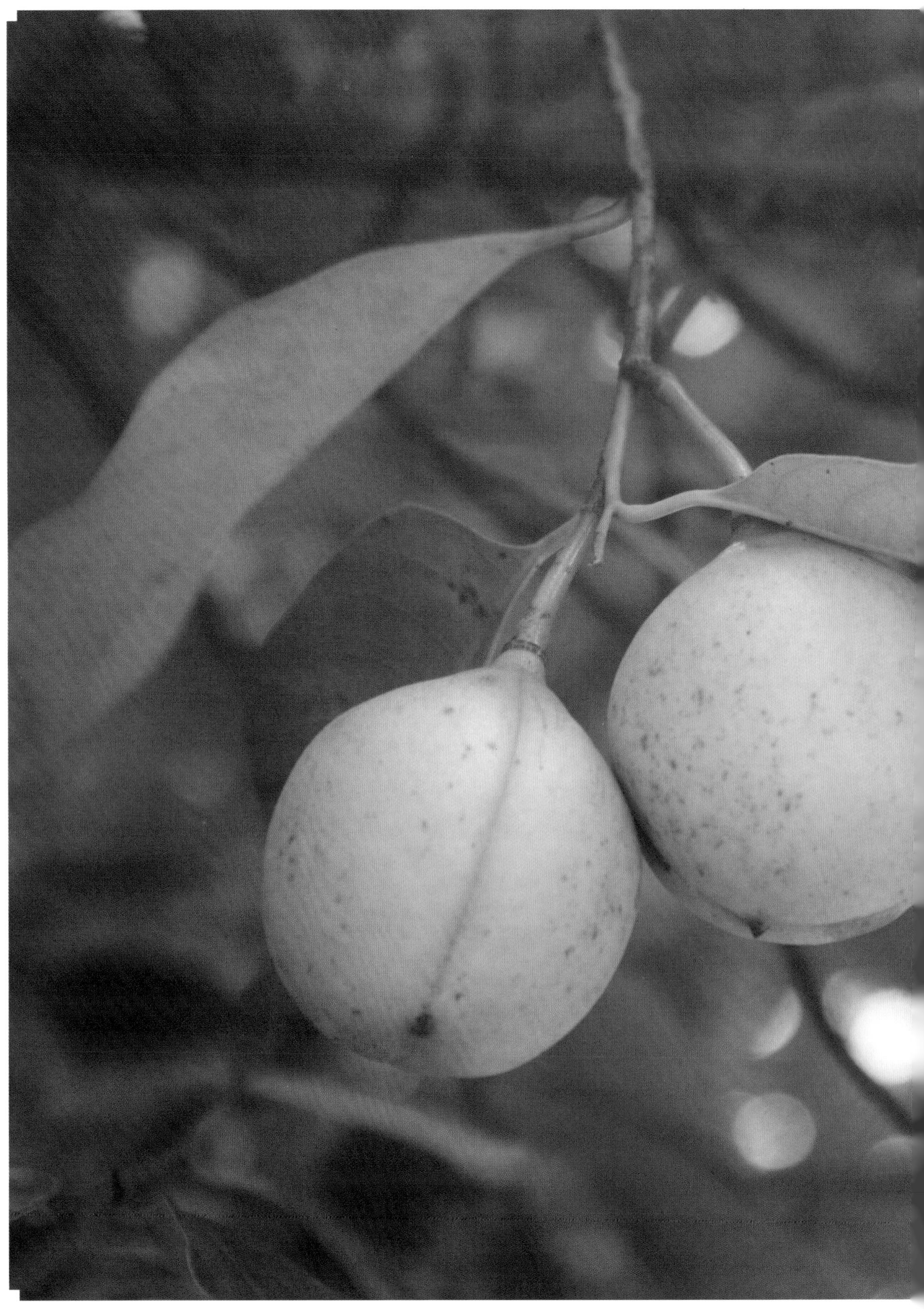

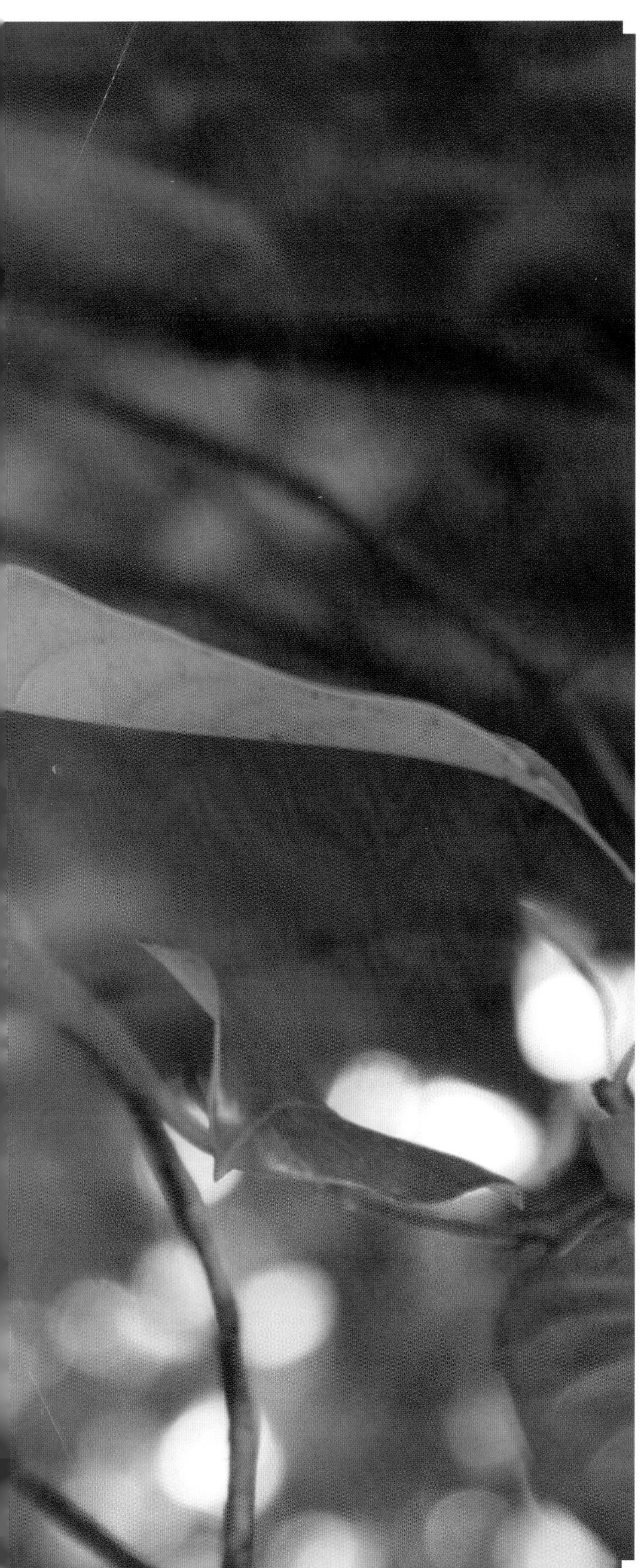

肉豆蔻

【维药名】朱由孜。

【别　名】肉果、玉果、煨肉果。

【来　源】本品为肉豆蔻科高大乔木植物肉豆蔻树 *Myristica fragrans* Houtt. 的干燥成熟种仁。

【性味归经】辛，温。归脾、胃、大肠经。

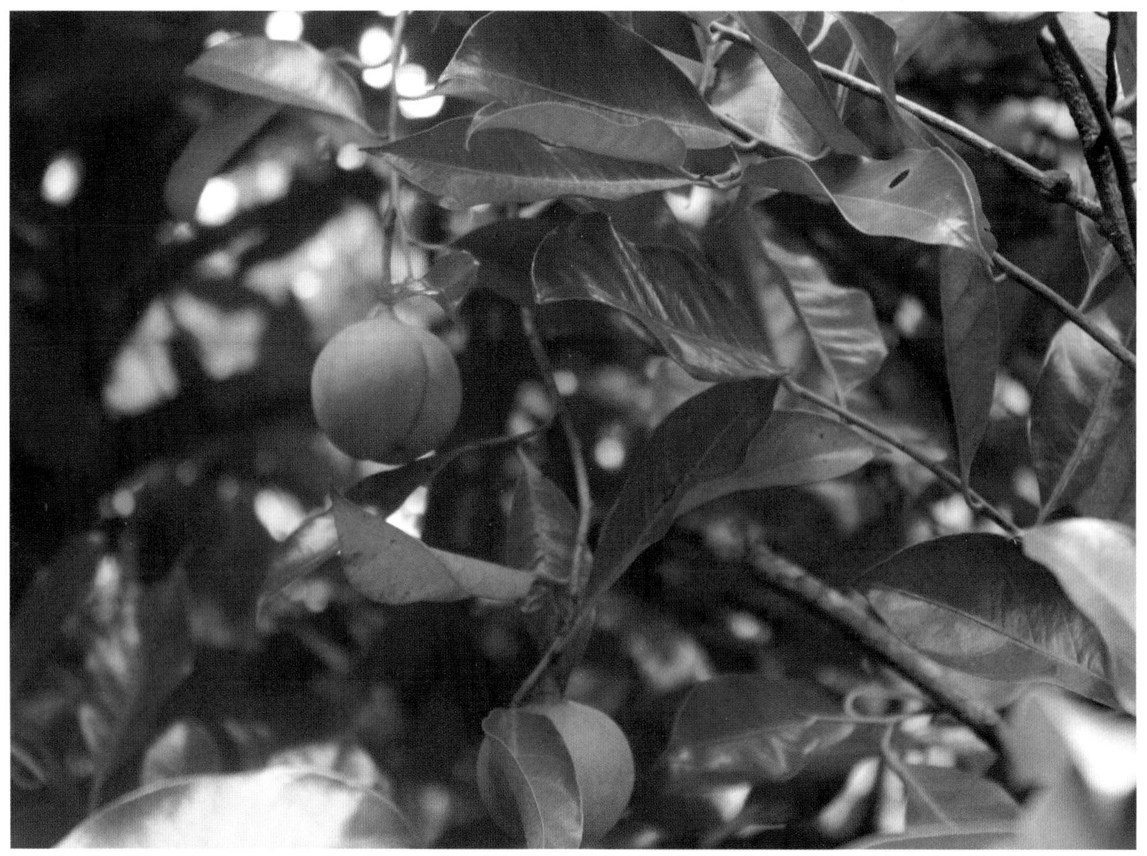

肉豆蔻

识别特征

高大乔木，全株无毛。叶互生，革质，叶柄长 4 ~ 10 mm，叶片椭圆状披针形或椭圆形，长 5 ~ 15 cm，先端尾状，基部急尖，全缘，上面暗绿色，下面常粉绿色并有红棕色的叶脉。花单性，雌雄异株，总状花序腋生，具苞片。浆果肉质，梨形或近于圆球形，黄棕色，成熟时纵裂成两瓣，露出绯红色肉质的假种皮，内含种子 1 枚，种皮壳状，木质坚硬。花期 4—5 月，果期 6—8 月。

生境分布

在热带地区广为栽培。分布于马来西亚、印度尼西亚；我国广东、广西、云南等省区也有栽培。

采收加工

每年 4—6 月及 11—12 月各采 1 次。早晨摘取成熟果实，剖开果皮、剥去假种皮，再敲脱壳状的种皮，取出种仁用石灰乳浸 1 日后，小火焙干。

药材鉴别

本品呈椭圆形或卵圆形。表面灰棕色或棕色，有网状沟纹，附有白色粉霜。种脐位于宽端，呈浅色圆形突起，合点呈暗凹陷。切面有淡棕色与黄白色相间的大理石状花纹，显油脂。质地坚硬，难破碎。气芳香浓烈，味辛辣而微苦。

功效主治

温脾止泻，行气止痛。本品辛香温燥而涩，有涩而不滞、行而不散之特点，既能温脾涩肠止泻，又能行气止痛。

药理作用

肉豆蔻油除有芳香之性外，还具有显著的麻醉性能。对低等动物可引起瞳孔扩大、步态不稳，随之睡眠、呼吸变慢，剂量再大则反射消失。人服 7.5 g 肉豆蔻粉会引起眩晕乃至谵妄与昏睡，曾有服大量肉豆蔻粉而致死的病例报道。

用法用量

内服：3 ~ 9 g，煎服；散剂 1.5 ~ 3.0 g；煨用可增强温中止泻作用。

民族药方

1. 脾虚泄泻、肠鸣不食 肉豆蔻 1 枚。挖小孔，入乳香 3 小块，以面裹煨，面熟为度，去面，碾为细末，每次 5 g，米饮送下，小儿 0.25 g。

2. 五更泄泻 肉豆蔻 10 g，吴茱萸、五味子各 6 g，补骨脂 8 g。水煎服。

使用注意

凡湿热泻痢者忌用。

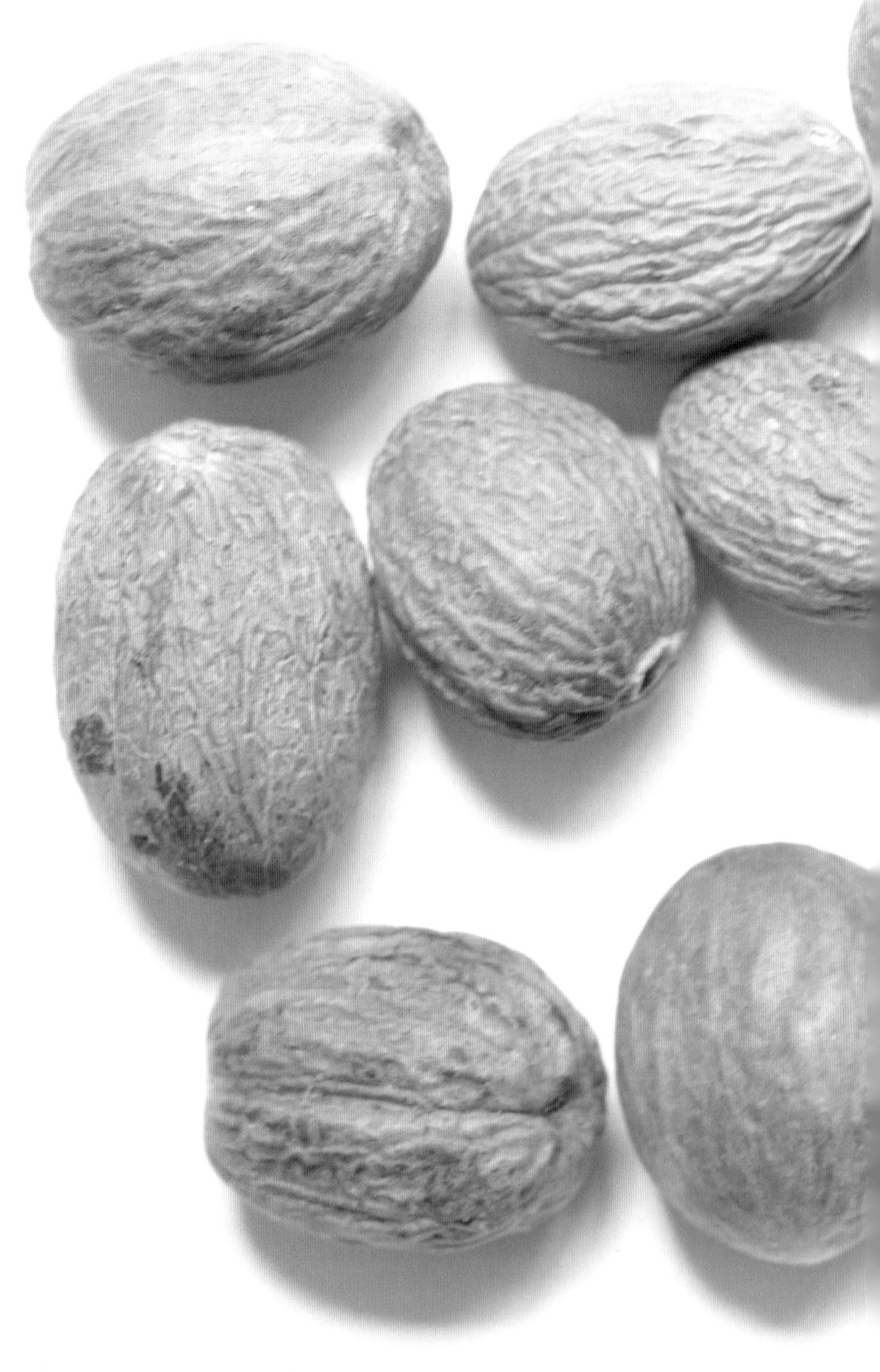

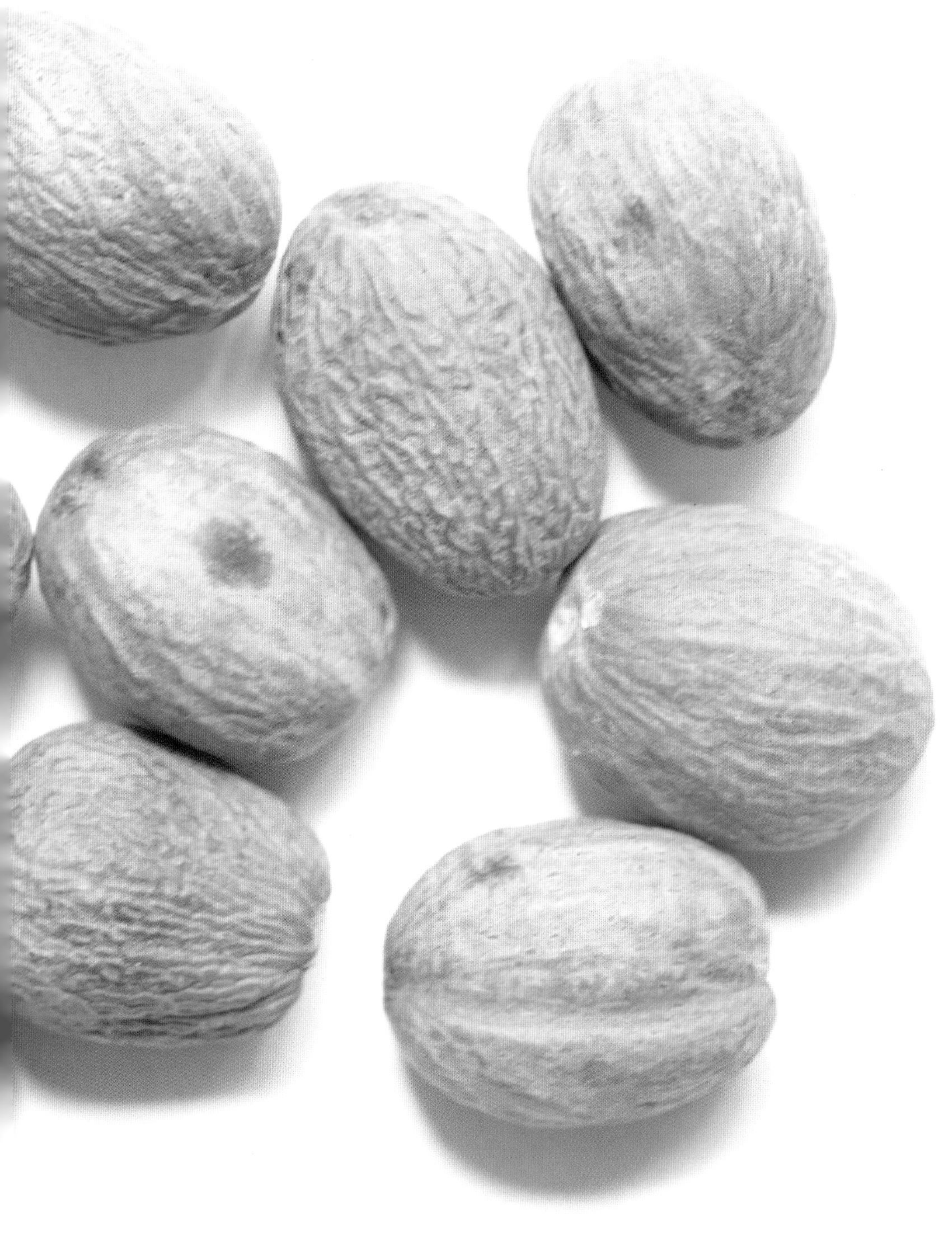

肉豆蔻药材

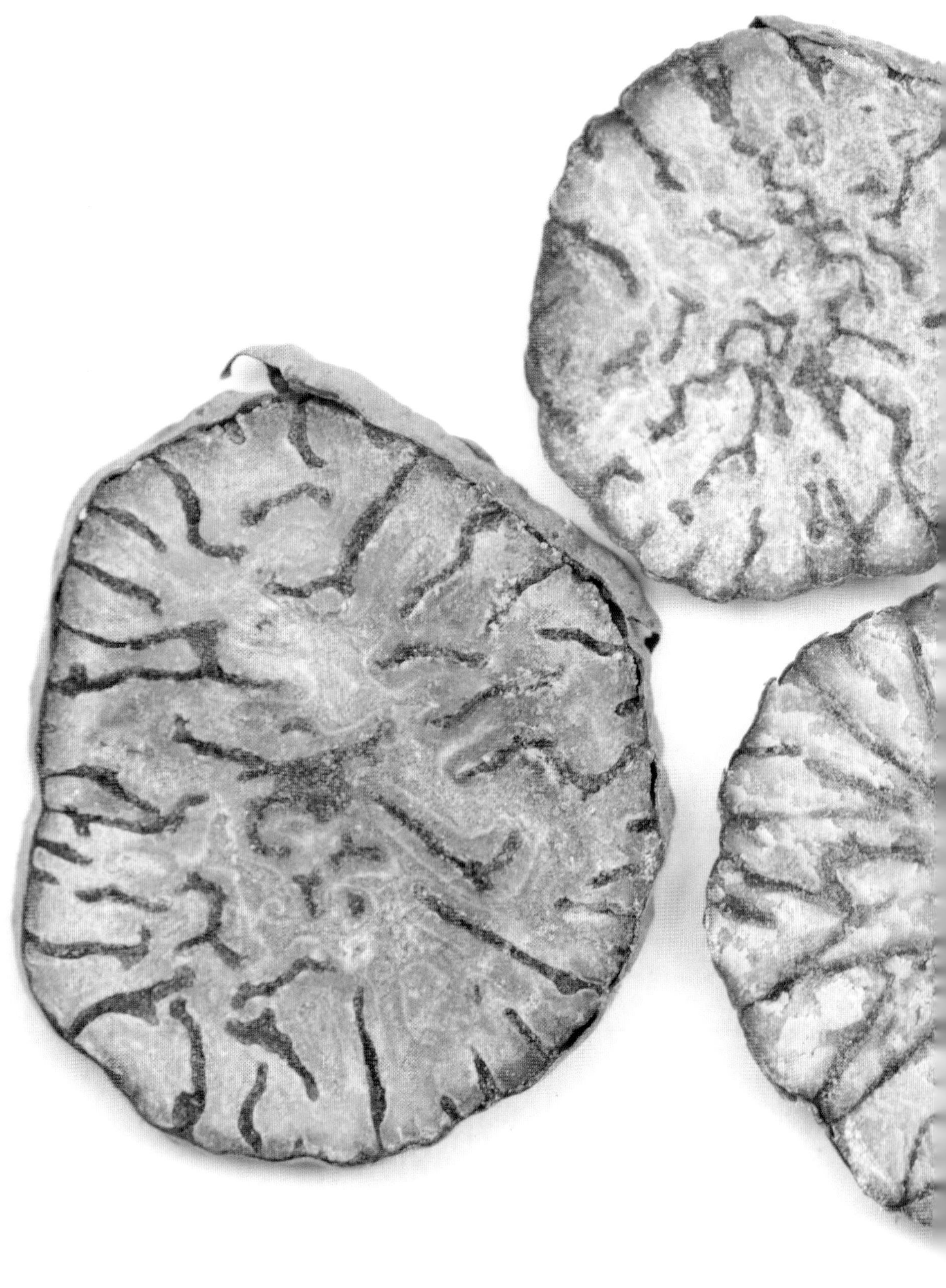

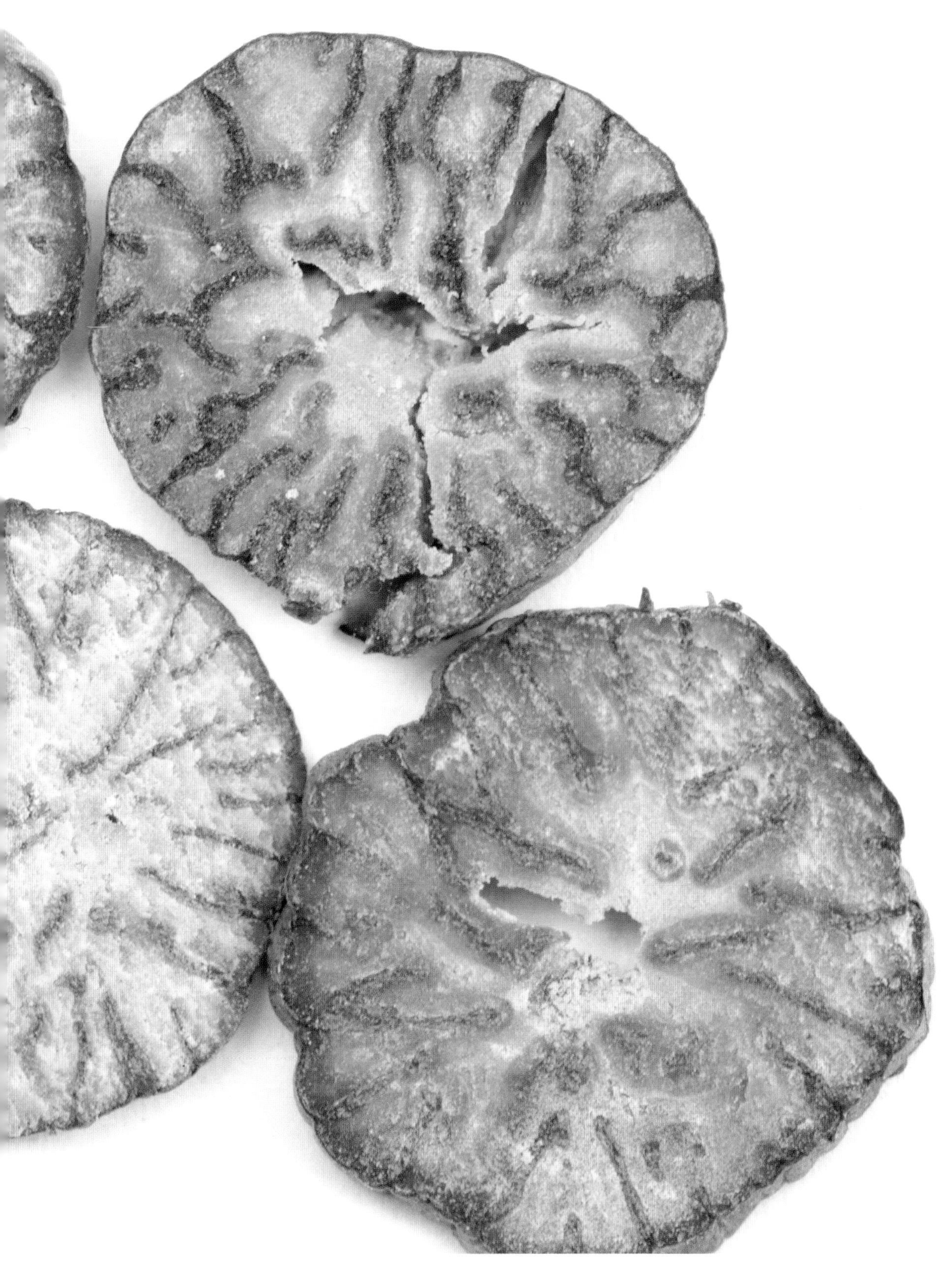

肉豆蔻饮片

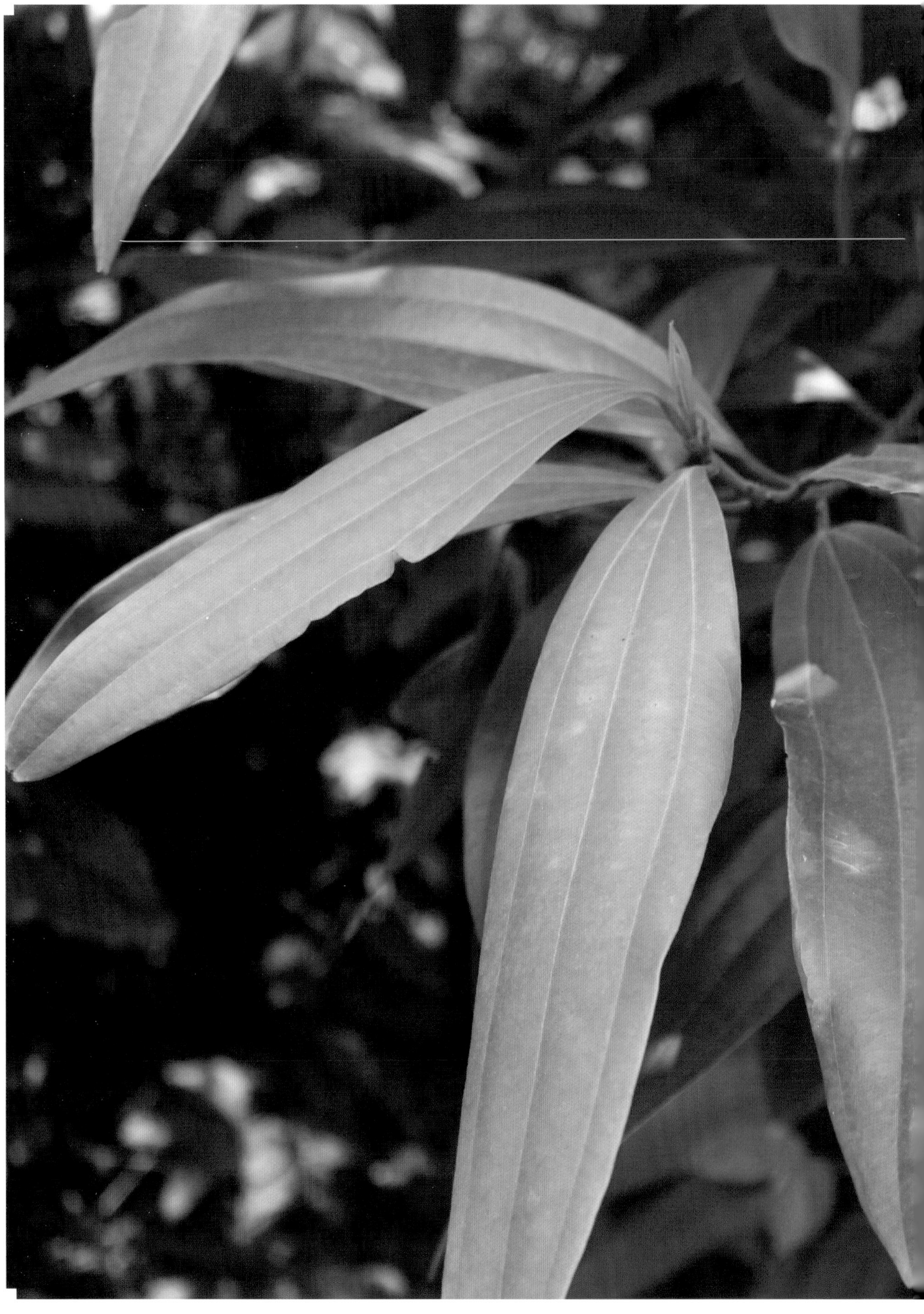

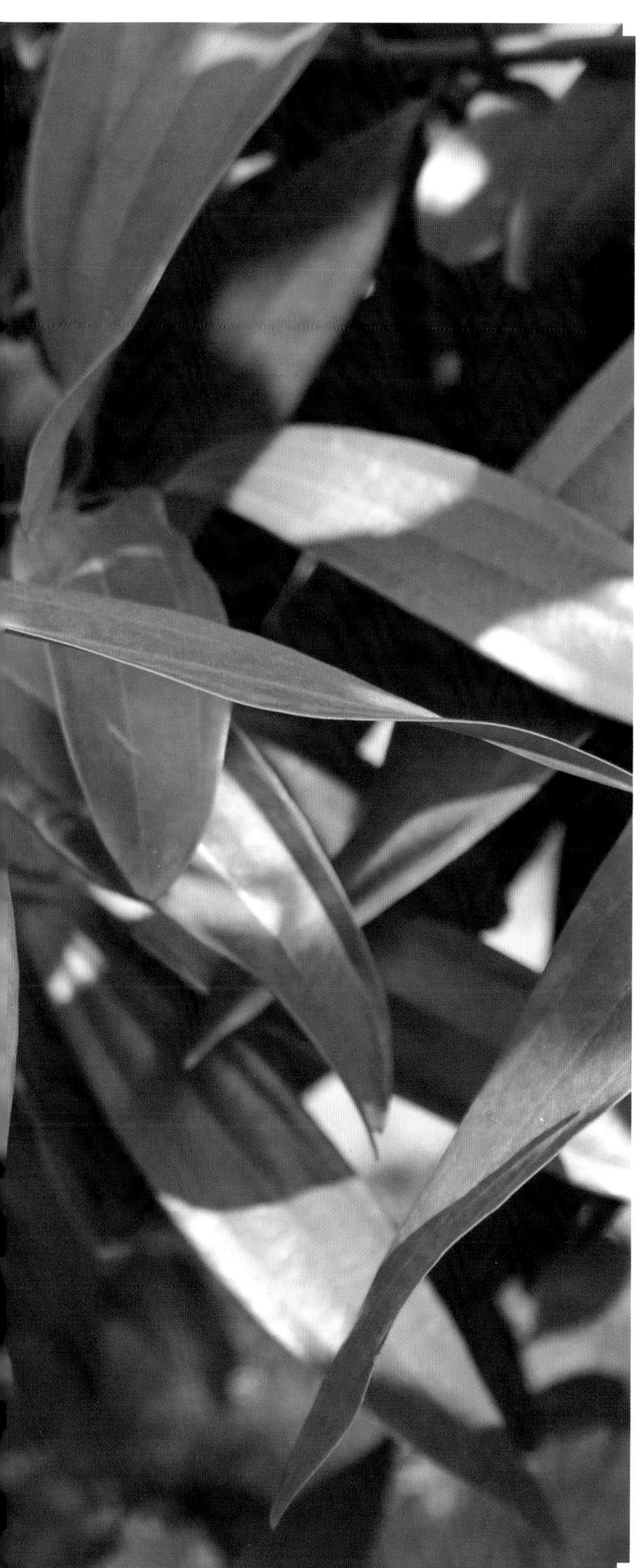

肉桂

【维药名】达尔亲。

【别　名】桂心、桂皮、油桂、官桂。

【来　源】本品为樟科植物肉桂 *Cinnamomum cassia* Presl 的干燥树皮。

【性味归经】辛、甘，热。归脾、肝、肾、心经。

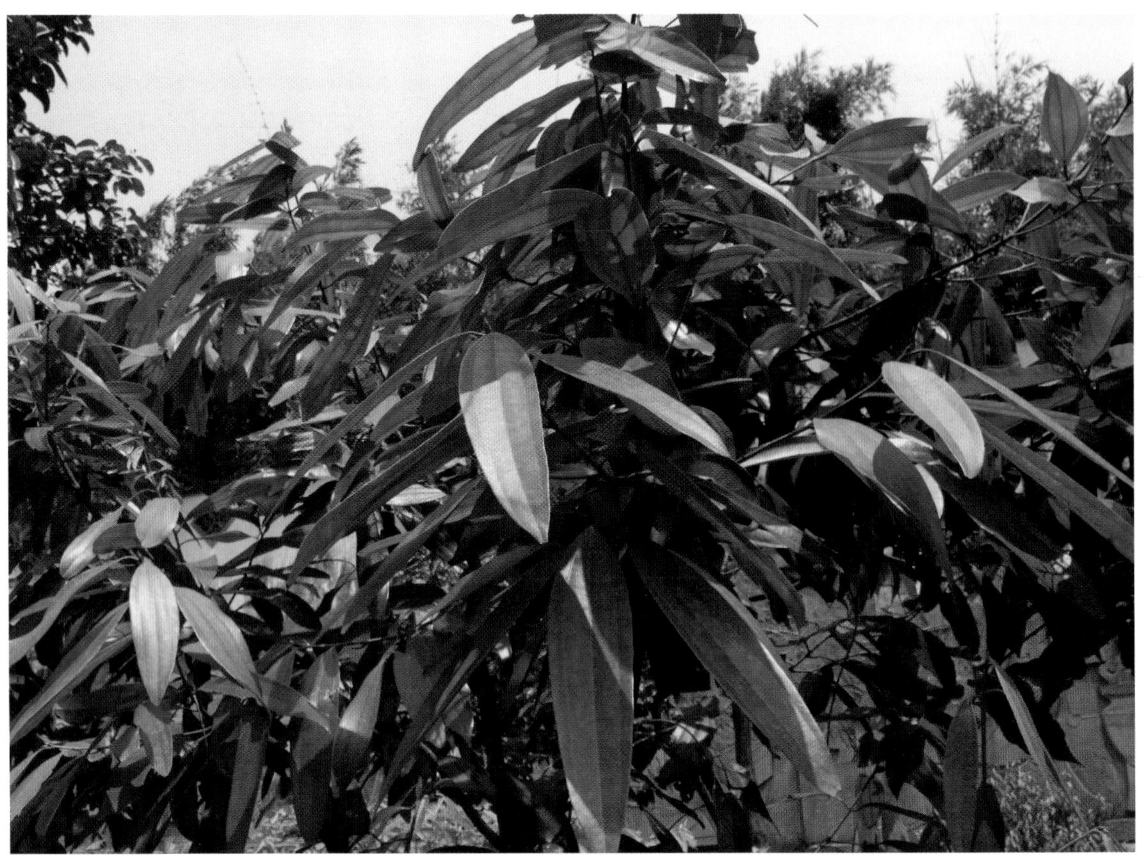

肉桂

识别特征

常绿乔木，树皮灰褐色，幼枝多有 4 棱。叶互生，叶片革质，长椭圆形或近披针形，先端尖，基部钝，全缘，3 出脉于背面明显隆起。圆锥花序腋生或近顶生，花小白色，花被 6 片，能育雄蕊 9，子房上位，胚珠 1 枚。浆果椭圆形，长 1 cm，黑紫色，基部有浅杯状宿存花被。花期 6—8 月，果期 10—12 月。

生境分布

多为栽培。分布于广东、海南、云南等省区。

采收加工

多于秋季剥取，刮去栓皮，阴干。

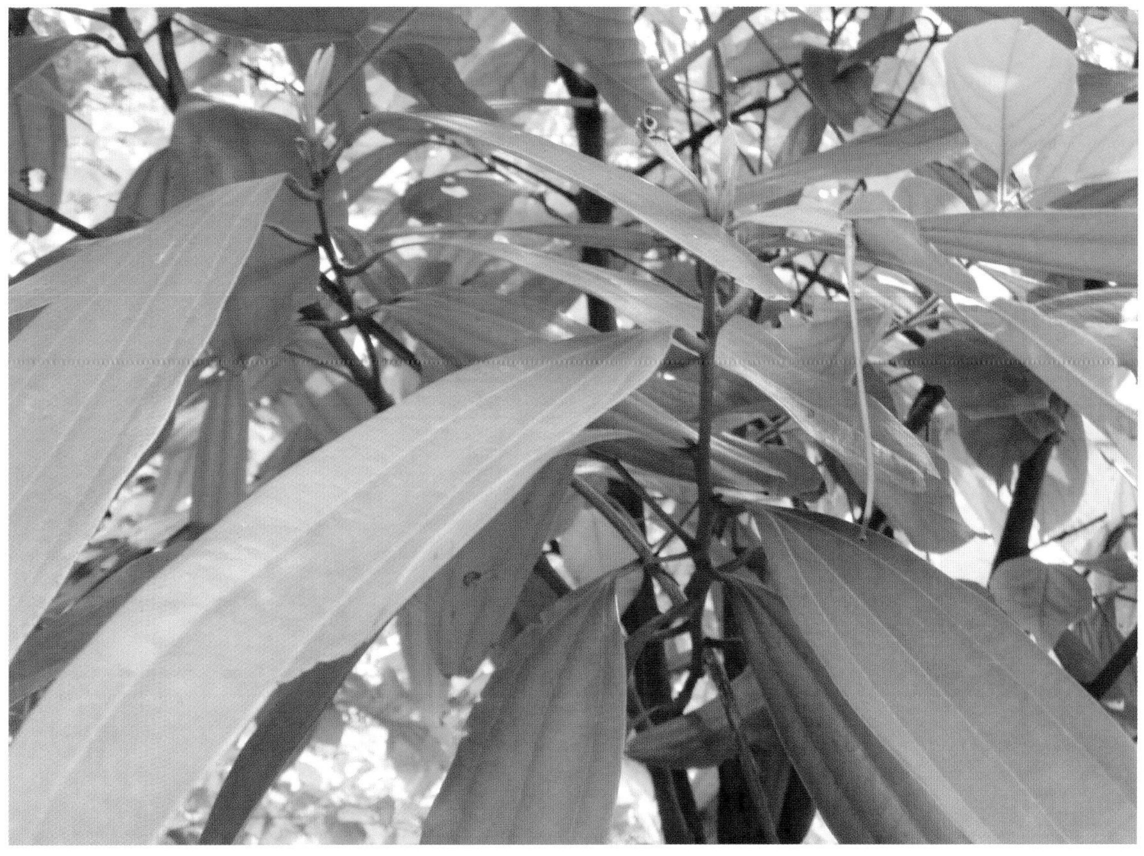

肉桂

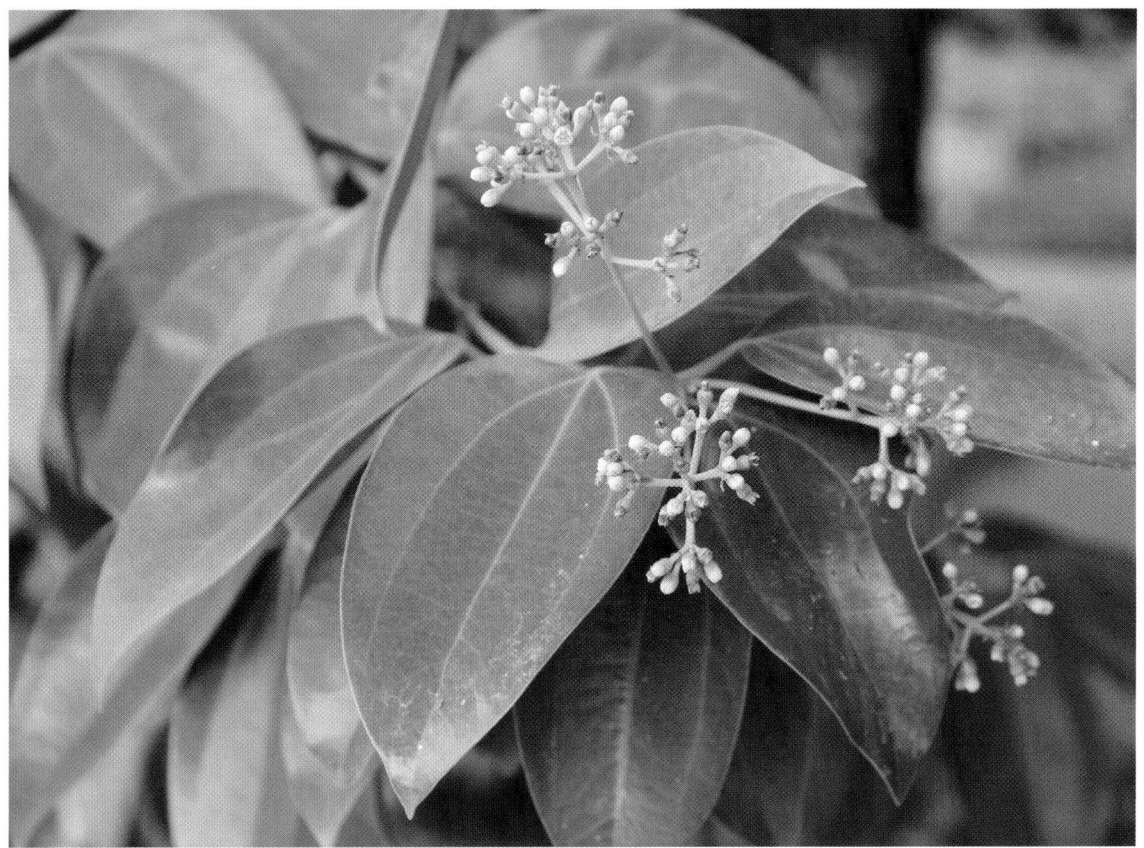

肉桂

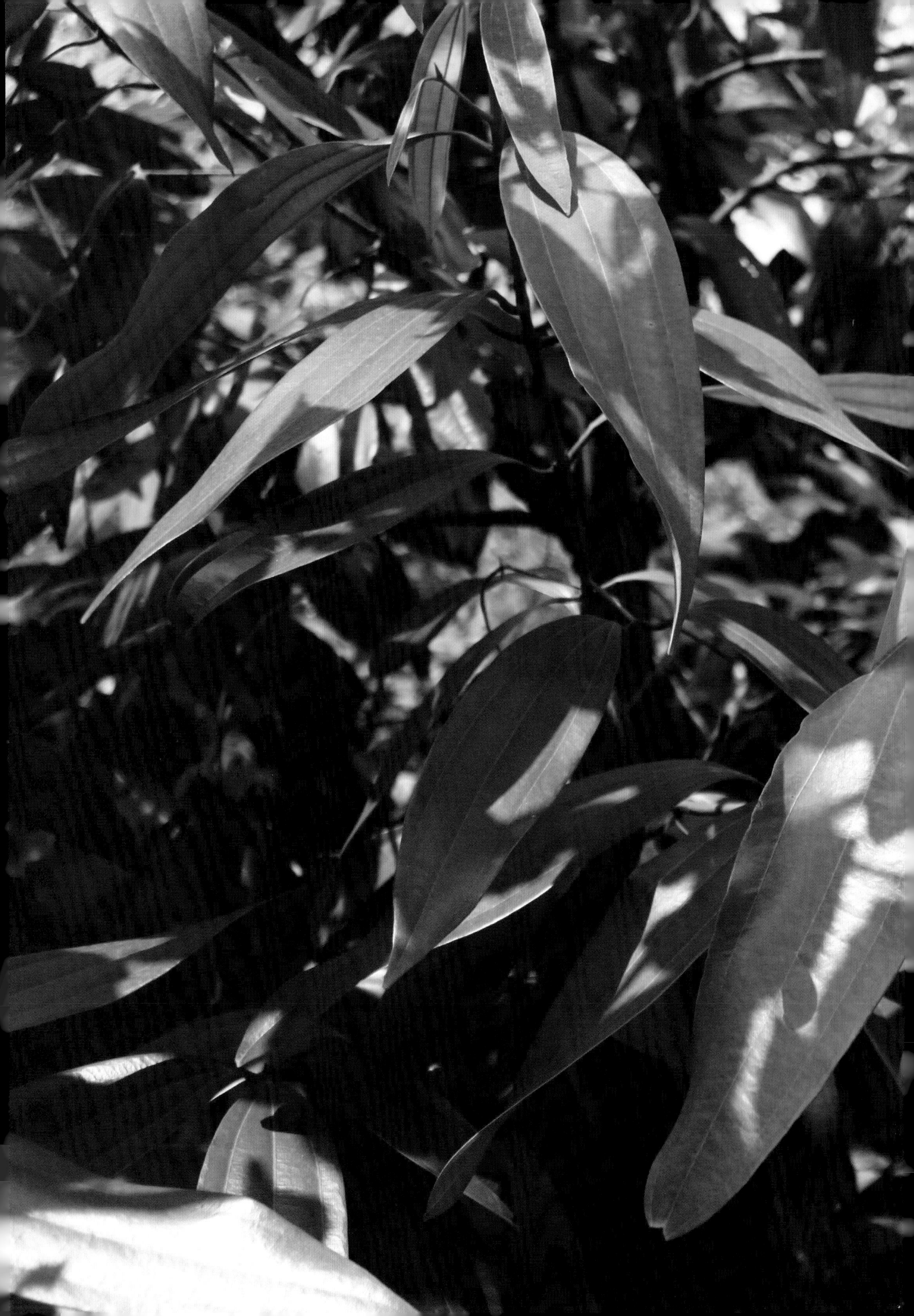

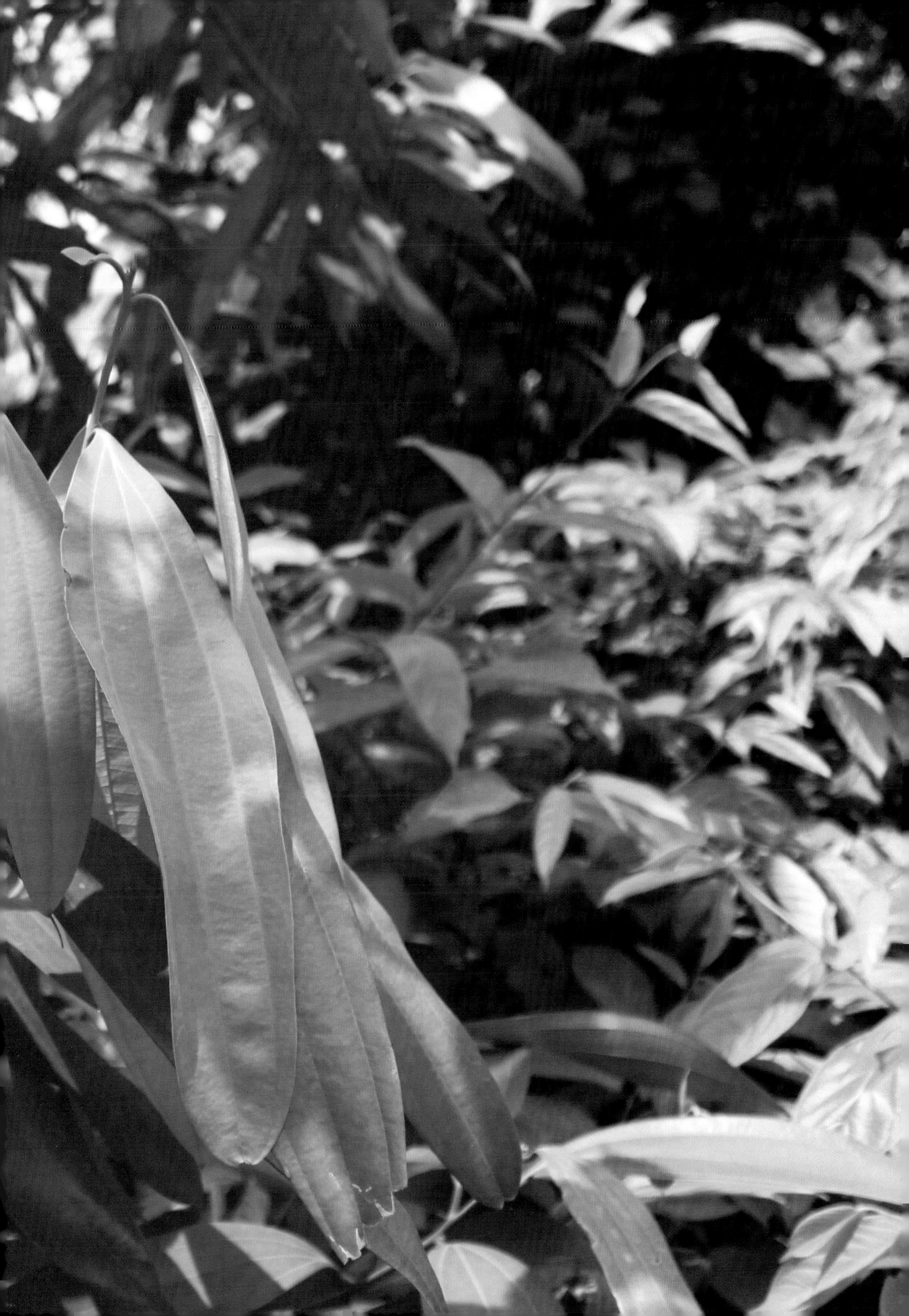

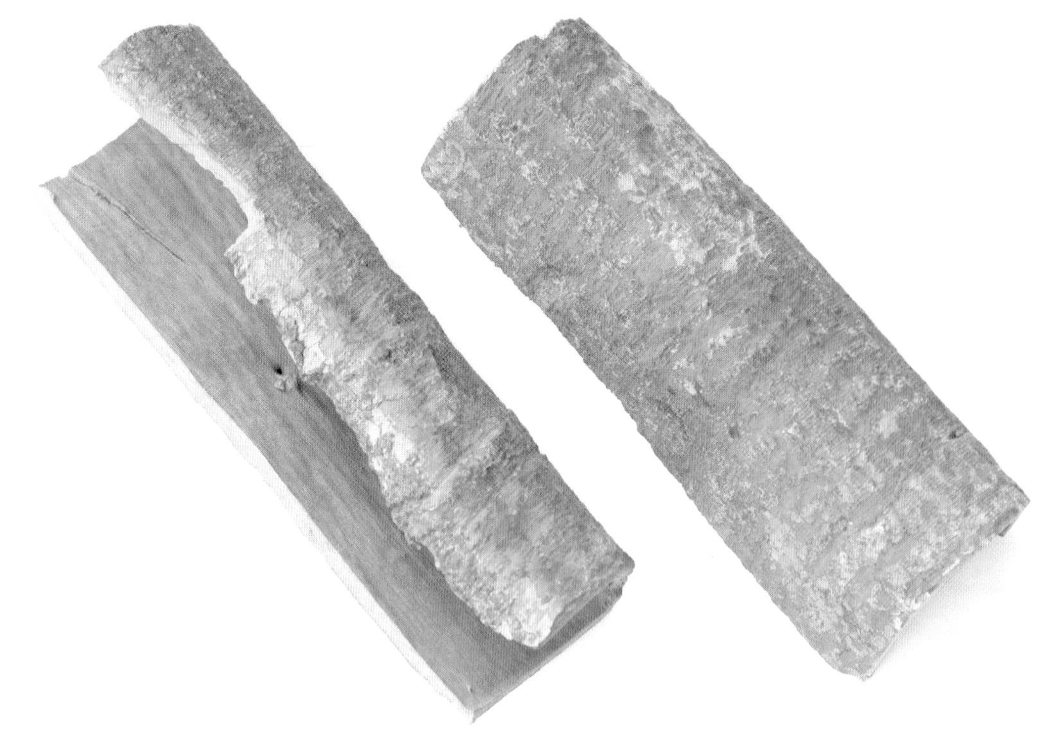

肉桂药材

药材鉴别

本品为不规则的碎块。外表面棕色至红棕色或带灰褐色，粗糙，有细皱纹，可见横向突起的皮孔，有的可见灰白色的斑纹；内表面红棕色，具细纵皱纹，划之显油痕。质硬而脆，易折断，断面不平坦，外层棕色而较粗糙，内层红棕色而油润，两层间可见 1 条黄棕色的线纹。

功效主治

补火助阳，散寒止痛，温经通脉。本品辛散甘补，大热温通，能补命门之火，引火归原而益阳消阴，又温助脾阳、散寒邪、通经脉，故有此效。

药理作用

本品有调节免疫功能、抗脂质过氧化、扩张血管、降血压、增加消化液分泌、利胆、解热、镇痛、镇静、抗菌、抗病毒等作用。

用法用量

内服：2 ~ 5 g，煎服，宜后下；研末冲服，每次 1 ~ 2 g。

民族药方

1．面赤口烂，腰痛足冷 肉桂、细辛各 3 g，玄参、熟地黄、知母各 15 g。水煎服。

2．支气管哮喘 肉桂粉 1 g。加入无水乙醇 10 ml，静置 10 小时后取上清液 0.15 ~ 0.3 ml，加 2% 普鲁卡因至 2 ml 混匀，注入两侧肺俞穴，每穴 0.1 ml。此法对心脏功能代偿不全及高衰竭患者忌用。

3．老年性支气管肺炎（阳虚型） 肉桂 9 g。捣冲，分 3 次服，症状减轻后改为 6 g，服 3 剂。再每日用肾气丸 18 g，连续调理 1 周。

4．肾阳虚腰痛 肉桂粉适量。每次 5 g，每日 2 次，3 周为 1 个疗程。

5．小儿流涎 肉桂 10 g（1 次量）。研成细末，醋调至糊饼状，每晚临睡前贴敷于双侧涌泉穴，胶布固定，次日晨取下。

6．神经性皮炎 肉桂 200 g。研细末，装瓶备用。用时根据病损大小，取药粉适量用好醋调成糊状，涂敷病损处，2 小时后糊干即除掉。若未愈，隔 1 周后如法再涂 1 次。

7．铜绿假单胞菌感染 将 0.5% 的肉桂油置于消毒容器内，消毒纱布浸药液敷创面或塞入创口及瘘管内，每日 1 次，也可用喷雾器喷洒创面，每日 3 次。

8．胃腹冷痛，虚寒泄泻 肉桂 2.5 ~ 5.0 g。研末，温开水送服。

使用注意

阴虚火旺、里有实热、血热妄行者及孕妇忌用。畏赤石脂。

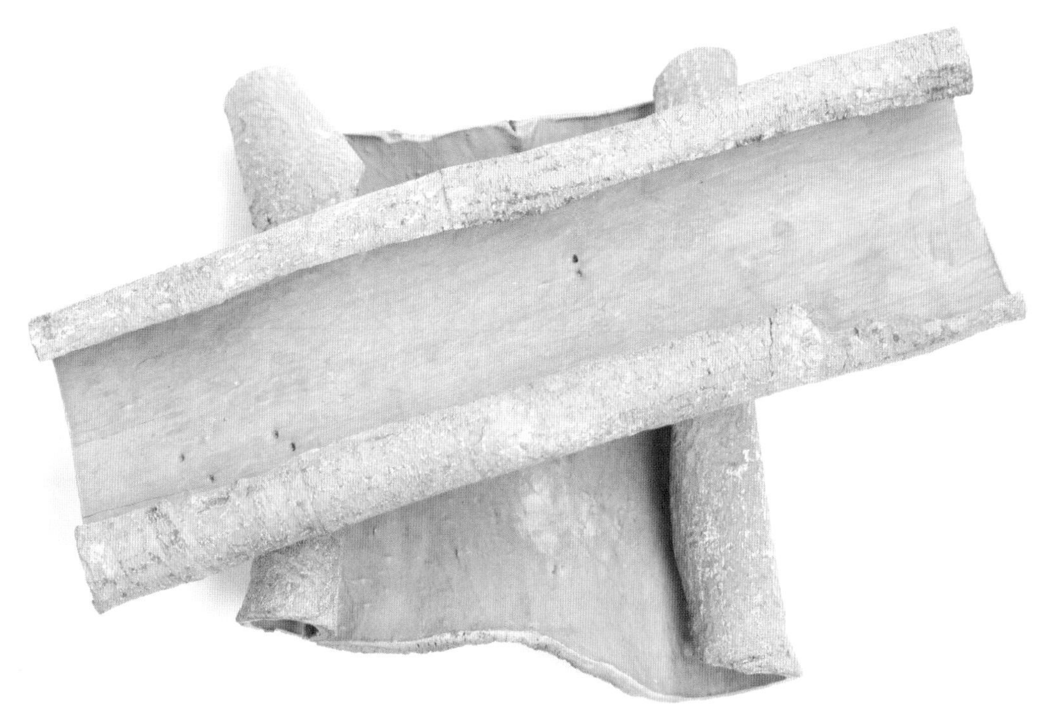

肉桂药材

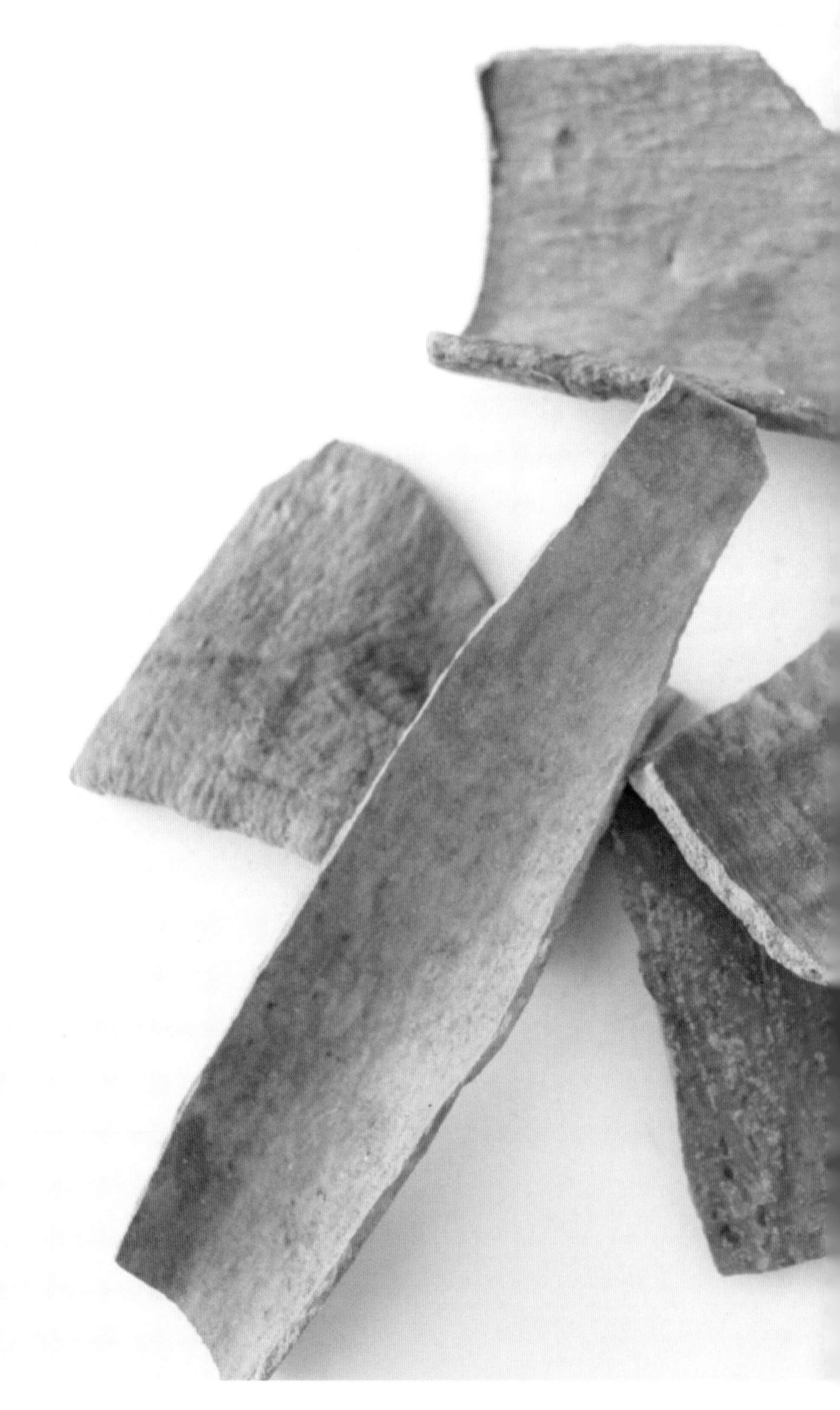

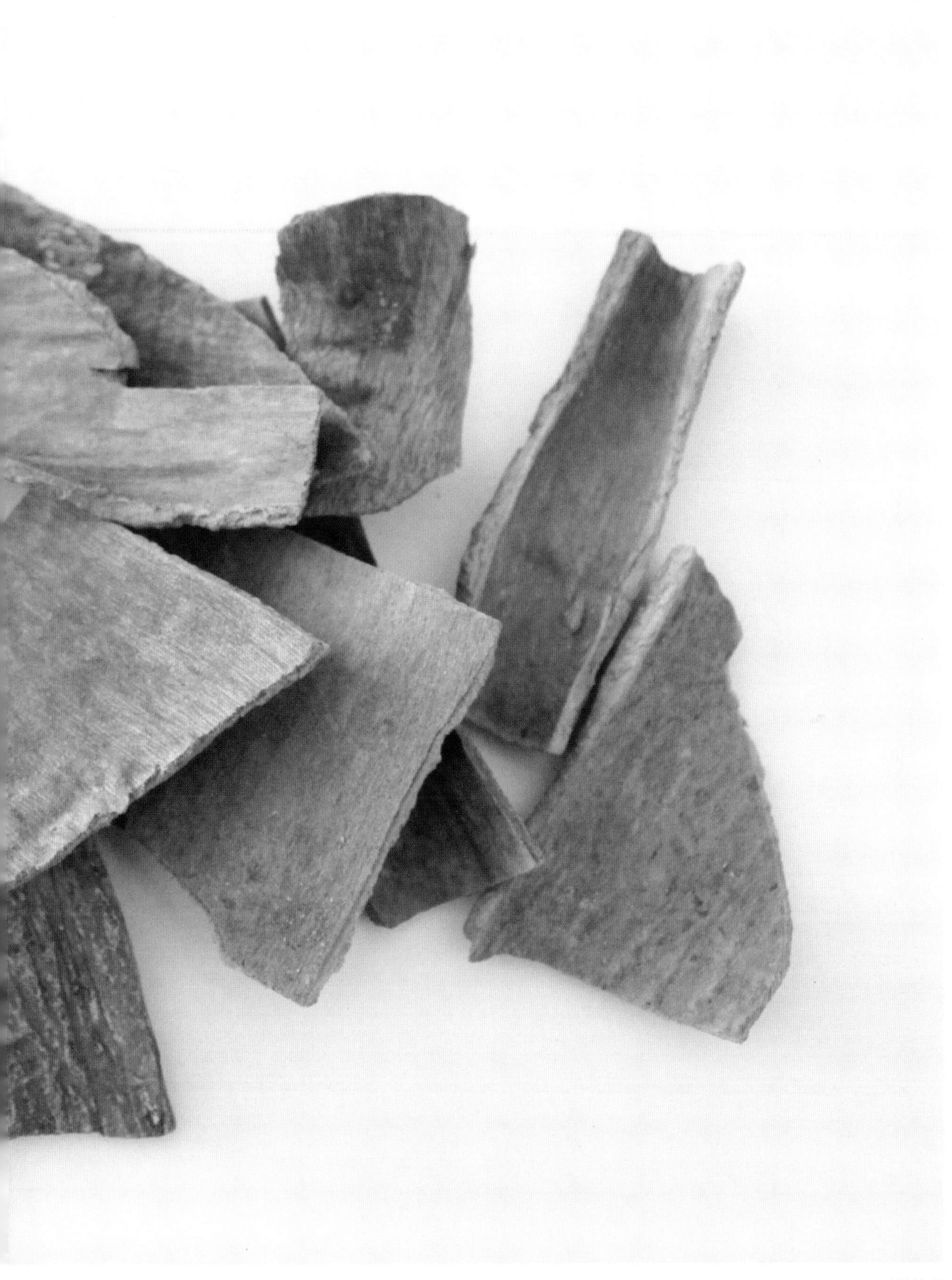

肉桂饮片

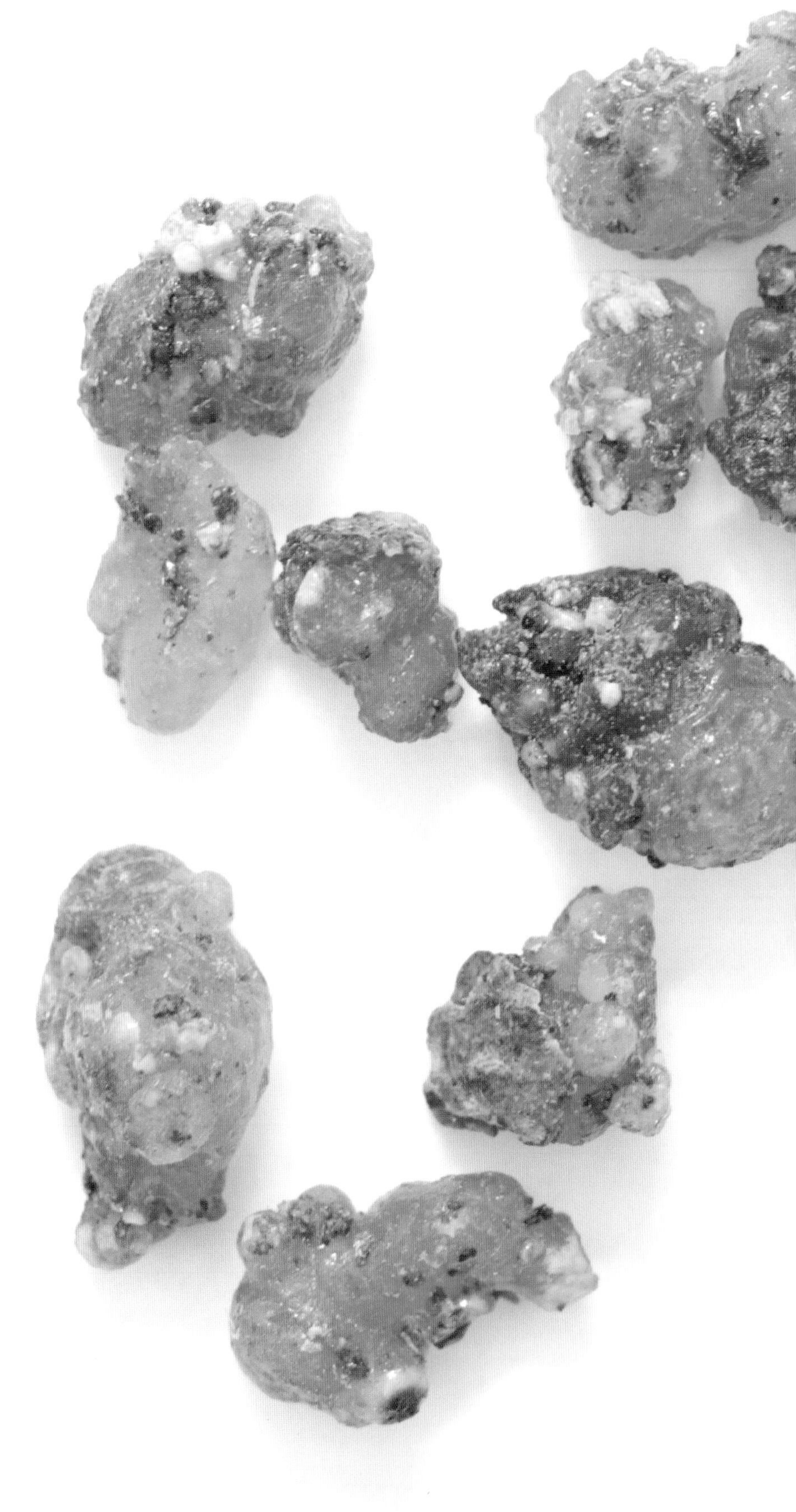

乳香

【维药名】困都尔。

【别　名】熏陆香、滴乳香、乳香珠、明乳香、制乳香、炒乳香、醋制乳香。

【来　源】本品为橄榄科小乔木卡氏乳香树 *Boswellia carteri* Birdw. 及其同属植物 *Boswellia bhaw-dajiana* Birdw. 皮部渗出的树脂。

【性味归经】辛、苦，温。归心、肝、脾经。

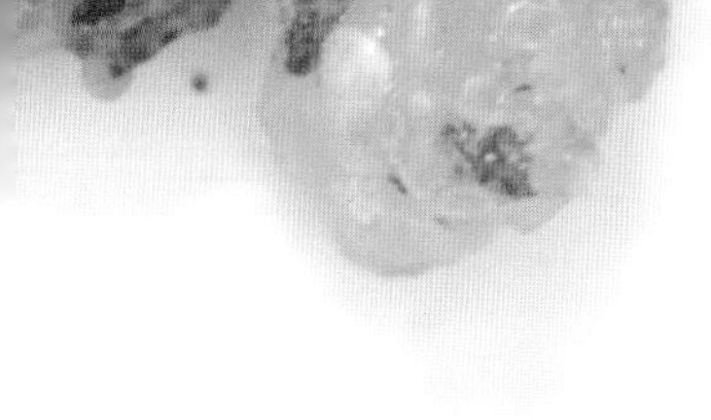

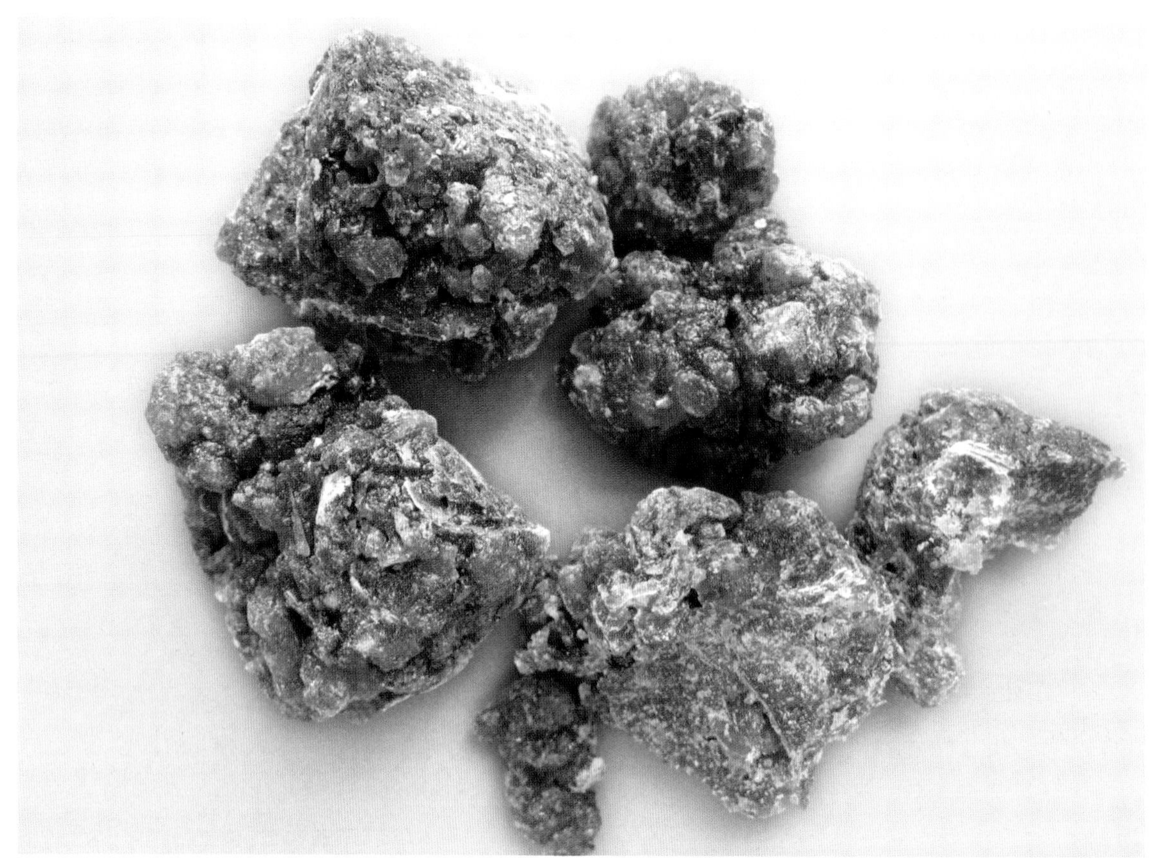

乳香

识别特征

矮小灌木，高4～5 m，罕达6 m。树干粗壮，树皮光滑，淡棕黄色，纸状，粗枝的树皮鳞片状，逐渐剥落。叶互生，密集或于上部疏生，单数羽状复叶，长15～25 cm，叶柄被白毛；小叶7～10对，对生，无柄，基部者最小，向上渐大，小叶片长卵形，长达3.5 cm，顶端者长达7.5 cm，宽1.5 cm，先端钝，基部圆形、近心形或截形，边缘有不规则的圆齿裂，或近全缘，两面均被白毛，或上面无毛。花小，排列成稀疏的总状花序；苞片卵形；花萼杯状，先端5裂，裂片三角状卵形；花瓣5片，淡黄色，卵形，长约为萼片的2倍，先端急尖；雄蕊10，着生于花盘外侧，花丝短；子房上位，3～4室，每室具2垂生胚珠，柱头头状，略3裂。核果倒卵形，长约1 cm，有3棱，钝头，果皮肉质，肥厚，每室具种子1枚。

生境分布

生长于热带沿海山地。分布于非洲的索马里、埃塞俄比亚及阿拉伯半岛南部，土耳其、利比亚、苏丹、埃及也产。

采收加工

春、夏二季将树干的皮部由下而上用刀顺序切伤，使树脂由伤口渗出，数天后凝成硬块，收集即得。

药材鉴别

本品呈球形或泪滴状颗粒，或不规则小块状，长 0.5 ~ 2.0 cm；淡黄色，半透明。质坚脆，断面蜡样。气芳香，味微苦，嚼之软化成胶块。

功效主治

活血止痛，消肿生肌。本品辛散、苦泄、温通，归肝、脾经，走气、血分，故能宣通经络，活血行气散滞，瘀消血活则疼痛止、肿疡消、肌肉生长，故有活血止痛、消肿生肌之功。

药理作用

本品有镇痛作用。

用法用量

生用活血消肿力强，炒用祛瘀止痛作用为好。内服：煎汤，生用 2 ~ 5 g，炒用 4 ~ 10 g；或入丸、散。外用：适量，研末调敷。

民族药方

1. 冠心病，心绞痛　乳香、没药各 9 g，降香 15 g，郁金、丹参、红花、瓜蒌各 9 g。水煎服。

2. 气滞胃痛，胃肠痉挛，胃肠积气胀痛，胃肠痉挛疼痛　乳香、五灵脂、高良姜、香附各适量。水煎服。

3. 痛经，闭经　乳香、当归、丹参、香附、延胡索各适量。水煎服。

4. 宫颈糜烂　乳香、儿茶、铜绿、没药各 25 g，轻粉 10 g，黄丹 15 g，冰片 5 g。共研细粉，用液状石蜡调成膏剂。用消毒干棉球拭净分泌物，将药膏用带线棉球涂塞患处，6 小时后牵出，每日 1 次。

使用注意

孕妇及血虚无瘀者禁服。本品味苦气浊，易致呕吐，故胃弱者不宜多服久服。

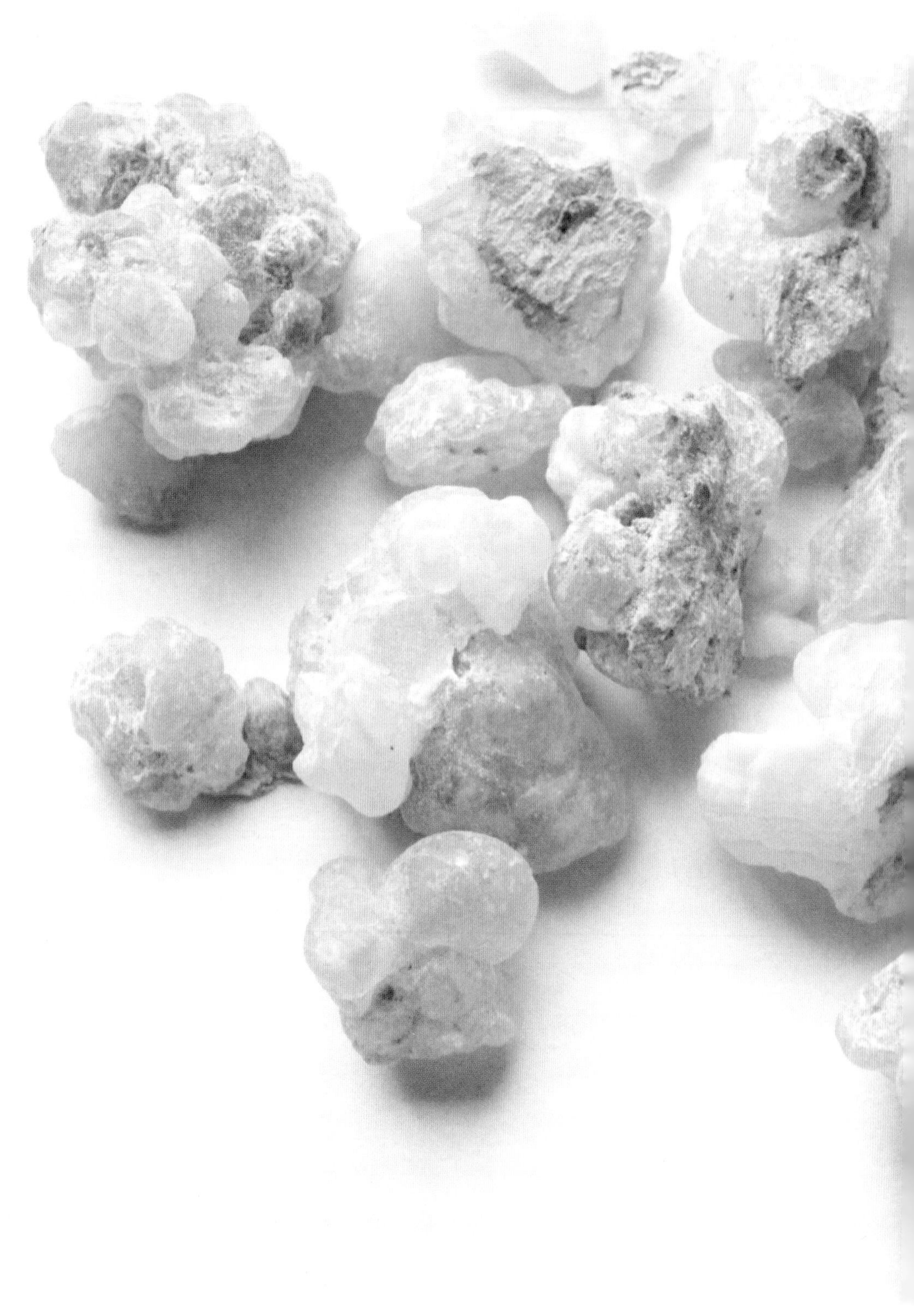

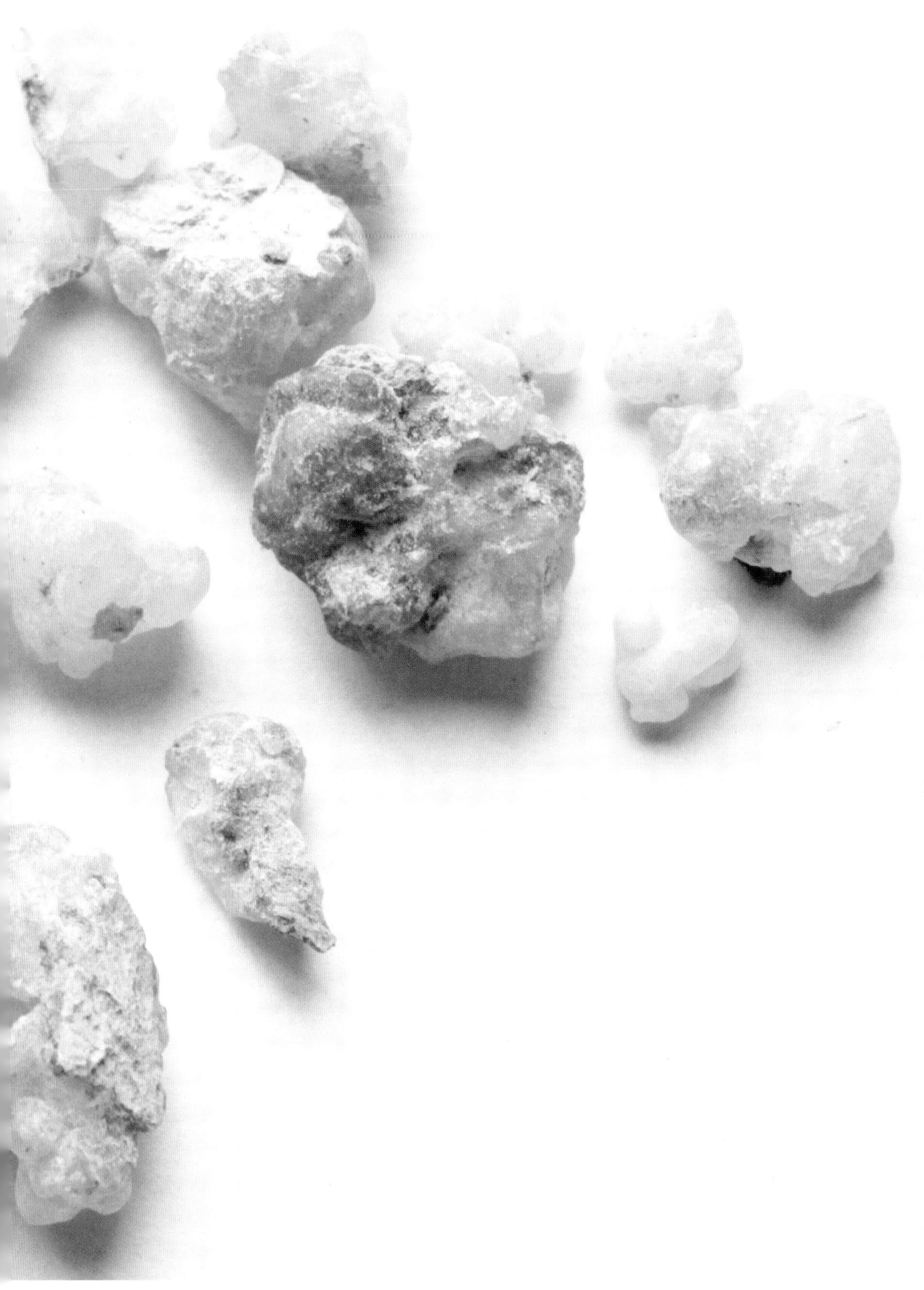

乳香饮片

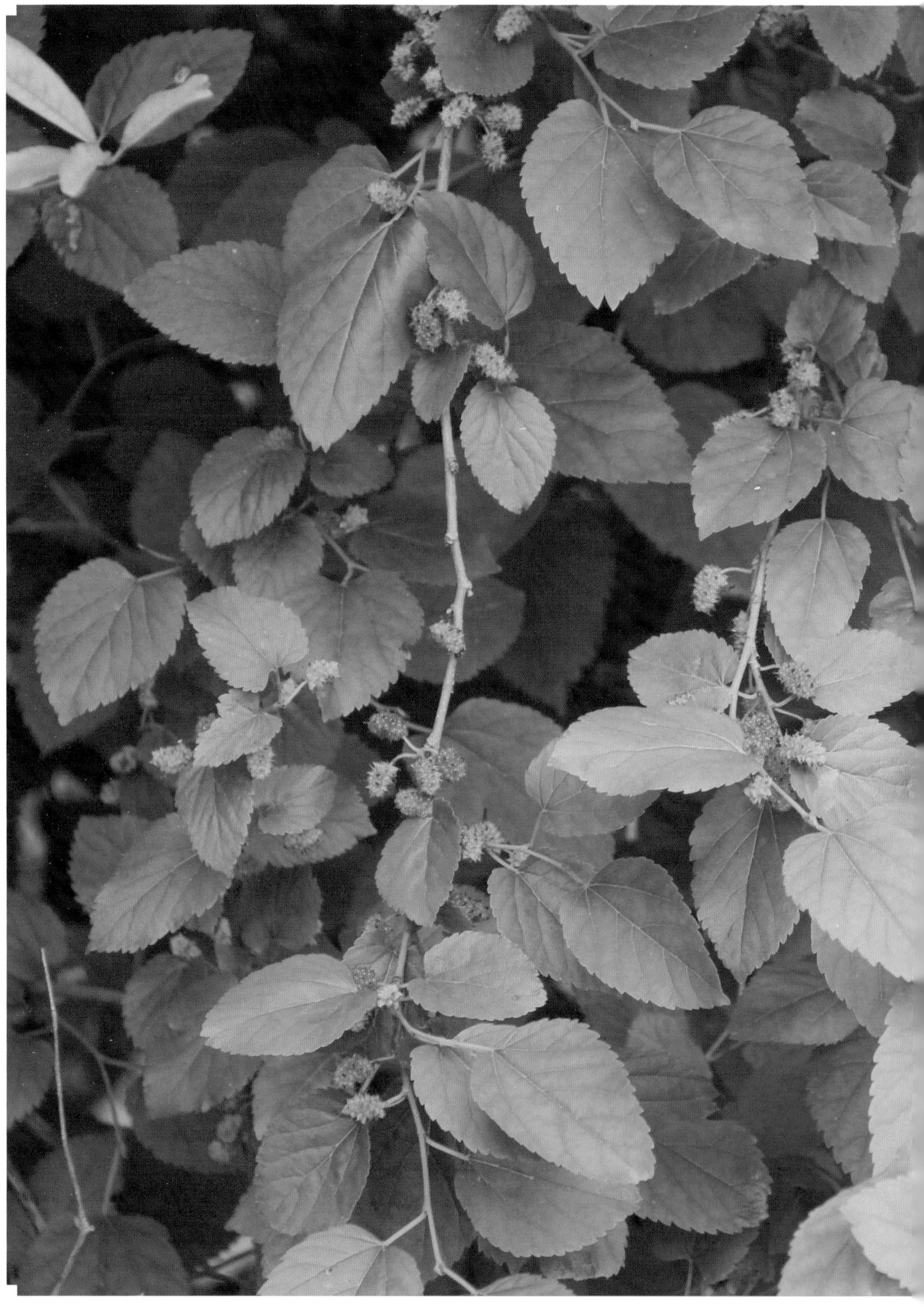

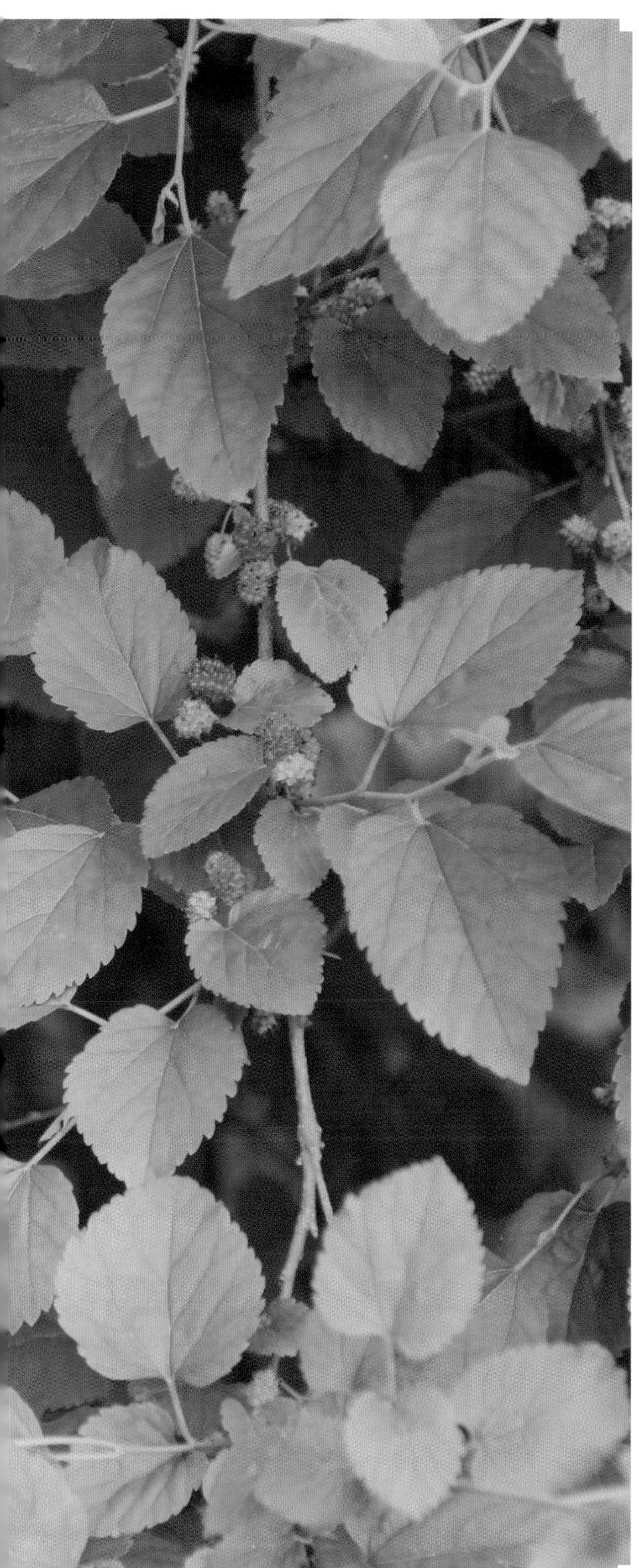

桑白皮

【维药名】欧吉买依力提孜破提斯。

【别　名】桑皮、白桑皮、桑根皮、生桑皮、炙桑皮、炒桑皮、桑根白皮。

【来　源】本品为桑科植物桑 *Morus alba L.* 的干燥根皮。

【性味归经】甘，寒。归肺经。

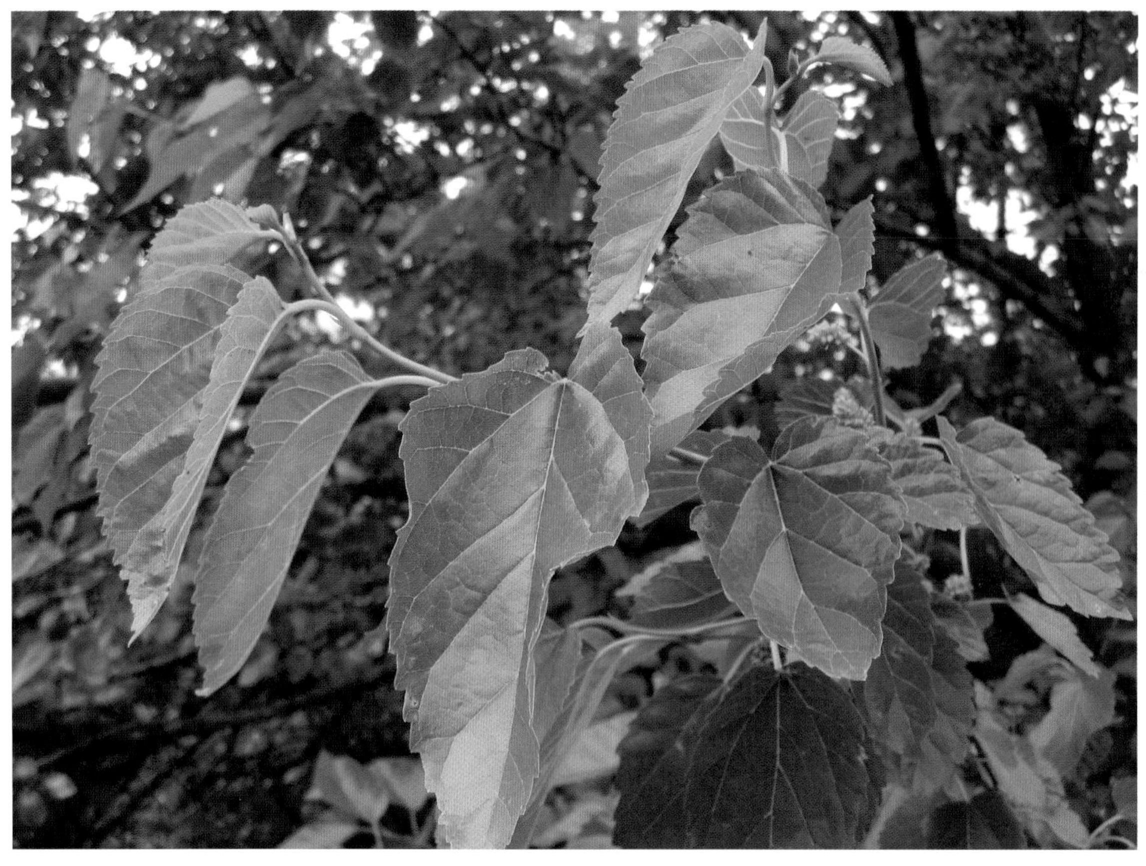

桑

识别特征

落叶灌木或小乔木，高达 15 m。树皮灰黄色或黄褐色；幼枝有毛。叶卵形或阔卵形，顶端尖或钝，基部圆形或近心形，边缘有粗锯齿或多种分裂，表面无毛有光泽，背面绿色，脉上有疏毛，腋间有毛；叶柄长 1.0 ~ 2.5 cm。花单性异株，穗状花序。聚花果（桑椹），黑紫色或白色。花期 4—5 月，果期 5—6 月。

生境分布

生长于丘陵、山坡、村旁、田野等处，多为人工栽培。全国大部分地区均产。分布于安徽、河南、浙江、江苏、湖南等省区，以南方育蚕区产量较大。

采收加工

春、冬二季即秋末落叶时至次春发芽前挖其地下根，趁鲜洗净泥土，刮去黄棕色粗皮，除去须根，纵向剖开皮部，剥取根皮，晒干。

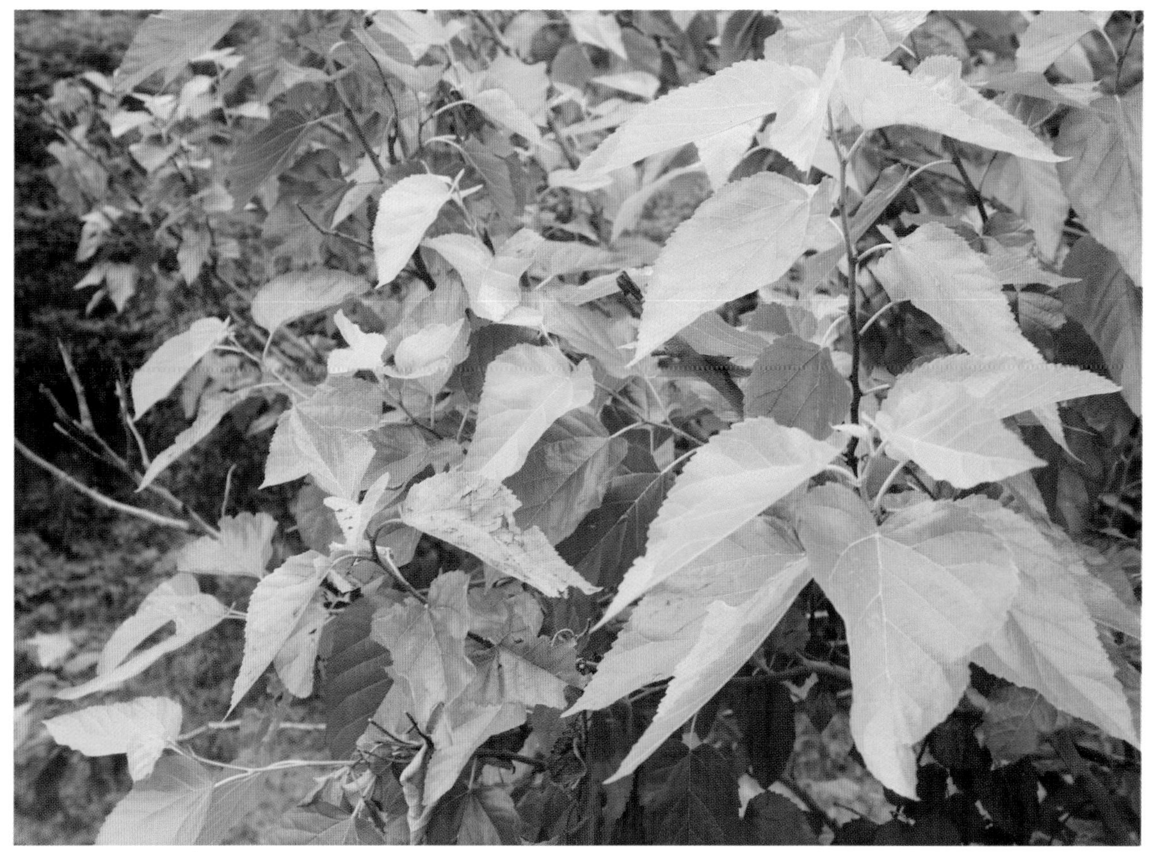

桑

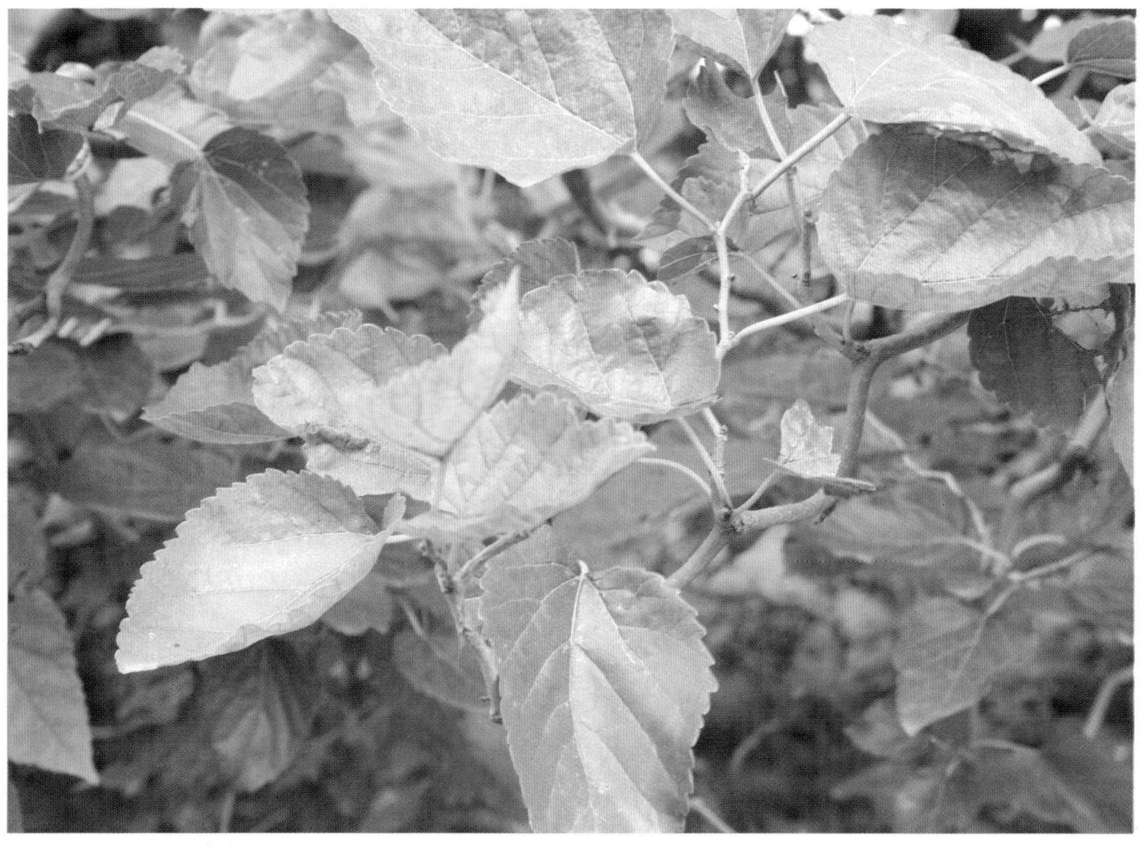

桑

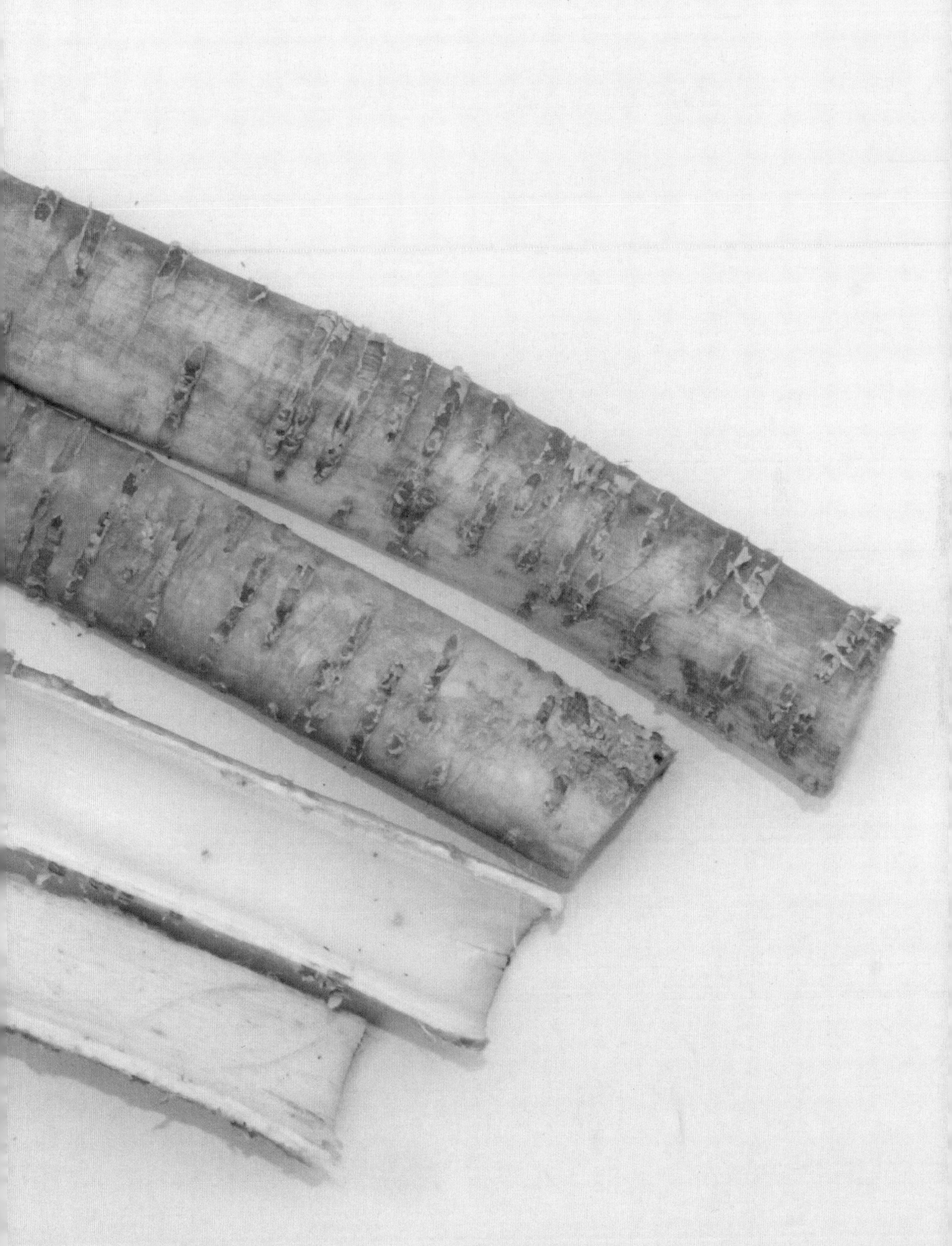

桑白皮药材

药材鉴别

本品为曲直不平的丝状。外表面类白色或淡黄色，内表面淡黄色。质柔韧，断面具纤维性。气微，味微甜。

功效主治

泻肺平喘，利水消肿。本品以寒为用，以清为功，主入肺经，既能清泻肺经湿热痰火，使痰火祛，肺气宣畅而咳喘止，又肃降肺气，通调水道，使小便自利而肿消。故有泻肺平喘、利水消肿之效。

药理作用

本品有利尿作用，动物实验证明，尿量及钠、钾、氯化物排出量均增加；具轻度镇咳作用；煎剂和水、乙醇、正丁醇或乙醚等多种溶媒提取物，均有不同程度降血压作用；对神经系统有镇静、安定、镇痛、抗惊厥、降温作用。

用法用量

内服：10 ~ 15 g，煎服。

民族药方

1. 蜈蚣、蜘蛛咬伤 桑白皮适量。捣汁敷。

2. 坠落伤 桑白皮 2500 g。研为细末，水 1 L，煎成膏，敷瘀损处。

3. 齿龈出血 桑白皮 20 g，白茅根 30 g。水煎 2 次，混合后早、晚分服，每日 1 剂。

4. 脱发 桑白皮 120 g。水煎，去渣取汁洗发。

5. 白发 桑白皮 30 g，五倍子 15 g，青葙子 60 g。水煎取汁，外洗。

6. 痤疮 桑白皮、黄芩、枇杷叶、苦参、栀子各 10 g，金银花、茵陈各 15 g，白花蛇舌草 25 g，生甘草 5 g。制成桑白皮 1 号方，配合外搽颠倒散洗剂（取硫黄、生大黄各 10 g，研细末加石灰水 100 ml 混合，用时振荡），每日 3 次。

7. 小儿百日咳 桑白皮 6 g，川贝母 15 g，炙麻黄、葶苈子各 5 g，蜂蜜适量。用以上前 4 味晒干或烘干，一同放入碾槽内，碾成细末备用，每日 3 次，1 ~ 3 岁每次取 2 g 药末；7 岁每次取 3 g 药末；8 ~ 10 岁每次取 4 g 药末；用蜂蜜水调匀后缓缓饮用。

使用注意

肺虚无火喘嗽者慎服。泻肺利水、平肝清火宜生用，肺虚咳嗽宜蜜炙用。

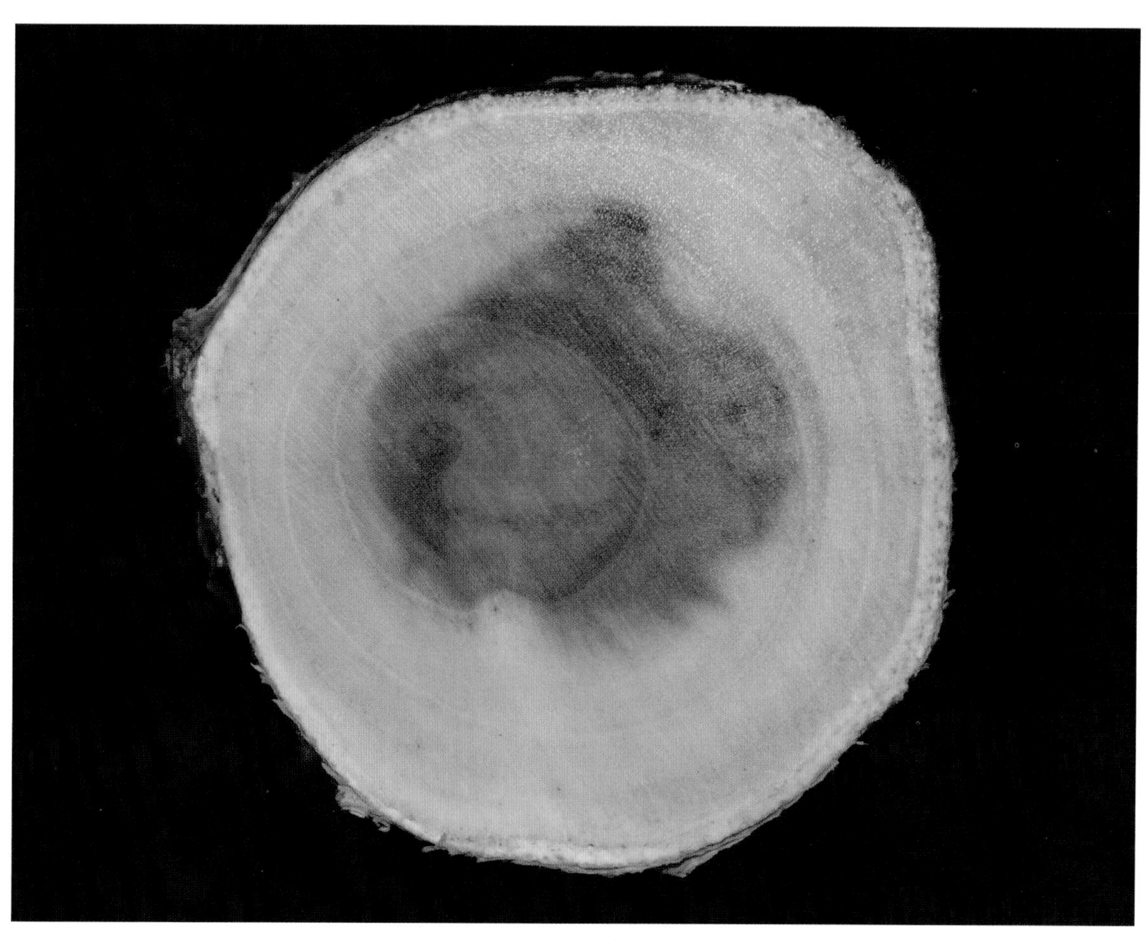

桑白皮药材

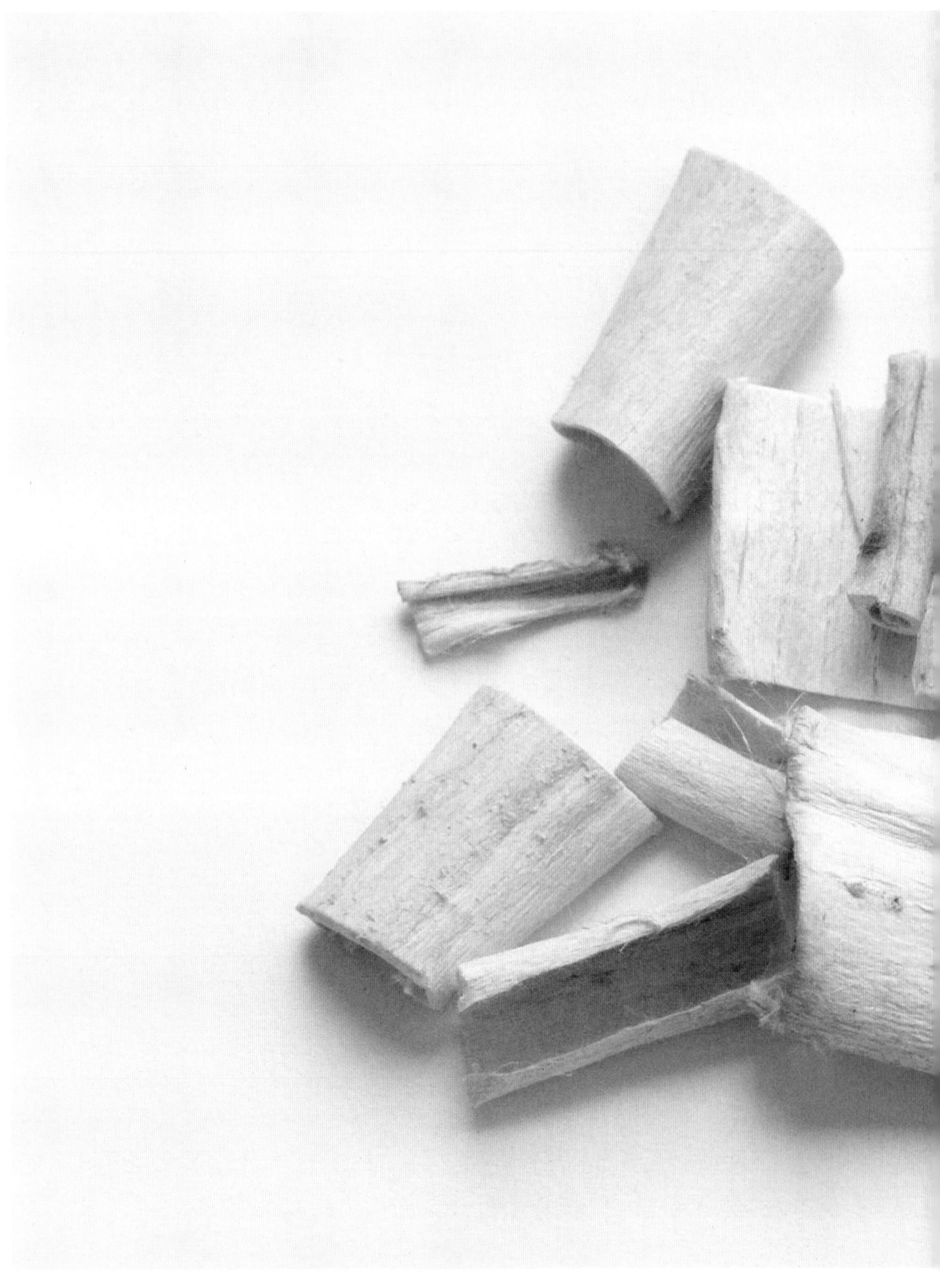

桑白皮

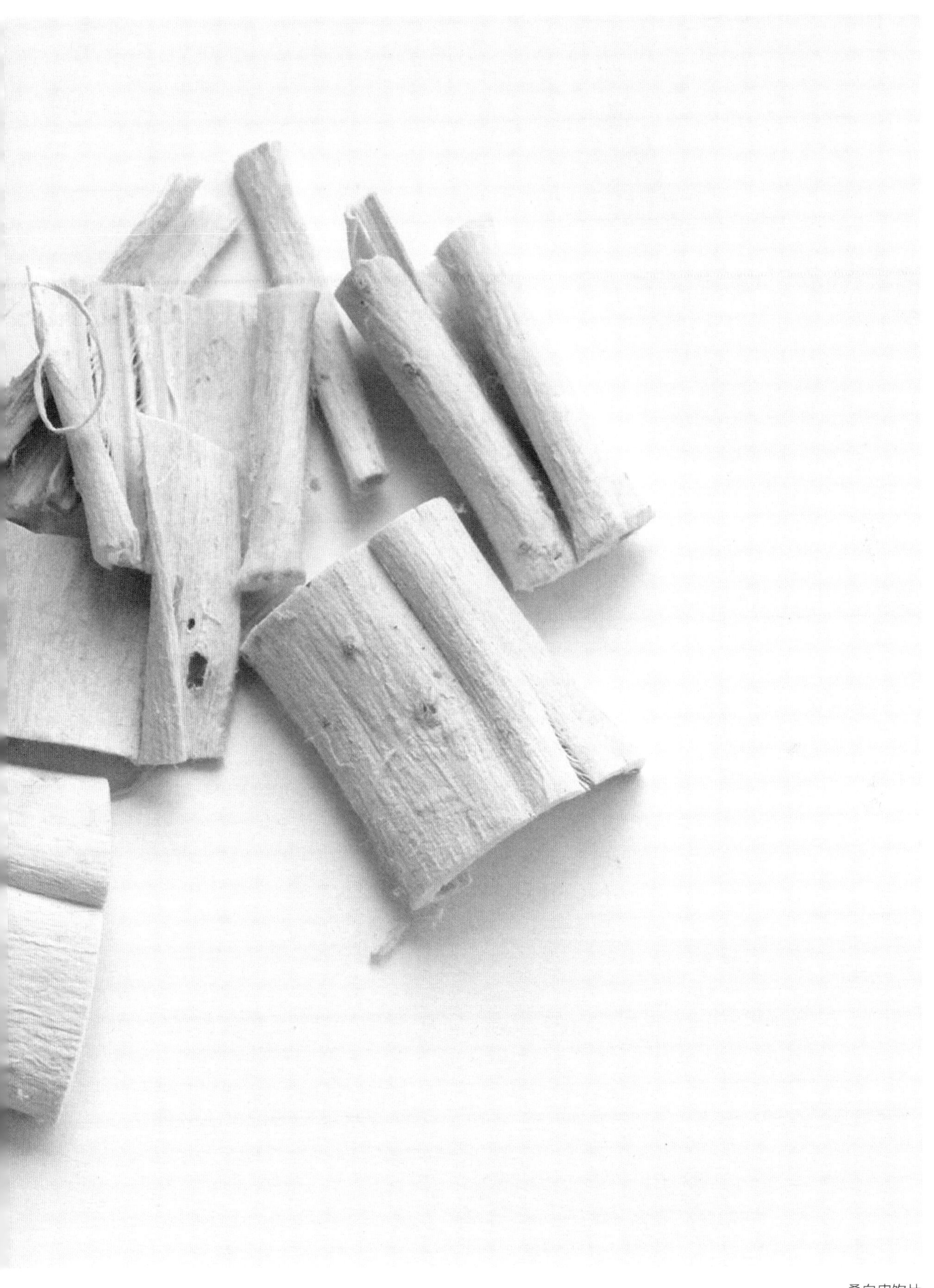

桑白皮饮片

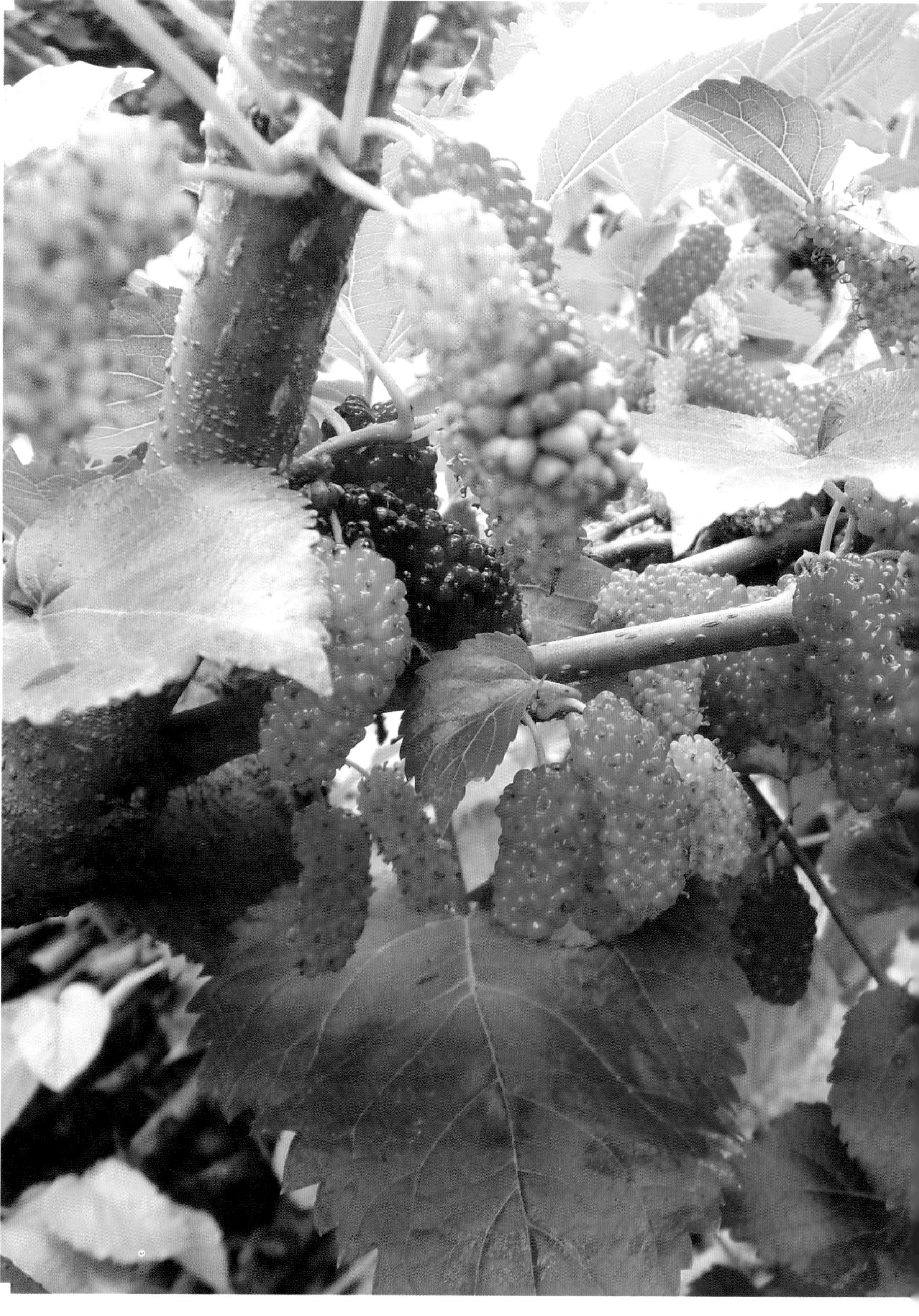

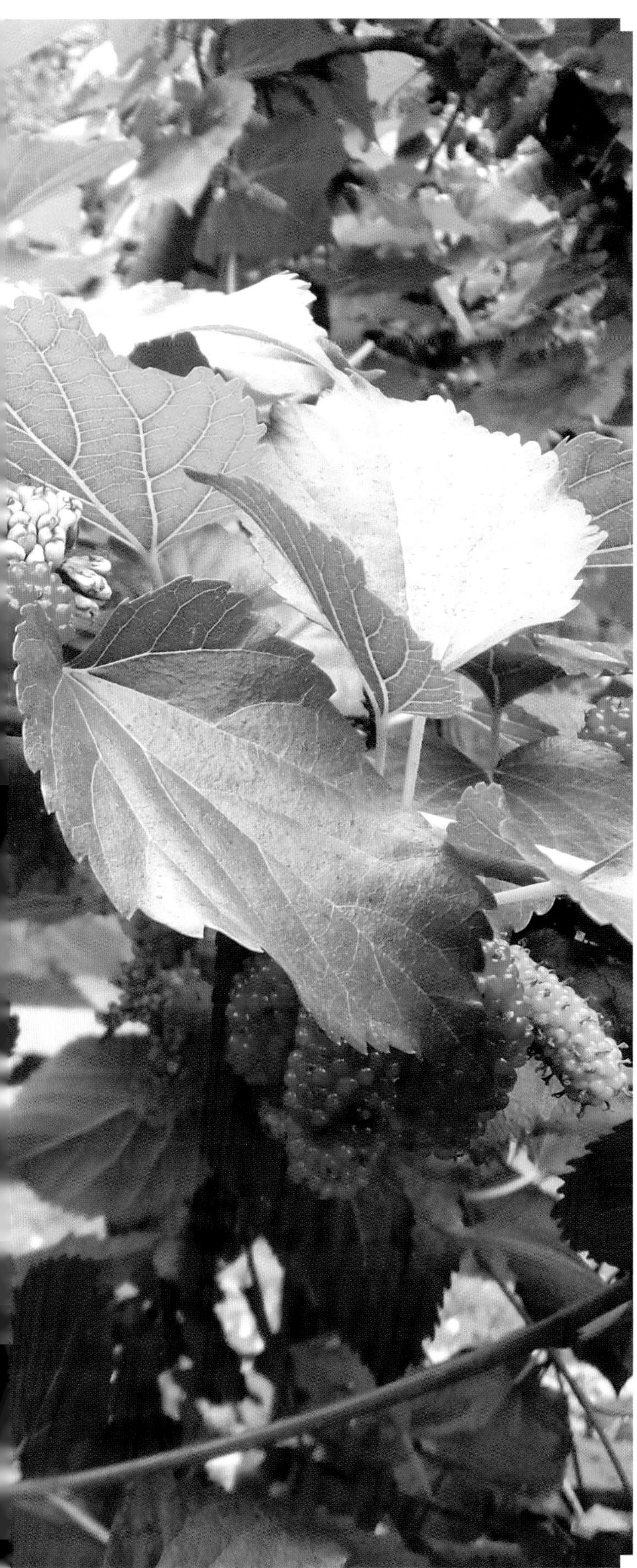

桑椹

【维药名】吾吉买。

【别　名】桑椹子、黑桑椹。

【来　源】本品为桑科植物桑 *Morus alba* L. 的干燥果穗。

【性味归经】甘，寒。归心、肝、肾经。

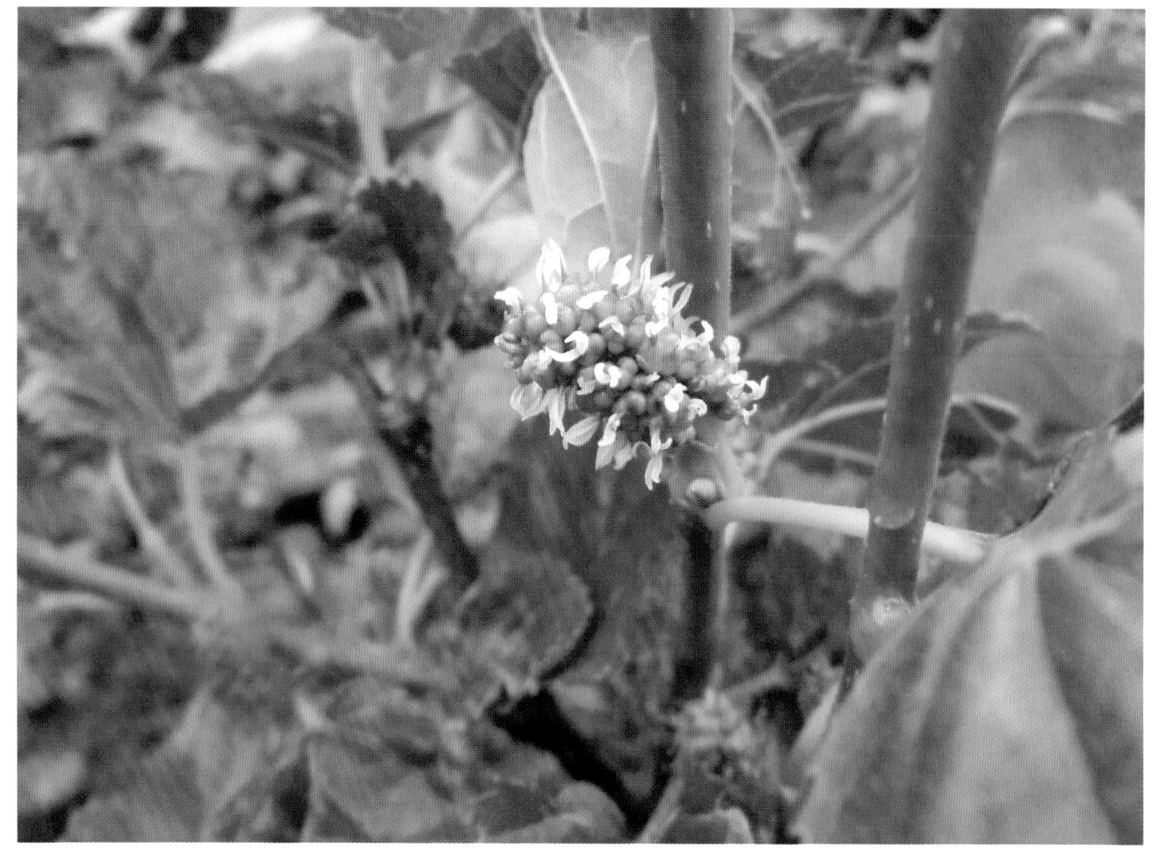

桑椹

识别特征

落叶乔木，偶有灌木。根系主要分布在40 cm的土层内，少数根能深入土中1 m至数米。枝条初生时称新梢，皮绿色；入秋后呈黄褐、深褐或灰褐等颜色。枝条有直立、开展或垂卧等形态，其长短粗细、节间稀密、发条数多少等，均与品种有关。桑树的叶互生。形态因品种不同而异，有心脏形、卵圆形或椭圆形等；裂叶或不裂叶；叶缘有不同形状的锯齿；叶基呈凹形或楔形；叶尖锐、钝、尾状或呈双头等。叶片的大小厚薄除与品种有关外，还因季节及肥料情况而有不同，一般春季叶形小，夏秋季叶形大，肥料充足时叶大而厚。桑树的花单性，偶有两性花，花序雌雄同株或异株。花柱有长短之分，柱头2裂，有茸毛或突起，是桑树分类的依据。果实为多肉小果，聚集于花轴周围呈聚花果，称桑椹。成熟桑椹紫黑色，偶有白色，内含扁卵形、黄褐色种子。花期3—5月，果期5—6月。

生境分布

生长于丘陵、山坡、村旁、田野等处，多为人工栽培。分布于四川、江苏、浙江、山东、安徽、辽宁、河南及山西等省区。

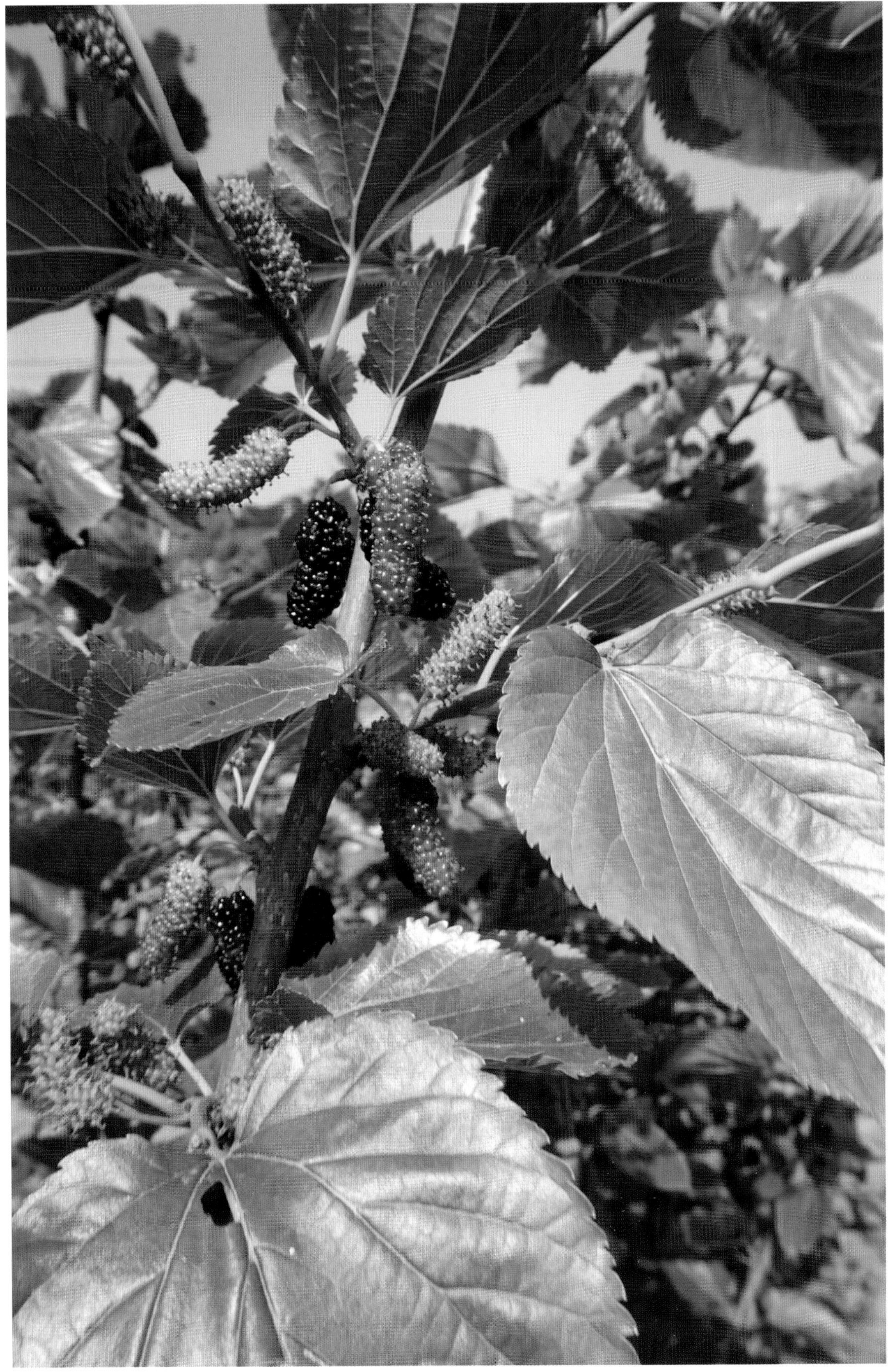

桑椹

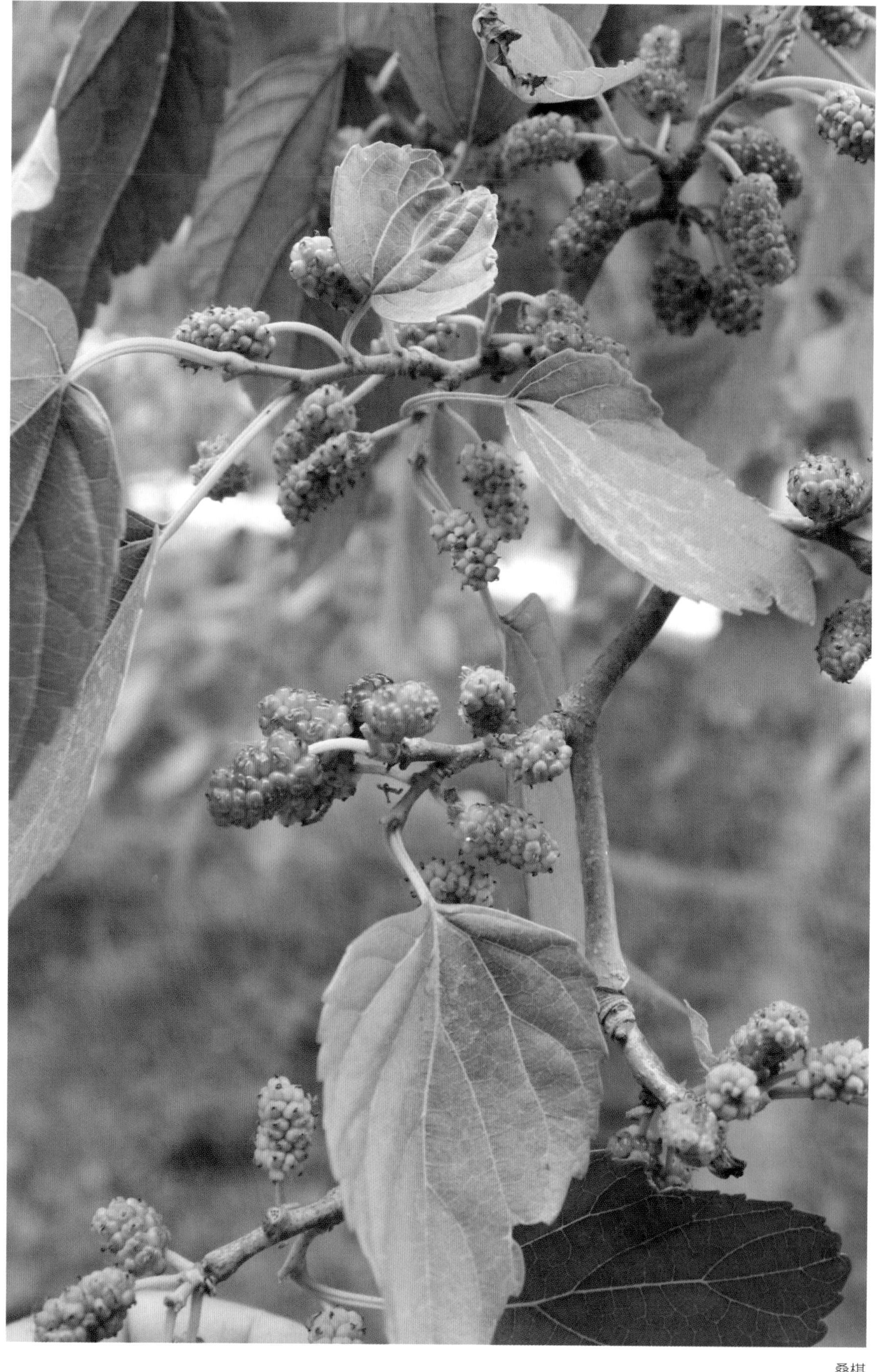

桑椹

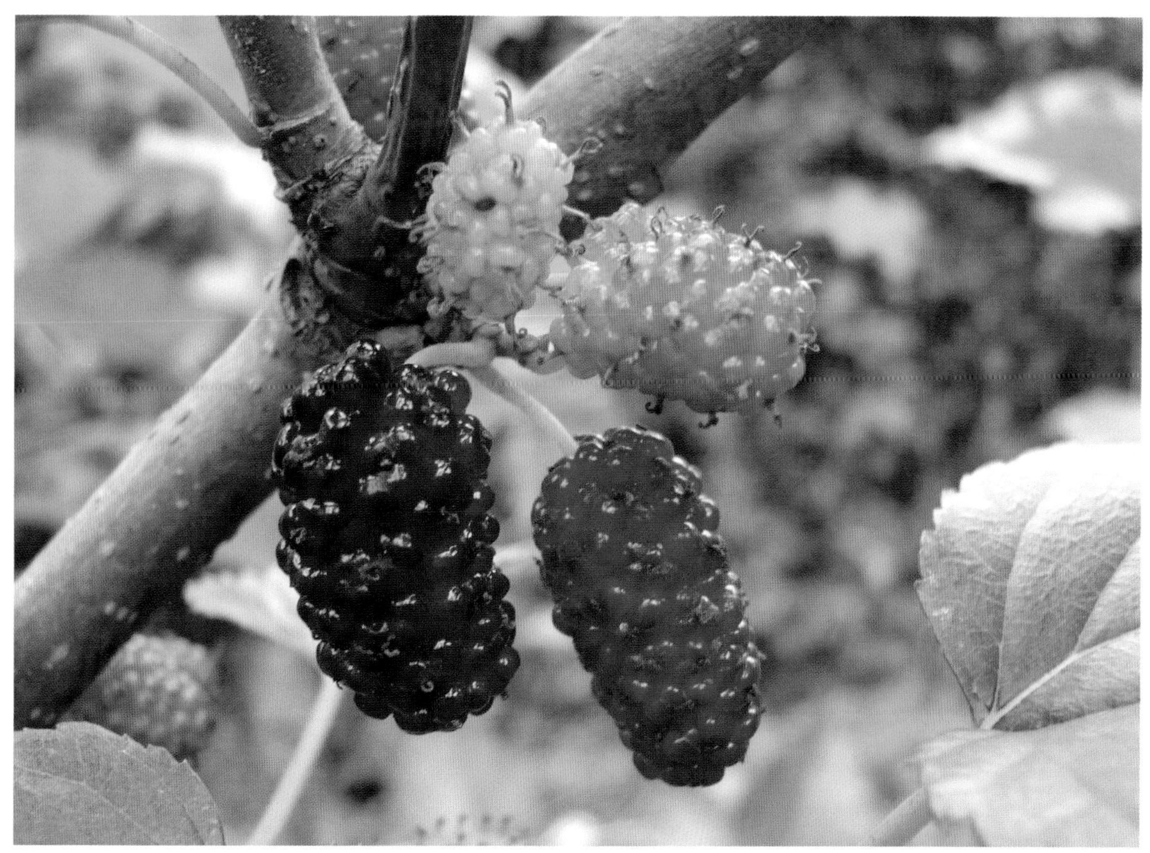

桑椹

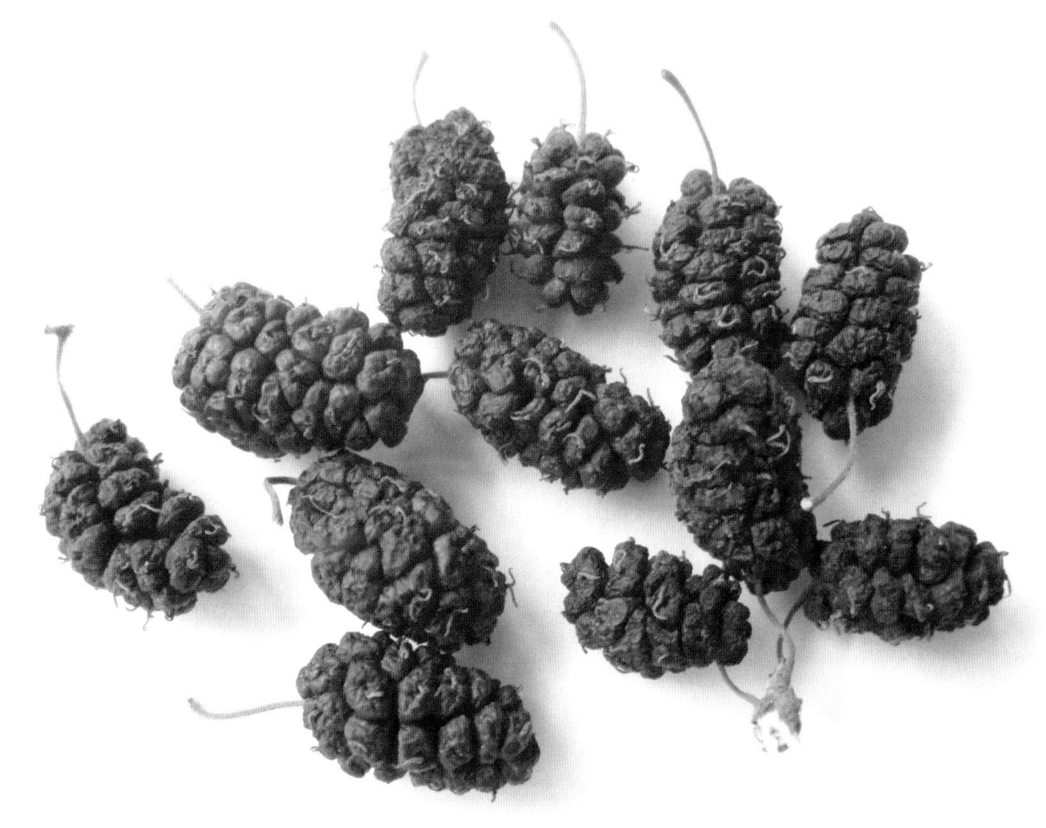

桑椹药材

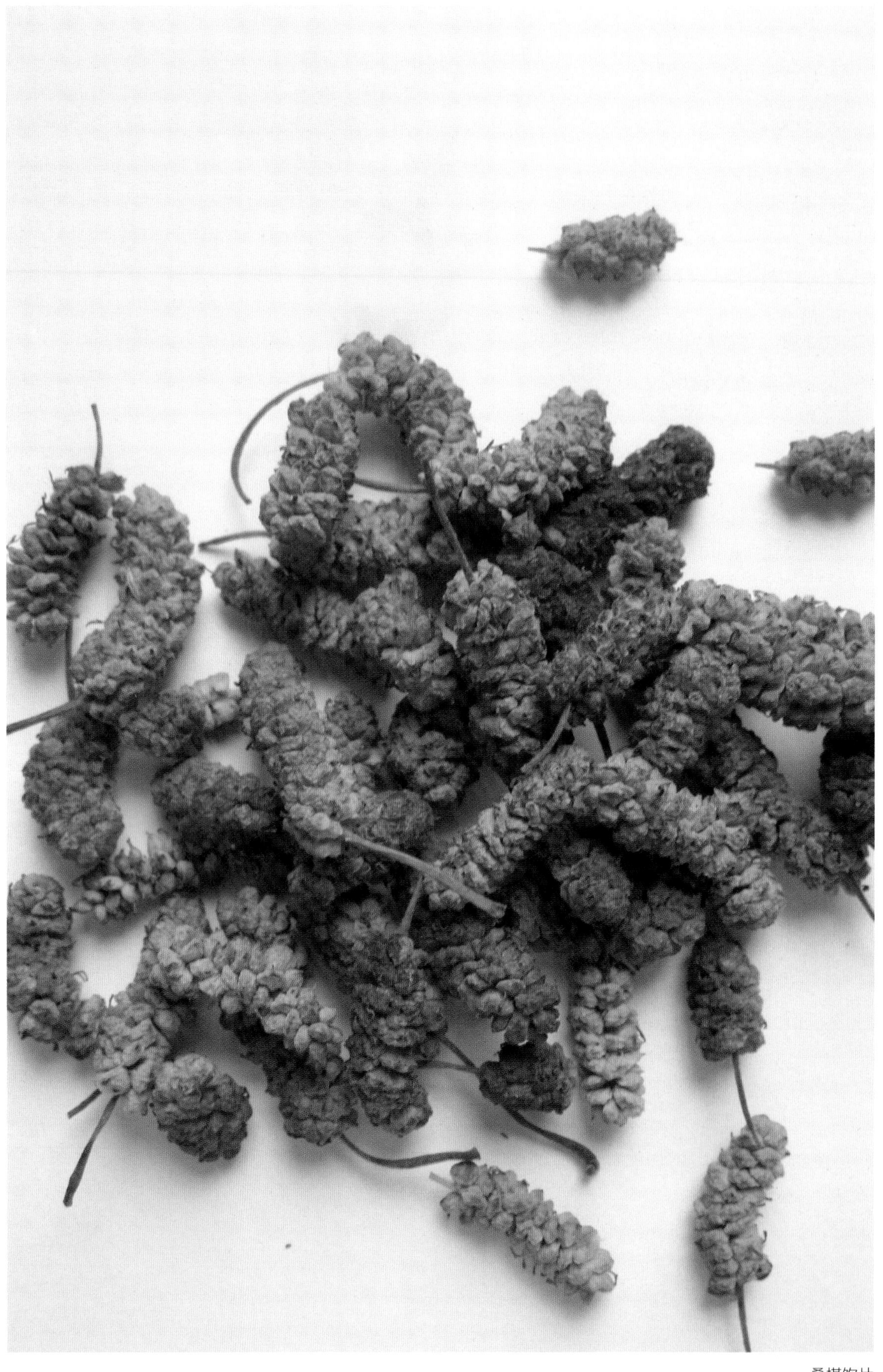

桑椹饮片

采收加工

4—6 月果实变红时采收，晒干，或略蒸后晒干。

药材鉴别

本品为许多小瘦果集合而成的长圆形果穗。黄棕色、棕红色或暗紫色。气微，味微酸而甜。

功效主治

滋阴、补血、生津、润肠通便。本品味甘性寒，药性平和，质地柔润，为平补肝肾阴血之品，又能生津止渴，润肠通便。

药理作用

本品有激发淋巴细胞转化的作用，还能提高 T 细胞的数量和质量，提高免疫球蛋白水平，增强吞噬细胞活性，促进免疫功能。可刺激肠黏膜，使肠液分泌增多，增强肠蠕动。

用法用量

内服：10 ~ 15 g，煎服。

民族药方

1．风湿性关节疼痛、麻痹不仁，各种神经痛　鲜黑桑椹 30 ~ 60 g。水煎服。或桑椹膏，每服一匙，以温开水和少量黄酒冲服。

2．闭经　桑椹 15 g，红花 3 g，鸡血藤 12 g。加黄酒和水煎，每日 2 次温服。

3．贫血　鲜桑椹 60 g，龙眼肉 30 g。炖烂食，每日 2 次。

4．阴虚血热之白发、脱发　桑椹、熟地黄各 30 g，紫草 10 g，红花、牡丹皮各 5 g，乌骨鸡 1 只（约 1000 g）。用料洗净，放入乌骨鸡腹腔里，清水煮至鸡肉熟烂食用。

5．肠燥便秘　桑椹 50 g，肉苁蓉、黑芝麻各 15 g，枳实 10 g。水煎服，每日 1 剂。

6．自汗，盗汗　桑椹、五味子各 10 g。水煎服，每日 2 次。

7．阴血亏虚所致的须发早白、头目晕眩，女子月经不调、闭经　桑椹、蜂蜜各适量。将桑椹水煎取汁，小火熬膏，加入蜂蜜拌匀饮服，每次 10 ~ 15 g，每日 2 ~ 3 次。

8．阴虚水肿，小便不利，关节作痛，口渴，发白　桑椹 100 g，黄酒 500 ml。将桑椹置黄酒中密封浸泡 1 周后按量服用。

9．肠道津液不足所致的大便干燥　桑椹 40 g，冰糖 20 g。用开水冲泡饮用。

使用注意

脾虚便溏者忌用。

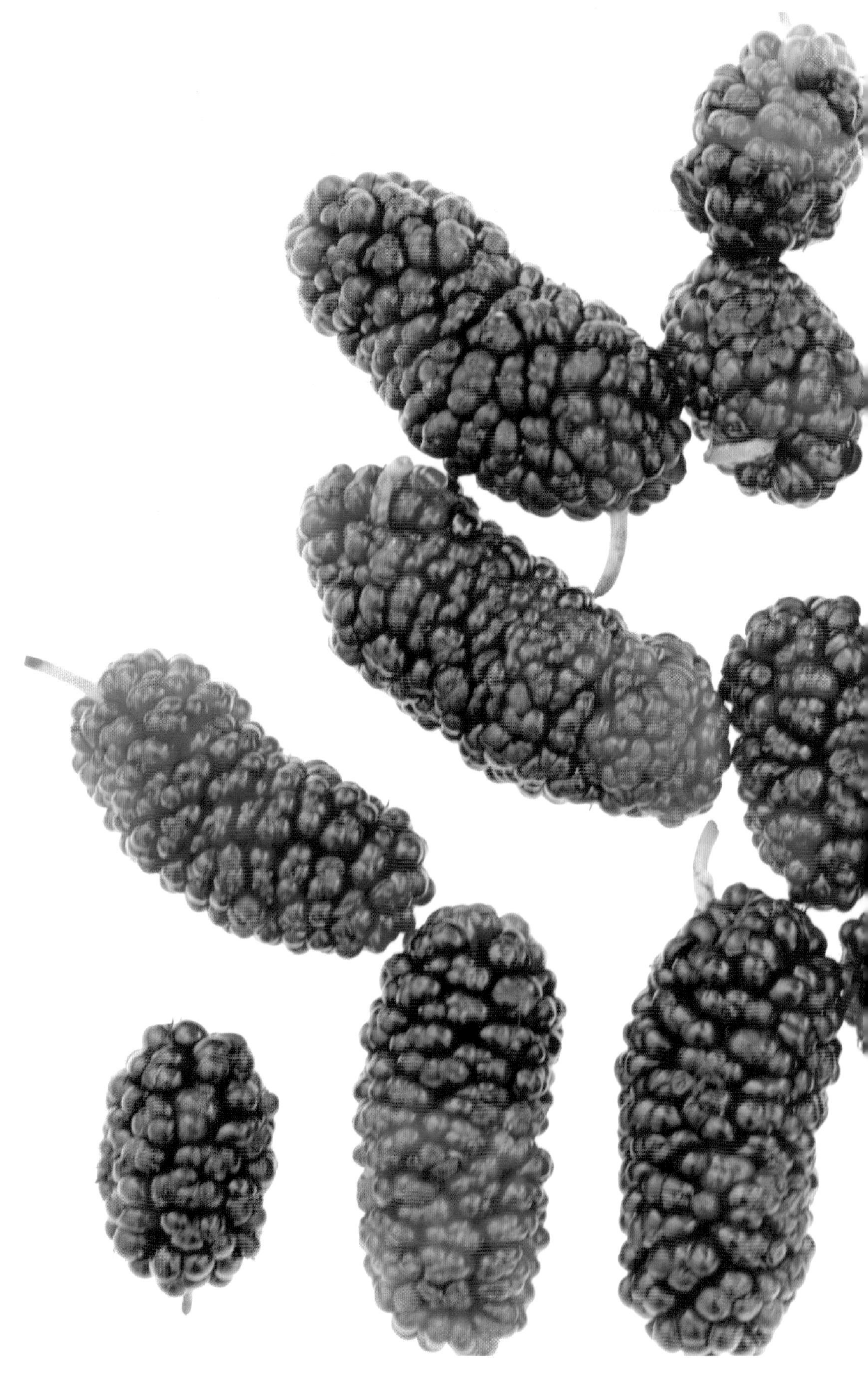

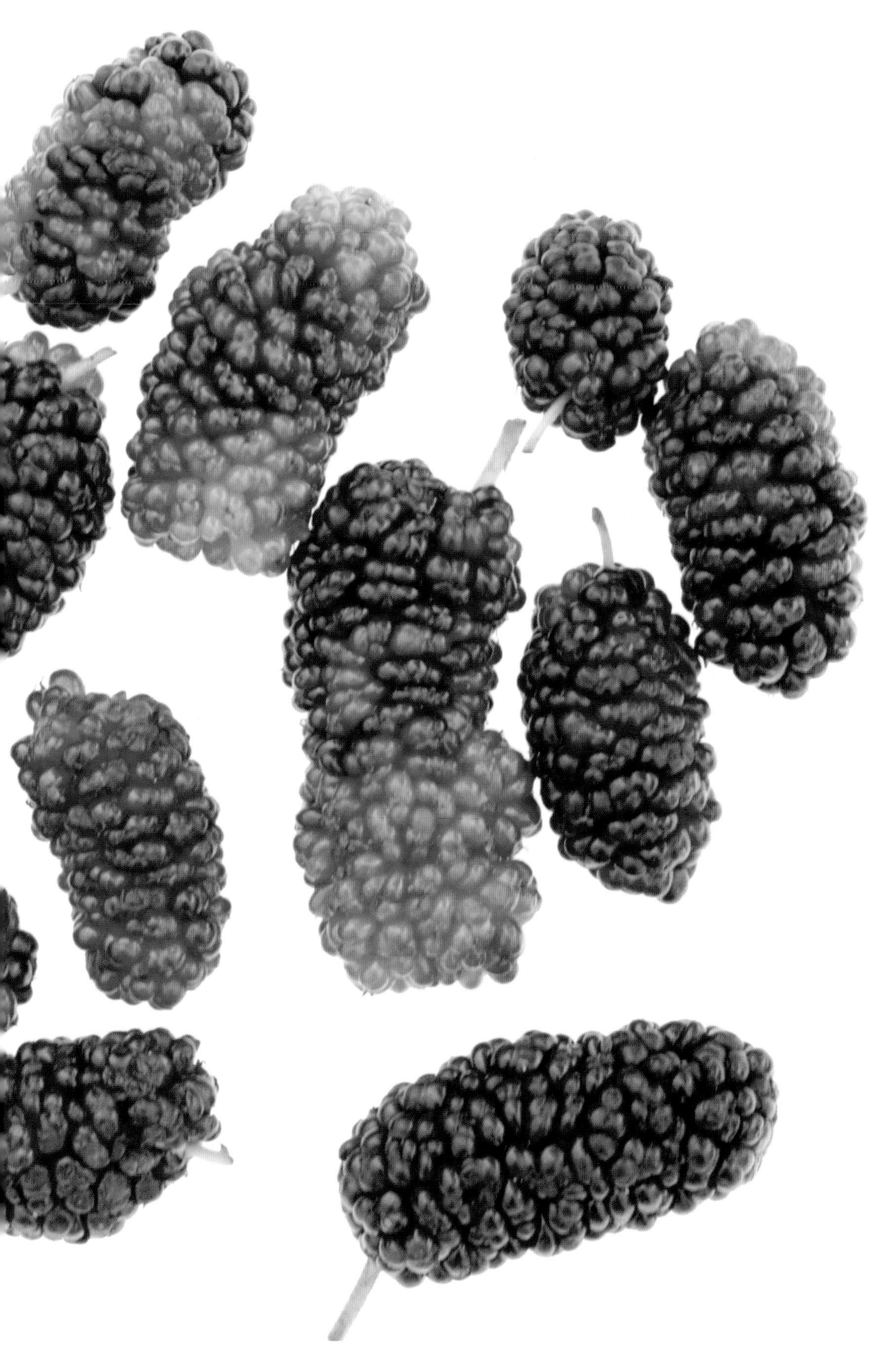

桑椹药材

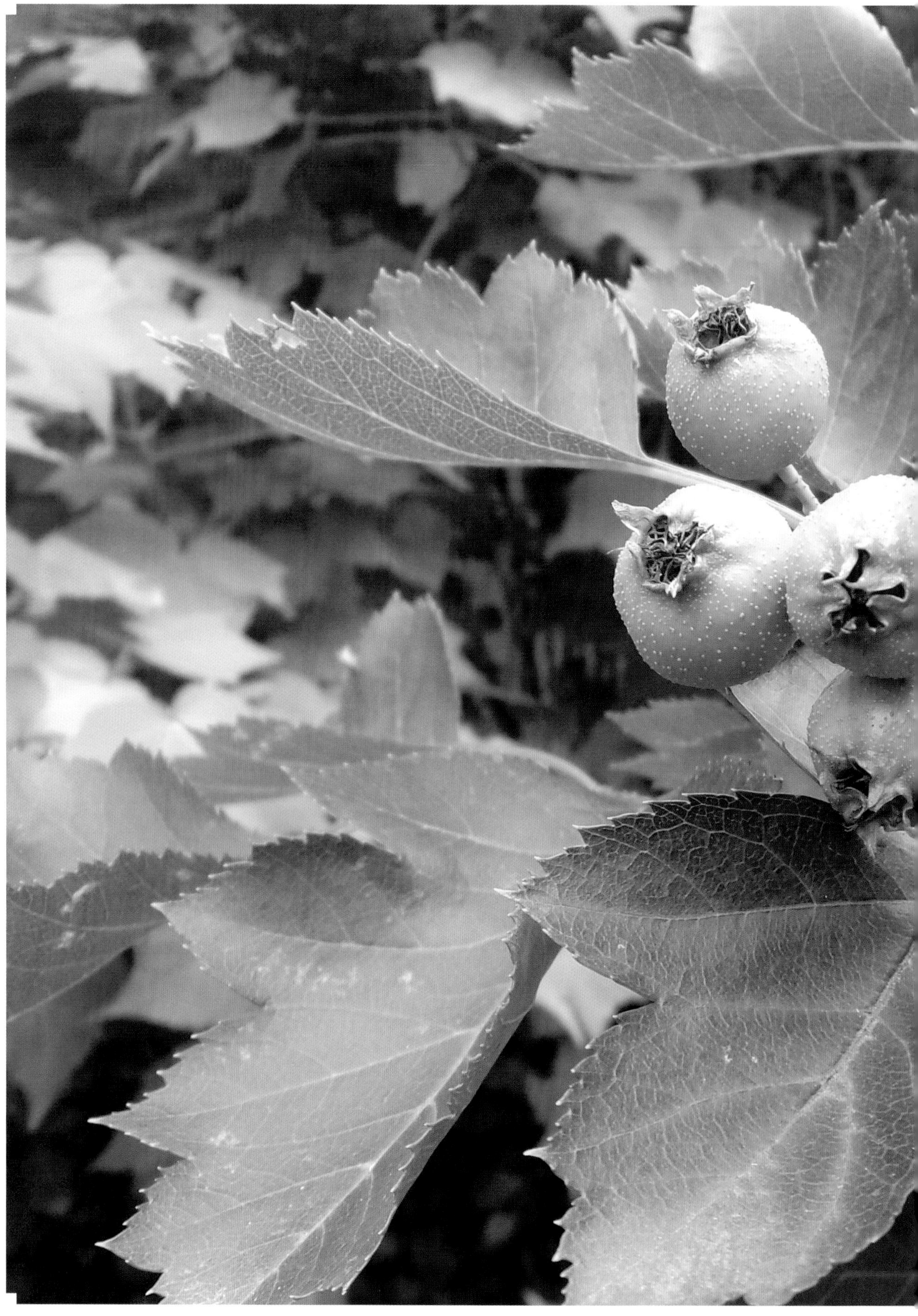

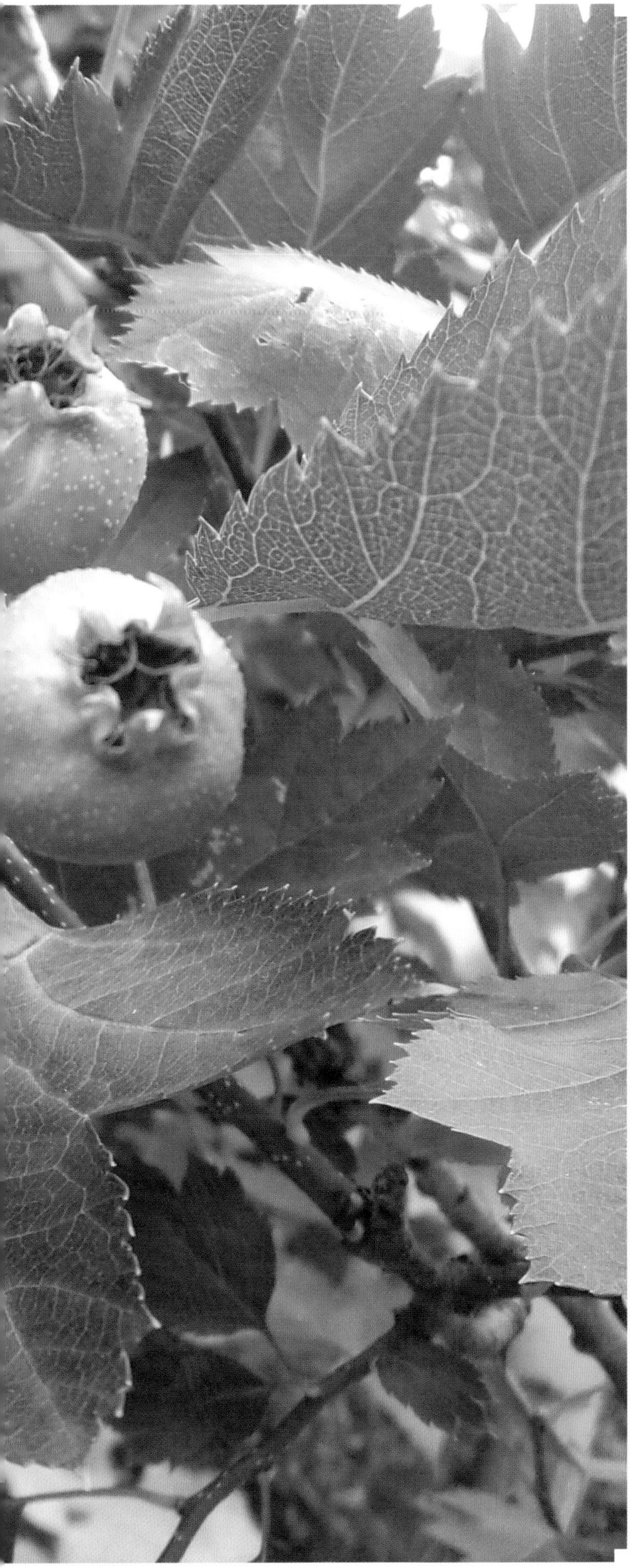

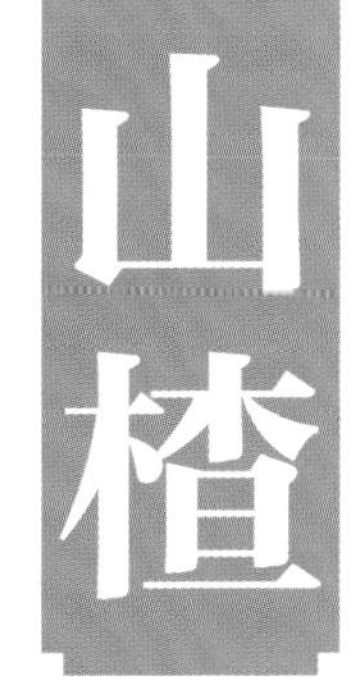

【维药名】都拉乃。

【别　名】焦楂、山楂肉、炒山楂、山楂炭。

【来　源】本品为蔷薇科落叶小乔木山里红 *Crataegus pinnatifida* Bge. var. *major* N. E. Br. 或山楂 *Crataegus pinnatifida* Bge. 的干燥成熟果实。

【性味归经】酸、甘，微温。归脾、胃、肝经。

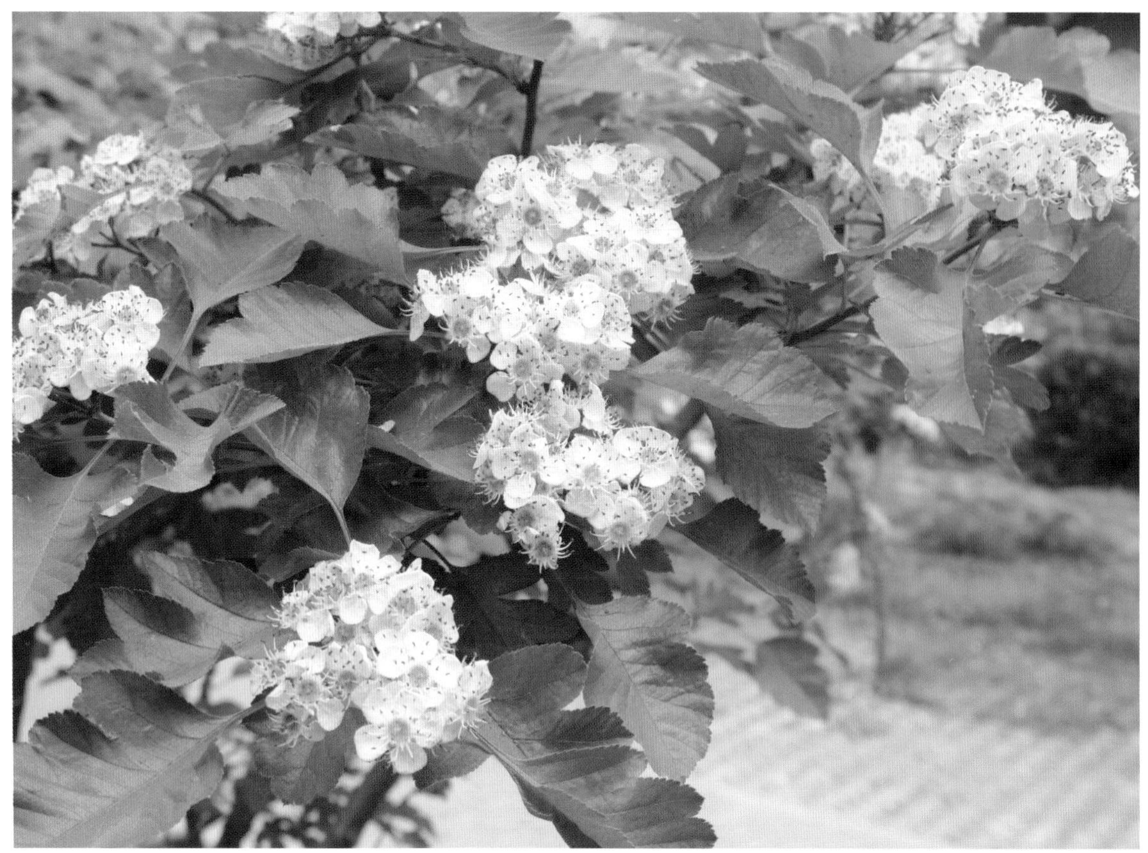

山里红

识别特征

落叶乔木，高达 7 m。小枝紫褐色，老枝灰褐色，枝有刺。单叶互生或多数簇生于短枝先端；叶片宽卵形或三角状卵形，叶片小，分裂较深。叶柄无毛。伞房花序，花白色，萼筒扩钟状。梨果近球形，深红色。花期 5—6 月，果期 9—10 月。

生境分布

生长于山谷或山地灌木丛中。全国大部分地区均产。

采收加工

秋末冬初果实成熟后采收。北山楂采摘后横切成厚 1.5 ~ 3.0 mm 的薄片，立即晒干。南山楂采得后晒干即可，或压成饼状后再晒干。

药材鉴别

本品为圆形横切片，或完整的果实或剖成两瓣的果实，皱缩不平，多卷边。外皮红色，具细皱纹和灰白色小斑点。果肉深黄色或浅棕色。中部横切片具 5 粒浅黄色果核，但核多脱落而中空。气微清香，味酸、微甜。

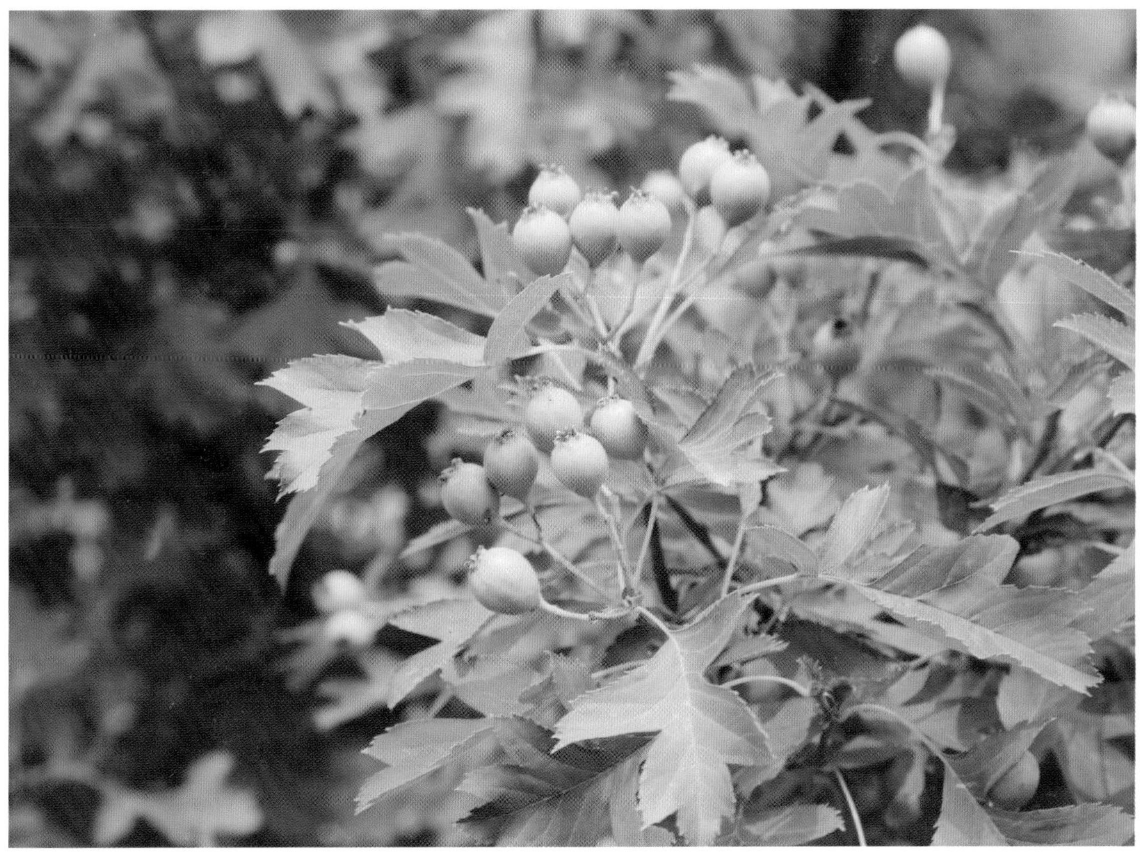

山里红

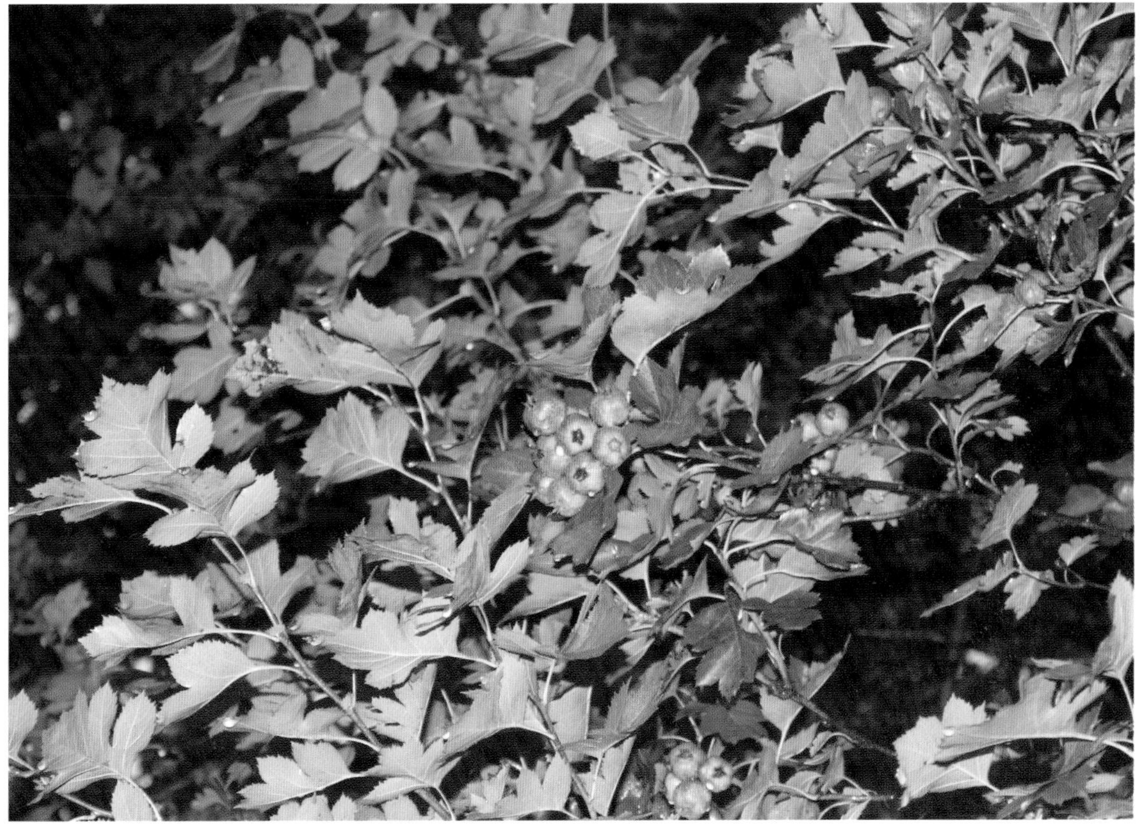

山里红

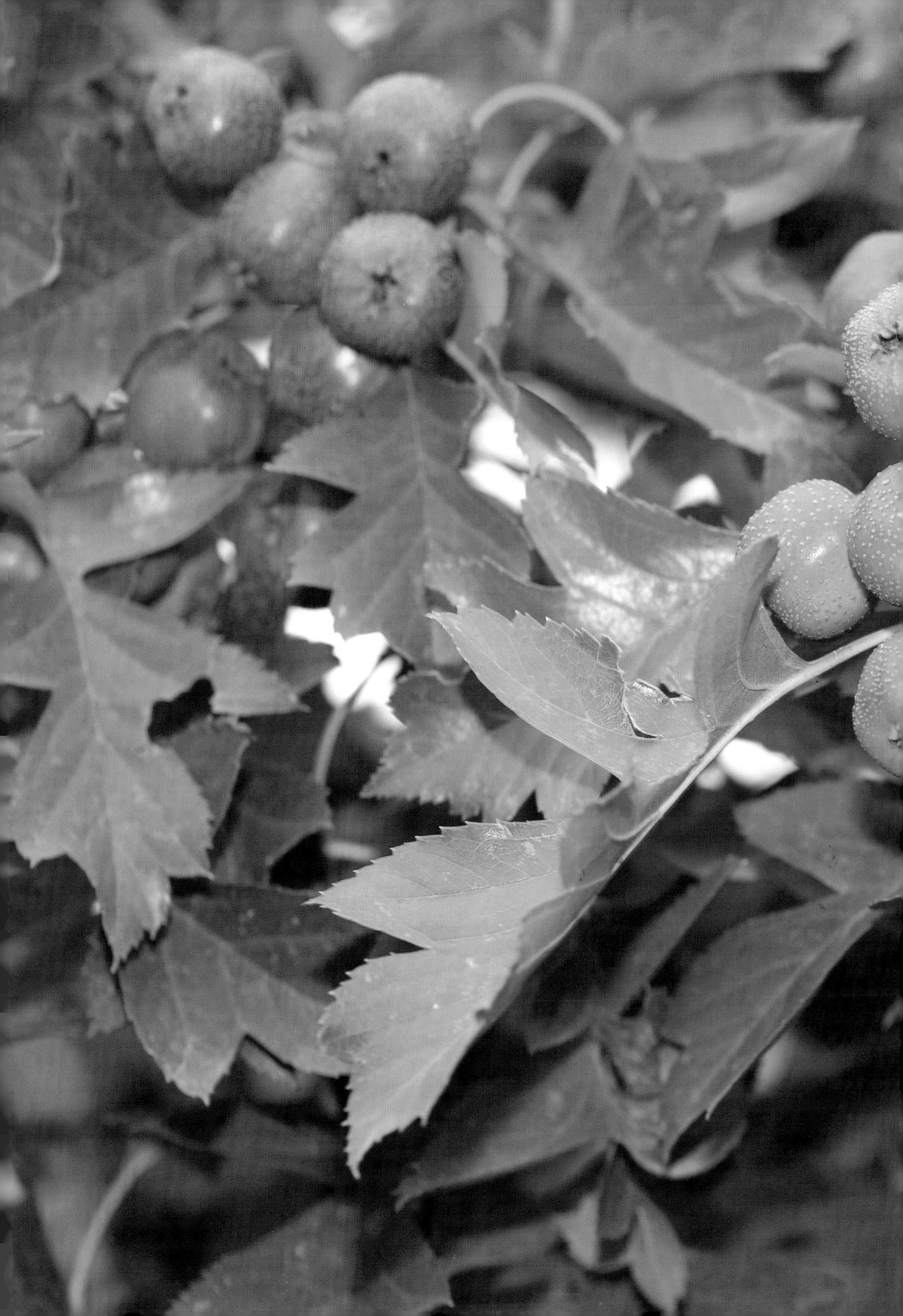

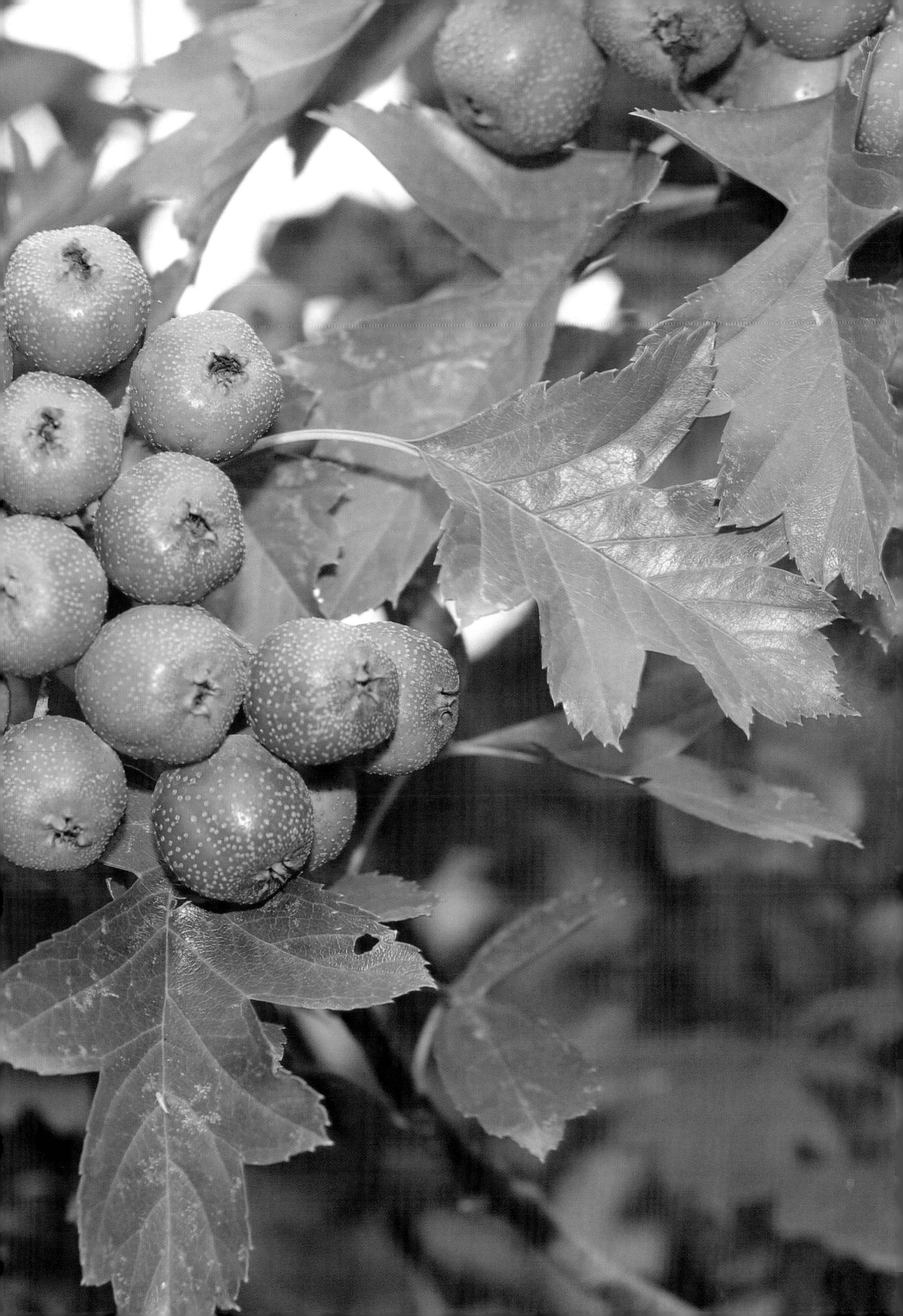

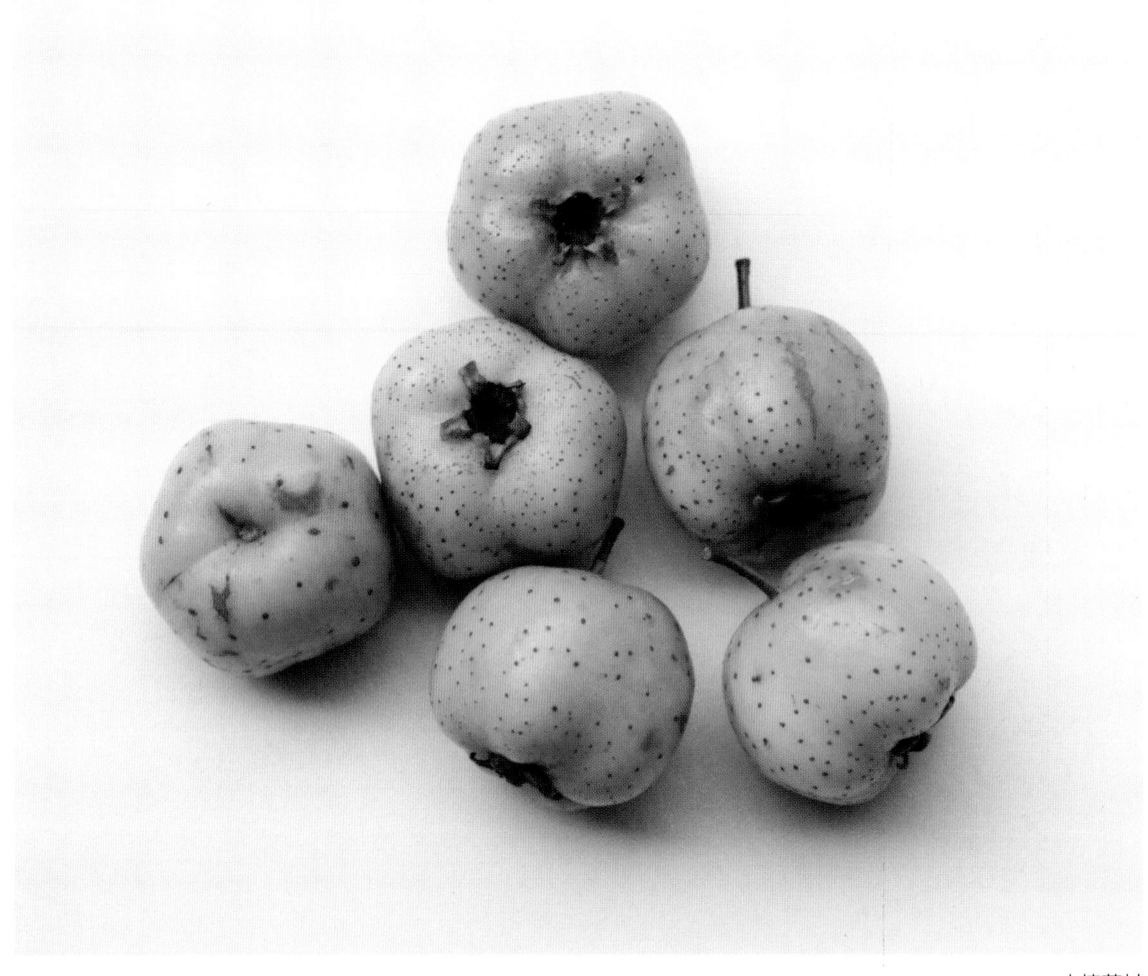

山楂药材

功效主治

消食化积，活血化瘀。本品酸甘微温，归脾、胃、肝经，能健脾开胃、消食化积，擅消油腻肉食之积滞，为消食积之要药。入肝经血分能活血化瘀、行气止痛，治疗妇科经、产瘀滞不行引起的疼痛。

药理作用

本品能增加胃中消化酶的分泌，促进消化。还能促进脂肪分解；提高蛋白酶的活性，使肉食易被消化。山楂有收缩子宫、强心、抗心律失常、增加冠状动脉血流量、降血压、降血脂等作用，对志贺菌属及大肠埃希菌有较强的抑制作用。

用法用量

内服：10 ~ 15 g，大剂量 30 g，煎服（生用消食散瘀；炒山楂收敛止泻）或入丸、散。

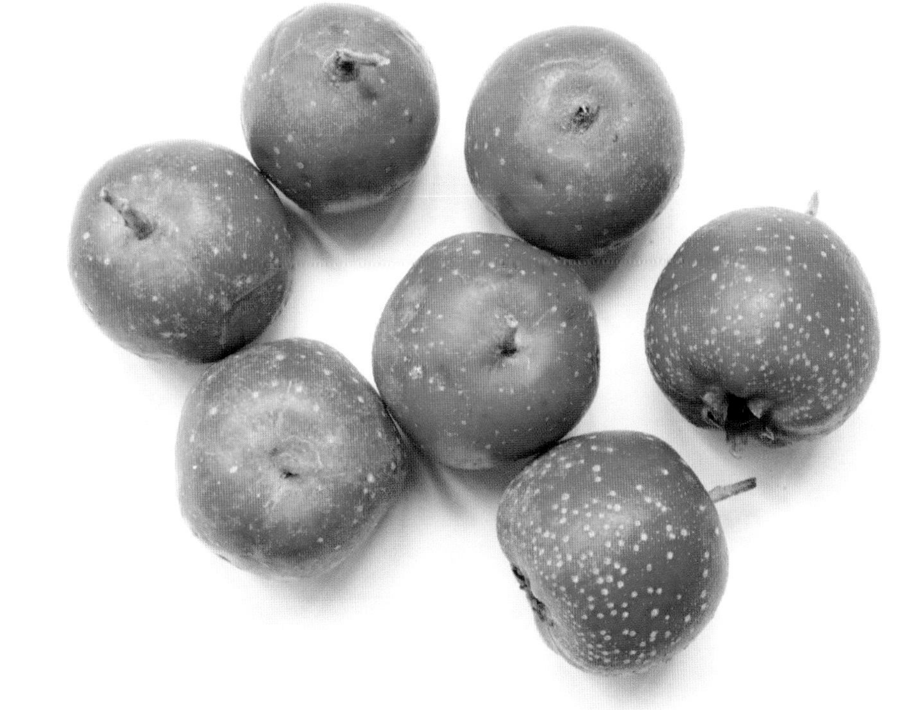

山楂药材

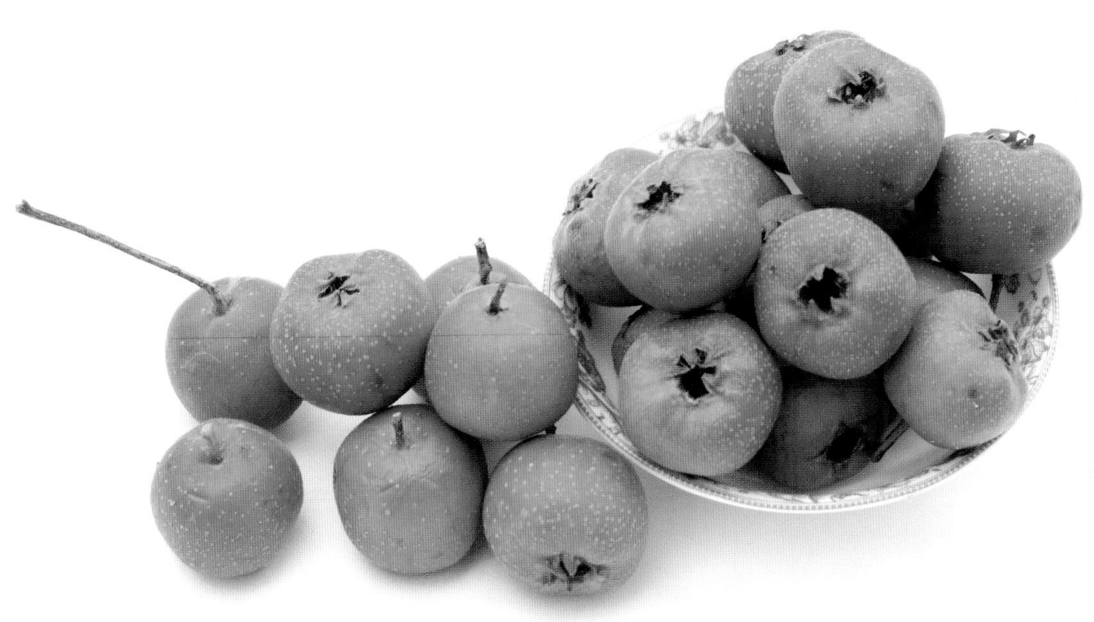

山楂药材

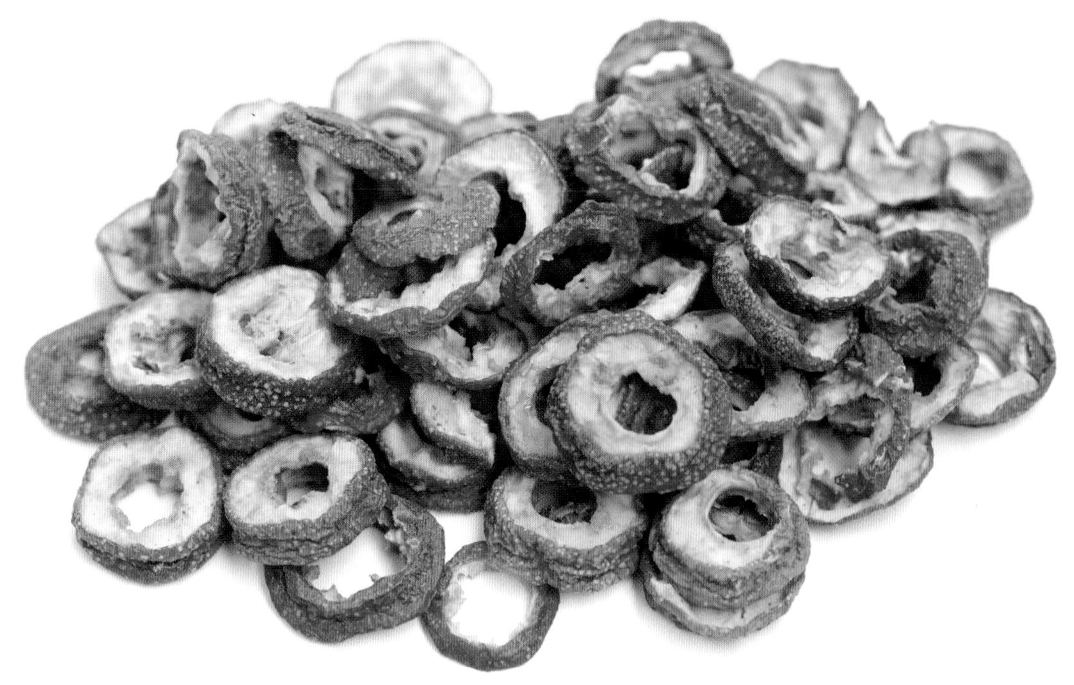

山楂饮片

民族药方

1．冠心病心绞痛 山楂酮（由山楂叶提取之总黄酮）。每次 4 片（每片含 25 mg），每日 3 次，4 周为 1 个疗程。

2．高血脂 冠心宁片。每次 5 片，每日 3 次。

3．高血压 山楂糖浆（每毫升相当于原生药 0.65 g）。每次 20 ml，每日 3 次，30 日为 1 个疗程。

4．消化不良 山楂含有脂肪酶，可促进脂肪分解，另含有山楂酸等多种有机酸，可提高蛋白分解酶活性，促使肉食消化。

5．小儿厌食症 复方山楂口服液或丸（含山楂、麦芽、神曲）。山楂液每次 1 支（10 ml），每日 2 次；或用山楂丸每次 1 丸（9 g），每日 2 次。

6．呃逆（膈肌痉挛） 口服生山楂汁。成人每次 15 ml，每日 3 次。

使用注意

胃酸过多、胃溃疡患者慎用；脾胃虚弱无积滞者慎用。

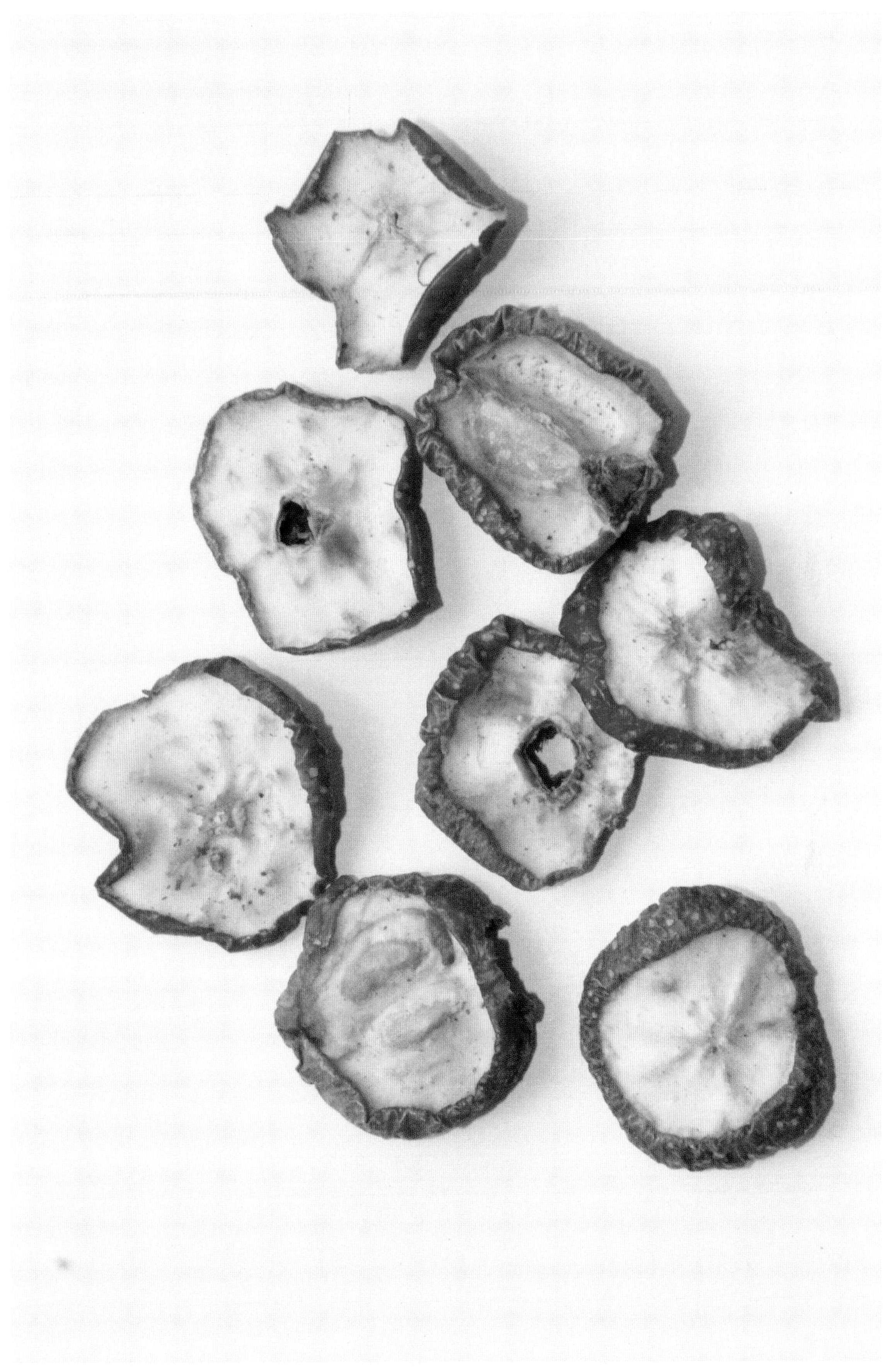

山楂饮片

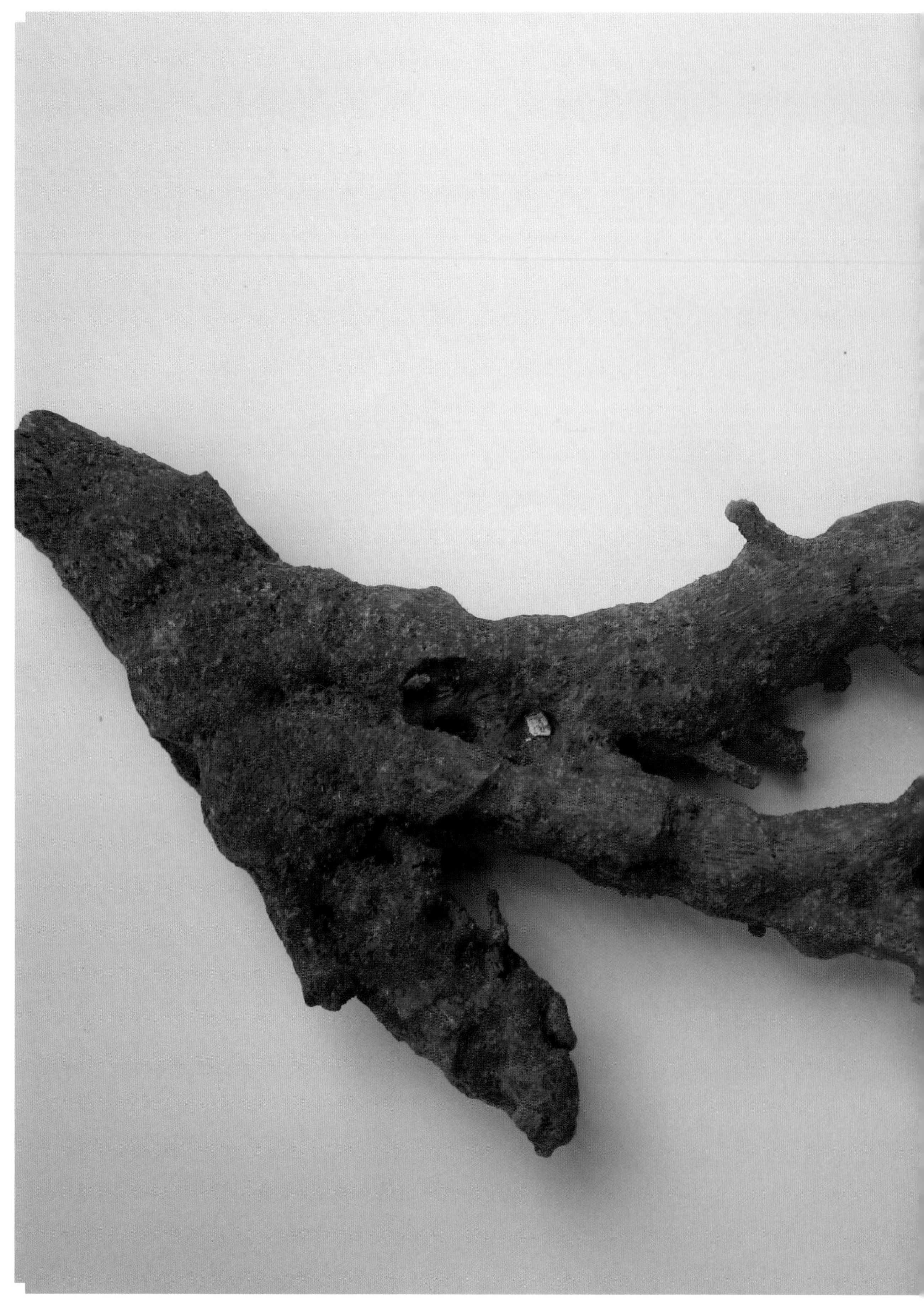

珊瑚

【维药名】比合马尔江。

【别　名】火树、红珊、红珊瑚、大红珊瑚。

【来　源】本品为矶花科动物桃色珊瑚 *Corallium japonicum* Kishinouye 等珊瑚虫所分泌的石灰质骨骼。

【性味归经】甘，平。归心、肝经。

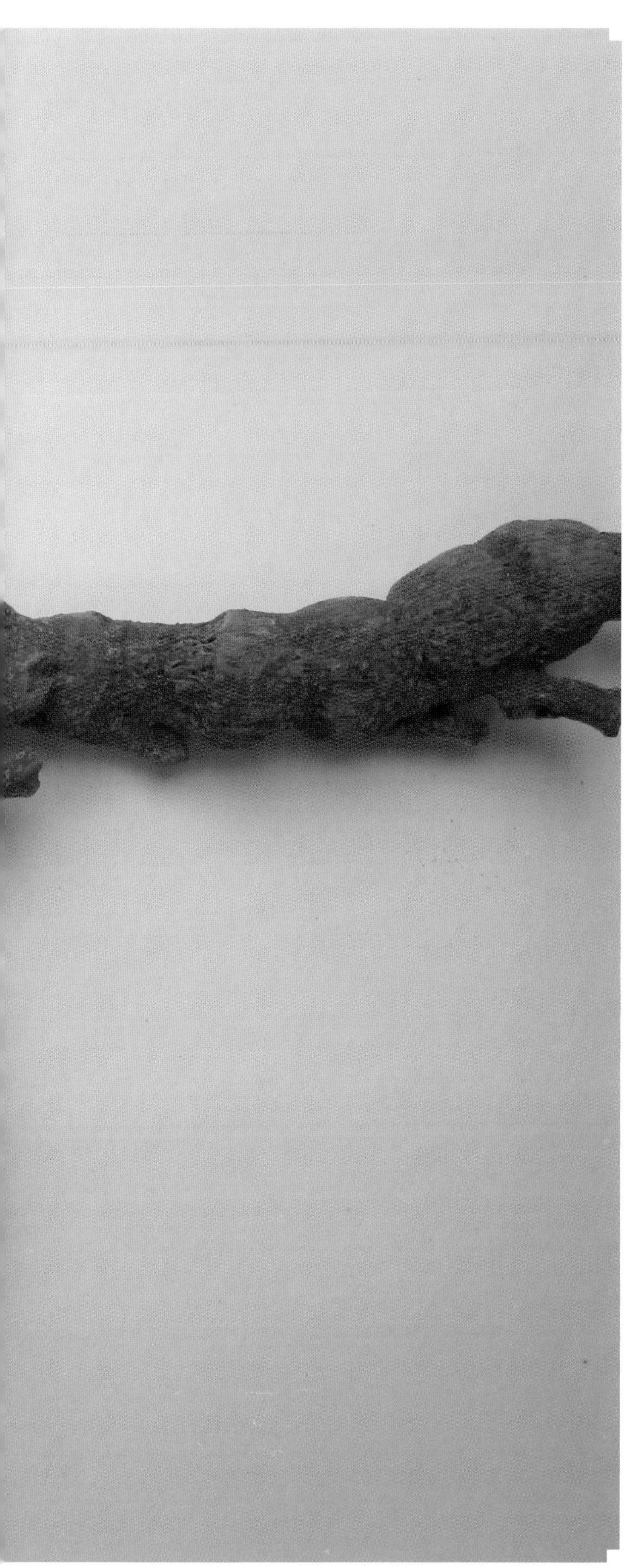

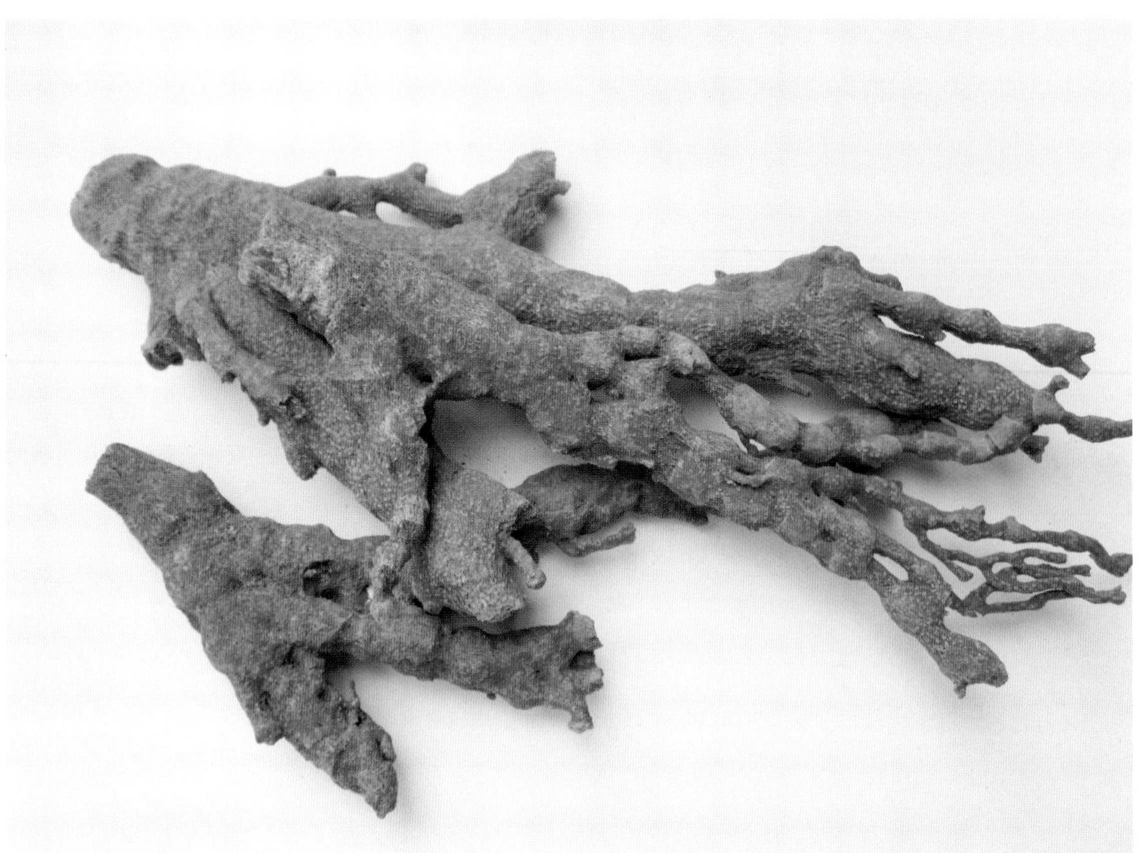

珊瑚

识别特征

桃色珊瑚为水生群栖腔肠动物，群体呈树枝状。分枝扩展如扇，分枝甚细，其表面生有多数水螅体，称为珊瑚虫；虫体呈半球状，上有羽状的触手 8 条，触手中央有口，虫体能分泌石灰质而形成骨骼，即通常所称的“珊瑚”。骨骼的表面呈红色，莹润、中轴白色，质坚硬，很美观。

生境分布

着生于海底岩礁上。分布于福建、台湾、海南西沙群岛等地。

采收加工

用网垂入海底，将珊瑚拉入网内或挂网上，然后取出，拣净杂物即得。药用珊瑚多为工艺制品残余的碎块。研粉生用。

药材鉴别

本品为不规则的短棒状，长 2 ~ 3 cm，直径 3 ~ 5 mm。有分枝或小突起，周围有许多小孔，红色。质坚硬如瓷，不易折断。气味均无。

功效主治

去翳明目，安神镇惊，敛疮止血。主治目生翳障，惊痫，吐衄，烧烫伤。

药理作用

本品含有的碳酸钙内服可中和胃酸，可明显缓解胃和十二指肠溃疡引起的反酸、腹胀等上腹部不适感。

用法用量

内服：0.3～0.6 g，研粉内服，或入丸、散。外用：适量，研粉点眼，吹鼻。

民族药方

1．小儿眼有障翳 珊瑚适量。细研如粉，每点时，取如黍米大，纳在翳上，第二日再点之。

2．心神昏冒，惊痫猝倒或怔忡烦乱 珊瑚、琥珀、珍珠（研极细）各3 g，人参、白术、当归、胆星（共研末）各9 g。和珊瑚等研末，每次3 g，灯芯汤调服。

3．心肺郁热，吐衄不止 珊瑚适量。徐徐研极细如粉，每次1 g，百合煮成糊，调服。

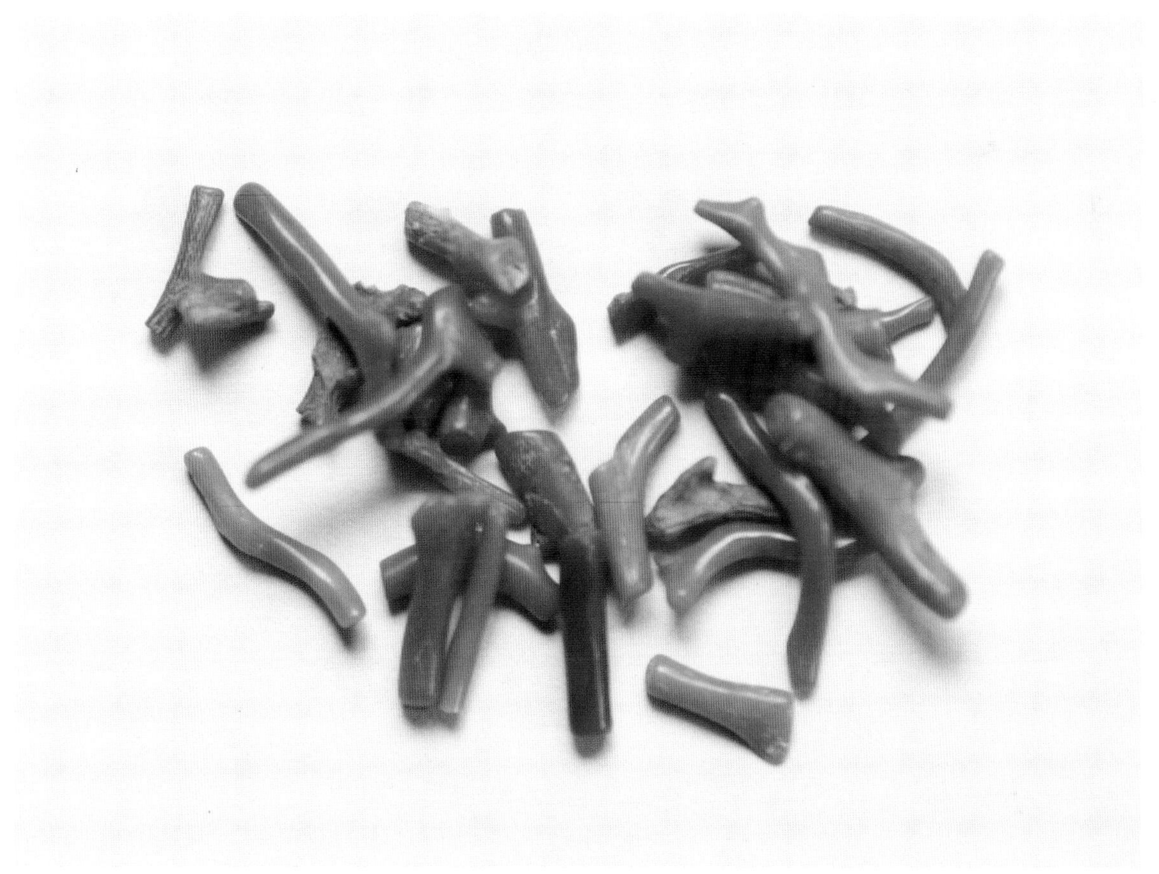

珊瑚药材

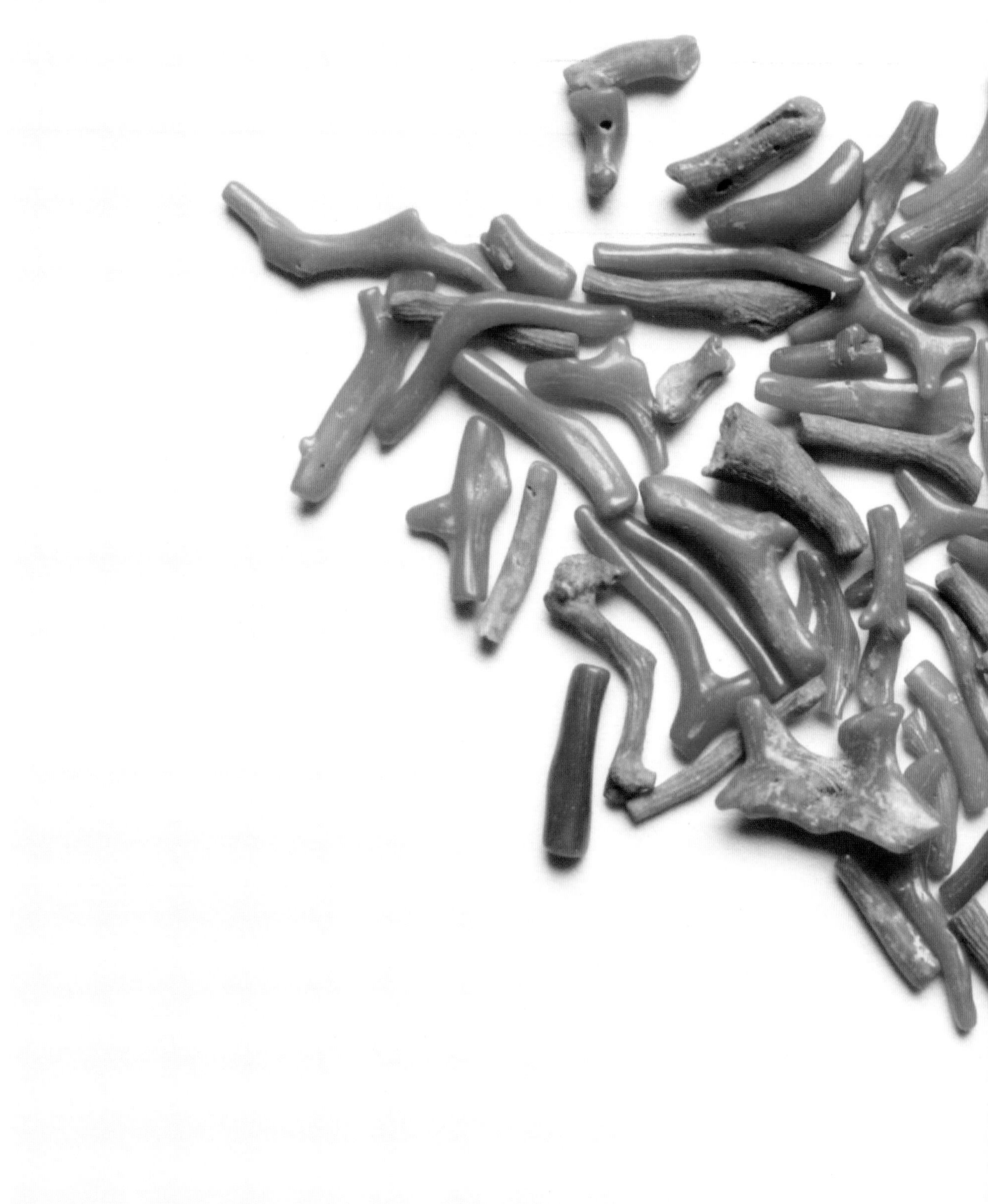

珊瑚

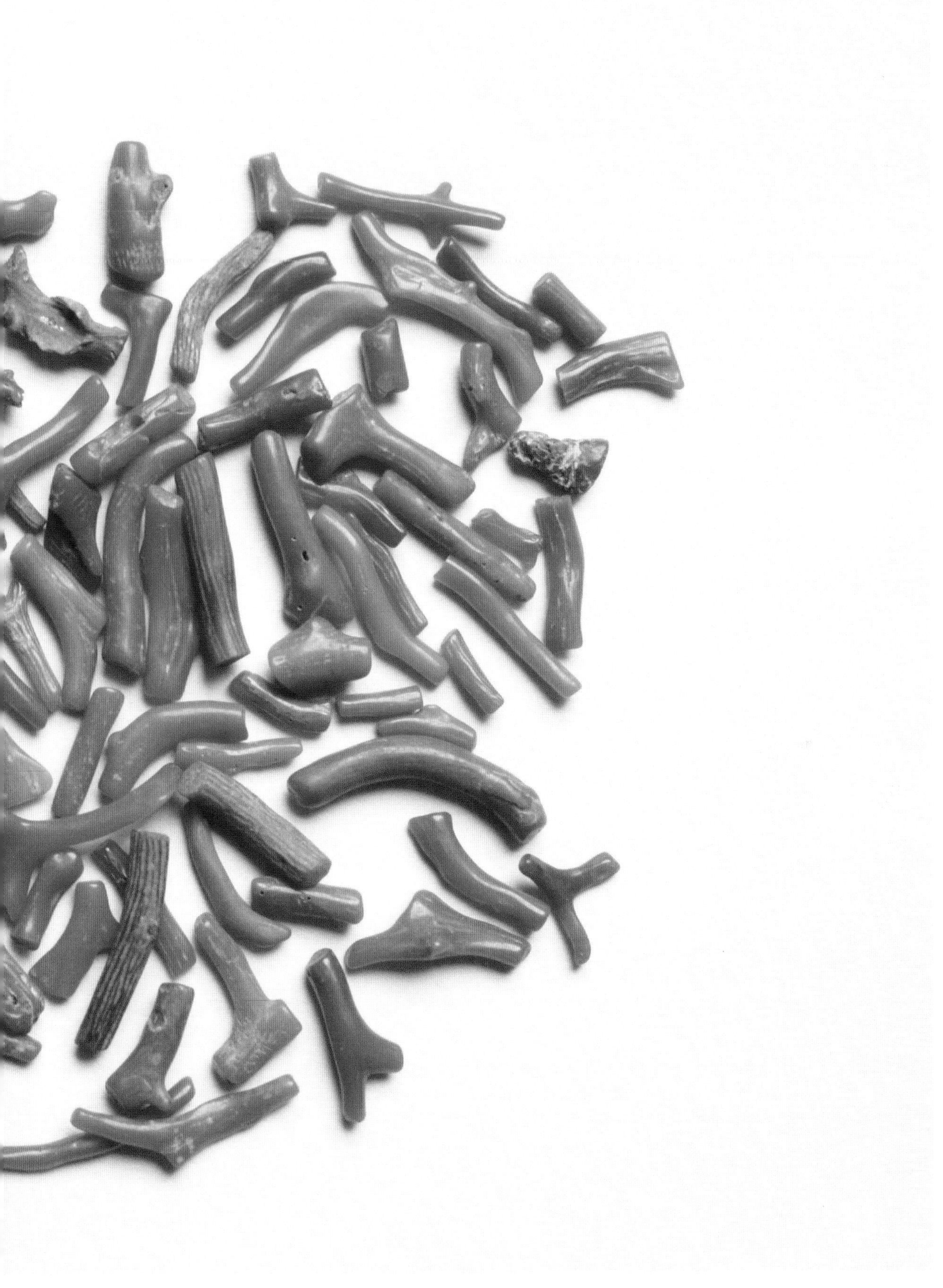

珊瑚药材

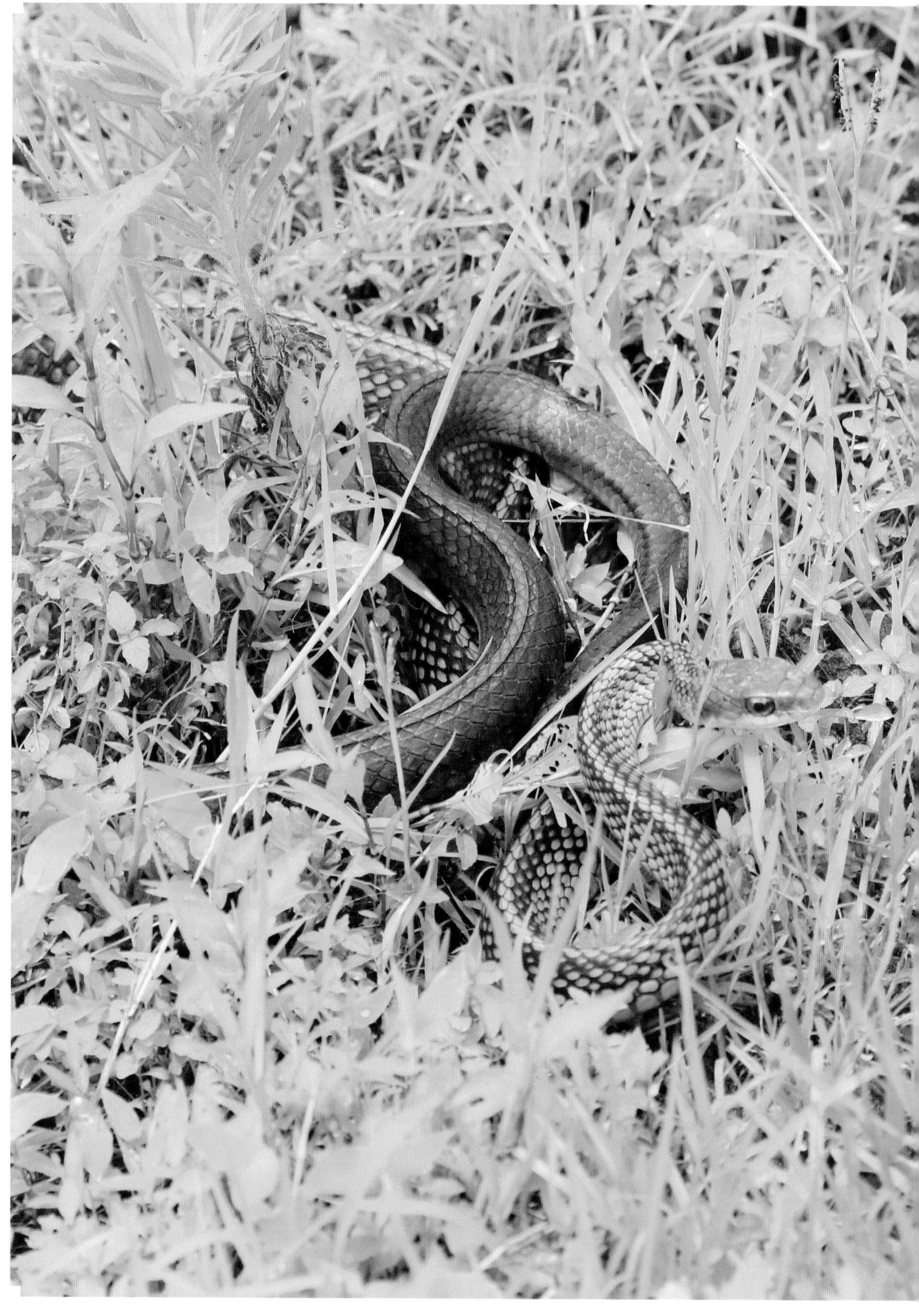

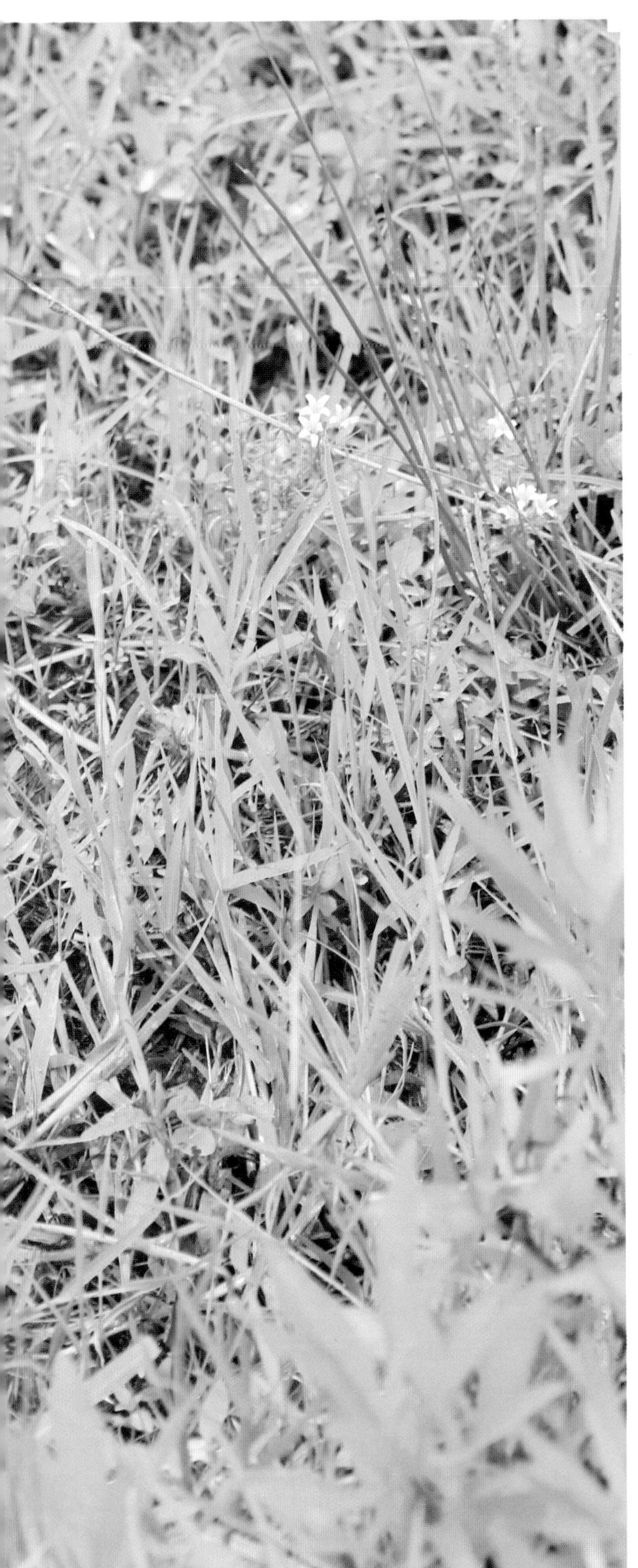

蛇蜕

【维药名】衣郎哈斯日格。

【别　名】蛇皮、蛇退、长虫皮、龙衣、蛇壳。

【来　源】本品为游蛇科动物乌梢蛇 *Zaocys dhumnades* (Cantor) 等蜕下的干燥表皮膜。

【性味归经】甘、咸，平；有毒。归肝经。

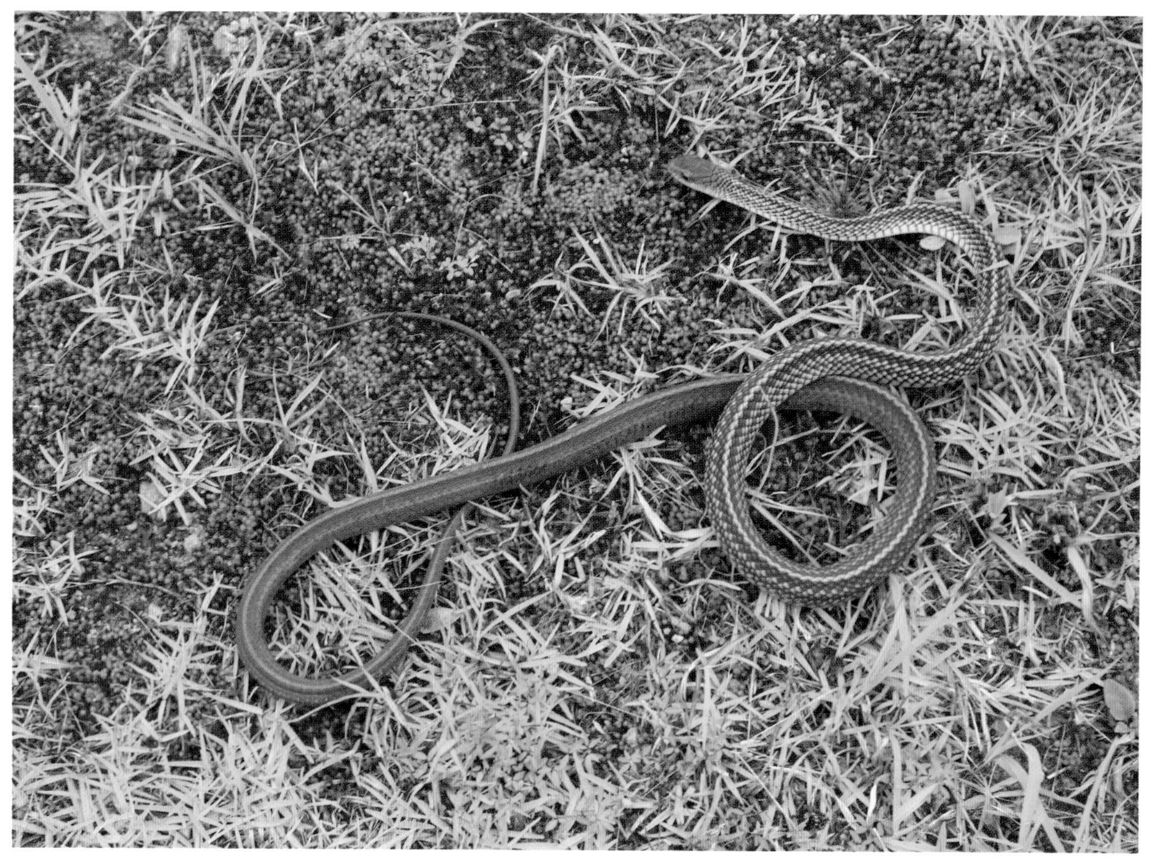

乌梢蛇

识别特征

蛇全长可达 2 m 以上。头扁圆，头部和颈部分界不明显。吻鳞从背面可以看到。鼻间鳞宽大于长，其与吻鳞的缝合线远较与鼻鳞的缝合线为短。前额鳞大，两鳞间的缝合线等于从其前缘至吻端的距离，宽大于长，外缘包至头侧。额鳞前大后小，长与鼻间鳞和前额鳞的和相等。眼上鳞宽大，长与其额鳞前缘至吻端的距离相等。鼻孔椭圆形，位于 2 鼻鳞中间。颊鳞 1 片，与第 2、3 片上唇鳞相接。眼前鳞 2 片，上缘包至头背。眼大，眼后鳞 2 片。颞鳞前后列各 2 片，前列的狭而长。上唇鳞 8 片，第 4、5 两片入眼；第 6 片最大。前颏鳞比后颏鳞短，与前 5 片下唇鳞相接。后颊鳞与第 1 腹鳞间有小鳞 1 对。下唇鳞 11 片，第 6 片最大。体鳞 16 ~ 14 行，背中央 2 ~ 6 行起棱。腹鳞 186 ~ 205 片，肛鳞 2 裂，尾下鳞 101 ~ 128 对。尾部渐细。体呈青灰褐色，各鳞片的边缘黑褐色。背中央的 2 行鳞片呈黄色或黄褐色，其外侧的 2 行鳞片则呈黑色纵线。上唇及喉部淡黄色。腹面灰白色。其后半部呈青灰色。

生境分布

分布于安徽、江苏、浙江、福建、广东、江西、湖北、四川、云南等省区。

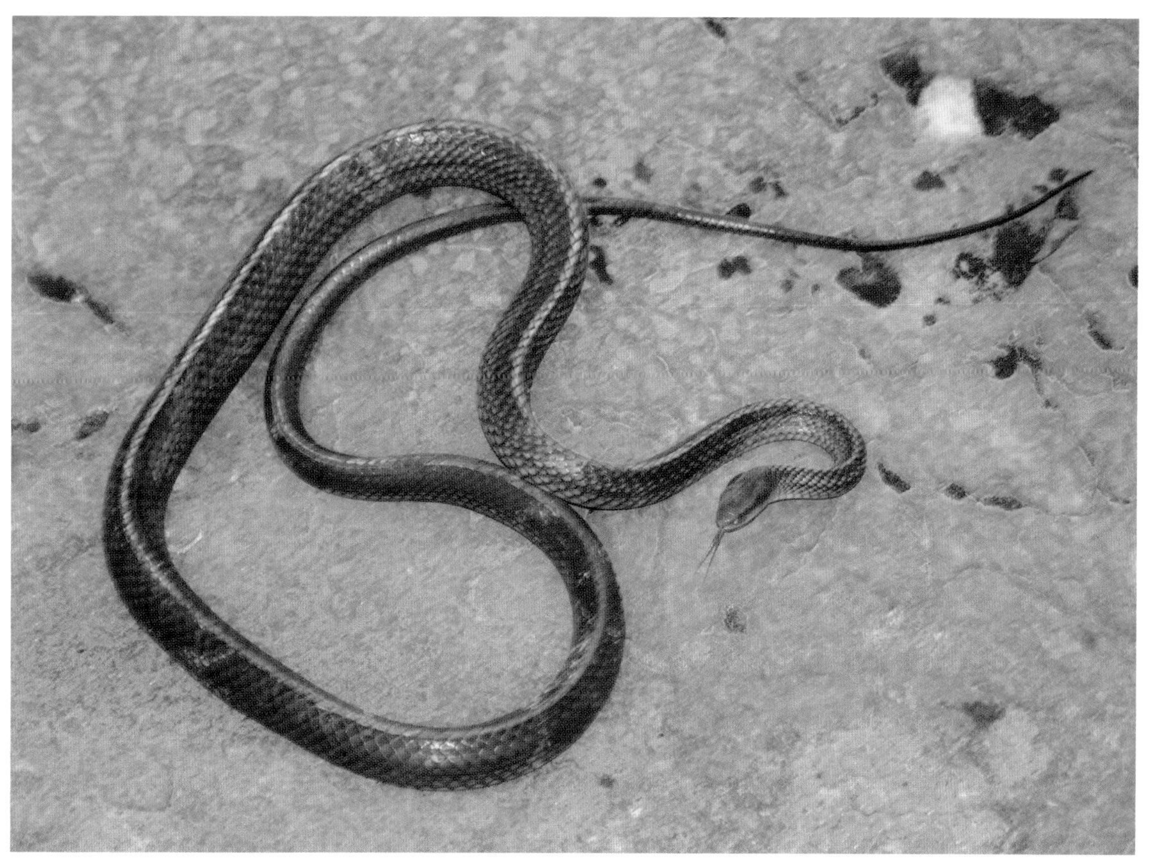

乌梢蛇

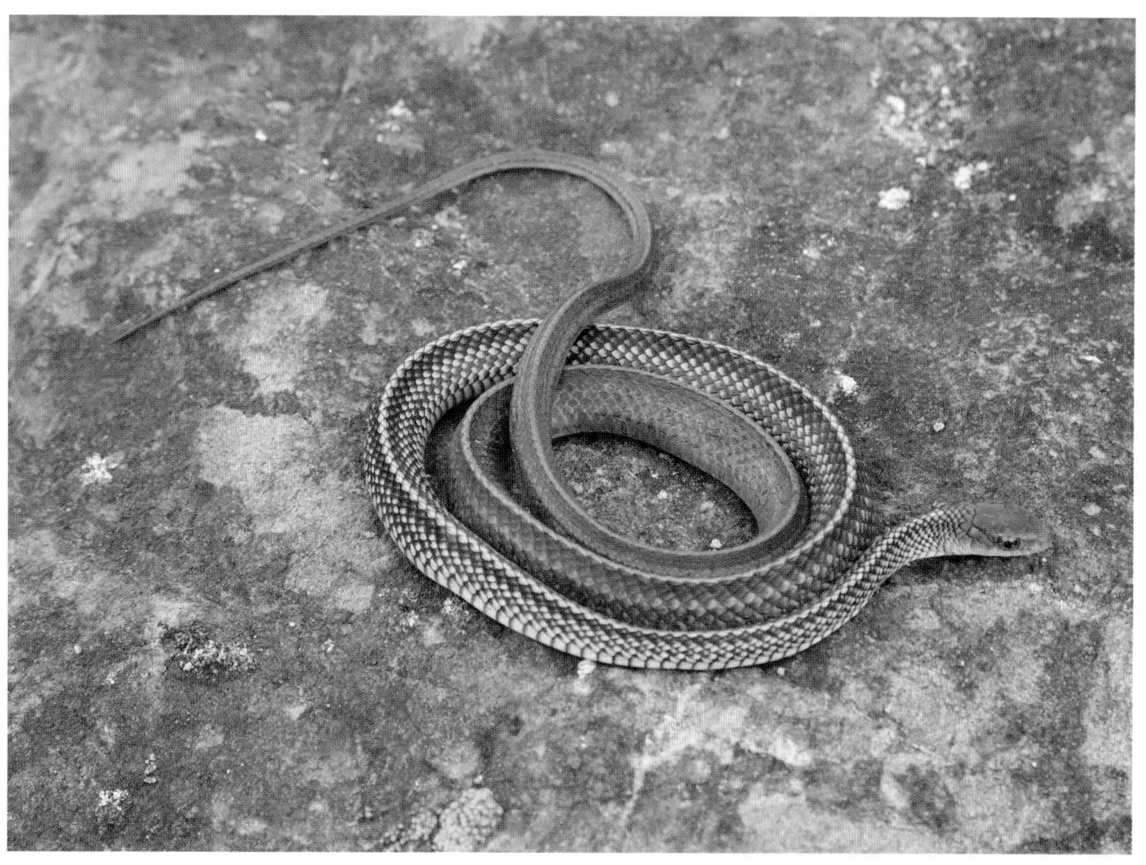

乌梢蛇

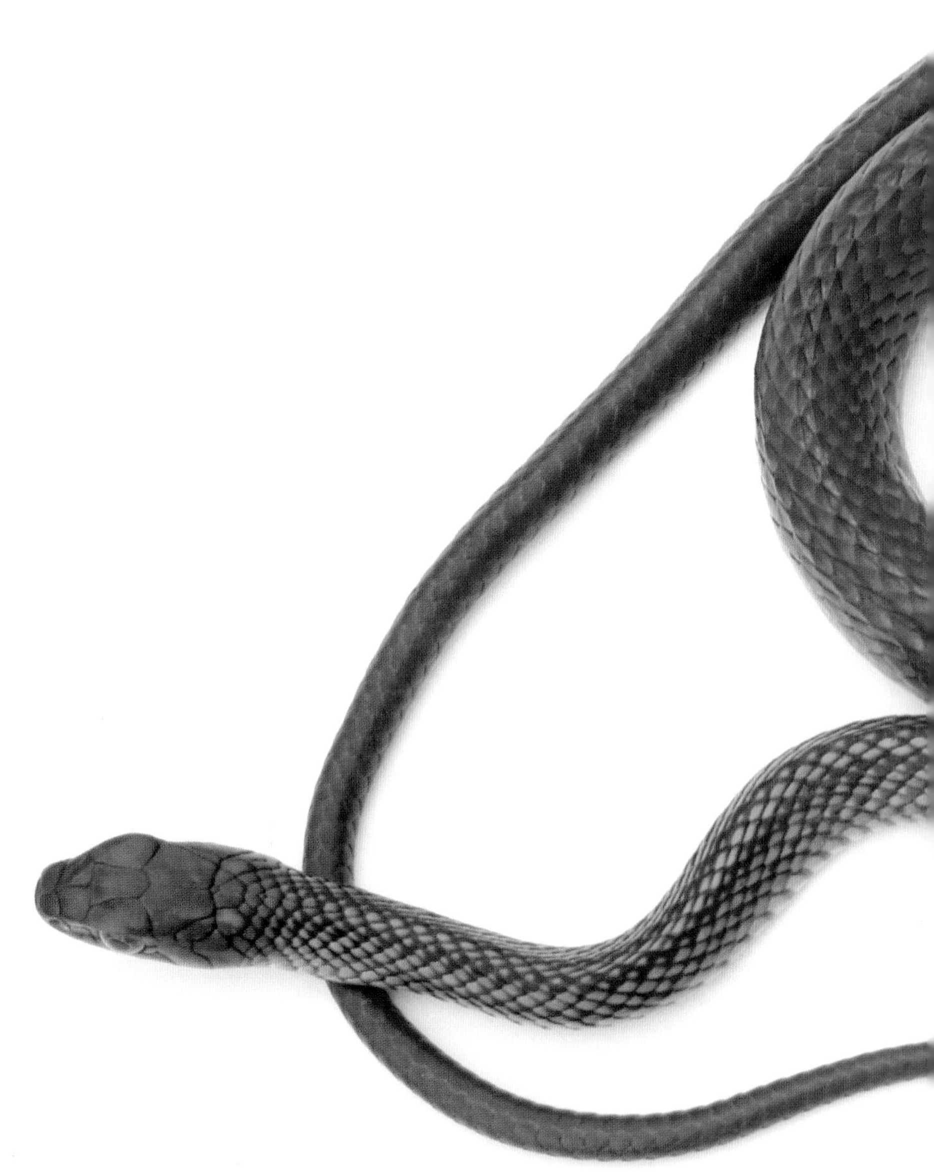

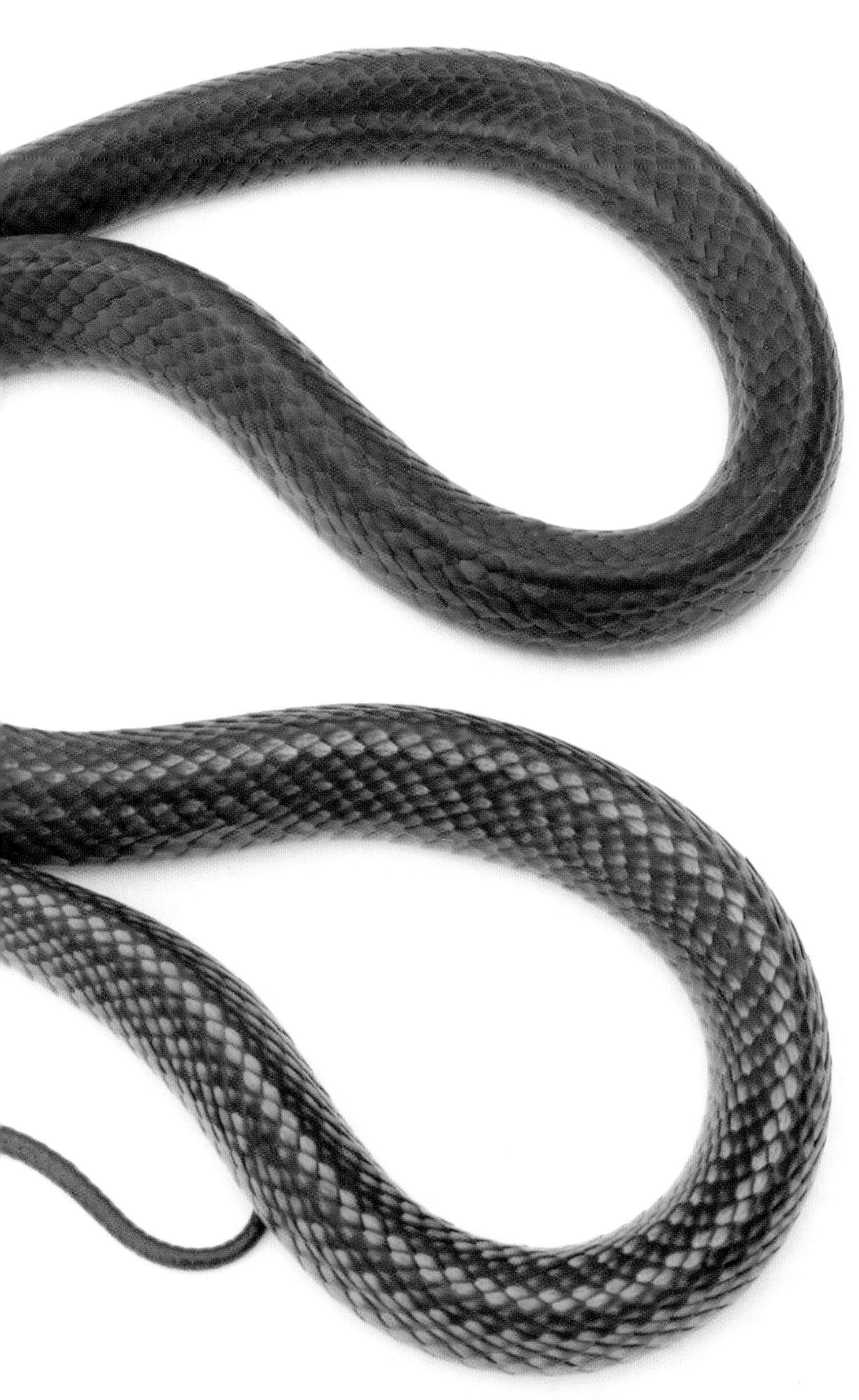

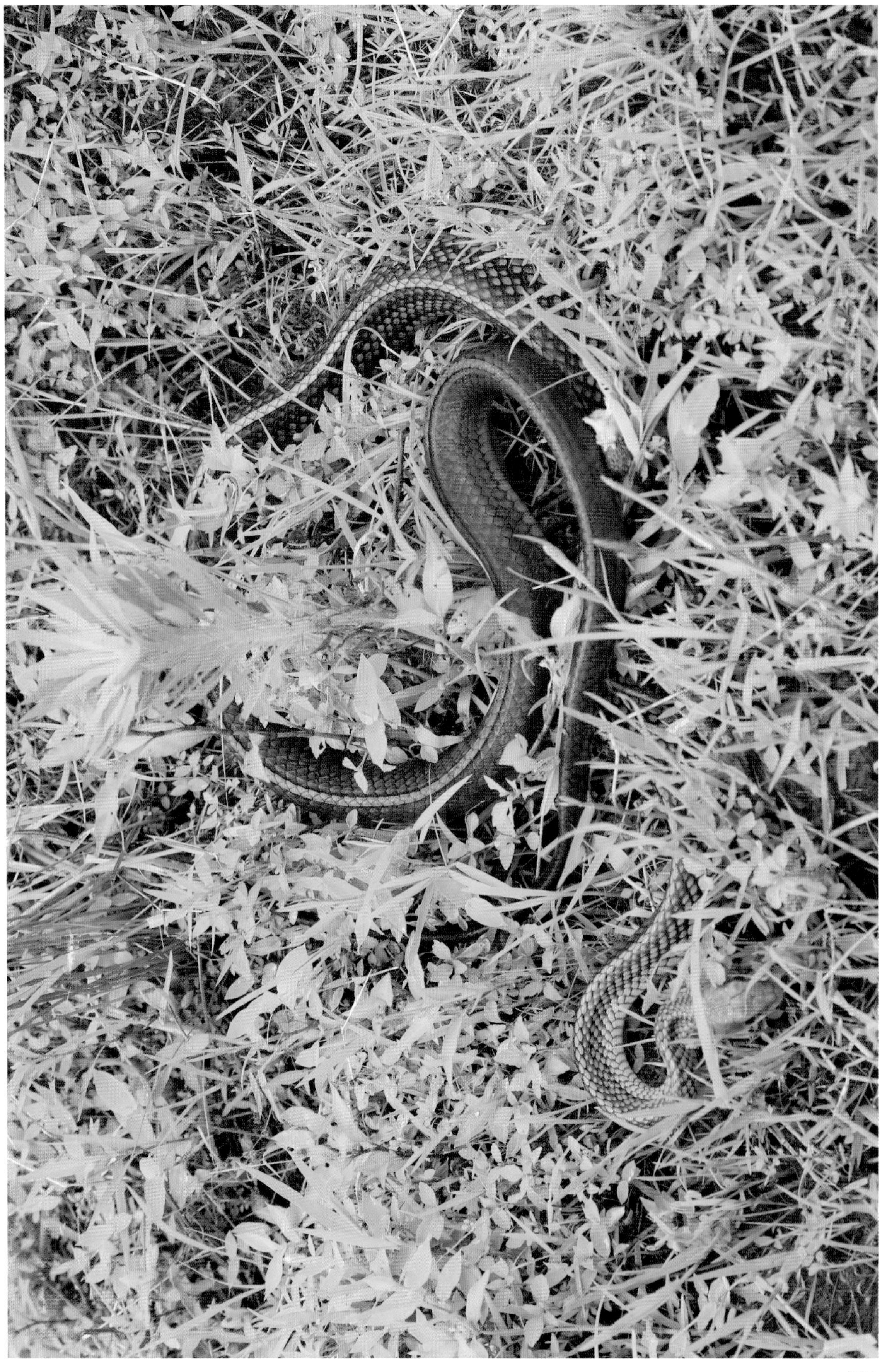

乌梢蛇

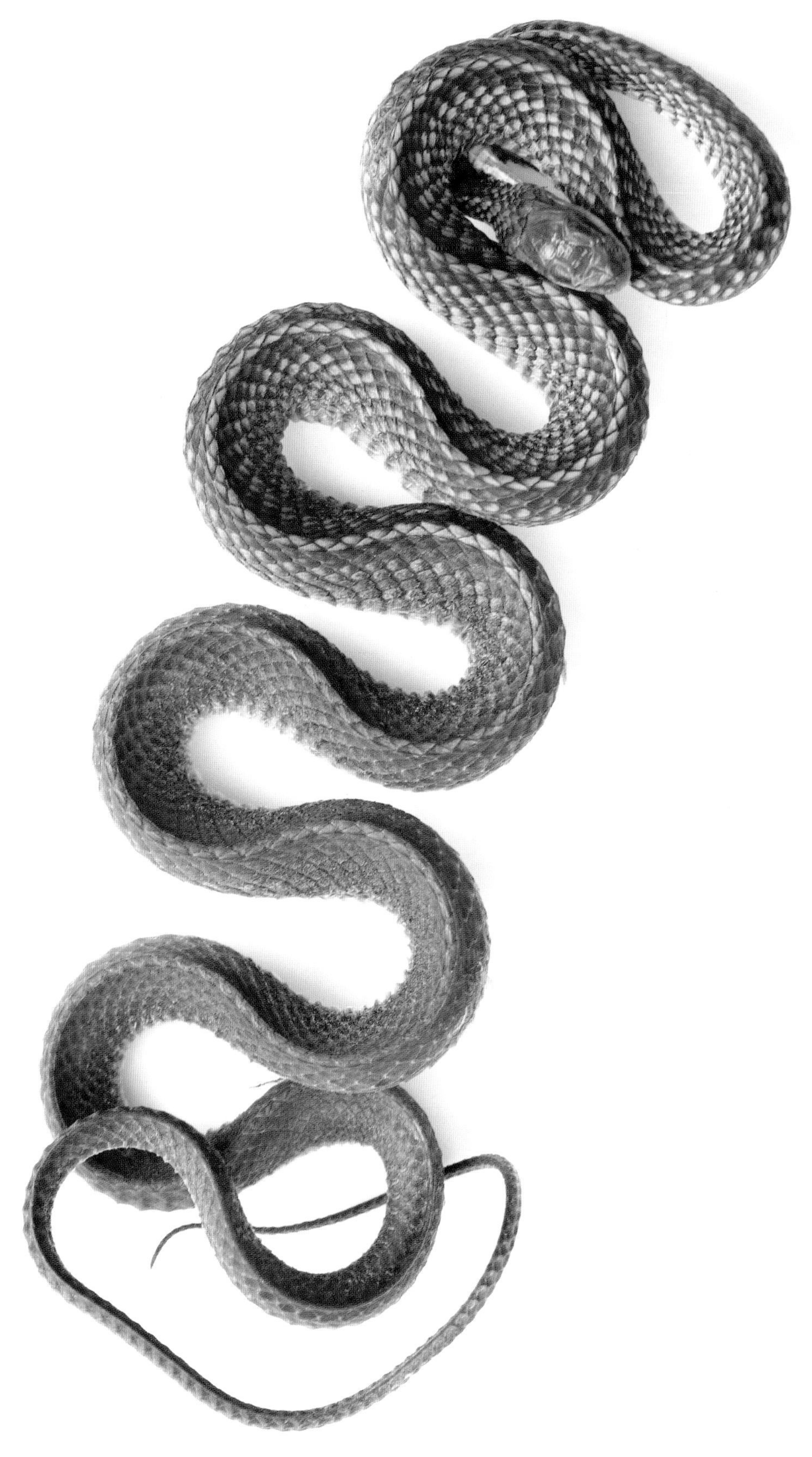

乌梢蛇

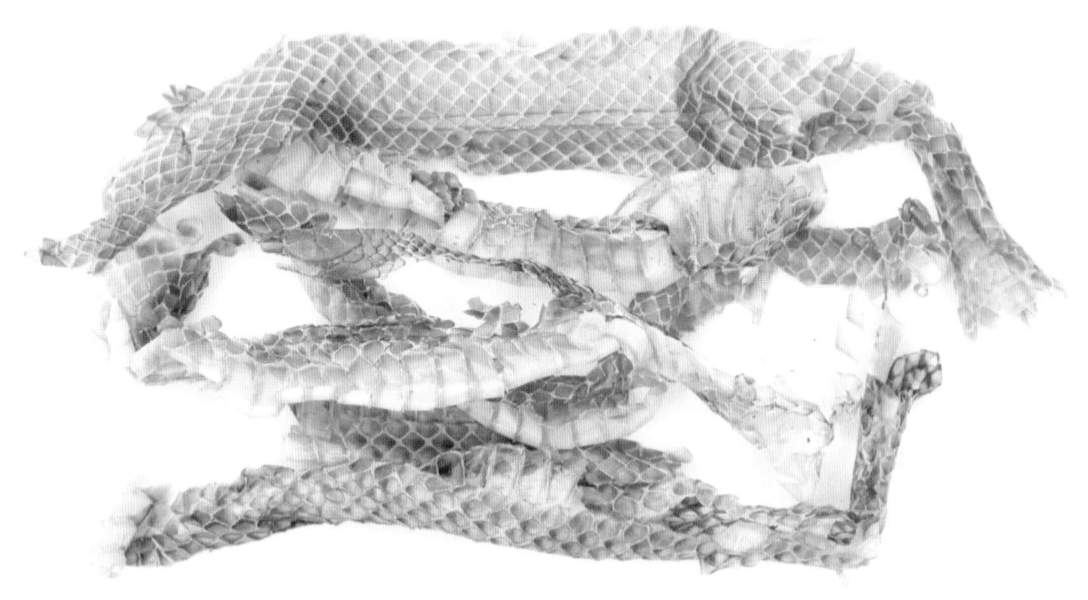

蛇蜕药材

采收加工

全年皆可收集，但以 3—4 月间最多。取得后抖去泥沙，晒干或晾干。

药材鉴别

本品呈圆筒形，多压扁而皱缩，完整者形似蛇，长可达 1 m 以上。背部银灰色或淡灰棕色，有光泽，鳞迹菱形或椭圆形，衔接处呈白色，略抽皱或凹下；腹部乳白色或略显黄色，鳞迹长方形，呈覆瓦状排列。体轻，质微韧，手捏有润滑感和弹性，轻轻搓揉，沙沙作响。气微腥，味淡或微咸。以润滑感和弹性强者为佳。

功效主治

祛风，定惊，退翳，止痒，解毒消肿。主治惊痫抽搐，角膜翳障，风疹瘙痒，喉痹，口疮，龈肿，聤耳，痈疽，疔毒，瘰疬，恶疮，烫伤。

药理作用

蛇蜕水提取物对实验性大鼠的白细胞游走、足跖水肿、血管通透性亢进及红细胞热溶血均具有抑制作用，显示较强抗炎作用。

用法用量

内服：2 ~ 3 g，煎汤；0.3 ~ 0.6 g，研末服。外用：适量，煎汤洗涤或研末调敷。

民族药方

1．脑囊虫病 蛇蜕适量。研成细粉，开水送服，每次 3 g，每日 2 次，同时配服大戟汤（槟榔、大戟、木瓜、钩藤）。

2．流行性腮腺炎 蛇蜕 6 g（成人及 12 岁以上儿童用量加倍）。洗净切碎，加鸡蛋 2 只搅拌，用油炒熟（可加盐），1 次服。

3．睑腺炎 将完整的蛇蜕置于陈醋内浸泡，数日后取出剪成约 5 mm×8 mm 的小块，贴敷局部，上盖浸有醋的棉片，固定，24 小时换药 1 次，至痊愈为止。

4．中耳炎 蛇蜕适量。烧成灰研末，调以麻油。同时先以过氧化氢溶液洗净患耳，擦干后用棉棒蘸药涂于患部，每日或隔日 1 次。

5．喉癌 蛇蜕、蜂房、全蝎、射干、山豆根、桔梗、石斛各 9 g，麦冬 15 g，北沙参 30 g，玄参 18 g，生甘草 3 g。水煎取药汁，每日 1 剂，分 2 次服。

6．热毒蕴结型乳腺癌 蛇蜕、全蝎、蜂蜜各 30 g。晒干或烘干，碾成细粉，混合均匀，瓶装备用，口服，每次 6 g，每日 3 次。

使用注意

孕妇忌服。

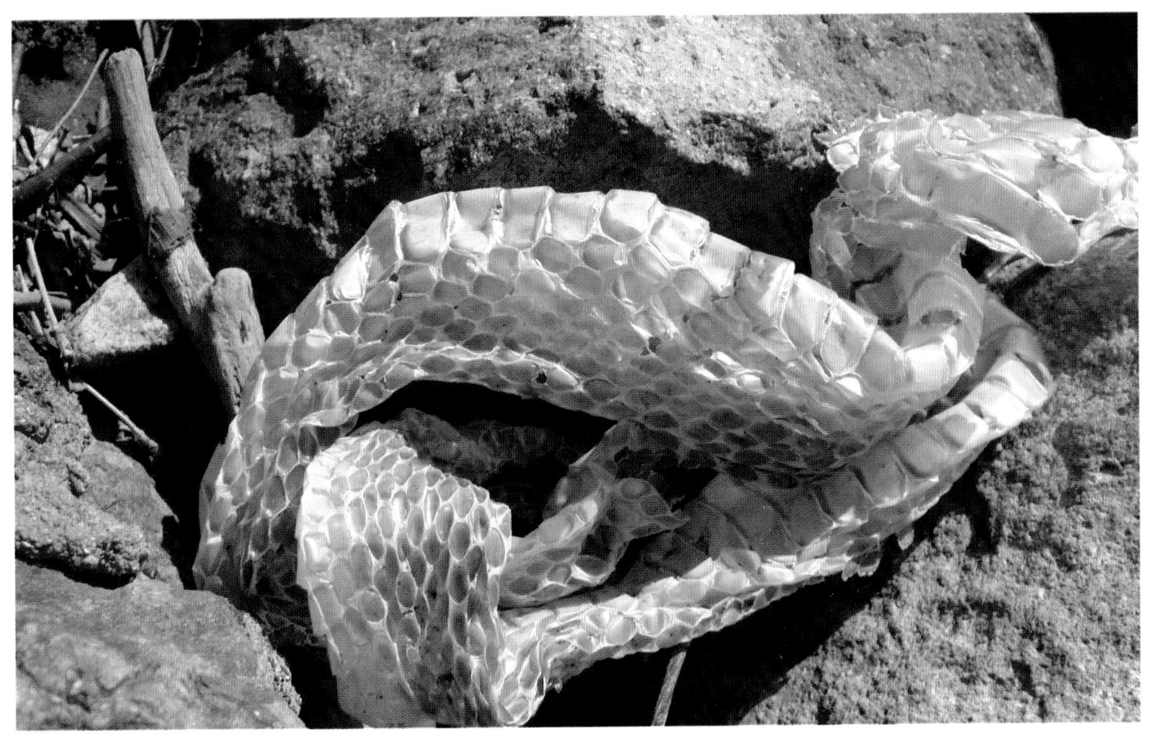

蛇蜕

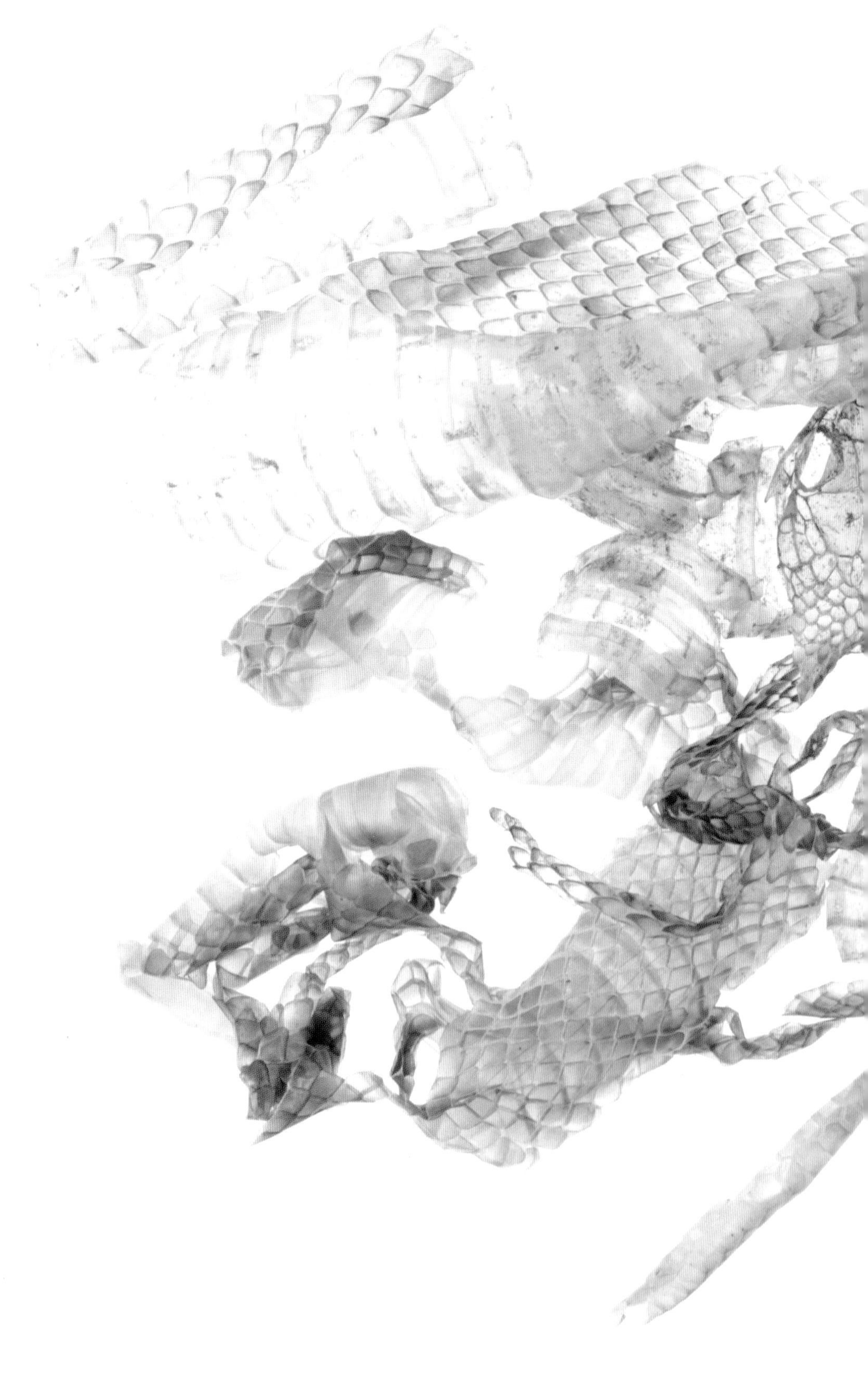

蛇蜕

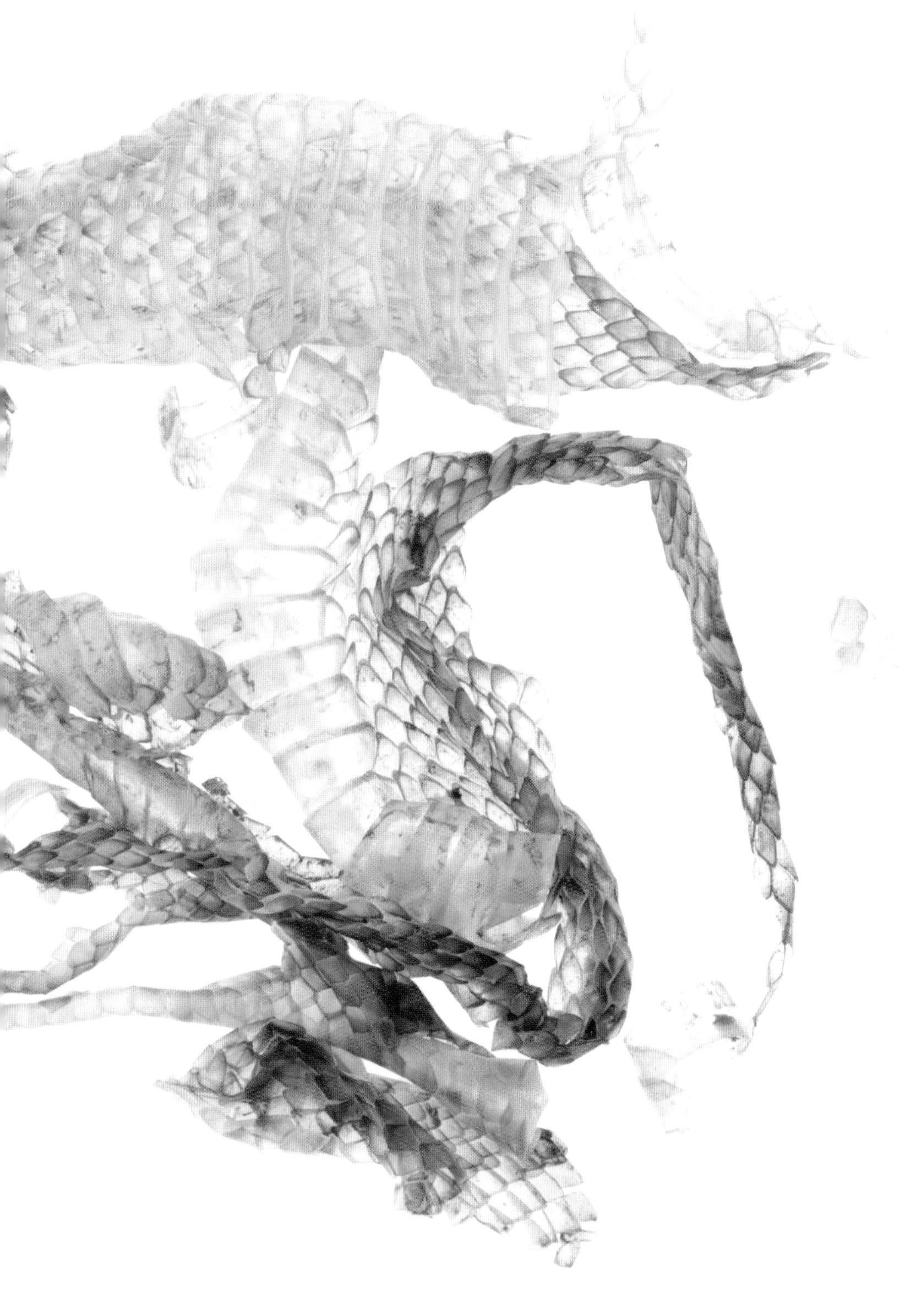

蛇蜕药材

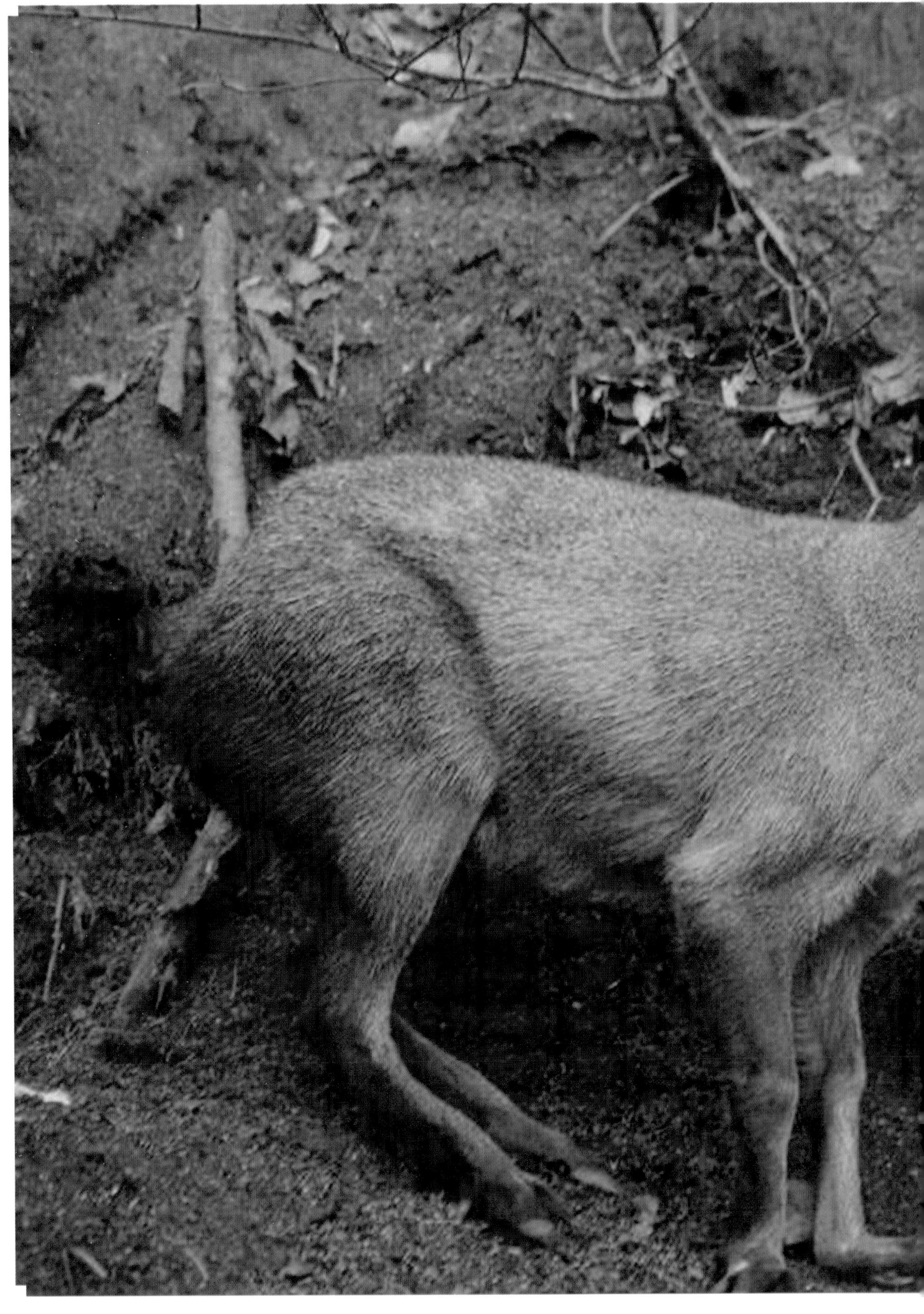

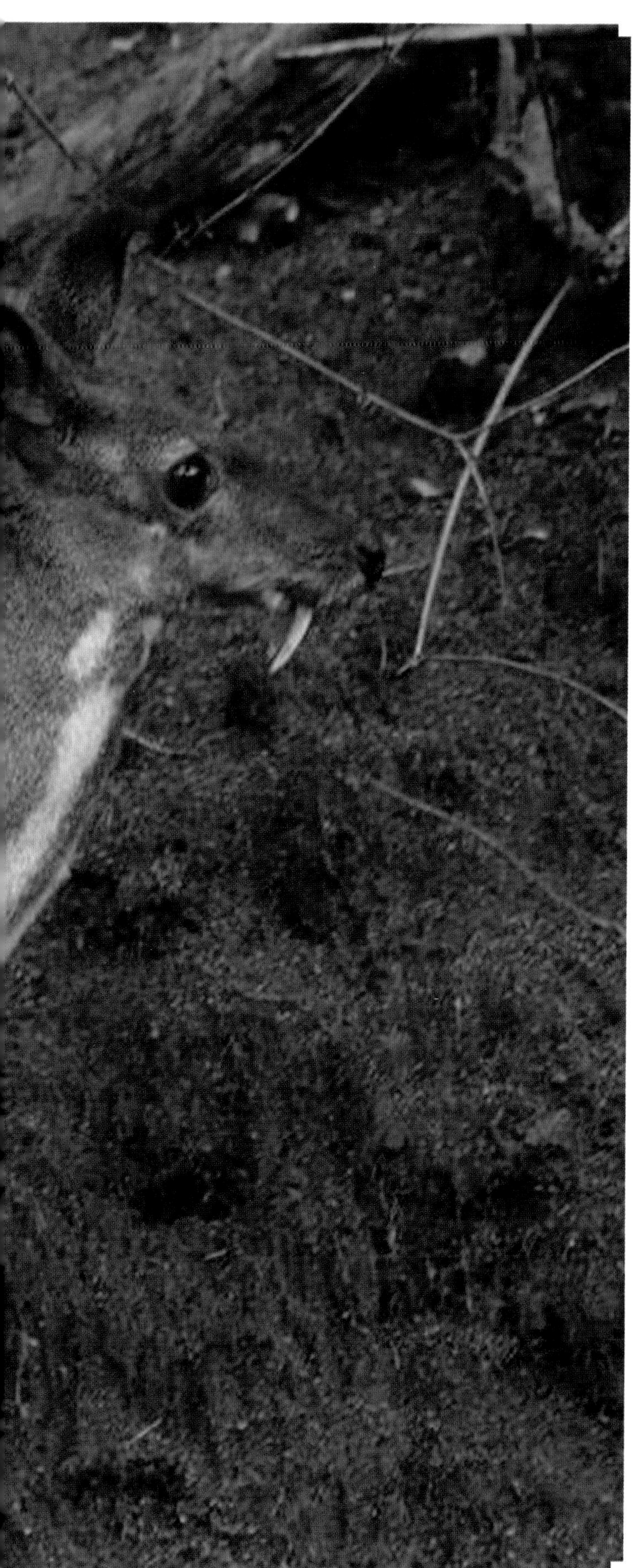

麝香

【维 药 名】伊帕尔。

【别　名】当门子、元寸香。

【来　源】本品为鹿科动物林麝 *Moschus berezovskii* Flerov、马麝 *Moschus sifanicus* Przewalski 或原麝 *Moschus moschiferus* Linnaeus 成熟雄体香囊中的干燥分泌物。

【性味归经】辛，温。归心、脾经。

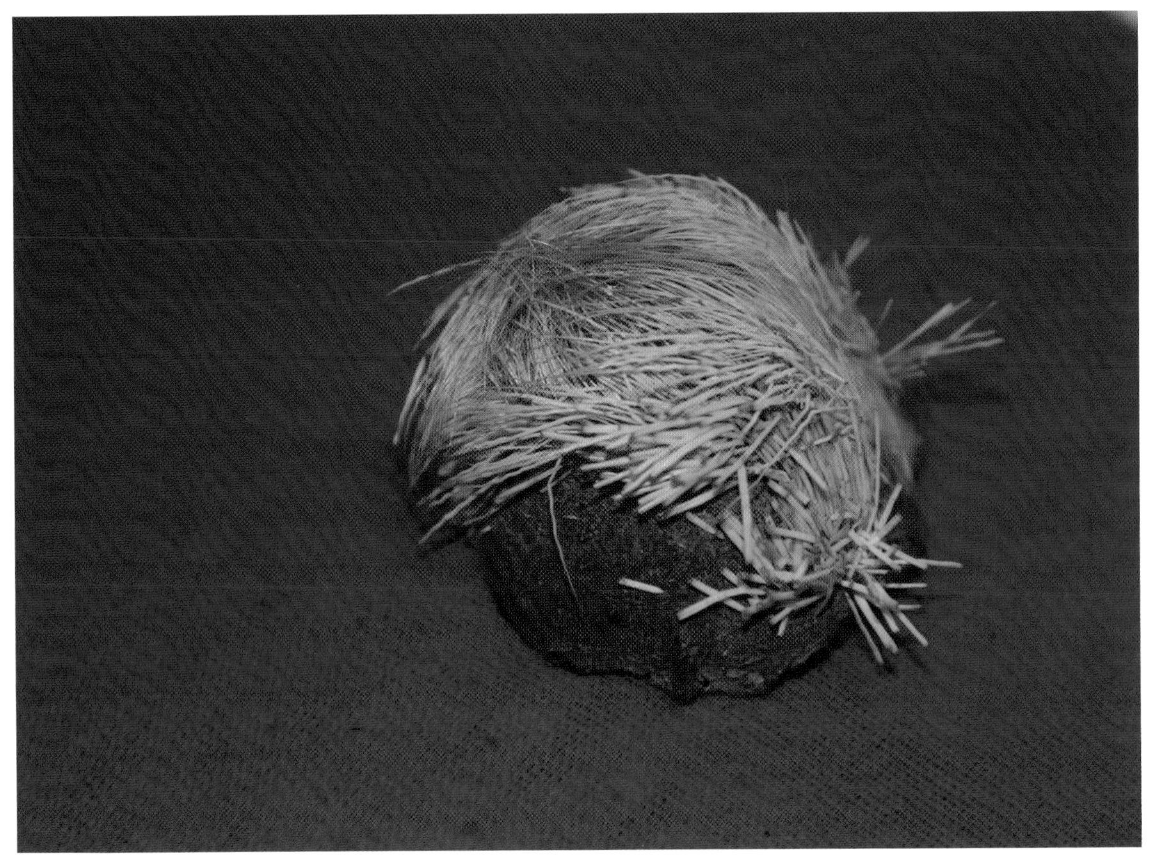

麝香药材

识别特征

麝，体形小，长 65 ~ 95 cm，体重 8 ~ 13 kg。体毛粗硬，曲折如波浪状，易折断。雌雄均无角。耳长直立，上部圆形。眼大，吻端裸露，无眶下腺，雄兽上犬齿发达，露出唇外，向下微曲。四肢细长，后肢较前肢长；主蹄狭尖，侧蹄显著，尾短，雄兽有香腺囊，囊内分泌麝香，外部略隆起；香囊外毛细短，稀疏，皮肤外裸，囊的外皮中央有两小口，在前面的为香囊口，在后面的为尿道，口外都有细毛一撮。体毛深棕色，体背体侧较深，腹毛较淡，下颌白色，颈两侧各有白色毛延至腋下，呈两条白带纹，颈背、体背有土黄色斑点，排列成四五纵行，在腰及臀部两侧的斑点，明显而密集。

生境分布

栖息于多岩石的针叶林和针、阔混交林中。分布于四川、西藏、云南、陕西、内蒙古等省区。

采收加工

野麝多在冬季至次春猎取，猎获后，割取香囊，阴干，习称“毛壳麝香”；剖开香囊，除去囊壳，习称“麝香仁”。家麝直接从其香囊中取出麝香仁，阴干或用干燥器密闭干燥。

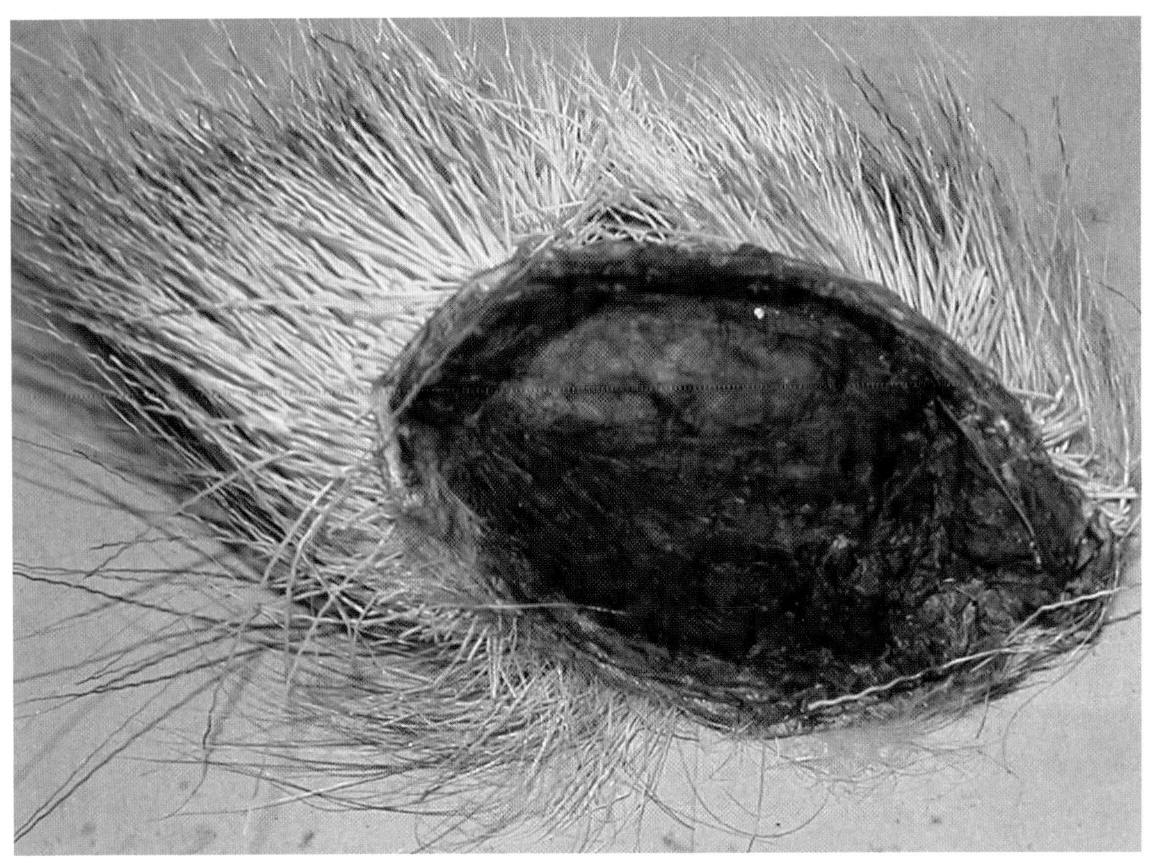

麝香药材

药材鉴别

麝香仁：野生者质软，油润，疏松；其中不规则圆球形或颗粒状者习称“当门子”，表面多呈紫黑色，油润光亮，微有麻纹，断面深棕色或黄棕色；粉末状者多呈棕褐色或黄棕色，并有少量脱落的内层皮膜和细毛。饲养麝香仁呈颗粒状、短条形或不规则的团块；表面不平，紫黑色或深棕色，显油性，微有光泽，并有少量毛和脱落的内层皮膜。气香浓烈而特异，味微辣、微苦。

功效主治

开窍醒神，活血通经，消肿止痛，催产。主治脑卒中、痰厥、窍闭神昏等。

药理作用

本品对中枢神经系统的影响：小剂量麝香及麝香酮对中枢神经系统呈兴奋作用，大剂量则可抑制。可以显著地减轻脑水肿，增强中枢神经系统对缺氧的耐受性，改善脑循环。麝香还具有神经胶质成熟因子样作用。

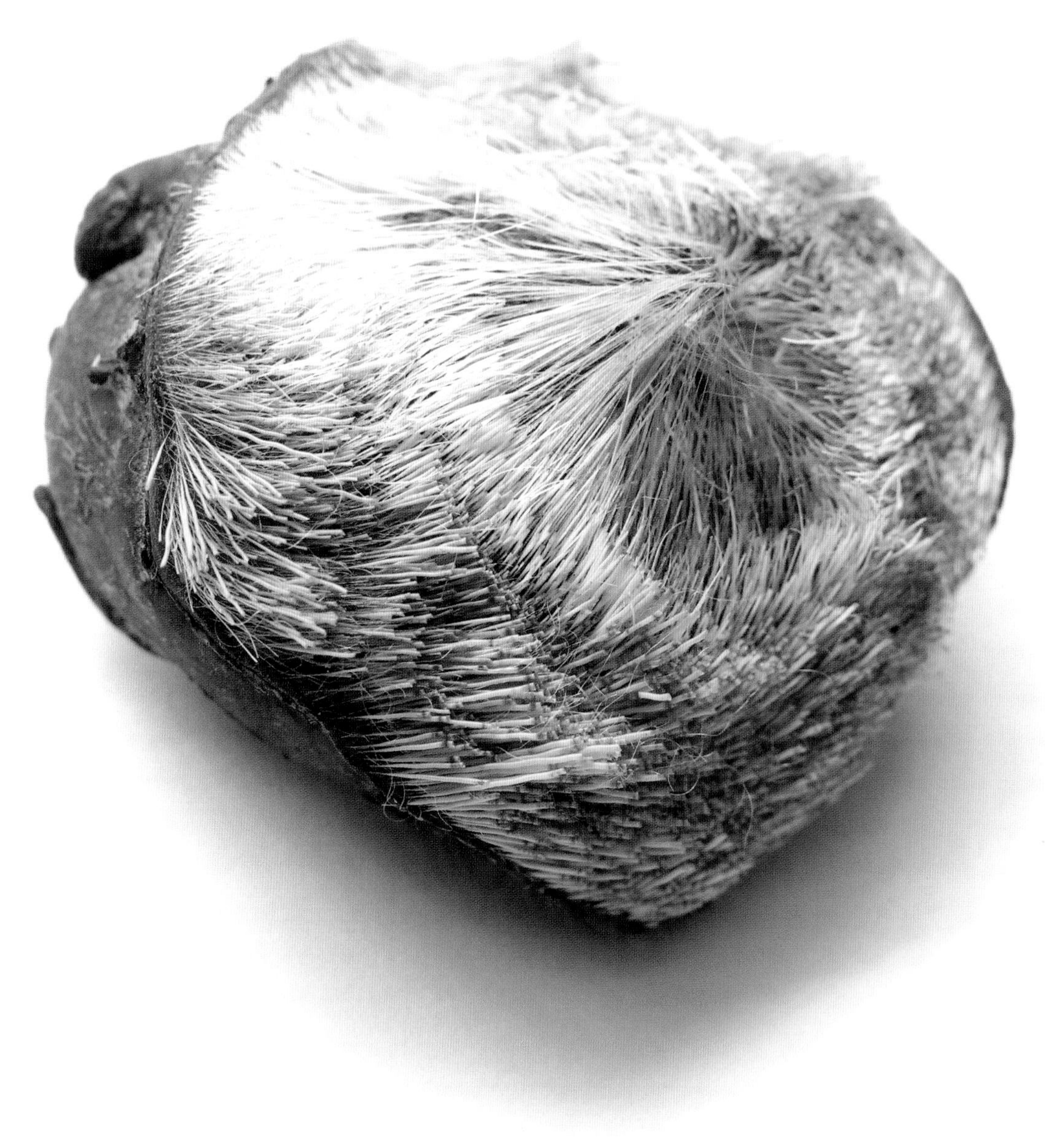

麝香药材

用法用量

内服：0.03～0.1 g，入丸、散服，不入煎剂。外用：0.3～0.6 g，研末入药膏中敷贴。

民族药方

1．昏迷不醒 麝香 0.03 g，大葱适量。切碎，用纱布包裹，将麝香放脐窝内，将大葱放在脐上，温敷。

2．腹痛 麝香 0.03 g，小茴香 21 g，泡姜 15 g，吴茱萸 12 g。共研粗末，用烧酒调和，纱布包好，放在脐上，用艾炷或艾条灸。

3．脉管炎 麝香 0.65 g，白胡椒 10 g，香油 120 ml。将香油倒入锅内，以小火烧至油沸，放入白胡椒炸至微黄色，然后将油倒入放有麝香的瓷罐内，密封，药油即成。以药棉球蘸药油少许涂敷患处，然后盖上纱布，用胶布固定。每日换 1 次，7～10 日为 1 个疗程。

4．毛囊炎 麝香、肉桂、胡椒各 3 g，雄黄 30 g。共研极细末，装瓶备用，用时，取药末掺在膏药内，外敷。

使用注意

孕妇及虚脱者禁用。

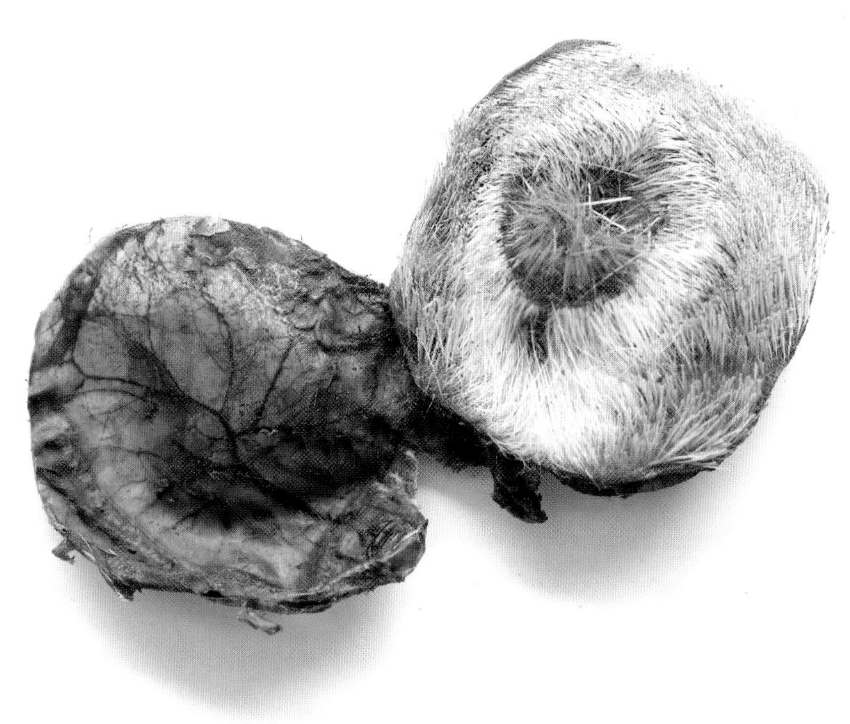

麝香药材

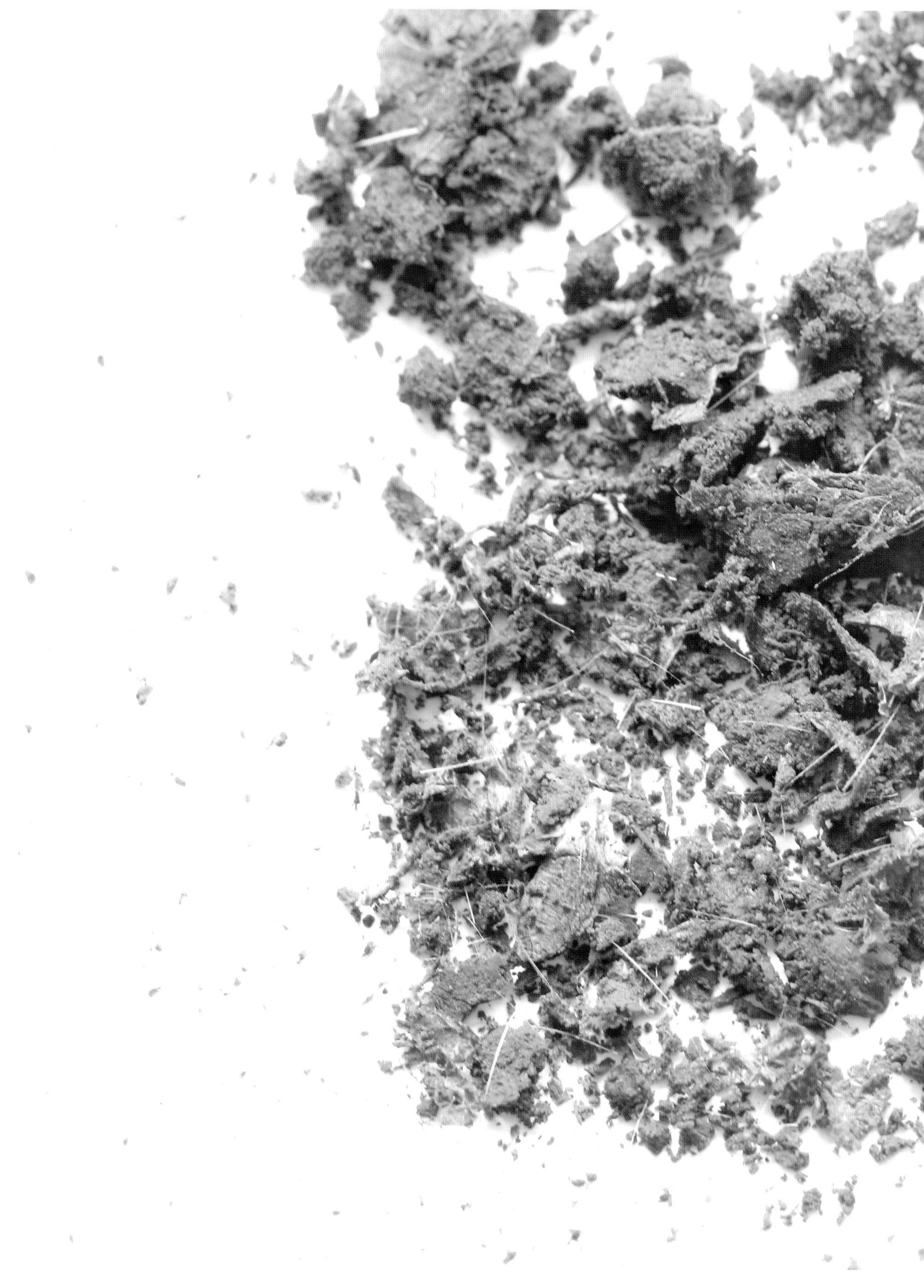

麝香

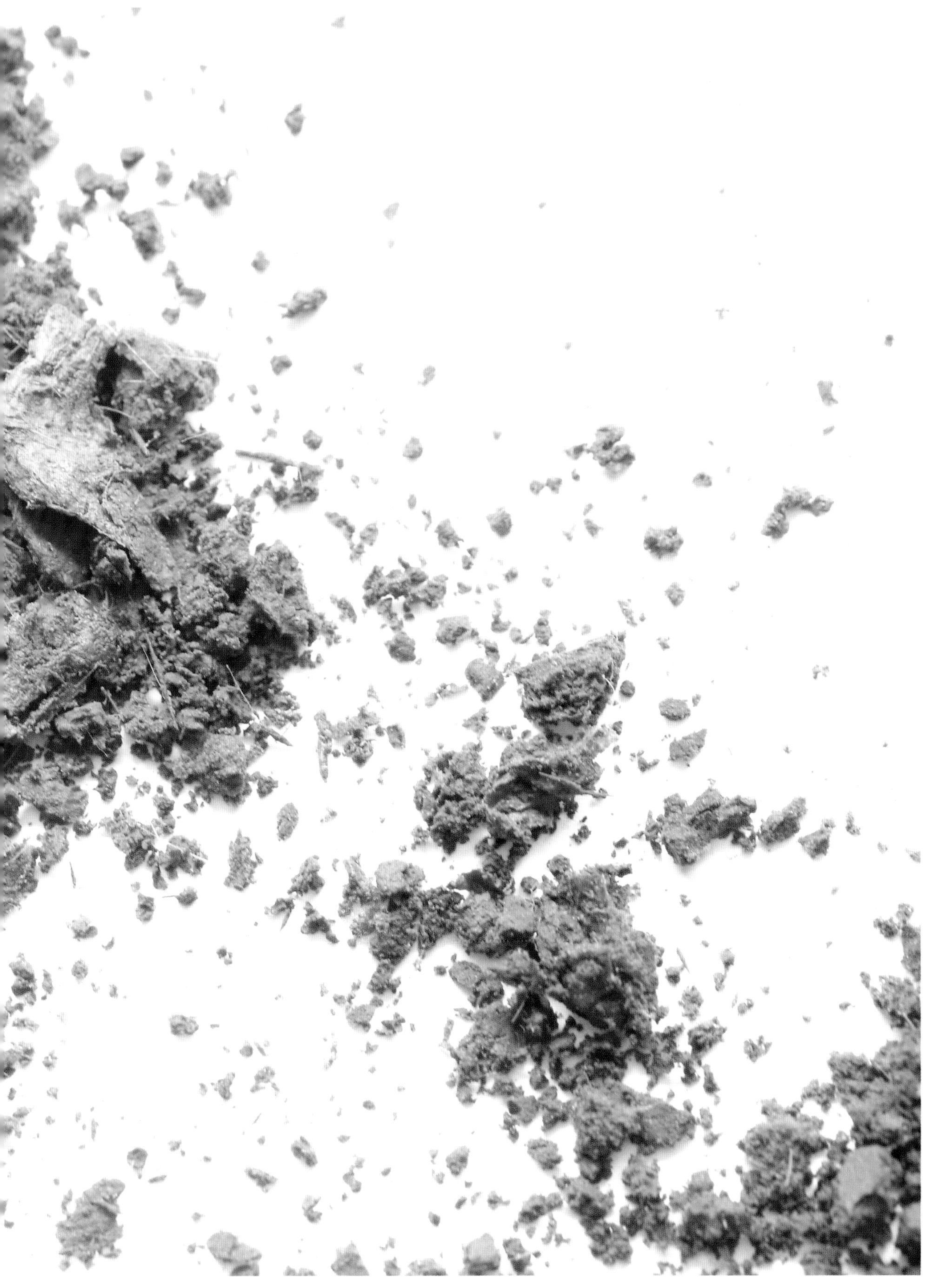

麝香药材

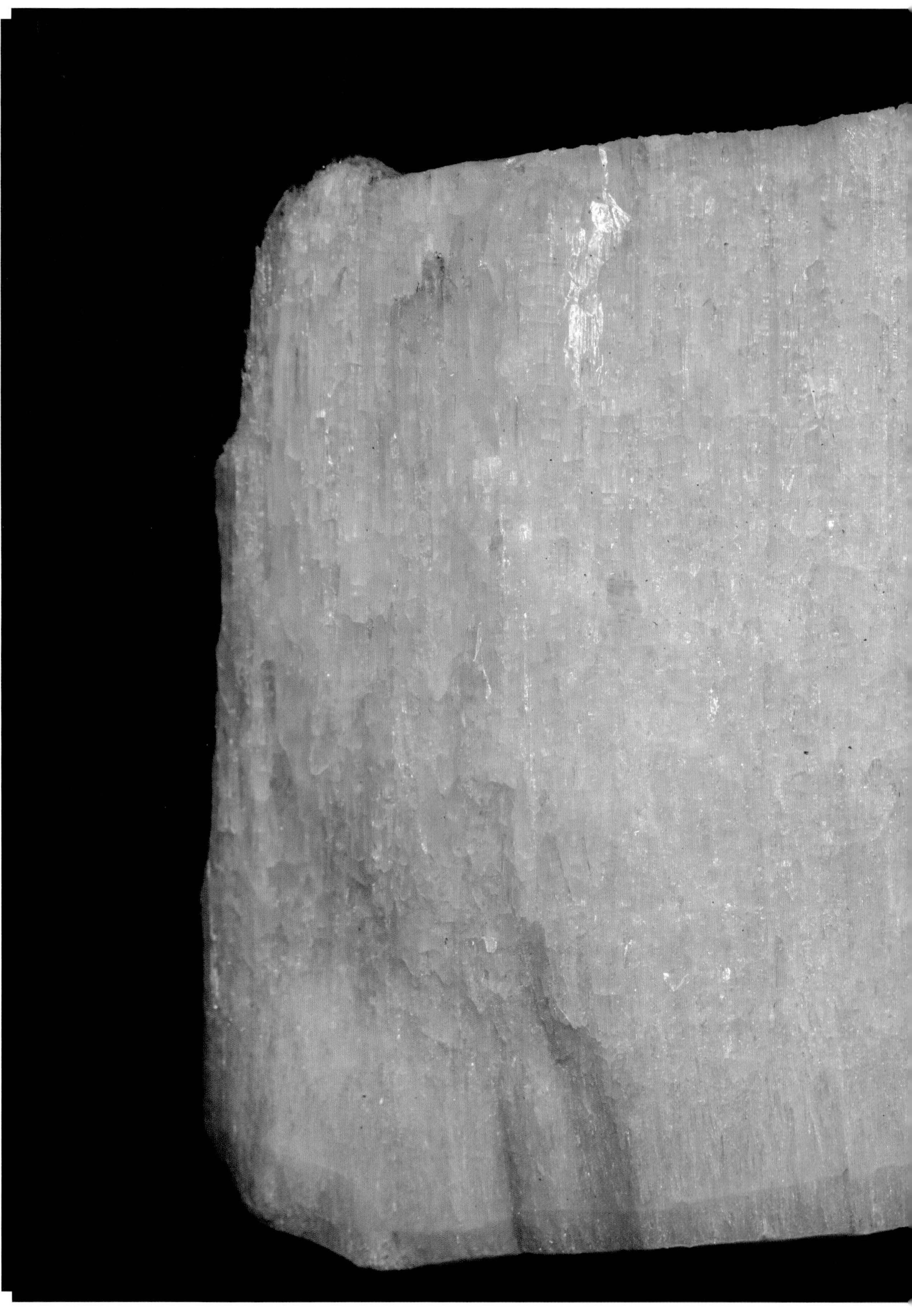

石膏

【维药名】盖及。

【别　名】白虎、煅石膏、生石膏、细理石、熟石膏。

【来　源】本品为硫酸盐类矿物硬石膏族石膏，主含含水硫酸钙（$CaSO_4 \cdot 2H_2O$）。

【性味归经】辛、甘，大寒。归肺、胃经。

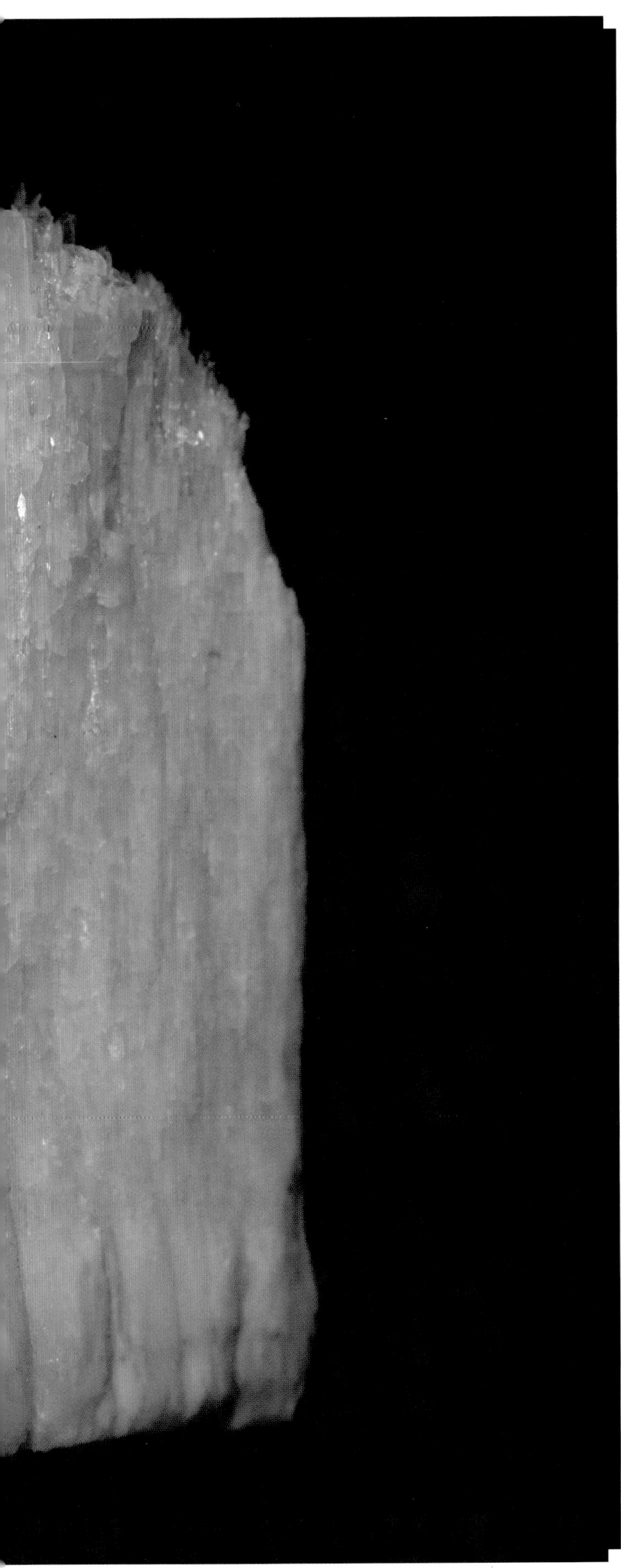

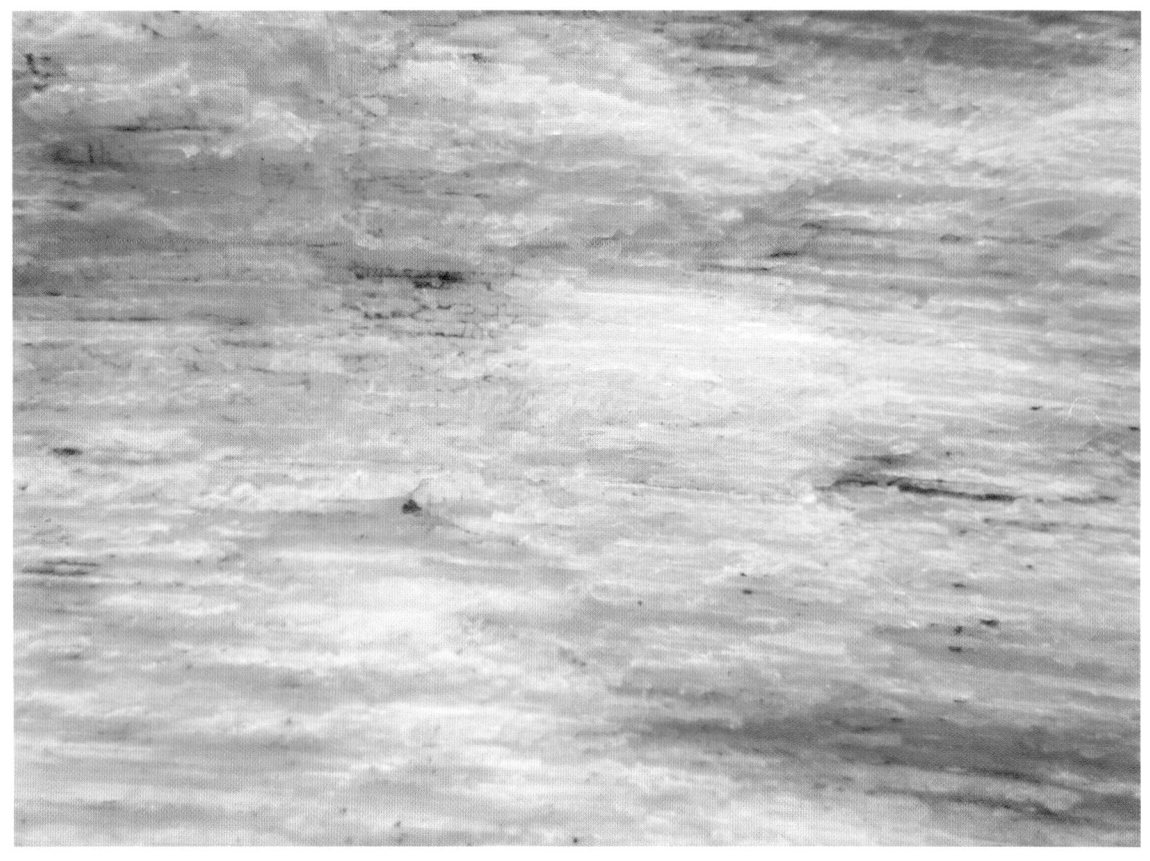

石膏

识别特征

石膏为纤维状的结晶聚合体，呈长块状或不规则块状，大小不一。全体白色、灰白色或淡黄色，有白色、半透明或夹有蓝灰色或灰黄色片状杂质。体重、质脆，易纵向断裂，手捻能碎，纵断面具纤维状纹理，并有丝样光泽。硬度 1.5 ~ 2.0，比重 2.3，条痕白色。加热至 107 ℃时，失去部分结晶水，变成熟石膏，而呈白色不透明块状或粉末。气微，味淡。

生境分布

主要生长于海湾盐湖和内陆湖泊中形成的沉积岩中。分布极广，几乎全国各省区皆有蕴藏，主要分布于湖北、甘肃及四川，以湖北应城产者为最佳。

采收加工

全年可挖。挖出后去净泥土、杂石，碾碎或敲成小块。

药材鉴别

本品为纤维状的集合体，呈长块状、板块状或不规则块状。白色、灰白色或淡黄色，有的半透明。体重，质软，易分成小块，纵断面具绢丝样光泽。气微，味淡。用手搓捻即破碎。

功效主治

清热泻火，除烦止渴。用于外感热病、高热烦渴、肺热喘咳、胃火亢盛、头痛、牙痛。

药理作用

生石膏退热的动物实验，结论不甚一致。白虎汤有明显的解热作用；小剂量石膏浸液可兴奋离体蟾蜍心及兔心，大剂量时抑制；石膏有提高肌肉和外周神经兴奋性的作用；对家兔离体小肠和子宫，小剂量石膏使之振幅增大，大剂量则紧张度降低，振幅减小；石膏有缩短血凝时间、利尿、增加胆汁排泄等作用。

用法用量

内服：15 ~ 60 g，生石膏煎服。宜先煎。煅石膏适量外用，研末撒敷患处。

民族药方

1．胃火头痛、牙痛、口疮　生石膏 15 g，升麻 12 g。水煎服。

2．热盛喘嗽　石膏 100 g，炙甘草 25 g。研为末，每次 15 g，生姜、蜜调服。

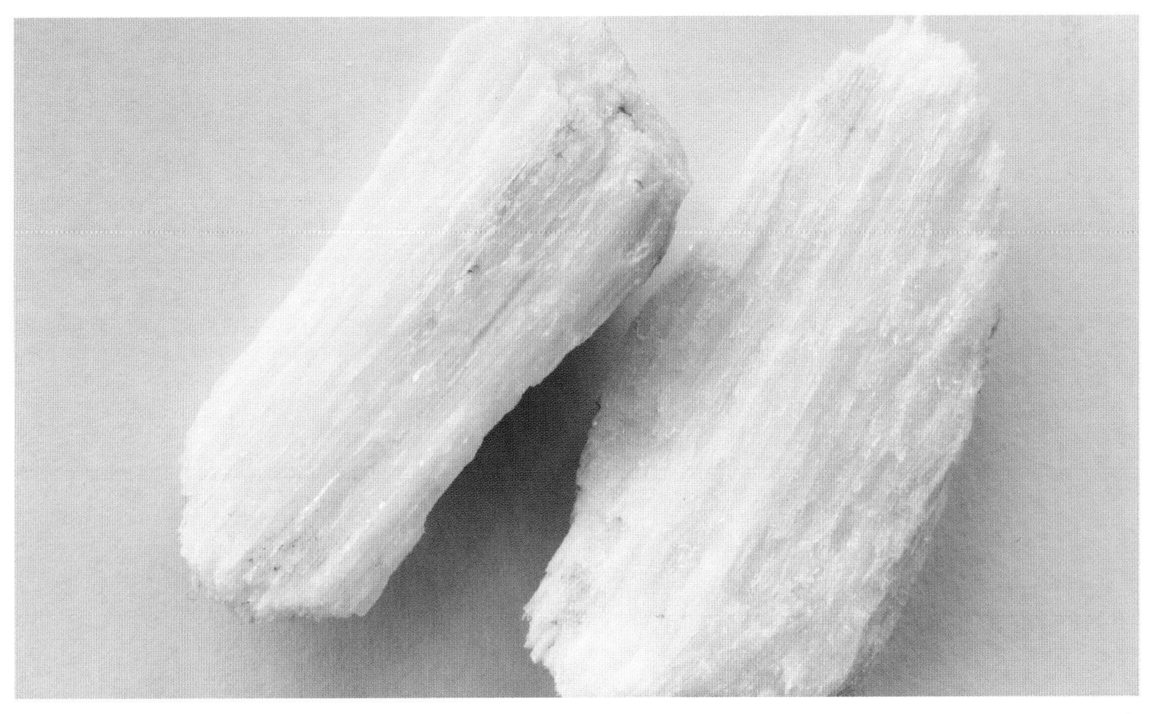

石膏

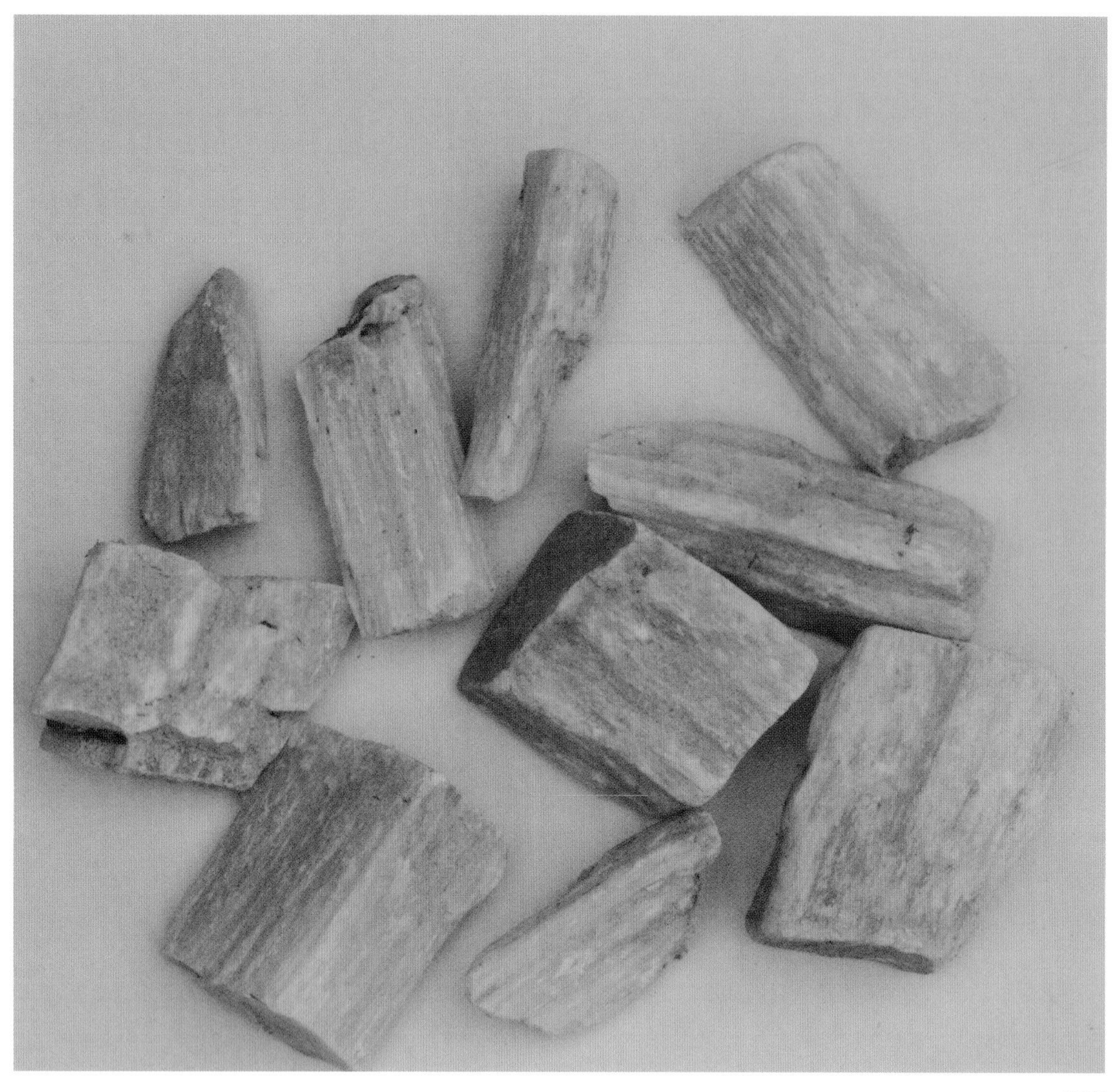

石膏

3．变应性鼻炎 石膏 20 g，紫草、石榴皮、乌梅各 12 g，五味子 10 g，麻黄、桂枝、生姜、杏仁各 9 g，大枣 4 枚，甘草 5 g。水煎取药汁，每日 1 剂，分 2 次服。

4．小儿上呼吸道感染 生石膏 15 ~ 30 g，羌活、桔梗、板蓝根、羊蹄根各 6 ~ 10 g，七叶一枝花 10 ~ 12 g，淡黄芩 5 g，寒水石 10 ~ 30 g，生甘草 1.5 ~ 3.0 g。水煎取药汁，每日 1 剂，分 2 次服。

5．乳腺炎，腮腺炎，淋巴管炎 生石膏 30 g，新鲜败酱草叶适量。共捣烂，加鸡蛋清调敷患处，每日 2 次。

6．脑炎发热 生石膏 50 g，金银花、连翘、玄参各 20 g，栀子 15 g，生地黄 25 g。水煎，频冷服。

使用注意

脾胃虚寒及阴虚内热者禁用。

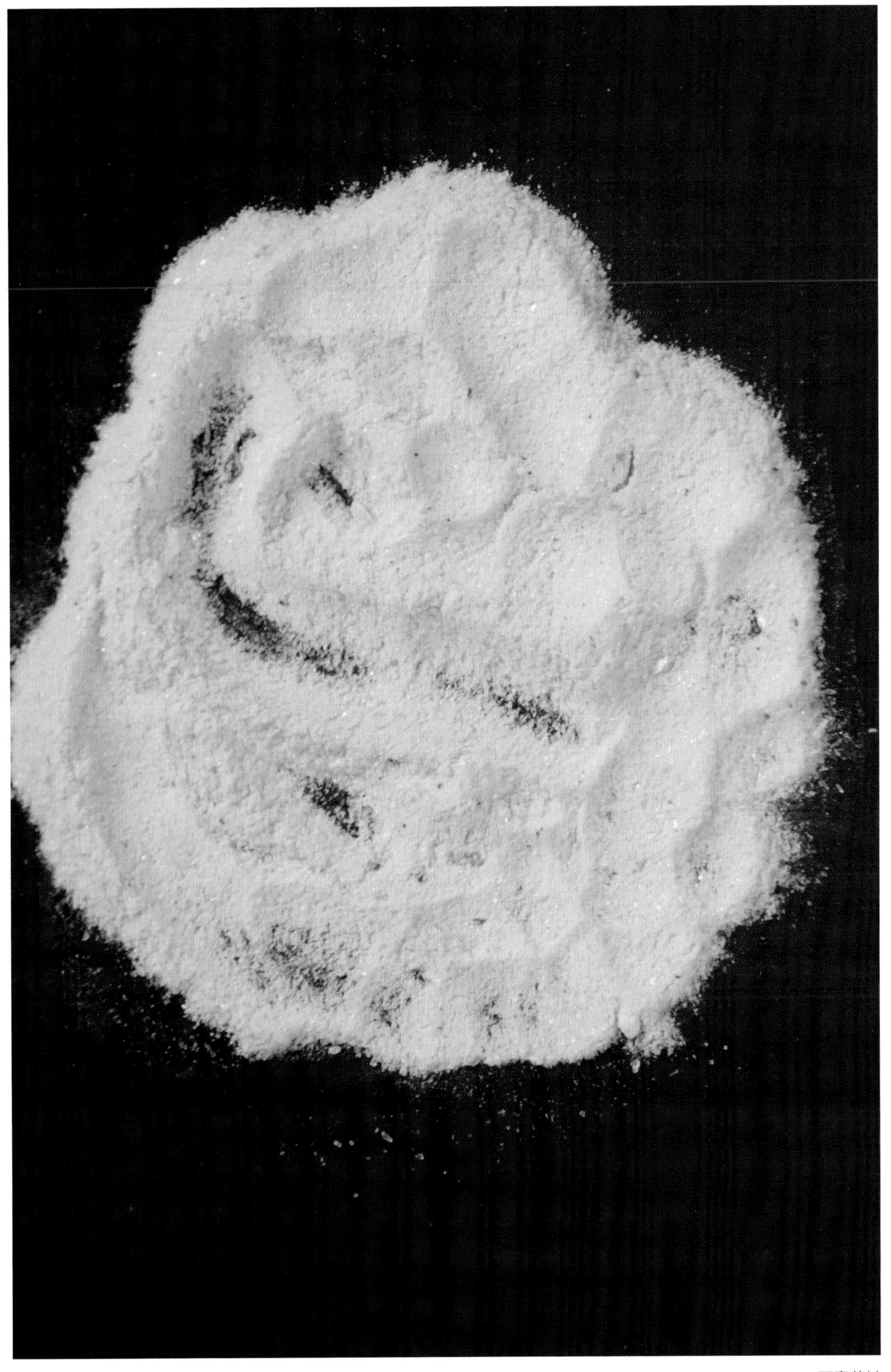

石膏药材

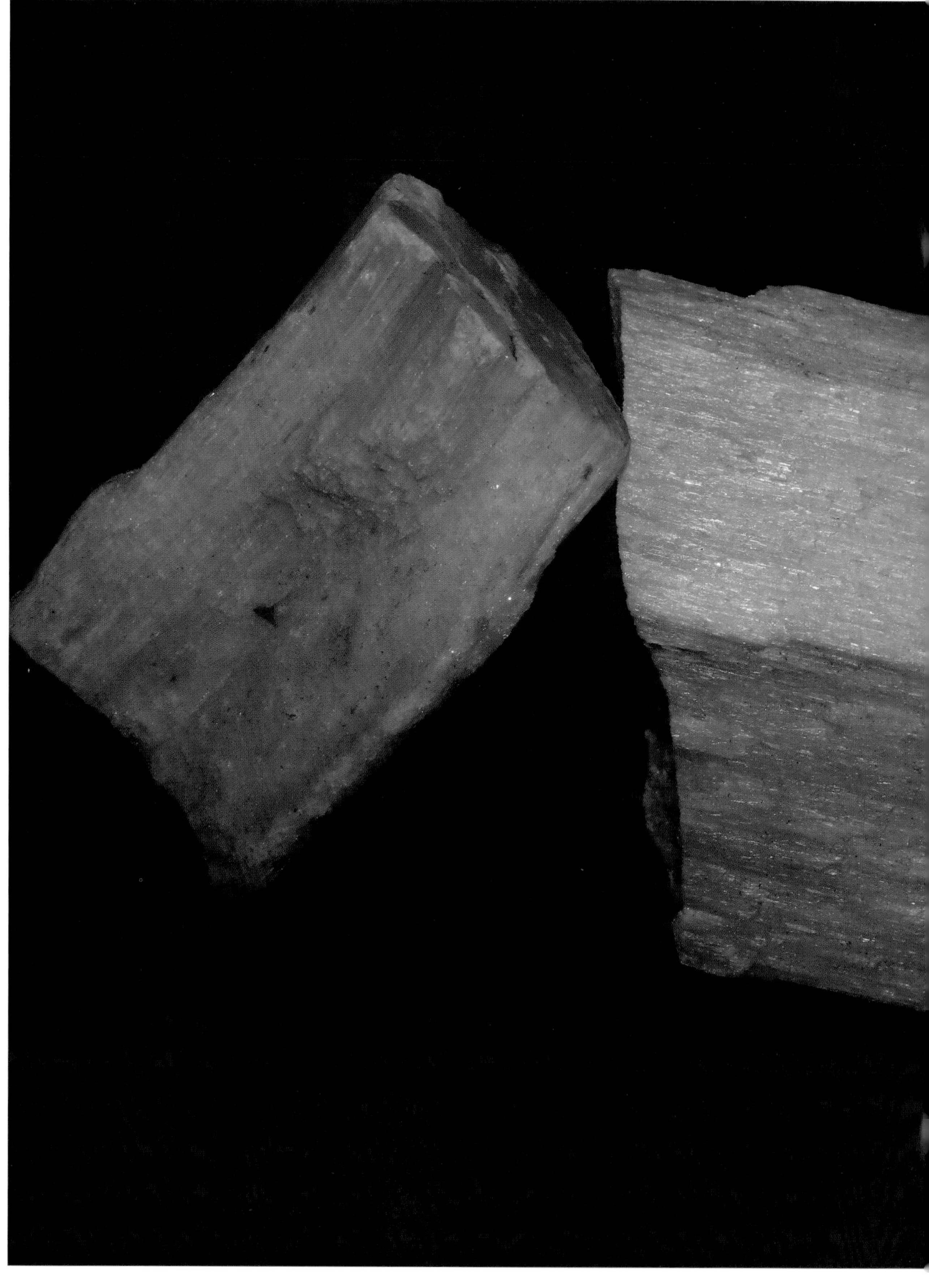

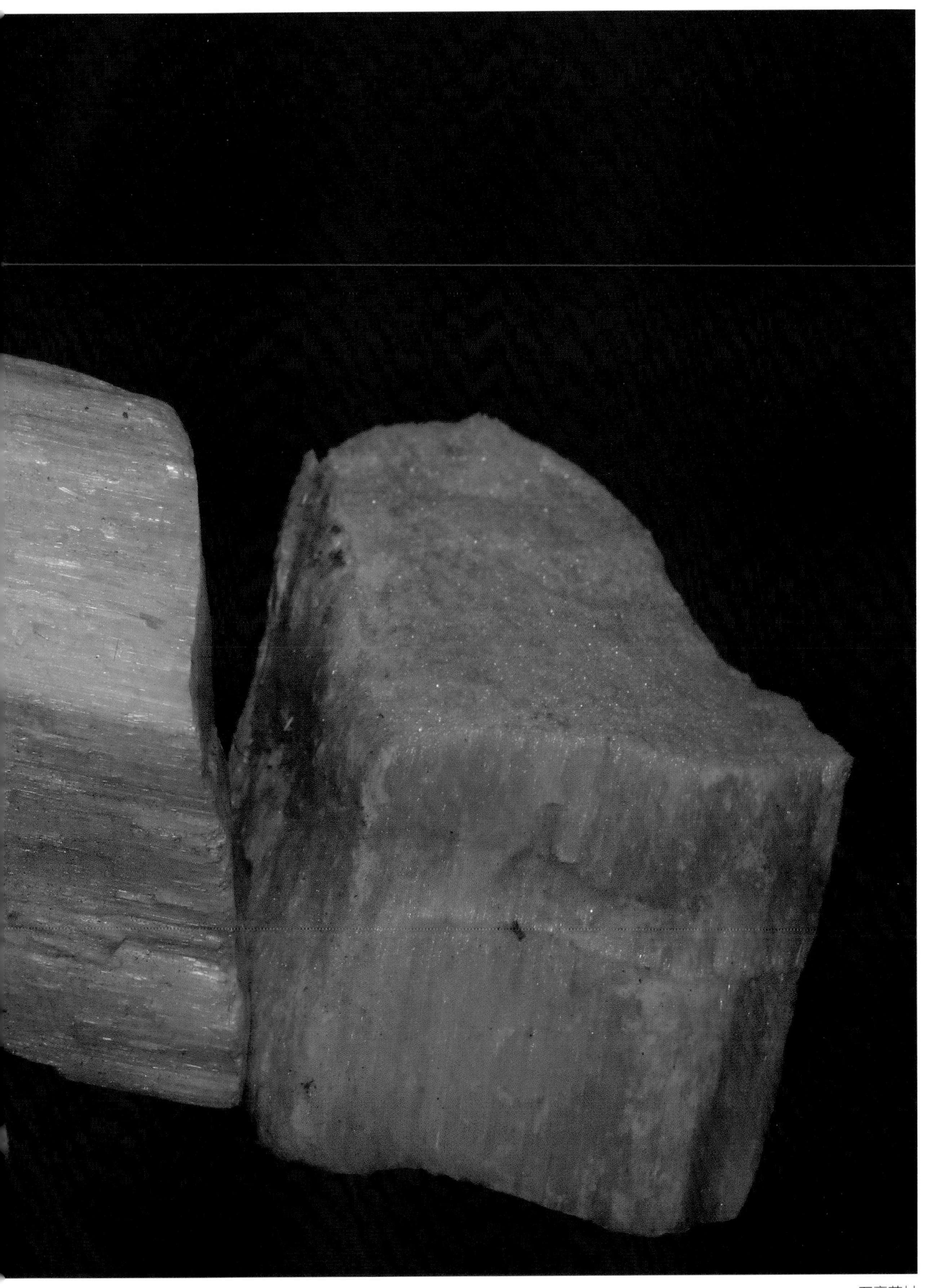

石膏药材

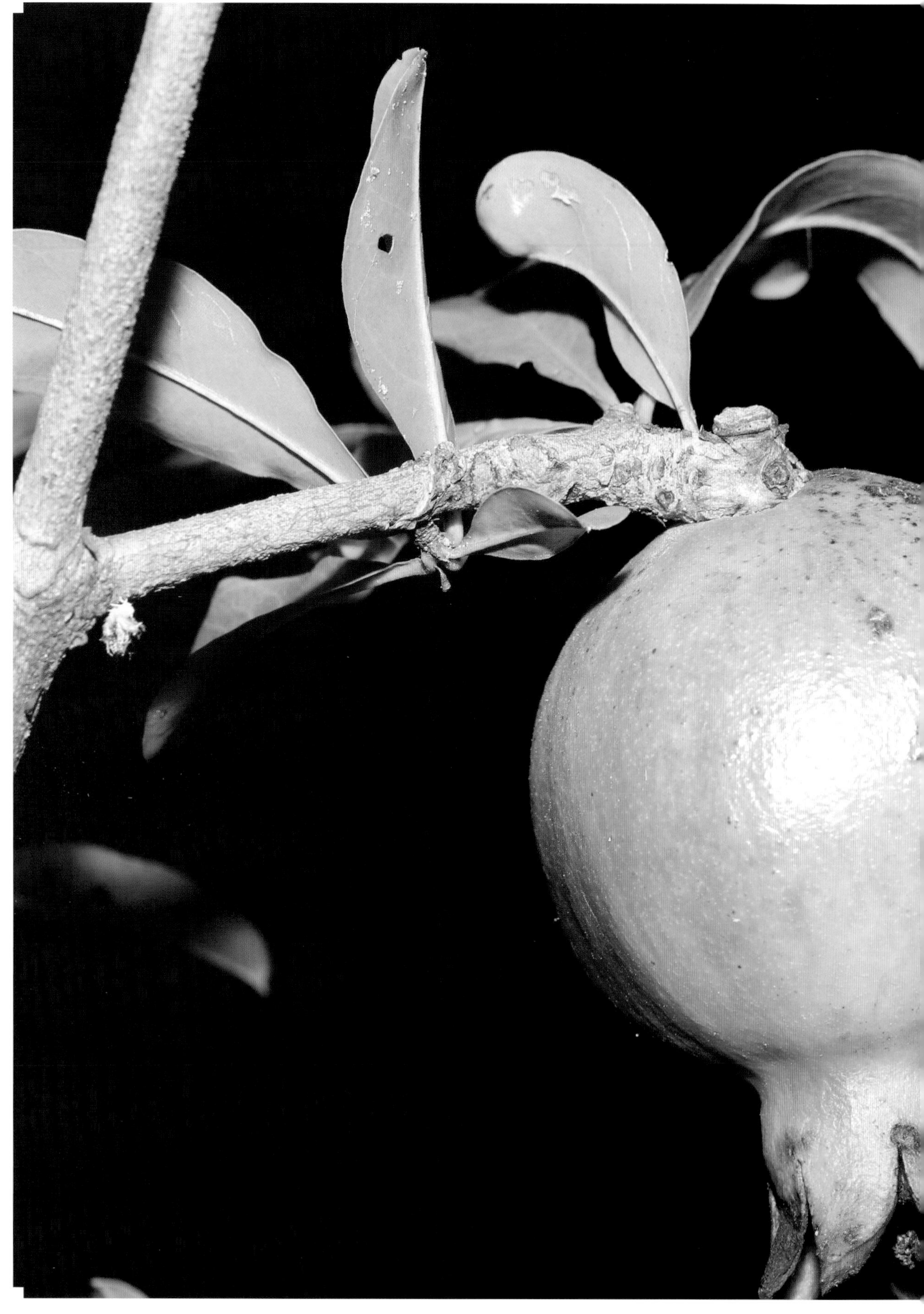

石榴皮

【维药名】阿那尔破斯提。

【别　名】炒榴皮、榴皮炭。

【来　源】本品为石榴科落叶灌木或小乔木石榴 *Punica granatum* L. 的干燥果皮。

【性味归经】酸、涩，温。归胃、大肠经。

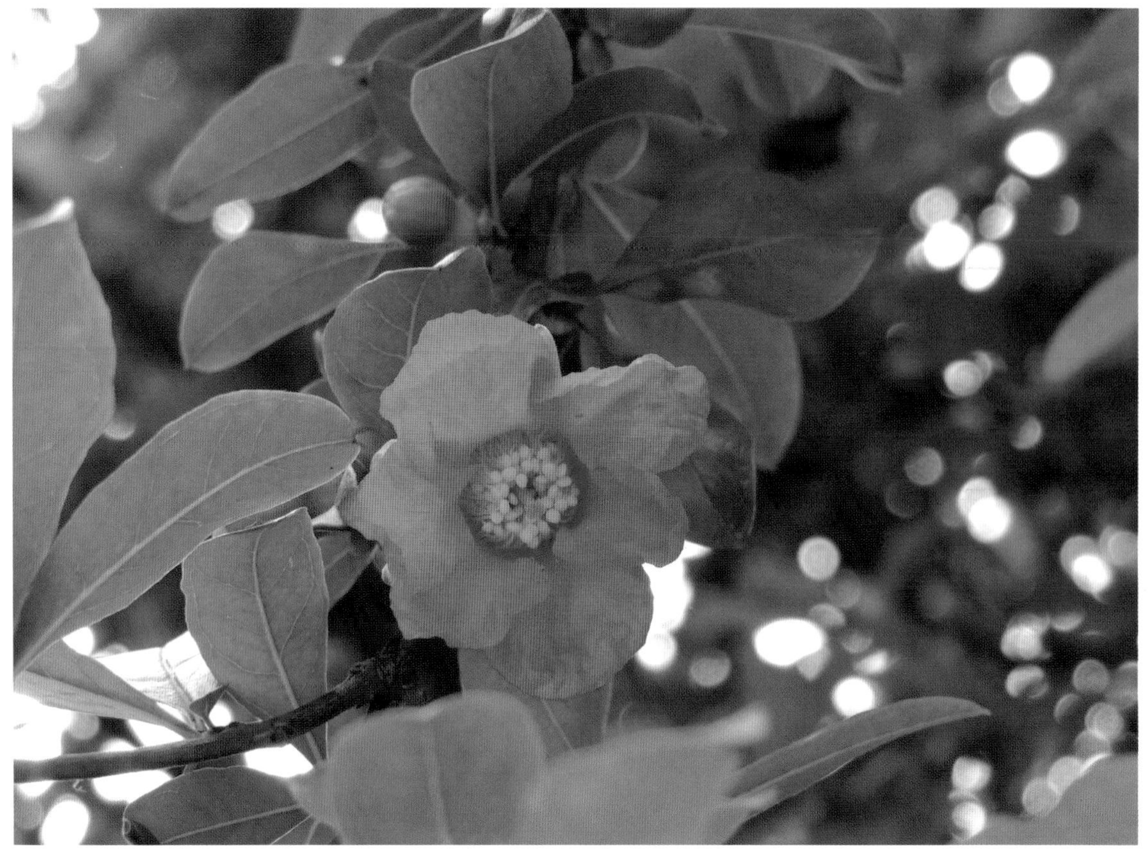

石榴

识别特征

石榴是落叶灌木或小乔木，树冠丛状自然圆头形，树高 5 ~ 7 m，一般 3 ~ 4 m，但矮生石榴高约 1 m 或更矮。树干呈灰褐色，上有瘤状突起，干多向左方扭转。叶对生或簇生，呈长披针形至长圆形，或椭圆状披针形，顶端尖，表面有光泽，背面中脉凸起。花两性，依子房发达与否，有钟状花和筒状花之别，前者子房发达善于受精结果，后者常凋落不实。子房下位，成熟后变成大型而多室、多子的浆果，每室内有多数籽粒；外种皮肉质，呈鲜红、淡红或白色，多汁，甜而带酸，即为可食用的部分；内种皮为角质，也有退化变软的，即软籽石榴。花期 5—6 月，果期 9—10 月。

生境分布

生长于高原山地、乡村的房舍前后。全国大部分地区均有栽培。

采收加工

秋季果实成熟后收集，洗净，晒干，生用或炒用。

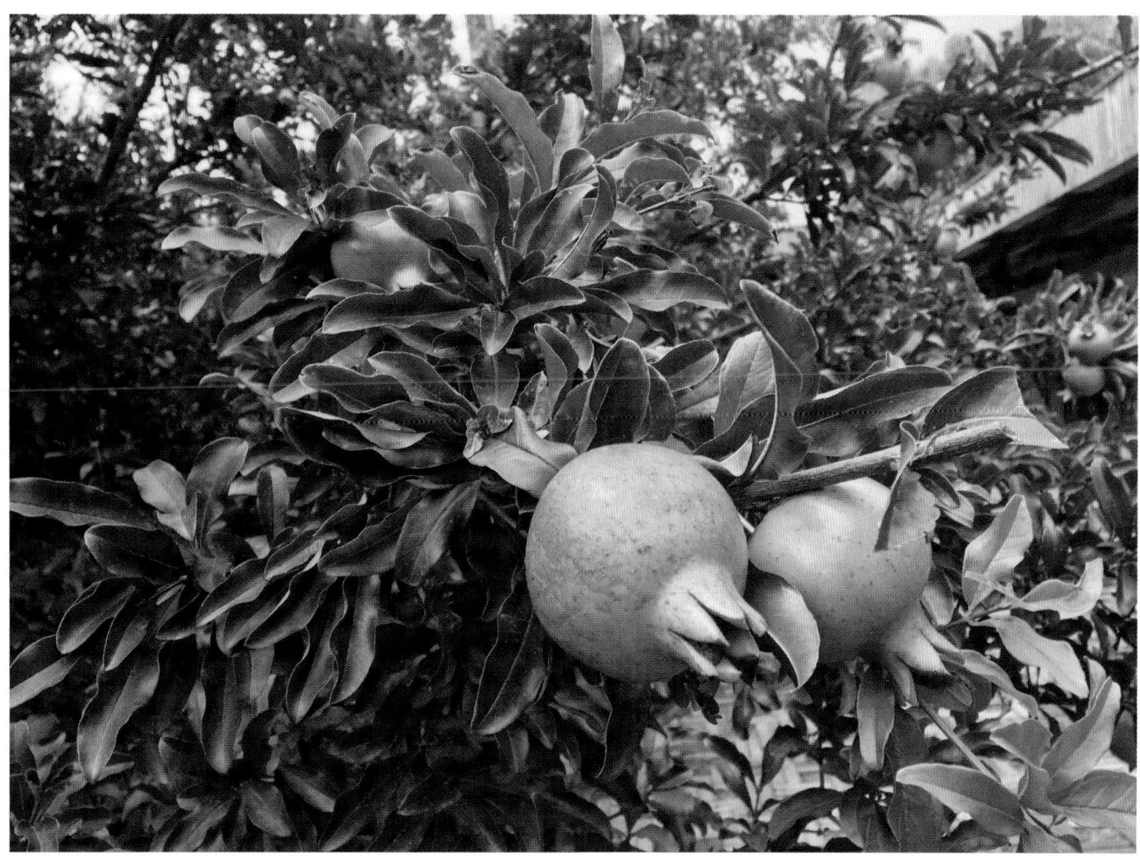

石榴

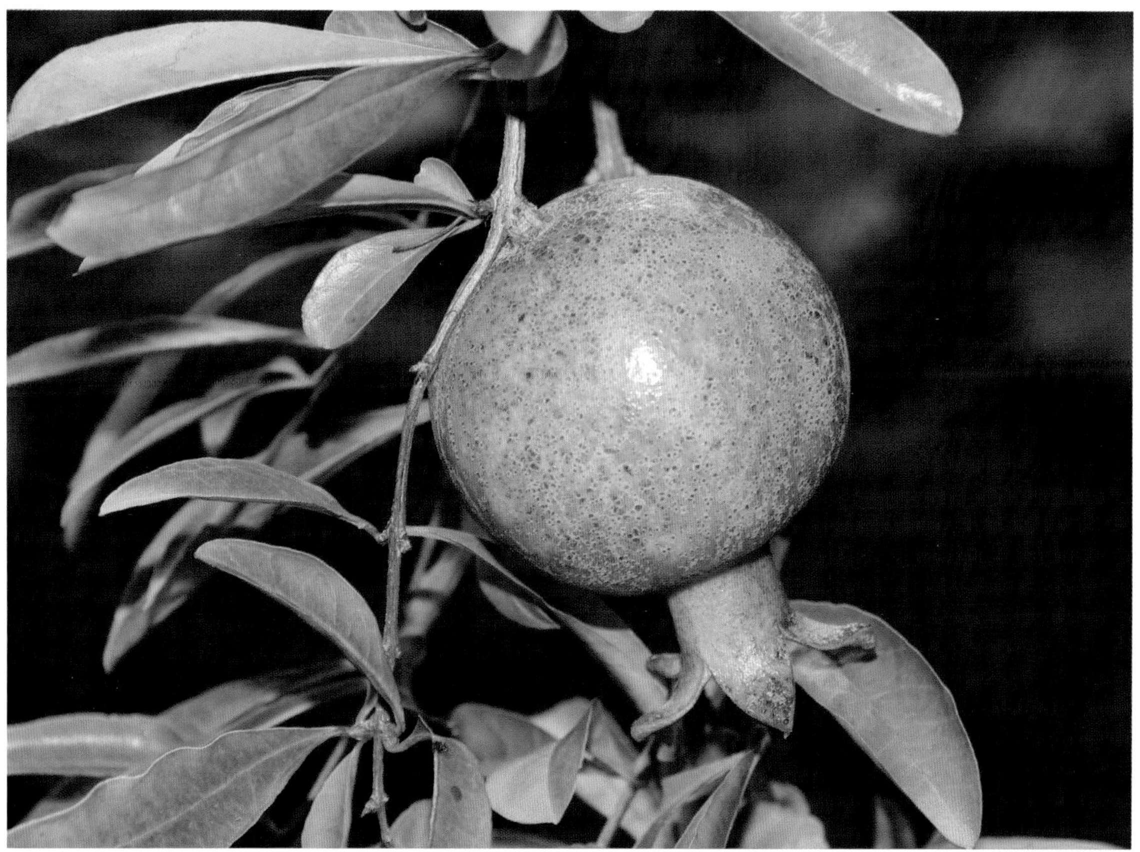

石榴

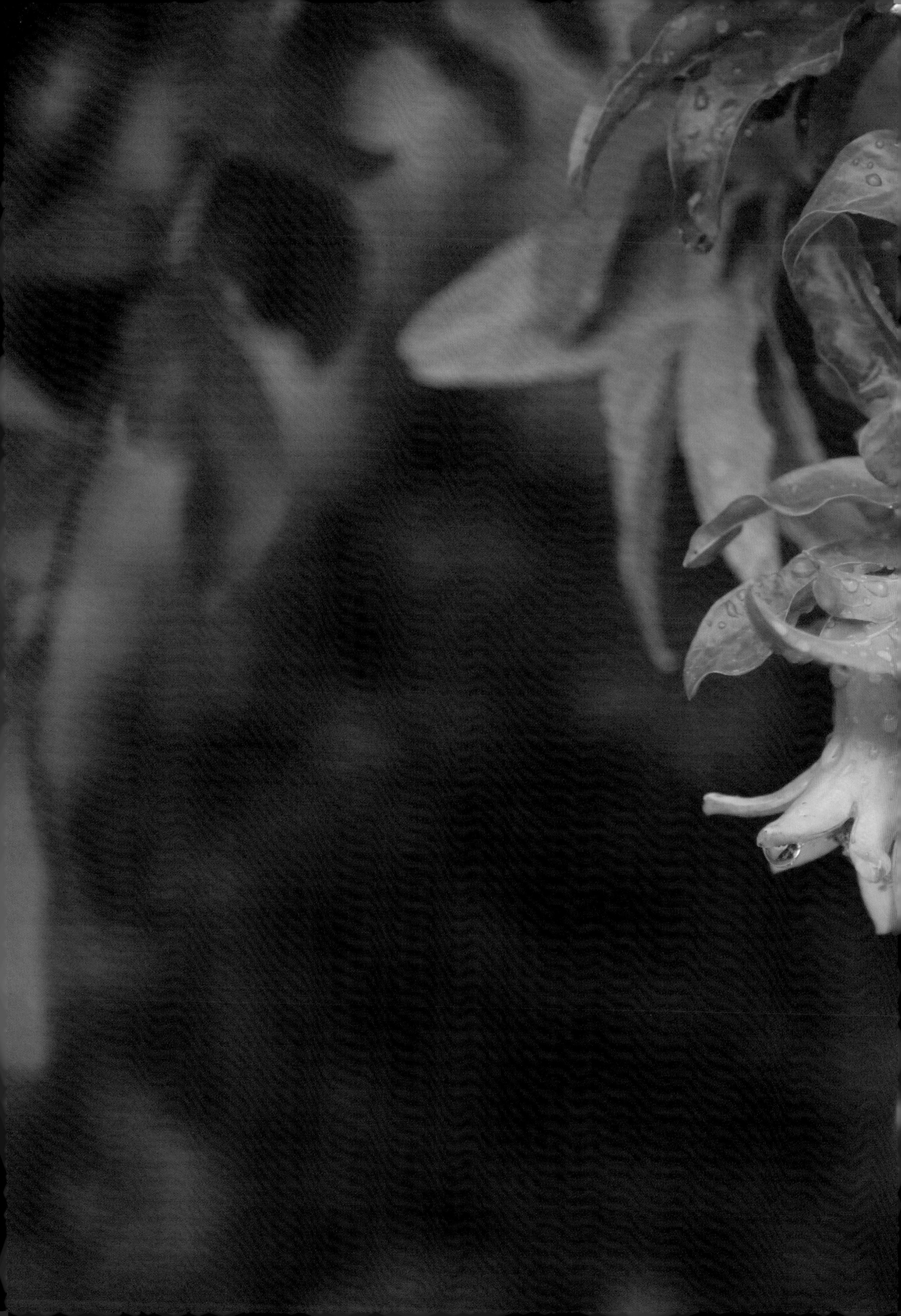

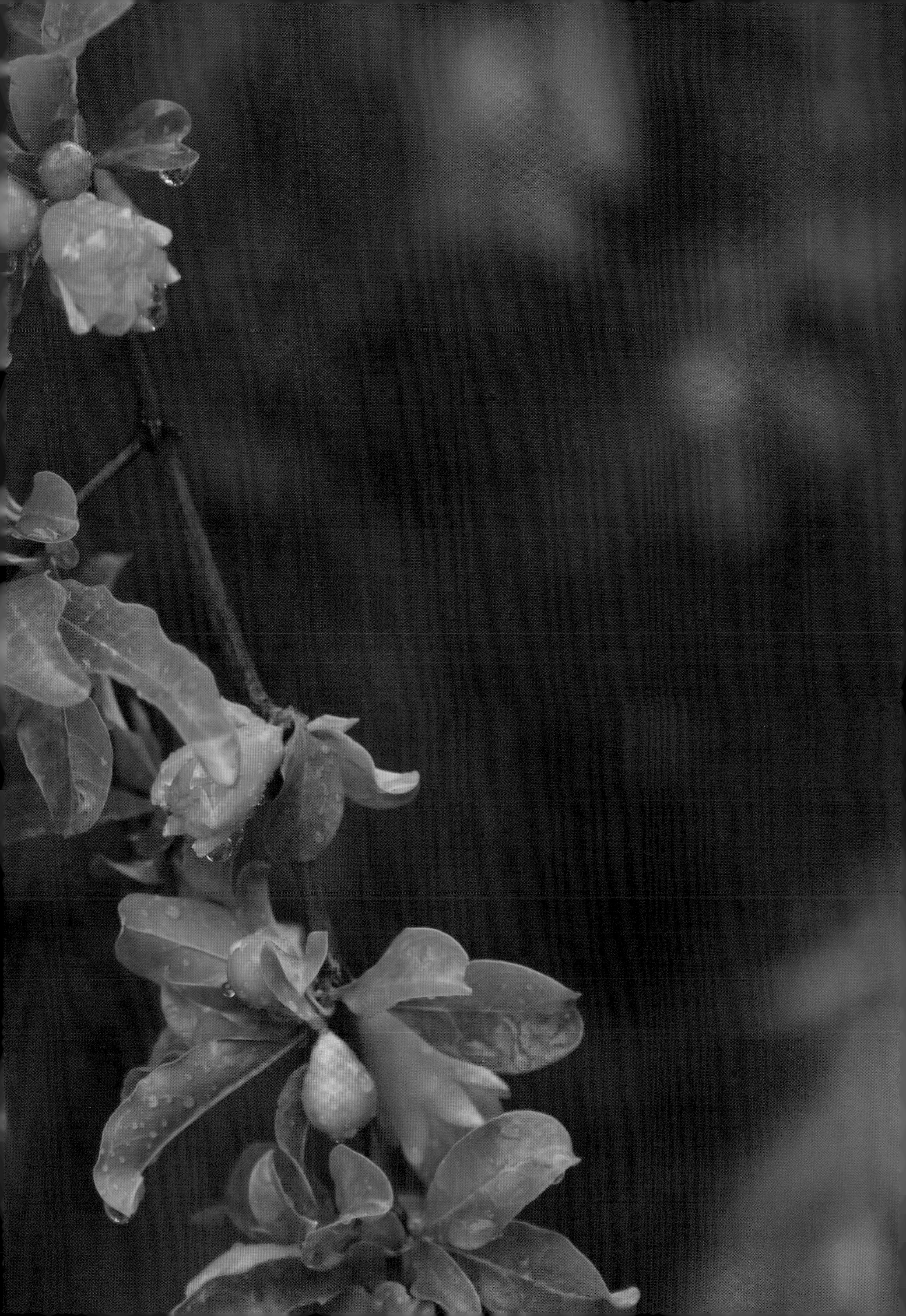

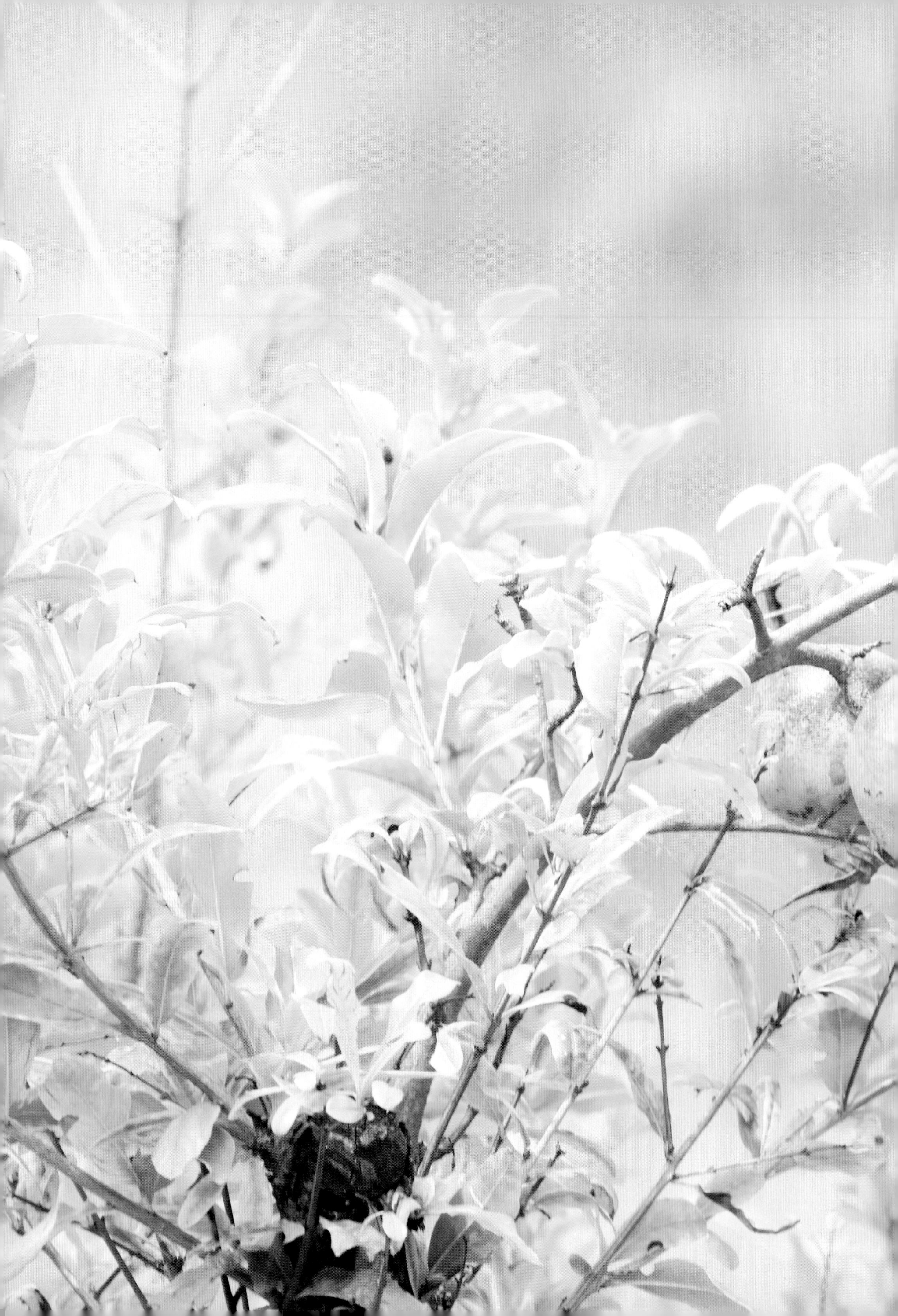

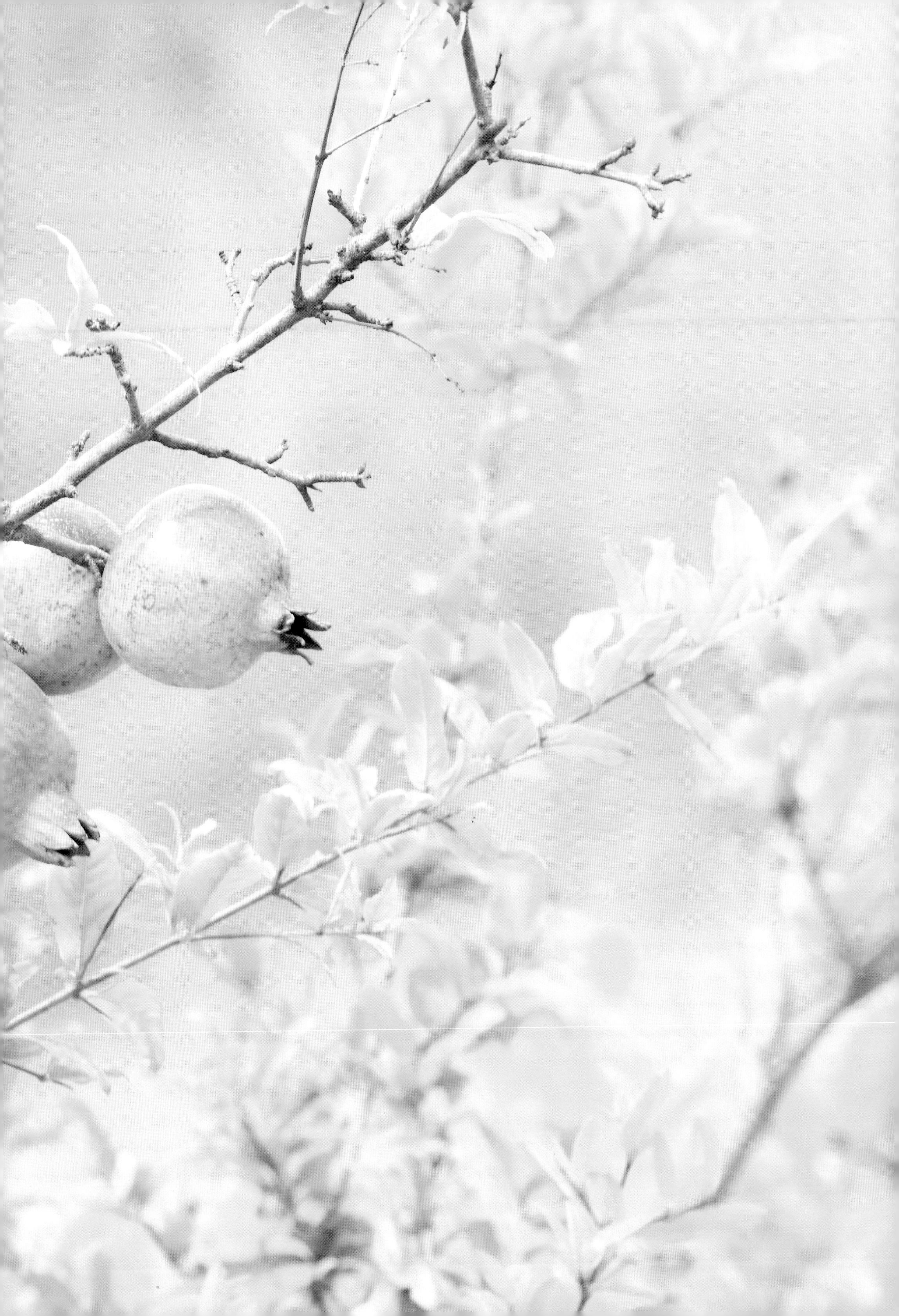

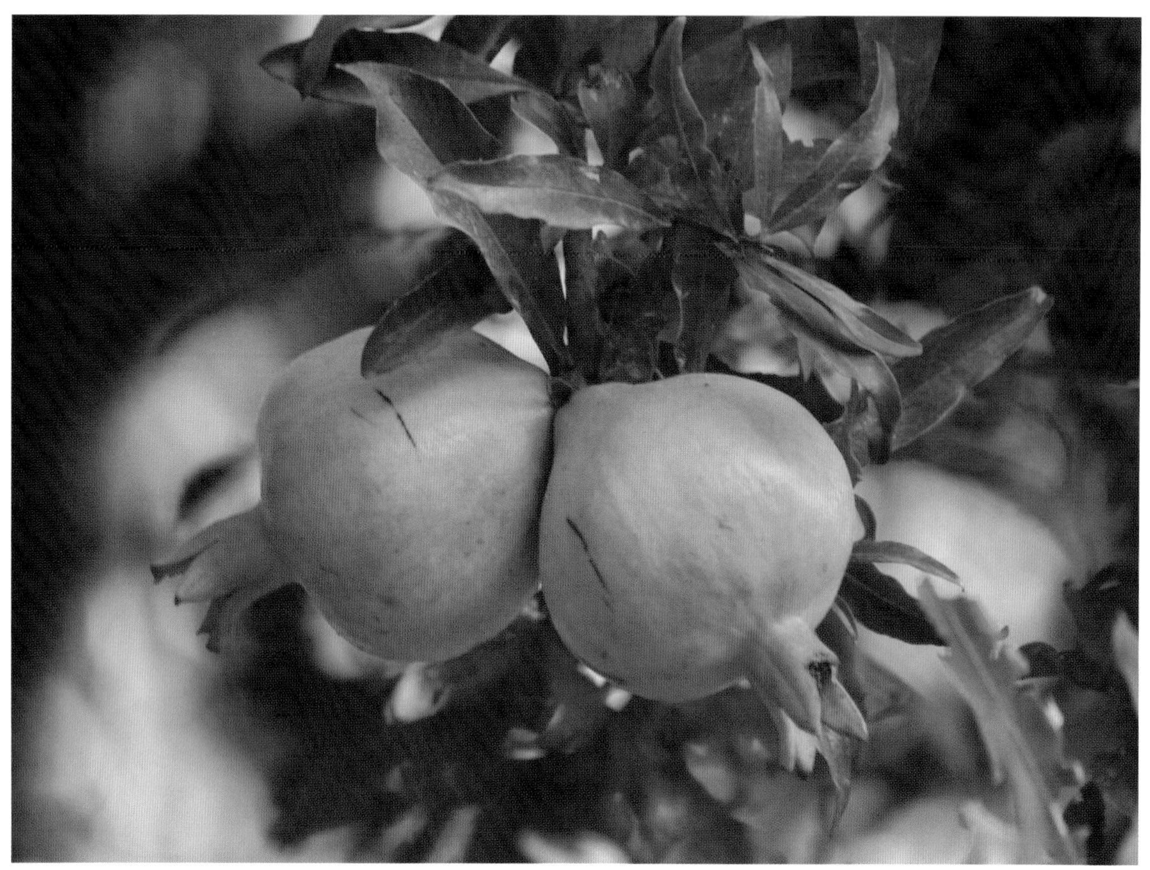

石榴

药材鉴别

本品为不规则的片状或瓢状，大小不一，厚 1.5 ~ 3.0 mm。外表面红棕色、棕黄色或暗棕色，略有光泽，粗糙，有多数疣状突起，有的有突起的筒状宿萼及粗短果梗痕。内面黄色或红棕色。有隆起呈网状的果蒂残痕。质硬而脆，断面黄色，略呈颗粒状。气微，味苦涩。以皮厚、色红棕、整洁者为佳。

功效主治

涩肠止泻，杀虫。本品味酸涩，主入大肠经，收敛为用，故可涩肠止泻，安蛔杀虫。

药理作用

石榴煎剂作用于寄生虫肌肉，使其持续收缩，故可驱杀虫体。据抗菌实验可知，其煎剂也对金黄色葡萄球菌、溶血性链球菌、霍乱弧菌、志贺菌属、伤寒沙门菌副伤寒沙门菌、变形杆菌、大肠埃希菌、铜绿假单胞菌及结核分枝杆菌有明显的抑制作用。对多数致病真菌也有抑制作用。

用法用量

内服：3 ~ 10 g，煎服；止血多炒炭用。外用：适量，研末调服或熏洗。

民族药方

1. 水火烫伤 石榴皮适量。研末，麻油调搽患处。

2. 驱绦虫、蛔虫 石榴皮、槟榔各等份。研细末，每次服 10 g（小儿酌减），每日 2 次。

3. 腹泻 石榴皮 15 g。水煎后加红糖或白糖饮服，每日 2 次，餐前服。

4. 鼻出血 石榴皮 30 g。水煎服。

5. 便血 石榴皮适量。炒干研末，每次 9 g，每日 3 次，开水送服。

6. 外伤出血 石榴皮 20 g，龙眼核 10 g，加冰片 0.3 g。和匀，敷患处。

7. 细菌性阴道炎 石榴皮 30 g。水煎取药汁，代茶饮，每日 2 ~ 3 次，连服 1 周为 1 个疗程。

使用注意

泻痢初起者忌用。

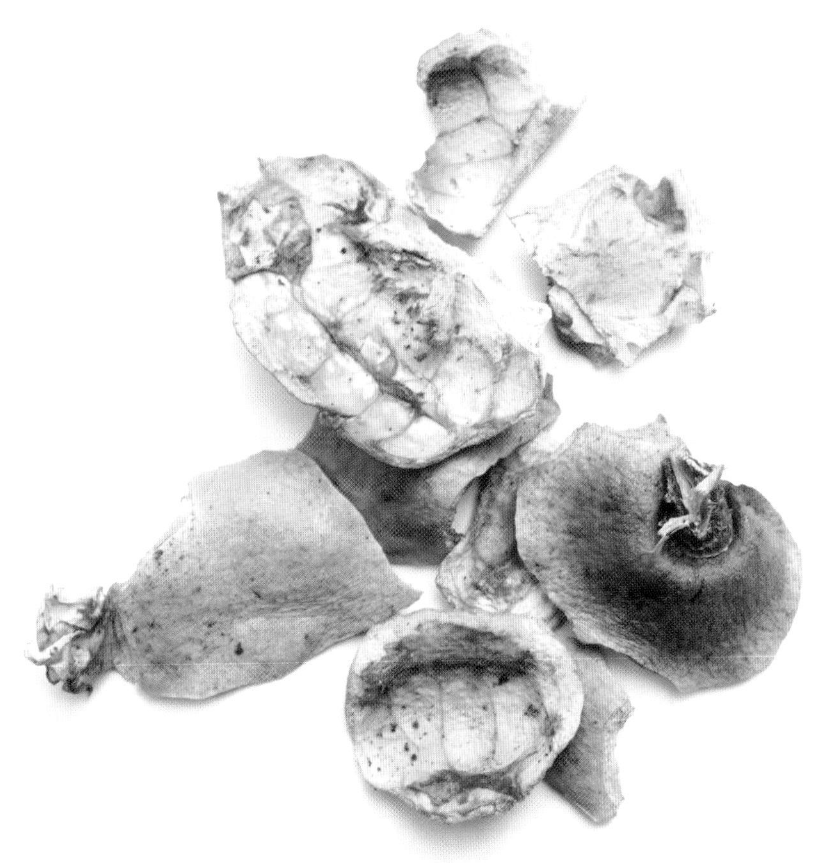

石榴皮药材

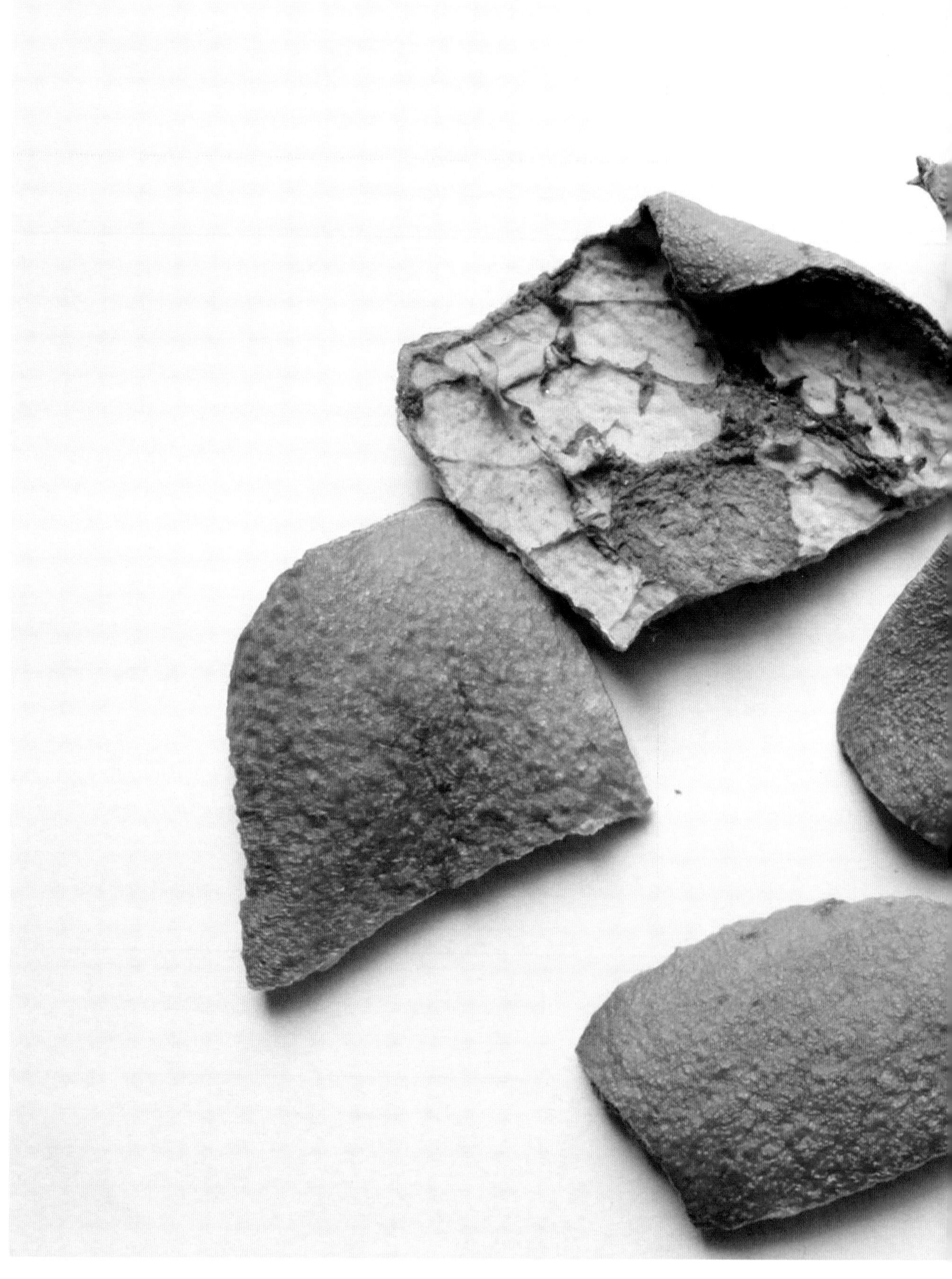

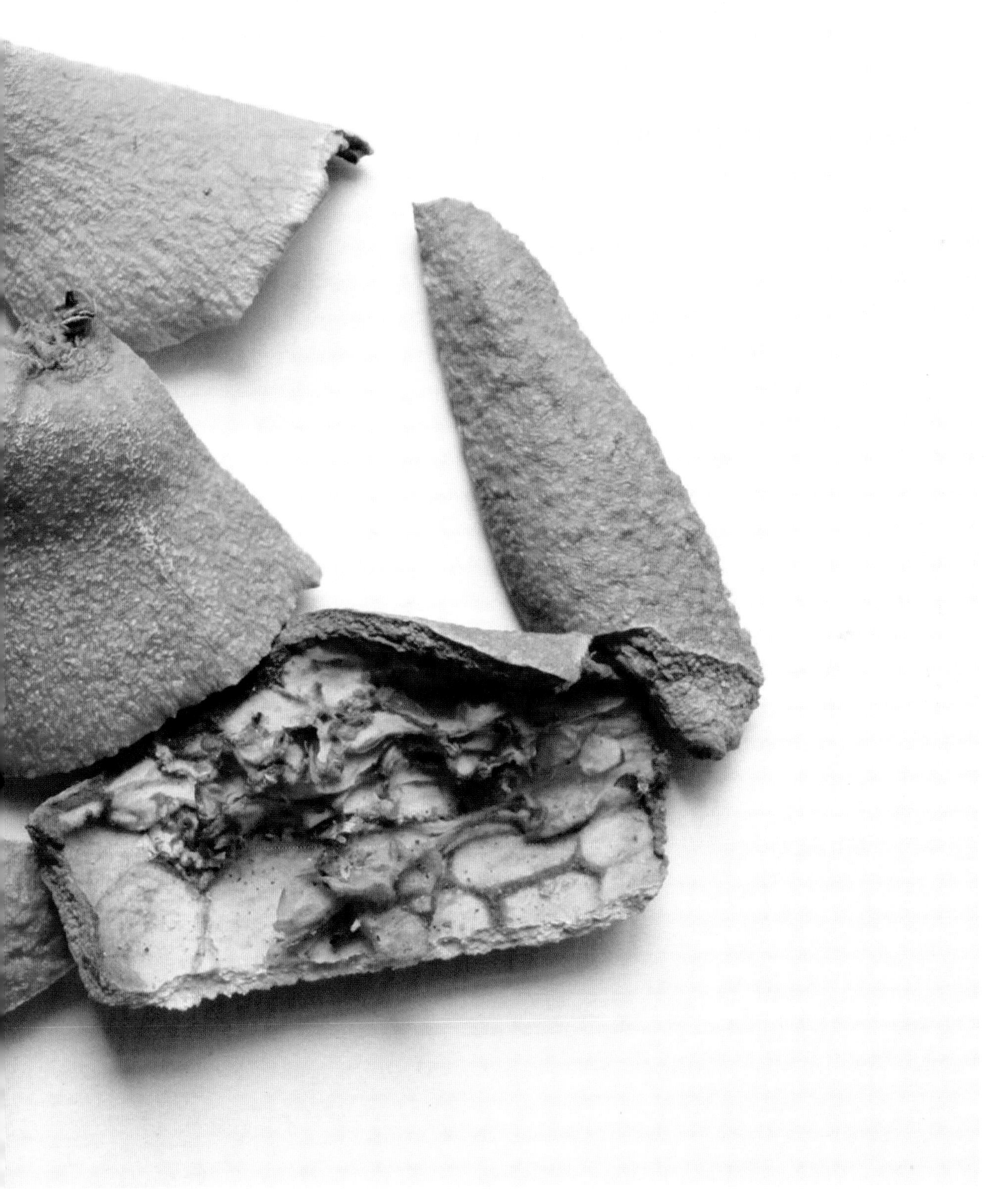

石榴皮饮片

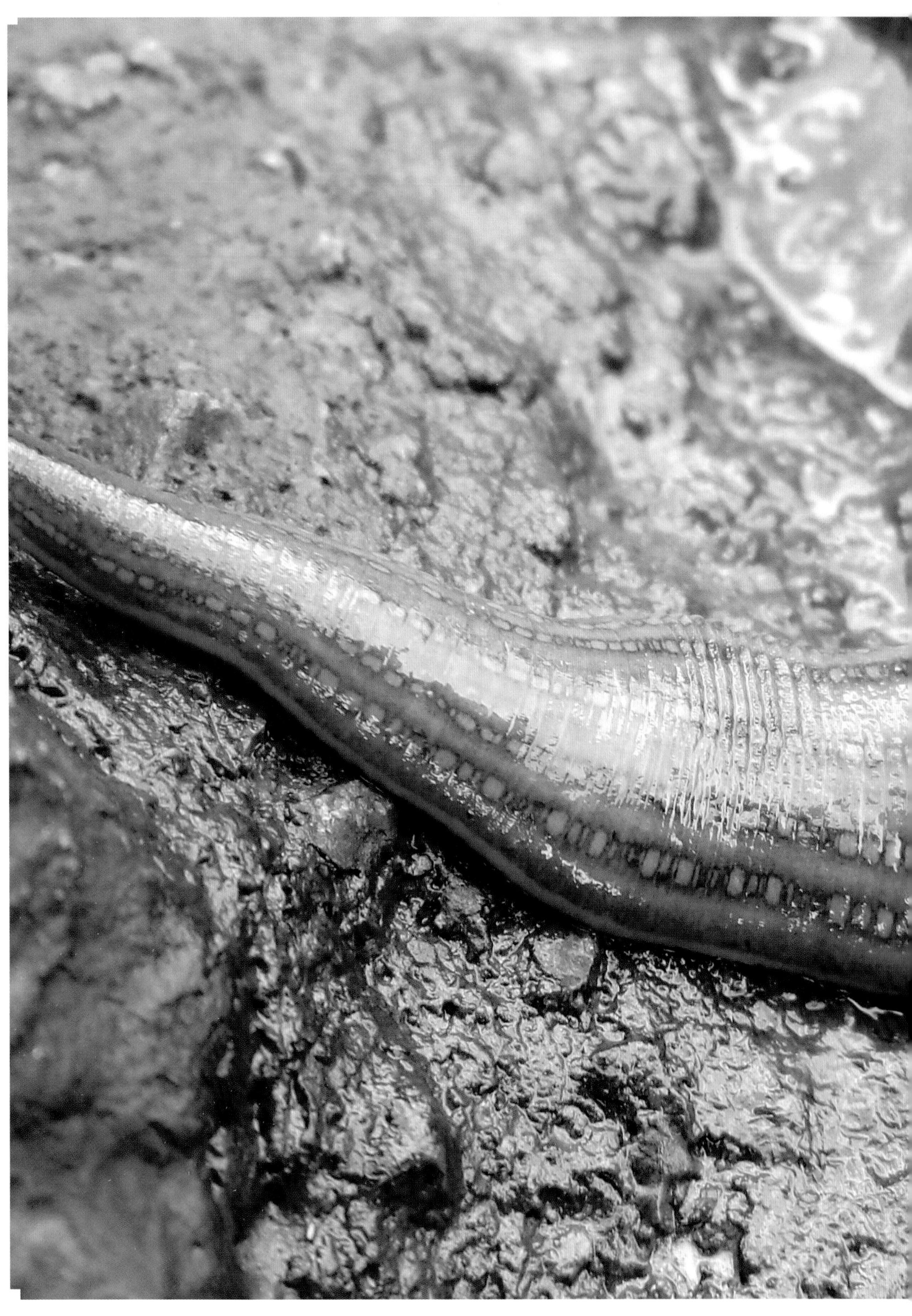

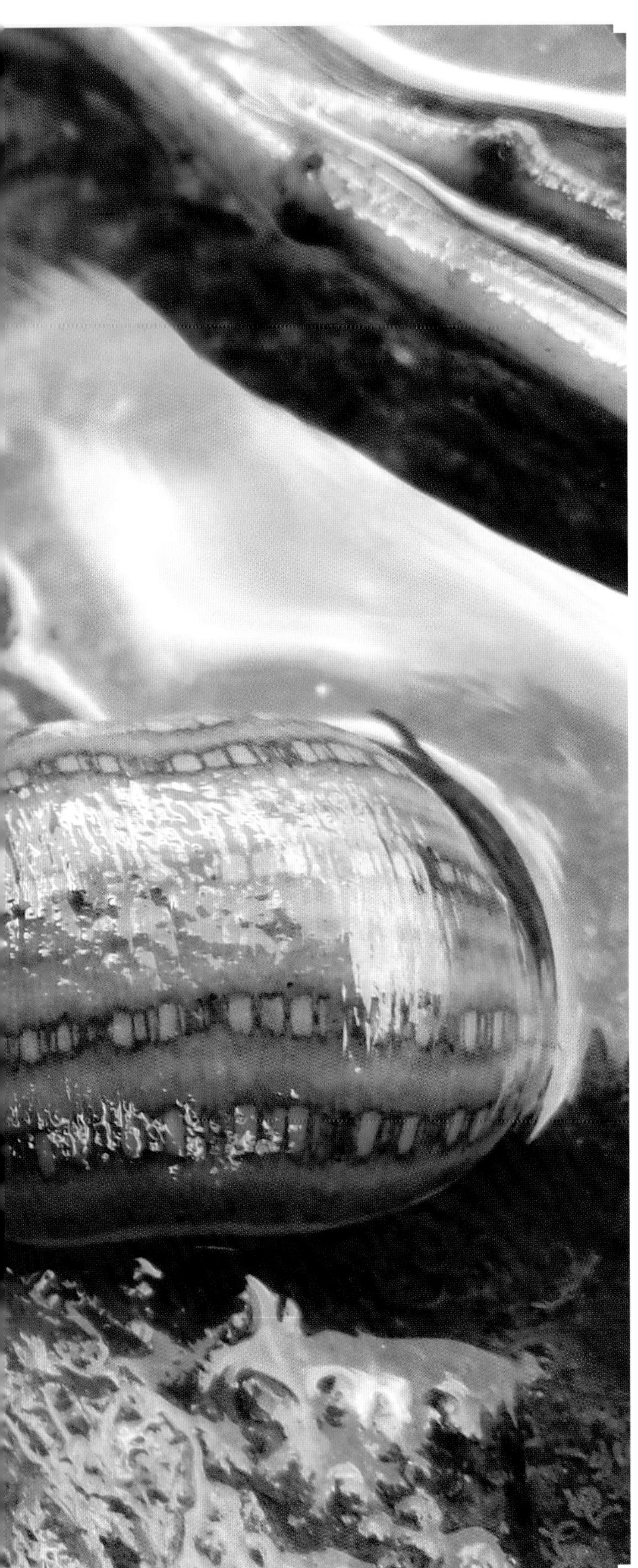

水蛭

【维药名】祖鲁克。

【别　名】马蛭、蚂蟥、制水蛭、烫水蛭。

【来　源】本品为水蛭科动物蚂蟥 *Whitmania pigra* Whitman、水蛭 *Hirudo nipponica* Whitman 等的干燥体。

【性味归经】咸、苦，平；有小毒。归肝经。

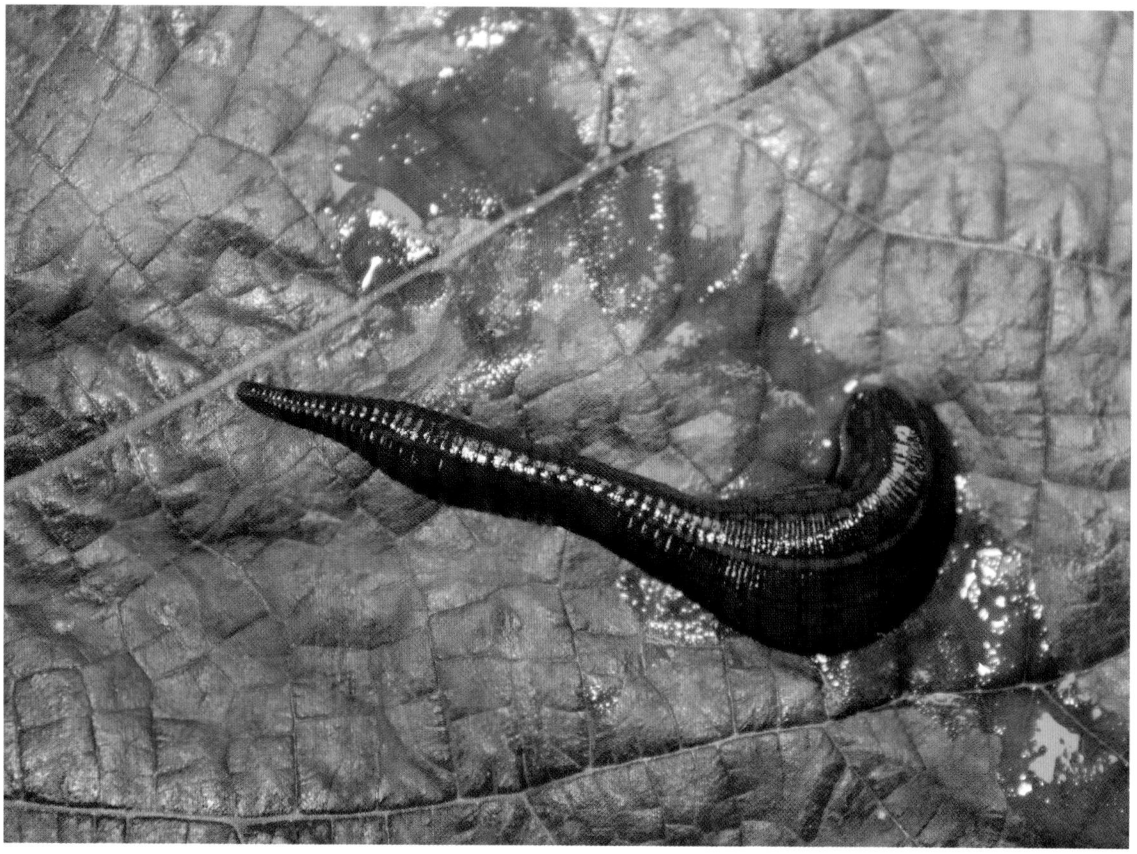

蚂蟥

识别特征

体长稍扁，乍视之似圆柱形，体长 2 ~ 5 cm，宽 2 ~ 3 mm。背面绿中带黑，有 5 条黄色纵纹，腹面平坦，灰绿色，无杂色斑，整体环纹显著，体节由 5 环组成，每环宽度相似。眼 10 个，呈“∩”形排列，口内有 3 个半圆形的颚片围成 Y 形，当吸着动物体时，用此颚片向皮肤钻进，吸取血液，由咽经食管而贮存于整个消化道和盲囊中。身体各节均有排泄孔，开口于腹侧。雌雄生殖孔相距 4 环，各开口于环与环之间。前吸盘较易见，后吸盘更显著，吸附力也强。

生境分布

生长于稻田、沟渠、浅水污秽坑塘等处，全国大部分地区均有出产，多属野生。主要分布于我国南部地区。

采收加工

夏、秋二季捕捉后，洗净，用开水烫死或用石灰、草木灰、酒闷死，晒干或烘干。

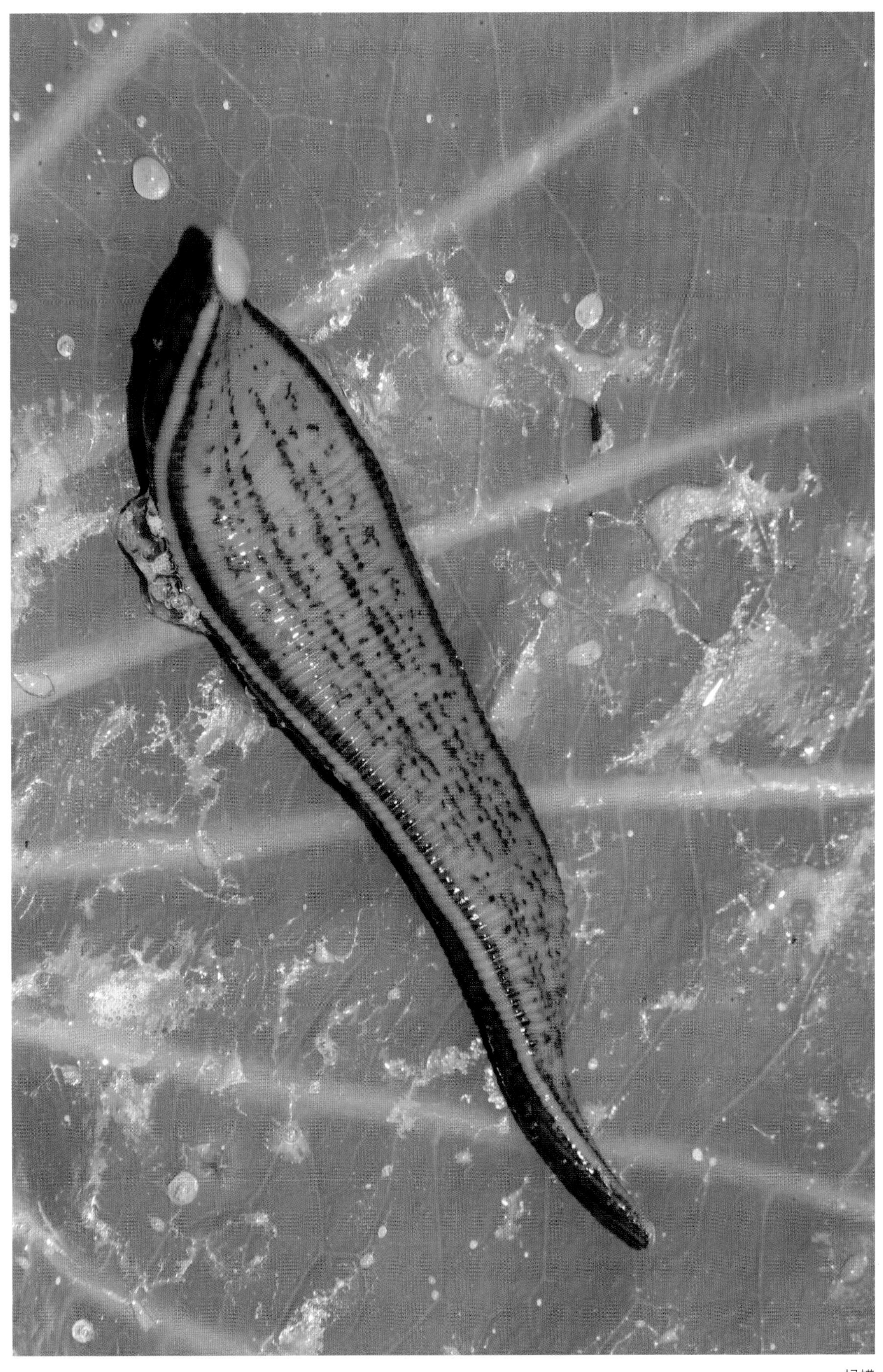

蚂蟥

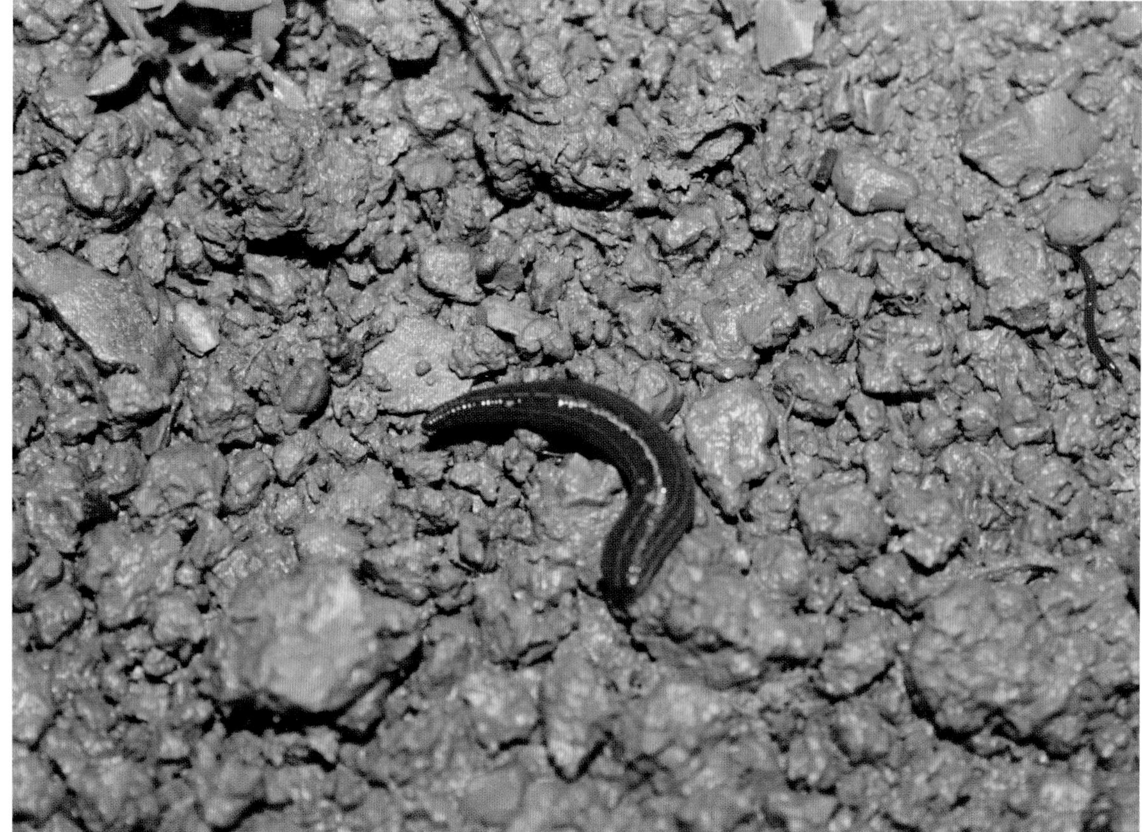

蚂蟥

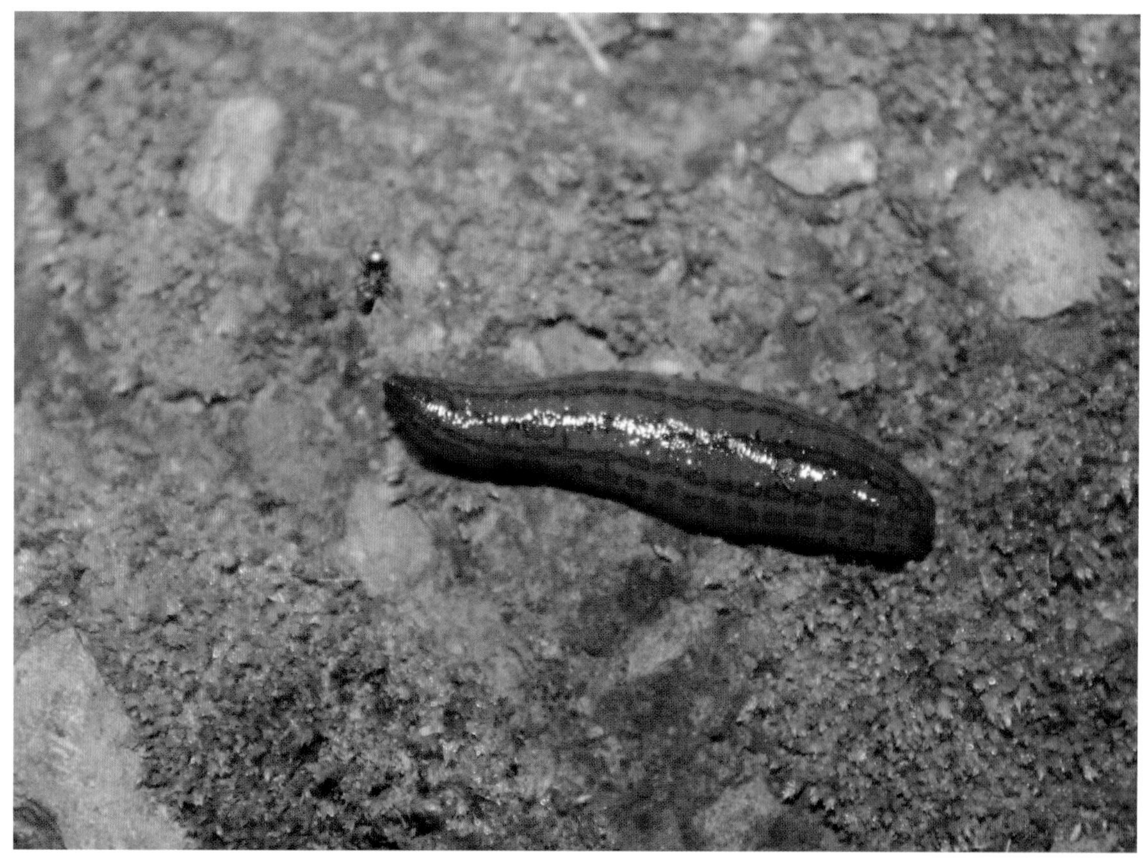

蚂蟥

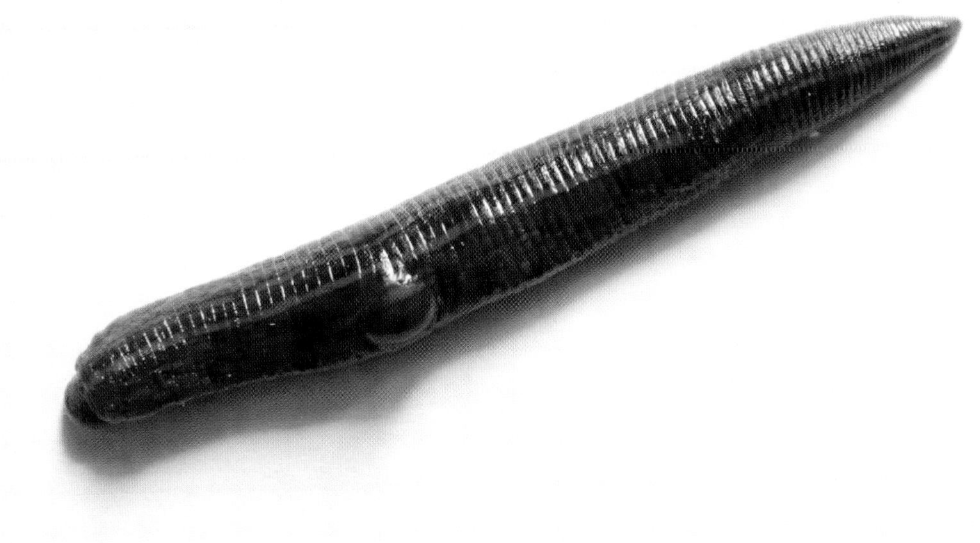

蚂蟥

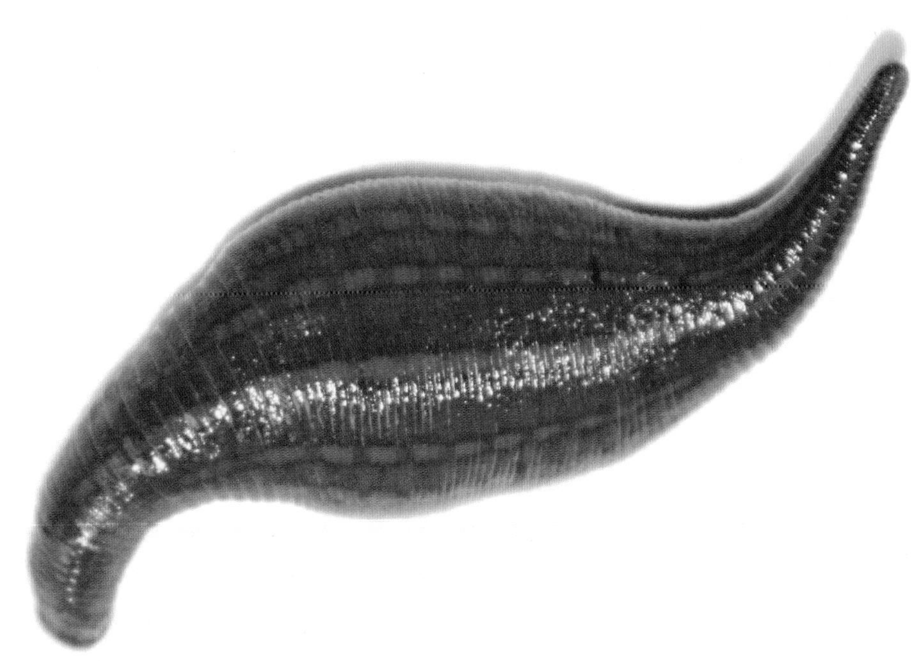

蚂蟥

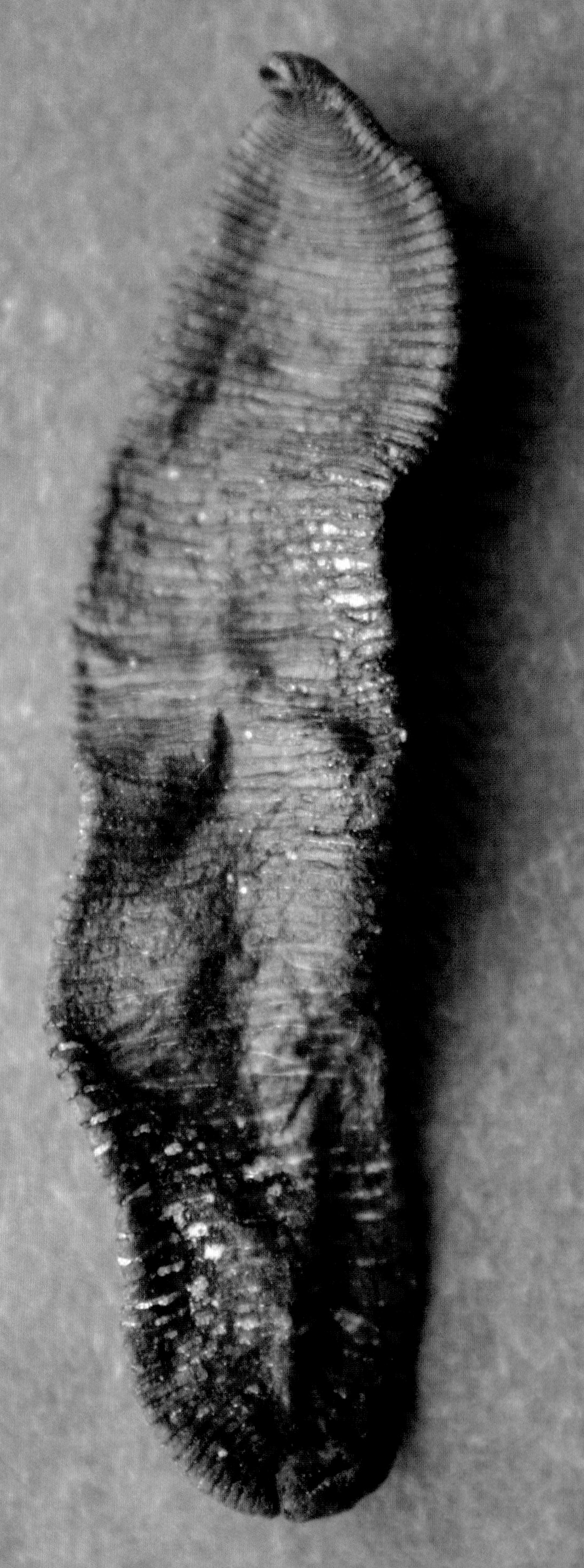

水蛭药材

药材鉴别

本品呈不规则扁块状或扁圆柱形，略鼓起，有环纹。表面棕黄色至黑褐色，附有少量白色滑石粉。宽水蛭断面胶质状，有光泽；长条水蛭断面不平坦，无光泽。断面松泡，灰白色至焦黄色。气微腥，味辛咸。以体小、条整齐、黑褐色、无杂质者为佳。

功效主治

破血，逐瘀，通经。主治蓄血，癥瘕，积聚，妇女经闭，干血成痨，跌扑损伤，目赤痛，云翳。

药理作用

水蛭素阻止凝血酶对纤维蛋白原之作用，阻碍血液凝固。20 mg 水蛭素可阻止 100 g 人血的凝固；对细菌内毒素引起的大鼠血栓形成有预防作用，并减少大鼠的死亡率；肝素有抗凝血作用。

用法用量

内服：3 ~ 6 g，煎服；研末吞服，每次 0.3 ~ 0.5 g。

民族药方

1. 骨折 水蛭适量。新瓦上焙干，为细末，热酒调下 5 g。并及时固定骨折处。

2. 肝癌 水蛭、虻虫、土鳖虫、壁虎、蟾皮各等份。炼蜜为丸，每丸 4.5 g，每次 9 g，每日 2 次。

3. 慢性前列腺炎 水蛭、黄柏、知母、穿山甲、沙苑子各 10 g，蒲公英、白茅根各 30 g，败酱草、王不留行各 20 g。水煎 2 次，分 2 次服，每日 1 剂。

4. 脑卒中后遗症 水蛭 50 g，郁金 20 g，川芎 30 g。共研粉，温水冲服，每次 10 g，每日 3 次。

5. 血瘀经闭腹痛 水蛭 7.5 g 钱，丹参、赤芍各 25 g 钱，川芎 10 g，香附 20 g，红花 15 g。水煎服。

6. 跌打损伤 水蛭、朴硝各等份。研末调敷患处。或用焙水蛭末 10 g，黄酒冲服。

7. 外伤有淤血 水蛭适量。焙干研粉，撒敷伤口处。

使用注意

孕妇忌服。

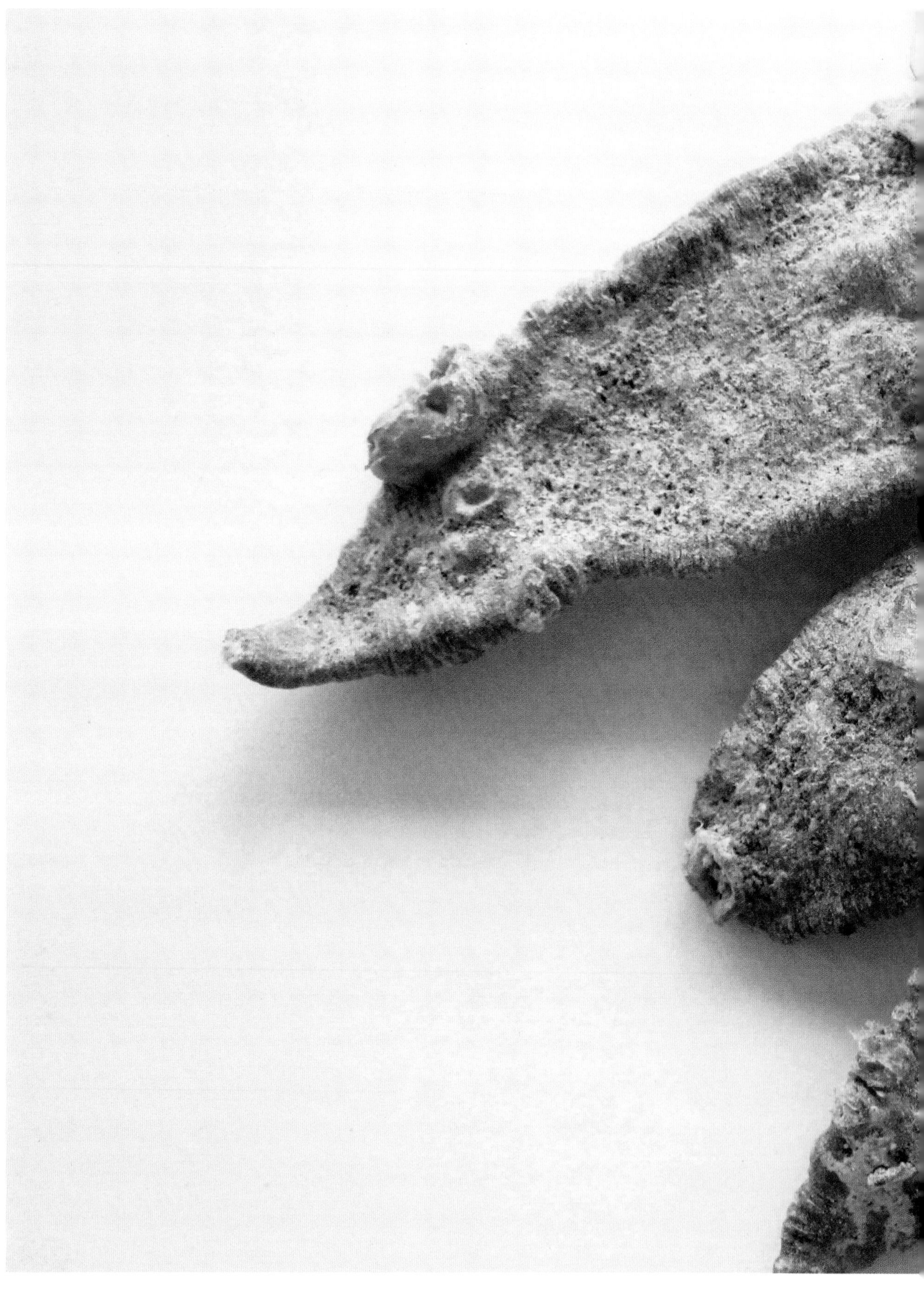

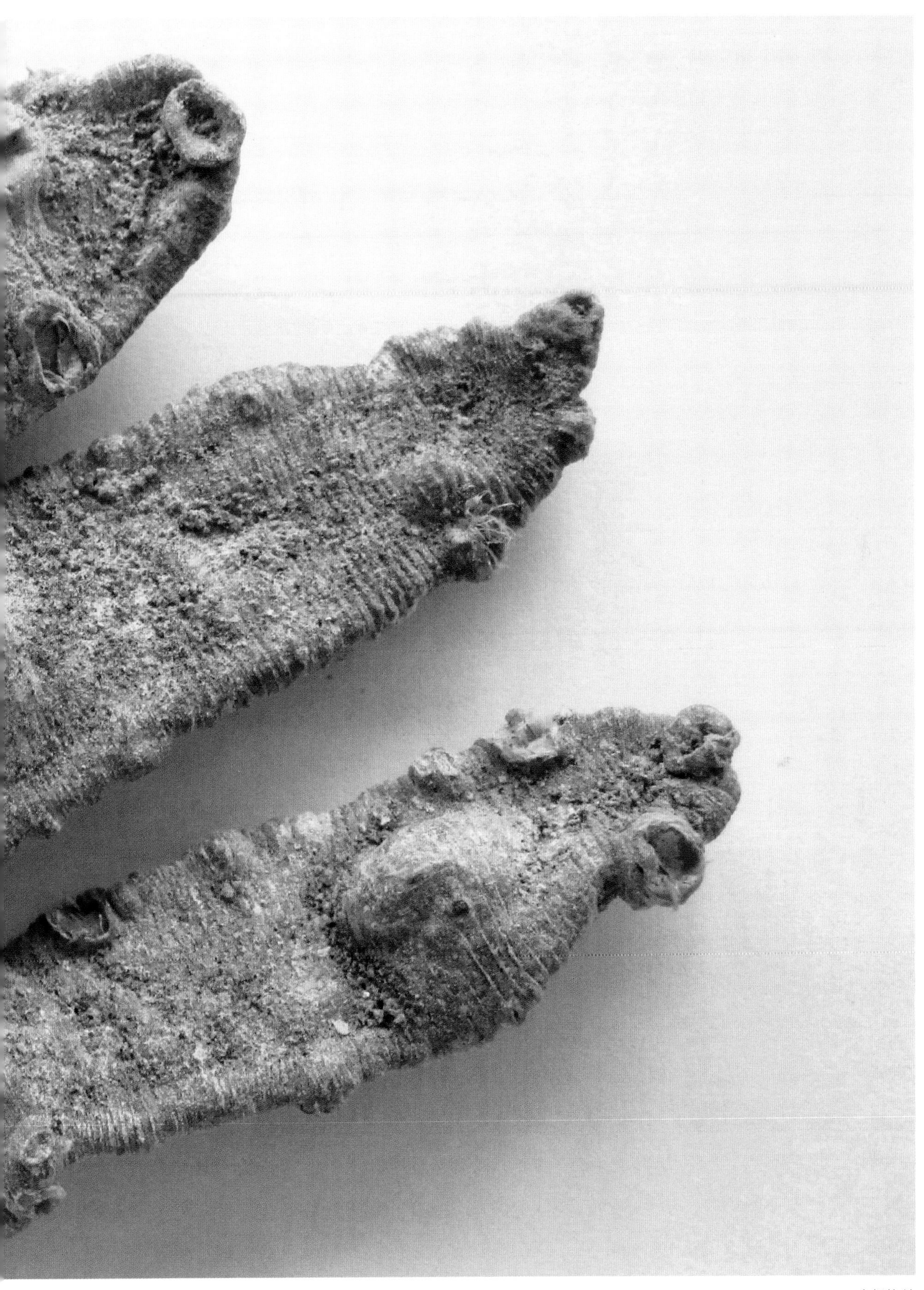

水蛭饮片

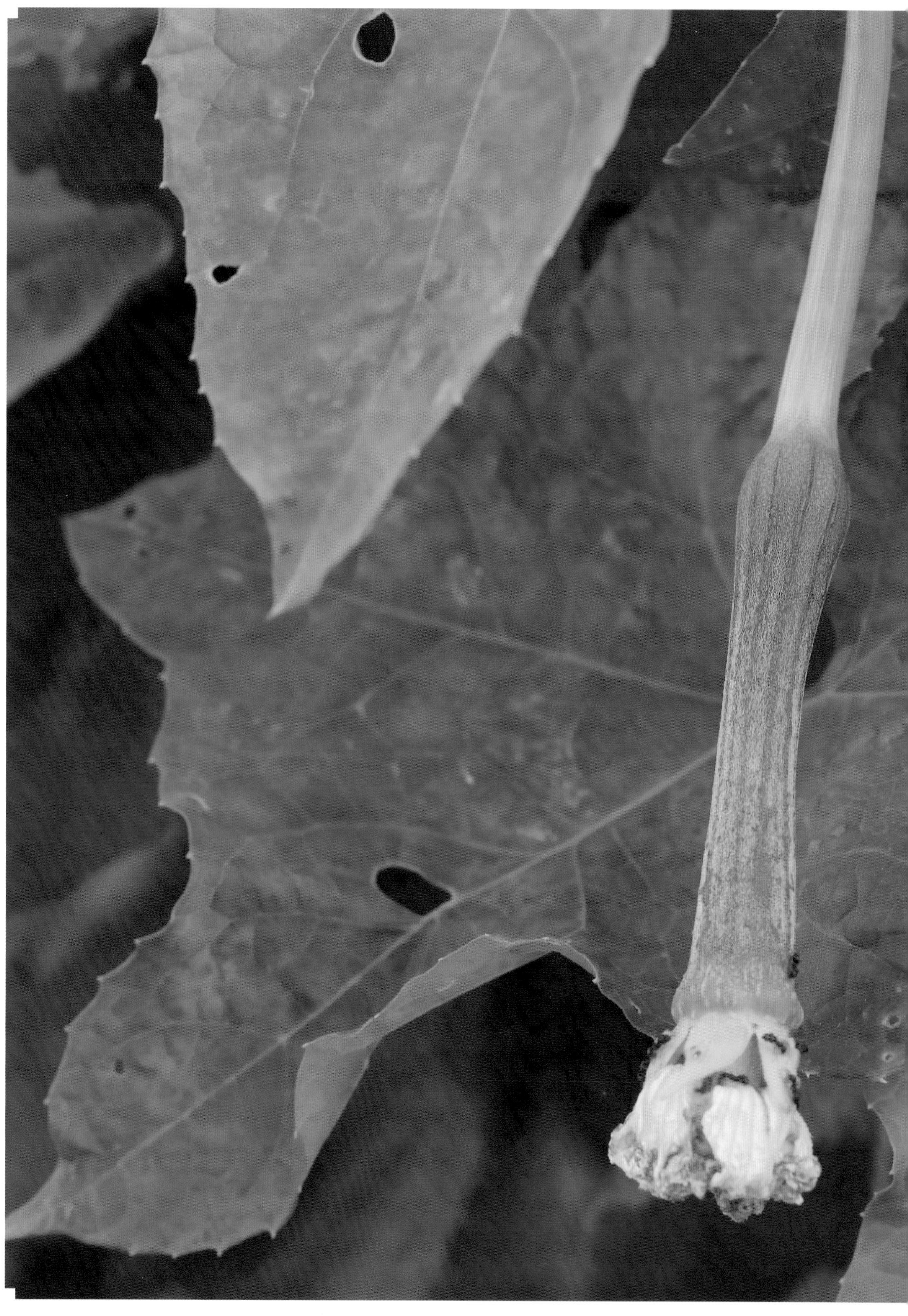

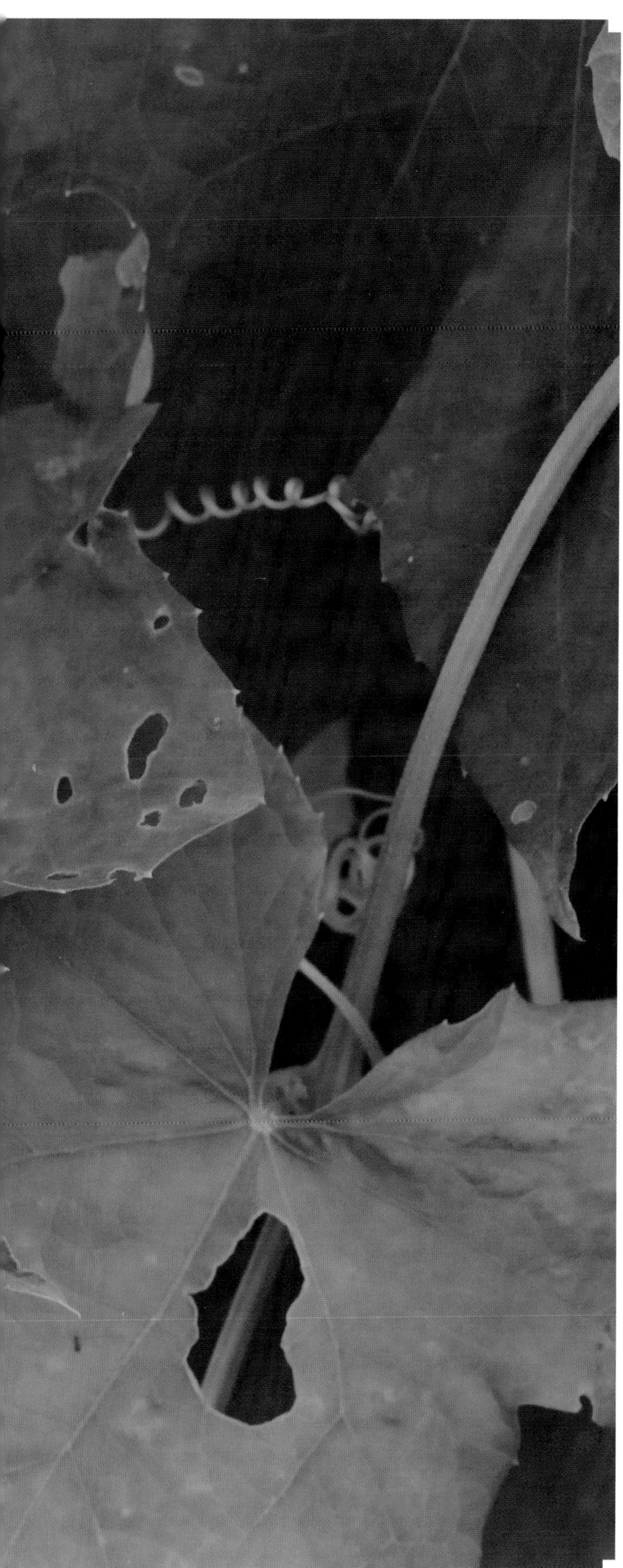

丝瓜络

【维药名】阿合日。

【别　名】丝瓜筋、丝瓜瓤。

【来　源】本品为葫芦科一年生攀缘草本植物丝瓜 *Luffa cylindrica* (L.) Roem. 的干燥成熟果实中的维管束。

【性味归经】甘，平。归肺、胃、肝经。

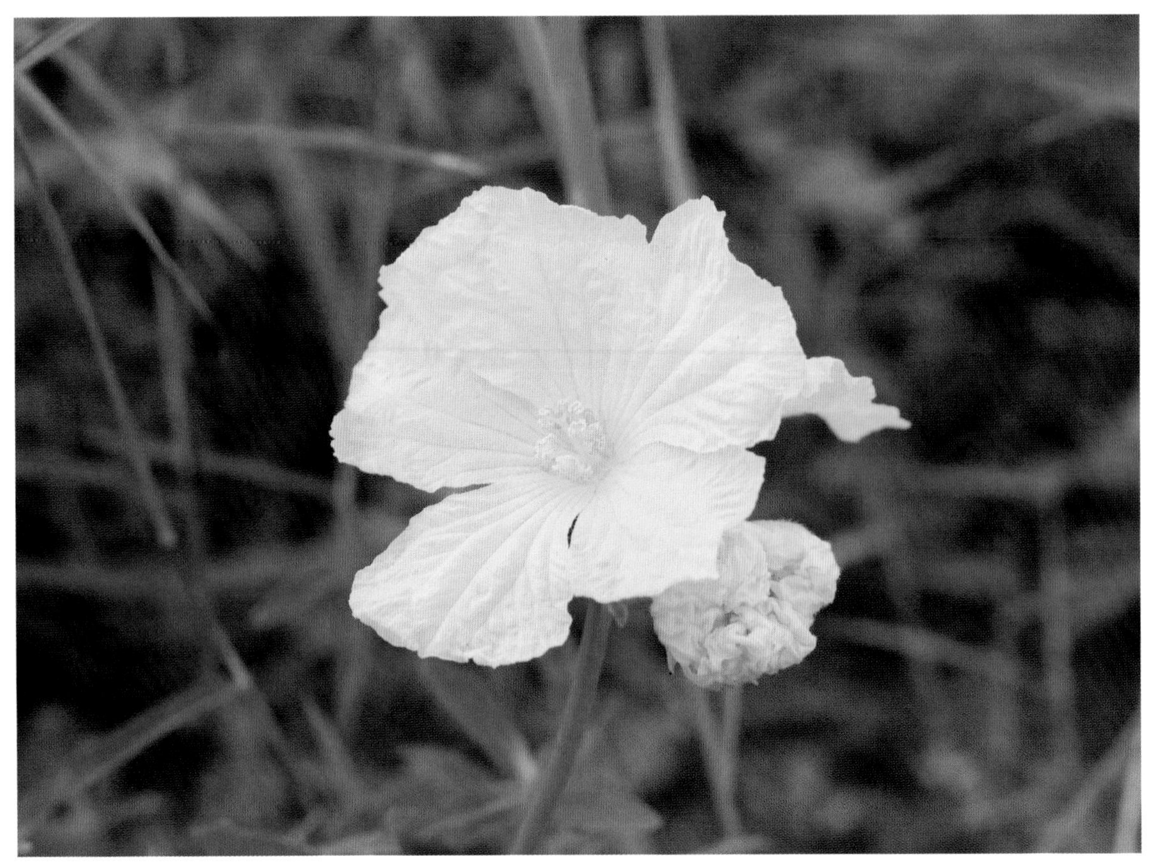

丝瓜花

识别特征

一年生攀缘草本。茎有 5 棱，光滑或棱上有粗毛；卷须通常 3 裂。叶片掌状 5 裂，裂片三角形或披针形，先端渐尖，边缘有锯齿，两面均光滑无毛。雄花的总状花序有梗，长 10 ~ 15 cm，花瓣分离，黄色或淡黄色，倒卵形，长约 4 cm；雌花的花梗长 2 ~ 10 cm；果实长圆柱形，长 20 ~ 50 cm，直或稍弯，下垂，无棱角，表面绿色，成熟时黄绿色至褐色，果肉内有强韧的纤维如网状。种子椭圆形，扁平，黑色，边缘有膜质狭翅。花、果期 8—10 月。

生境分布

我国各地均有栽培。

采收加工

夏、秋二季果实成熟、果皮变黄、内部干枯时采摘，除去外皮及果肉，洗净，晒干，除去种子。

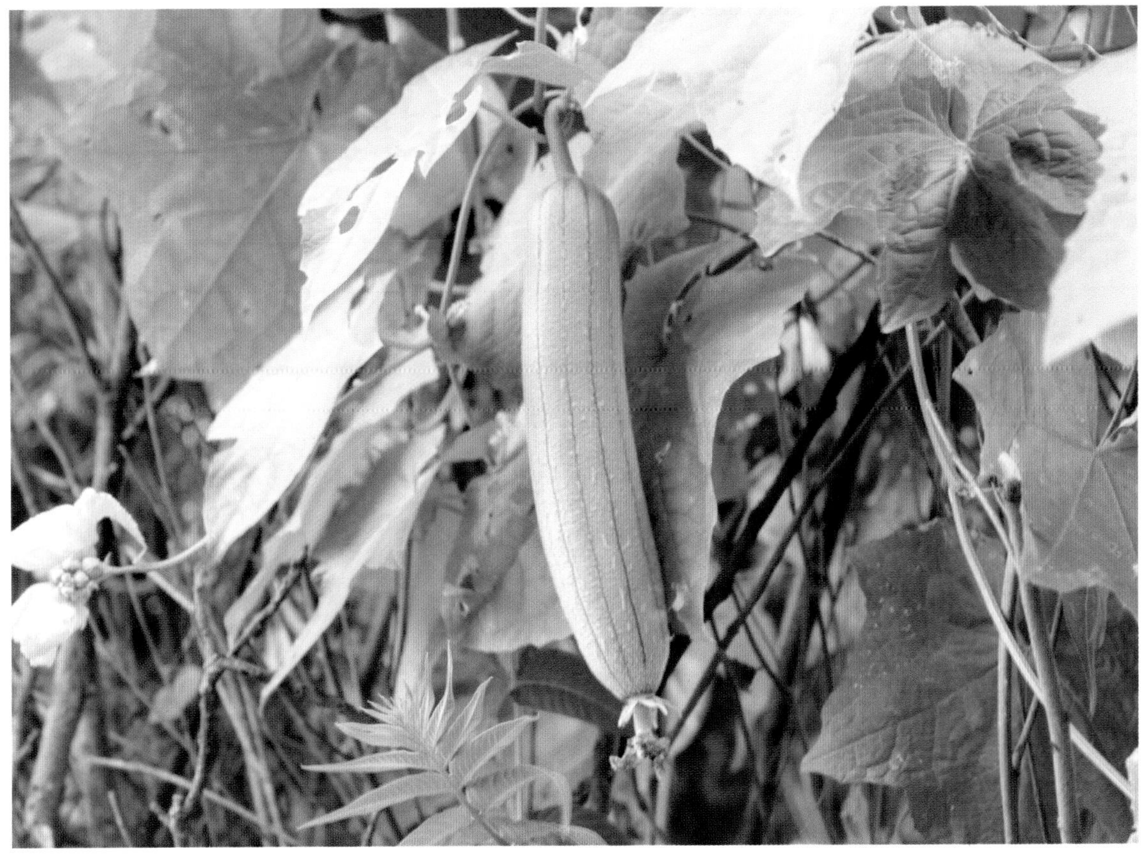

丝瓜

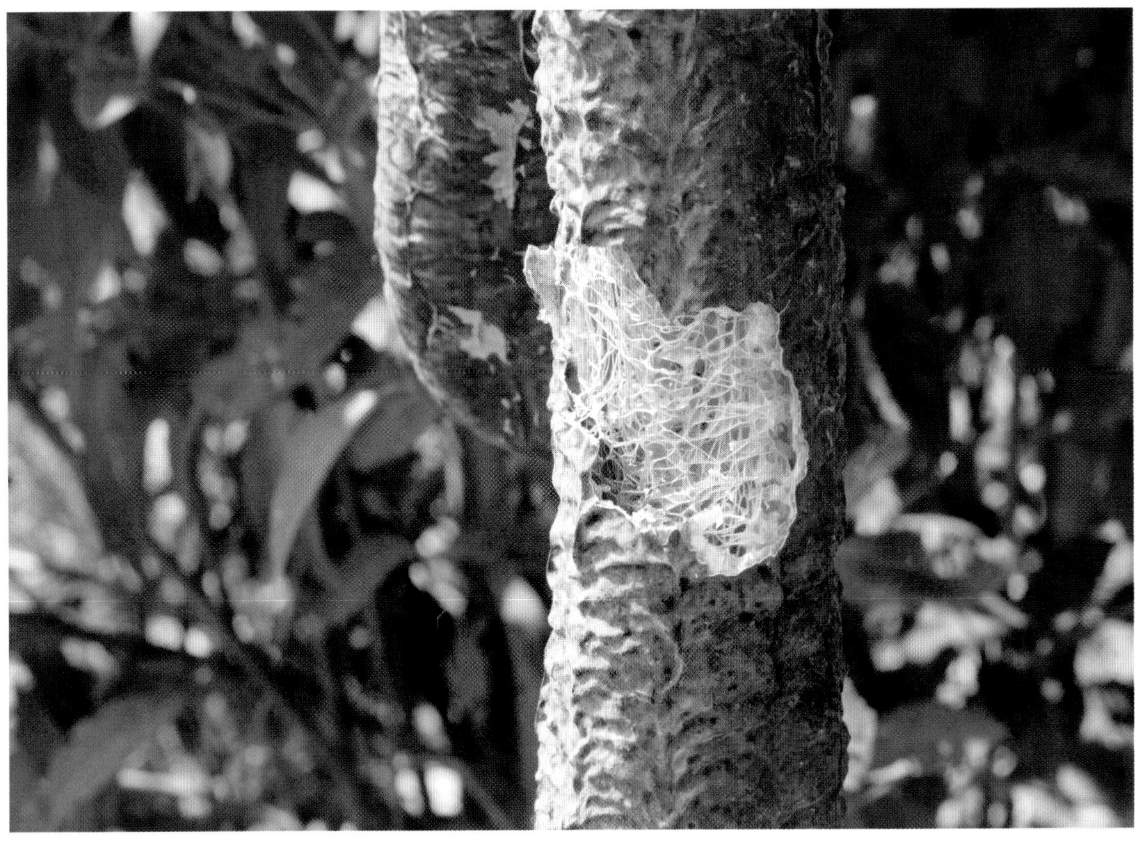

丝瓜络

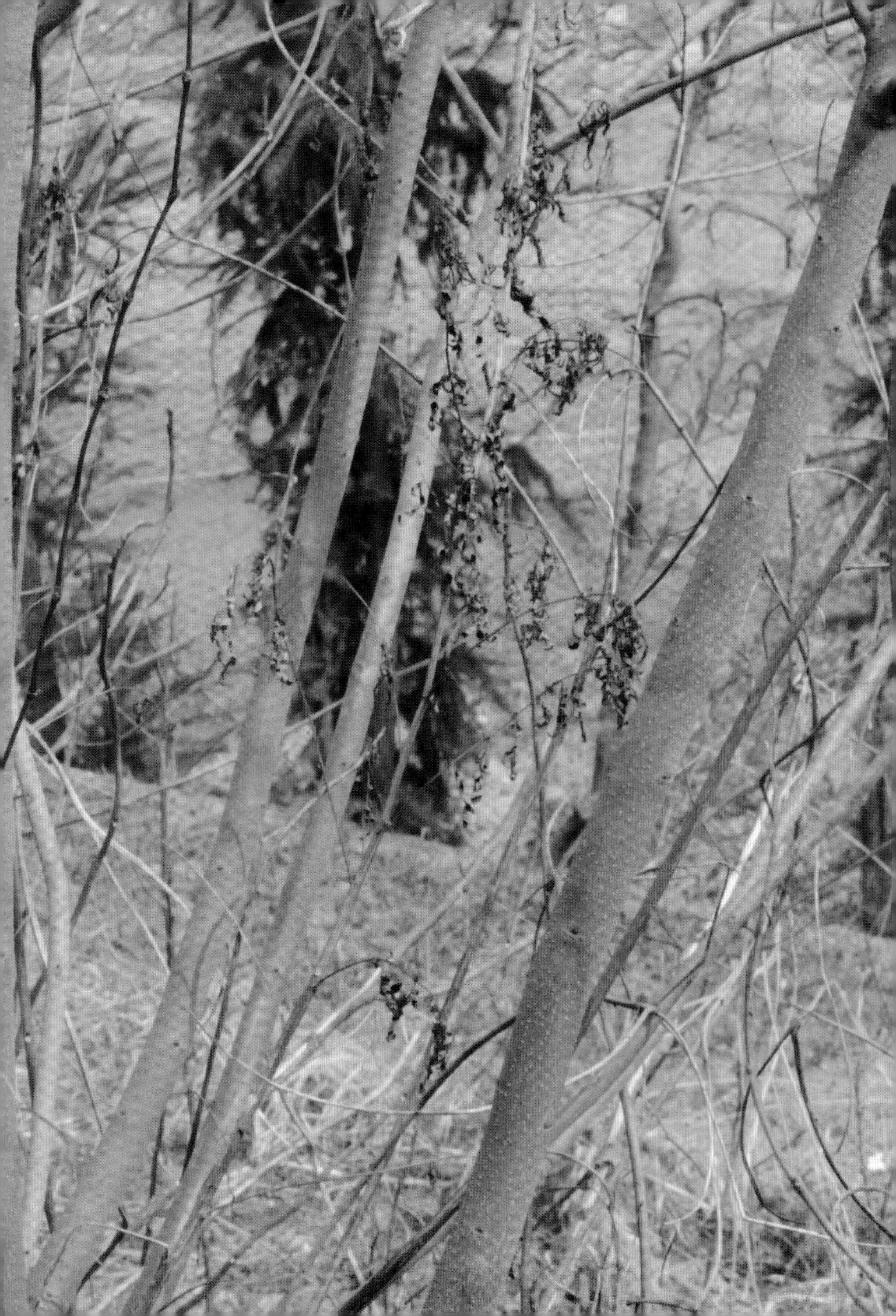

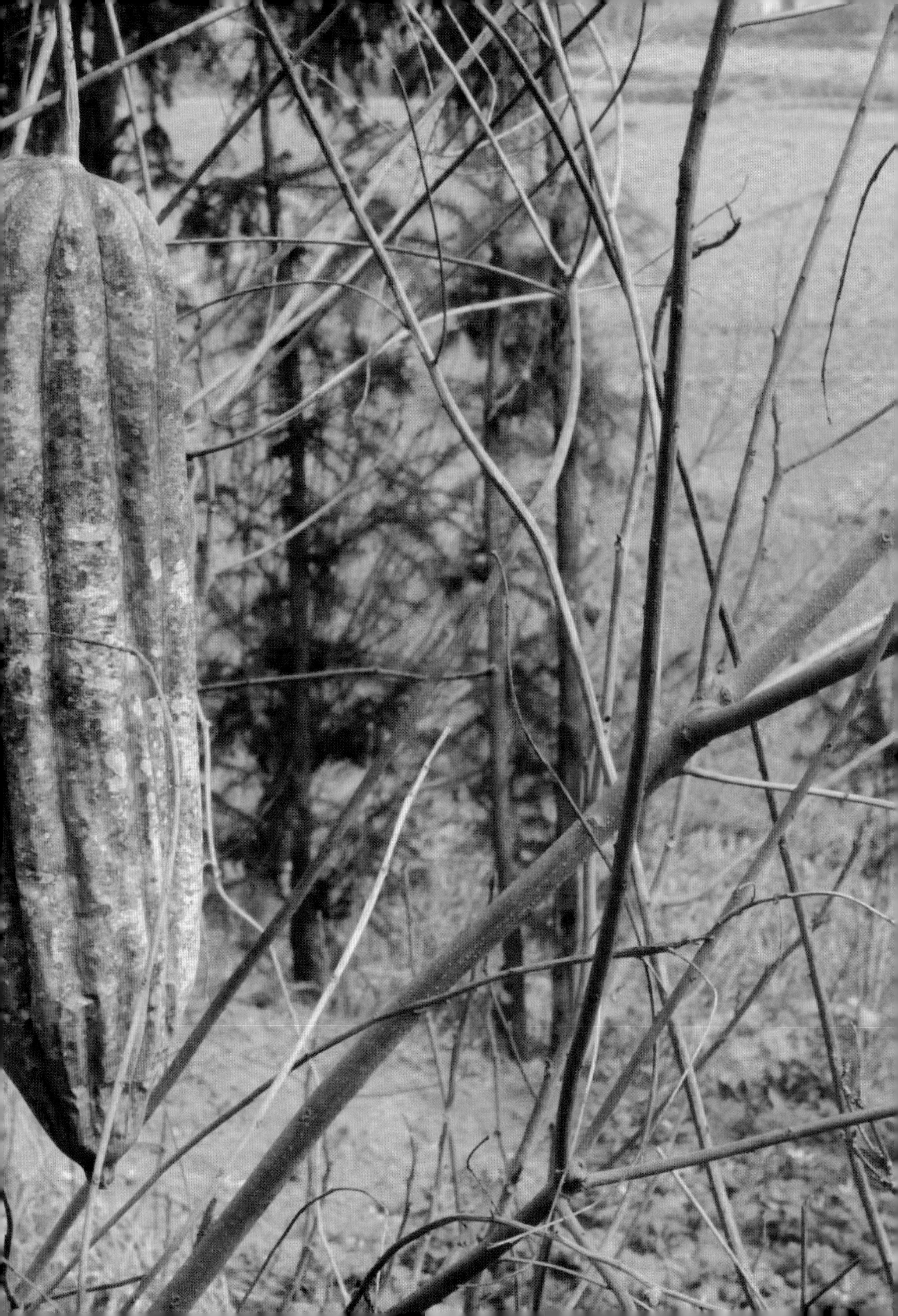

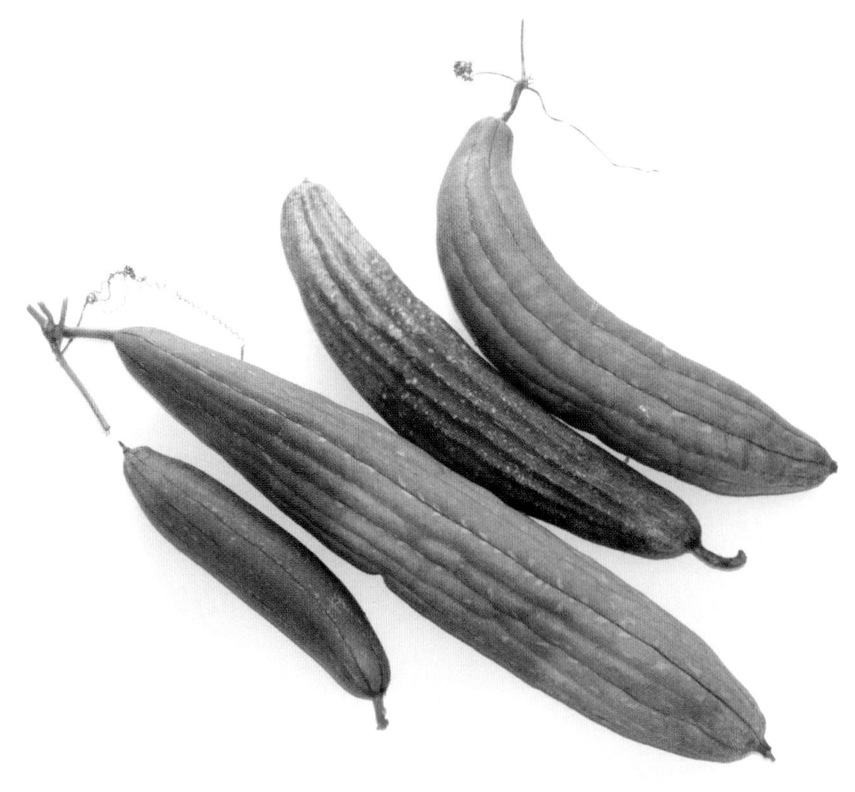

丝瓜络药材

药材鉴别

本品为筋络（维管束）交织而成的网状条状。表面黄白色。体轻，质韧，有弹性。气微，味淡。

功效主治

祛风通络，解毒化痰。本品体轻善通，入肺则通肺络，入胃则通胃络，入肝则通脉络，性平偏凉而清热解毒，清肺化痰，故有祛风通络、解毒化痰之功。

药理作用

经动物实验证明，丝瓜藤煎剂有止咳、祛痰、平喘作用。丝瓜藤煎剂和酒浸剂对肺炎链球菌有较强的抑菌作用，对甲型溶血性链球菌和乙型溶血性链球菌均有抑制作用。丝瓜子有驱肠虫的作用。

用法用量

内服：6 ~ 10 g，煎服，大剂量可用至 60 g。

民族药方

1. 甲状腺腺瘤 丝瓜络、夏枯草各 30 g，甘草 10 g。水煎服，每日 1 剂，早、晚分服。

2. 咳喘 丝瓜络 20 g，桑皮 30 g，杏仁 15 g，鲜豆浆 1 碗。煎煮，沸后再加白开水 1 碗，1 次顿服。

3. 小儿肠炎 丝瓜络、葛根、扁豆花、木瓜各 6 ~ 10 g，炒乌梅、煨木香各 3 ~ 6 g，生山楂 6 ~ 8 g。每日 1 剂，浓煎至 100 ~ 150 ml，分 4 ~ 5 次服，随证加减。

4. 肉芽肿性唇炎 丝瓜络、白茯苓（先煎）各 20 g，炒白术、薏苡仁各 6 g，蒲公英 40 g，牡丹皮、赤芍、川贝母、金银花、车前草各 10 g，桑白皮、山豆根各 5 g。水煎服。

5. 肩周炎 丝瓜络、黄芪、鸡血藤、老桑枝各 30 g，威灵仙、当归尾、续断、伸筋草各 12 g，千年健、桂枝尖各 9 g，片姜黄 10 g。水煎服。

6. 皮肤结节性红斑 丝瓜络、地骨皮、白薇、生地黄、蒲公英、秦艽、夏枯草、丹参、赤芍、忍冬藤、石斛、松节等各适量。随证加减，水煎服。

使用注意

寒嗽、寒痰者慎用。

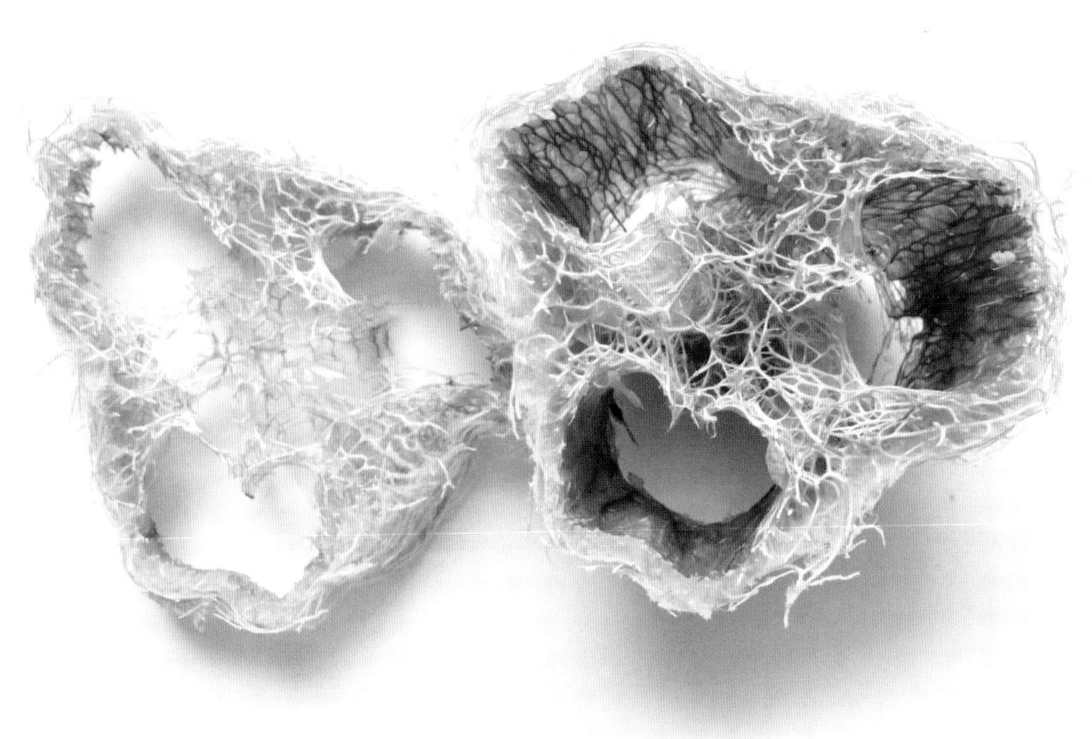

丝瓜络饮片

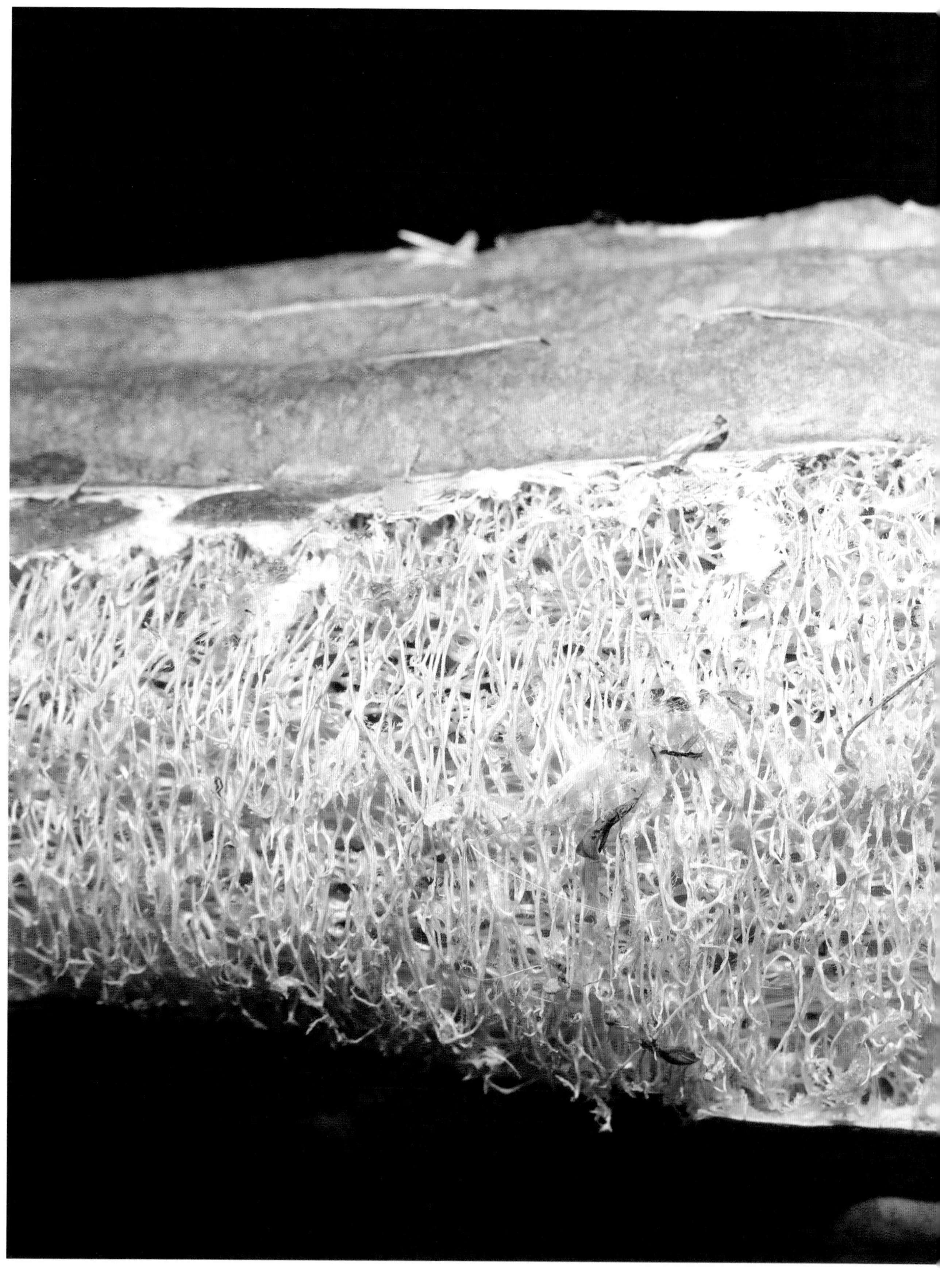

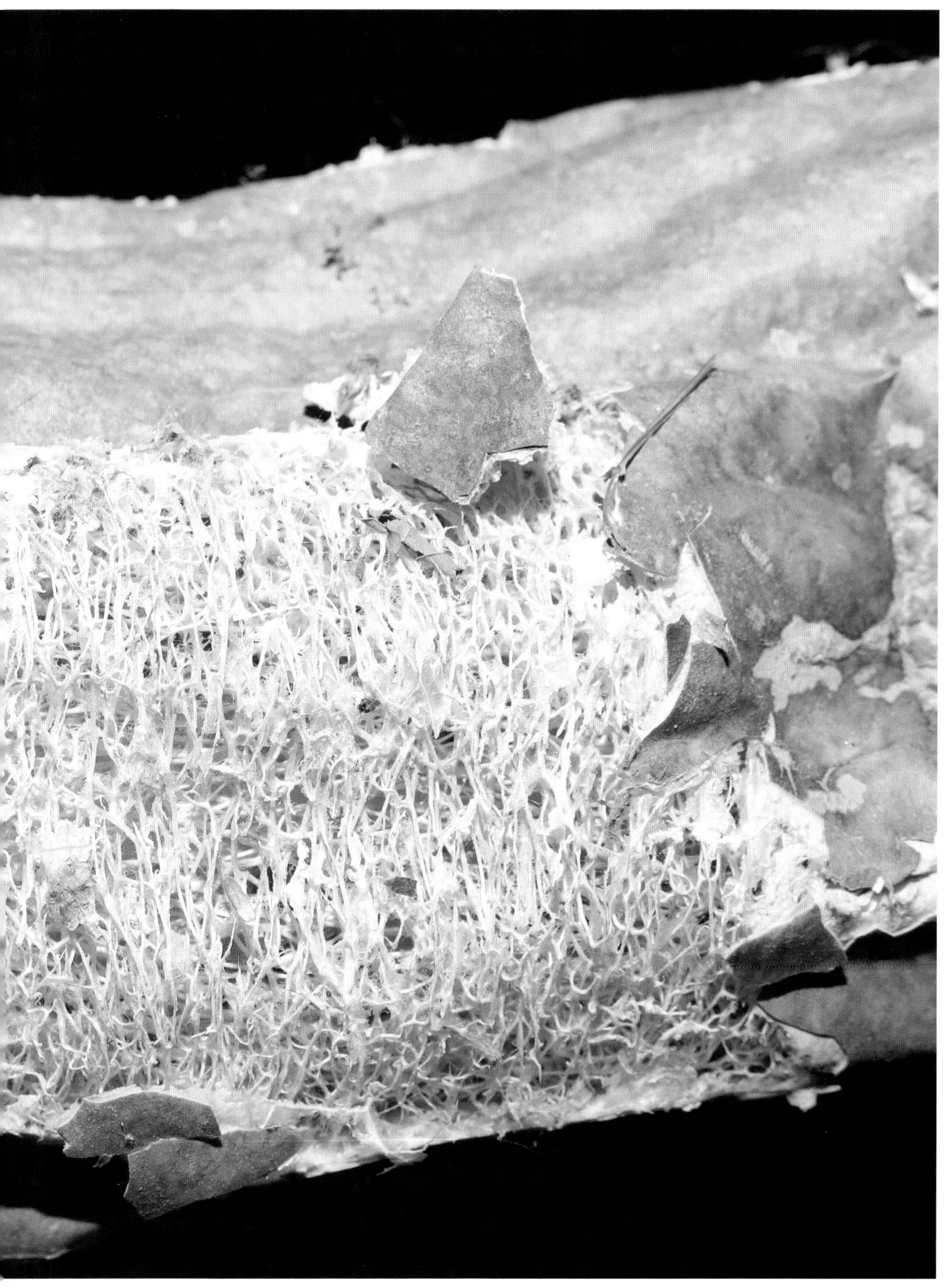

丝瓜络药材

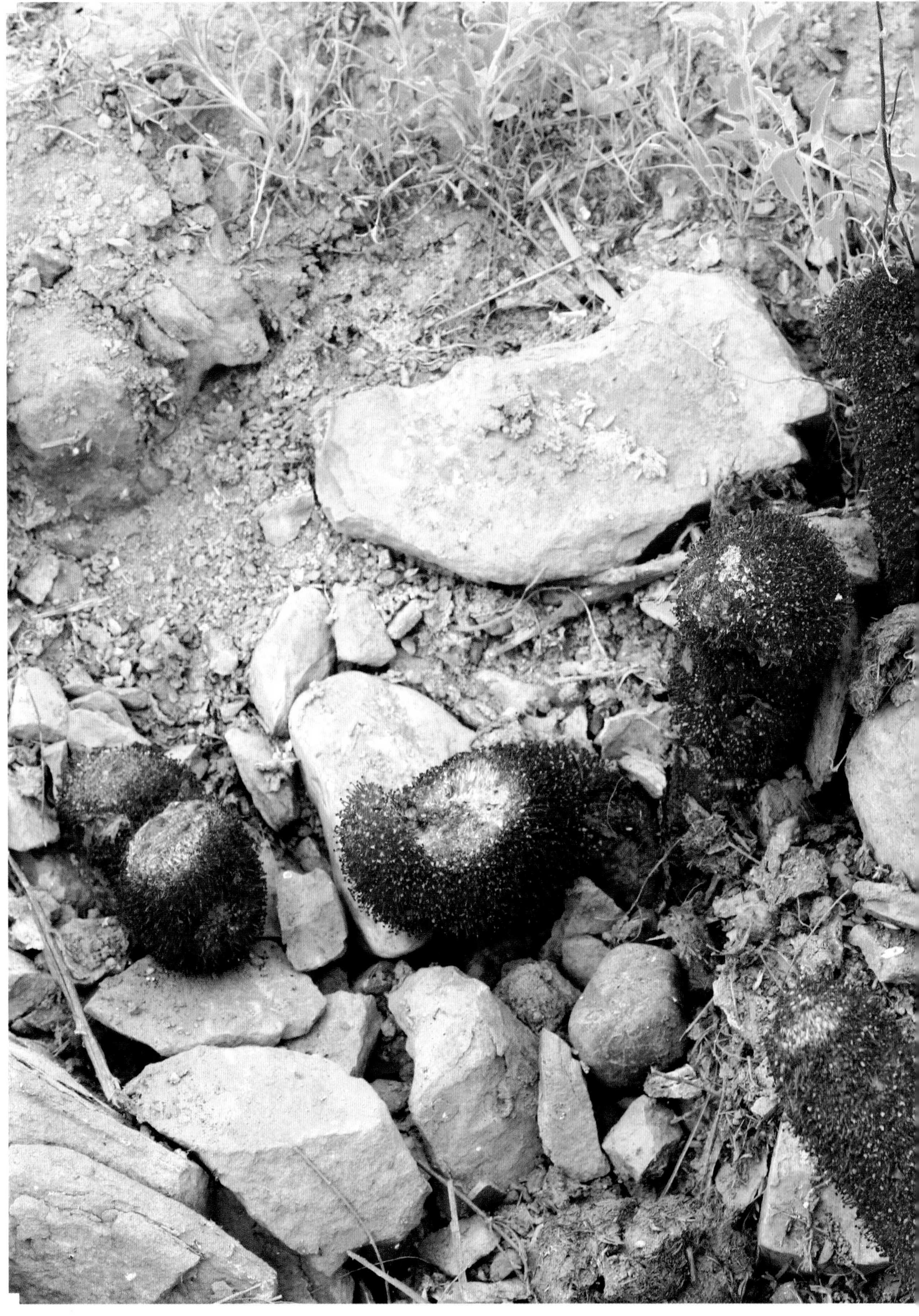

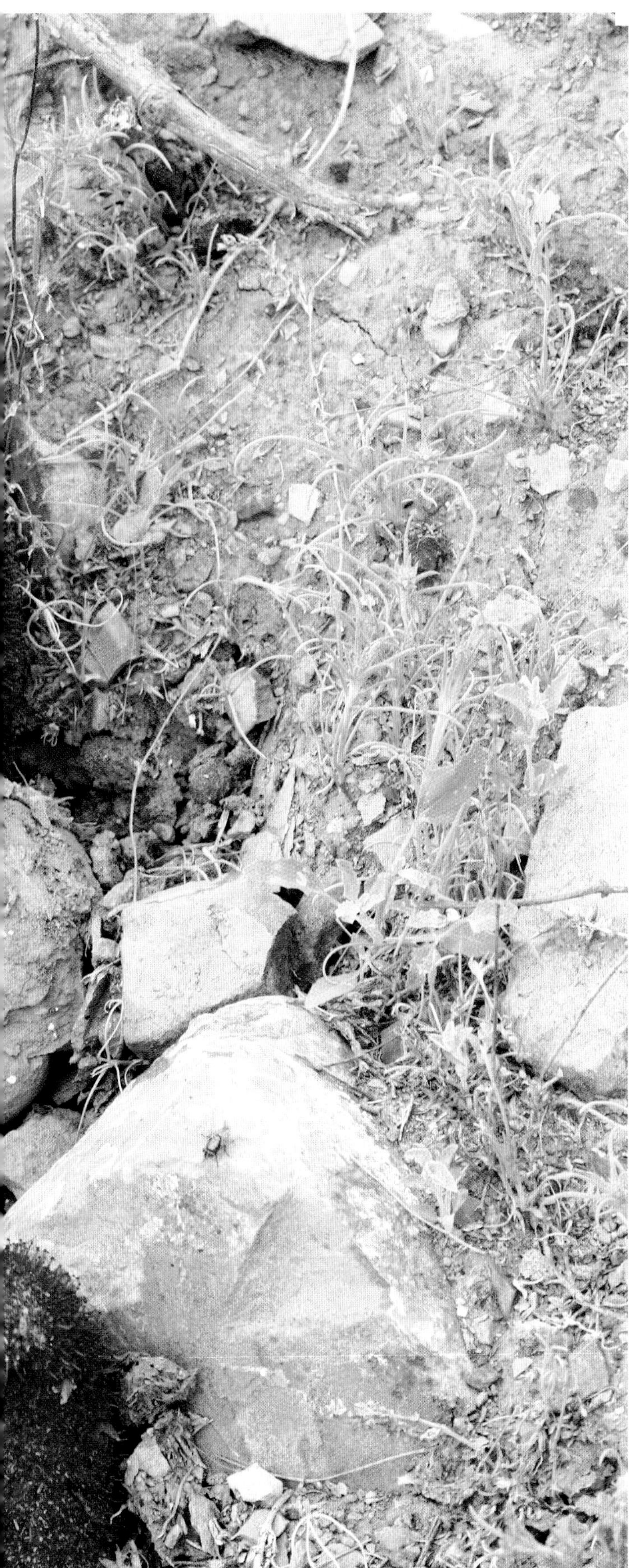

锁阳

【维药名】也尔买地克。

【别　名】锈铁锤、地毛球、锁燕。

【来　源】本品为锁阳科植物锁阳 *Cynomorium songaricum* Rupr. 的干燥肉质茎。

【性味归经】甘，温。归肝、肾、大肠经。

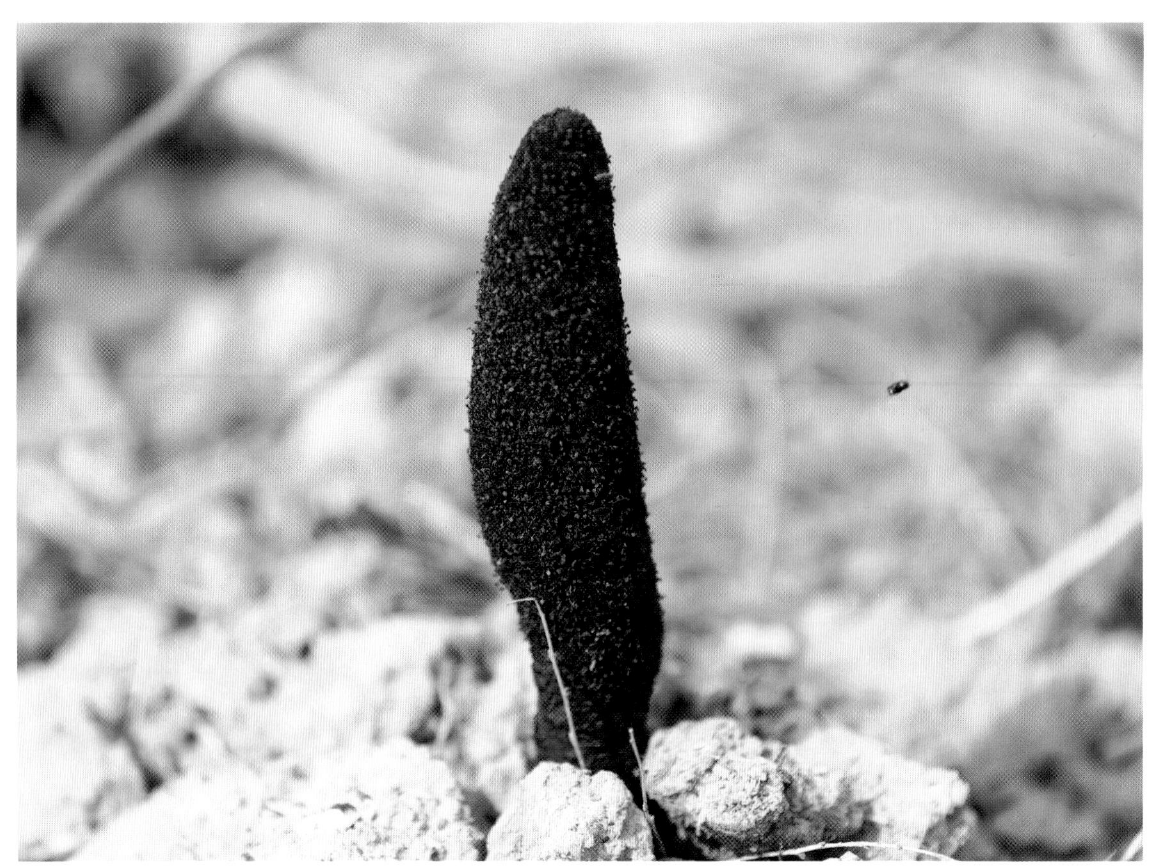

锁阳

识别特征

多年生肉质寄生草本。地下茎粗短，具有多数瘤突吸收根。茎圆柱形，暗紫红色，高 20 ~ 100 cm，径 3 ~ 6 cm，大部分埋于沙中，基部粗壮，具鳞片状叶。鳞片状叶卵圆形、三角形或三角状卵形，长 0.5 ~ 1.0 cm，宽不及 1 cm，先端尖。穗状花序顶生，棒状矩圆形，长 5 ~ 15 cm，直径 2.5 ~ 6.0 cm；生密集的花和鳞状苞片，花杂性，暗紫色，有香气。雄花有 2 种，一种具肉质花被 5 枚，长卵状楔形，雄蕊 1，花丝短，退化子房棒状；另一种雄花具数枚线形、肉质总苞片，无花被，雄蕊 1，花丝较长，无退化子房。雌花具数枚线状、肉质总苞片，其中有 1 枚常较宽大，雌蕊 1，子房近圆形，上部着生棒状退化雄蕊数枚，花柱棒状。两性花多先于雄花开放，具雄蕊雌蕊各 1，雄蕊着生子房中部。小坚果，球形，有深色硬壳状果皮。花期 6—7 月，果期 6—7 月。

生境分布

生长于干燥多沙地带，多寄生于白刺的根上。分布于内蒙古、甘肃、青海等省区。

采收加工

春、秋二季均可采收。以春采者为佳。除去花序，置沙土中半埋半露，连晒带烫，使之干燥。

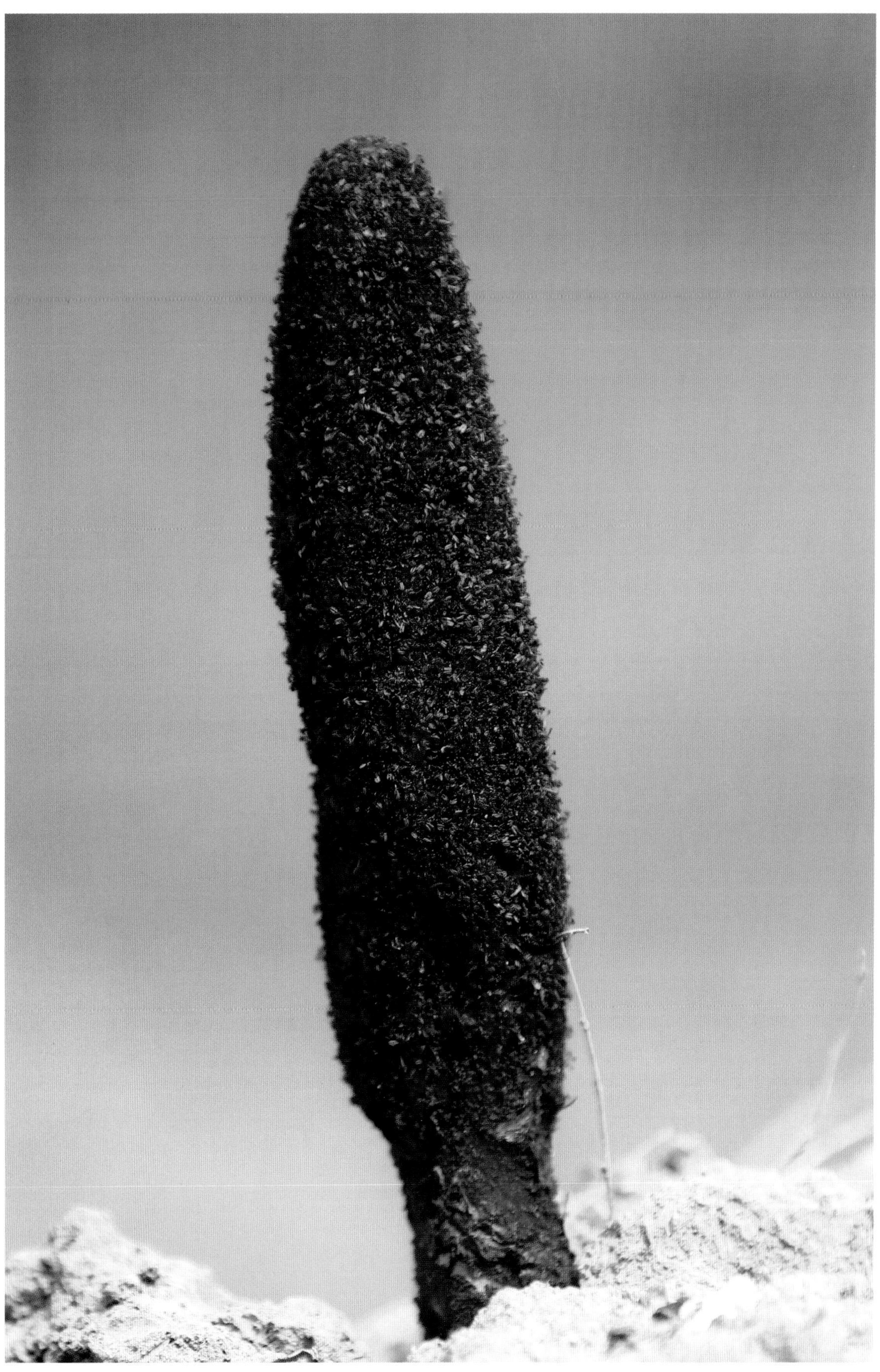

锁阳

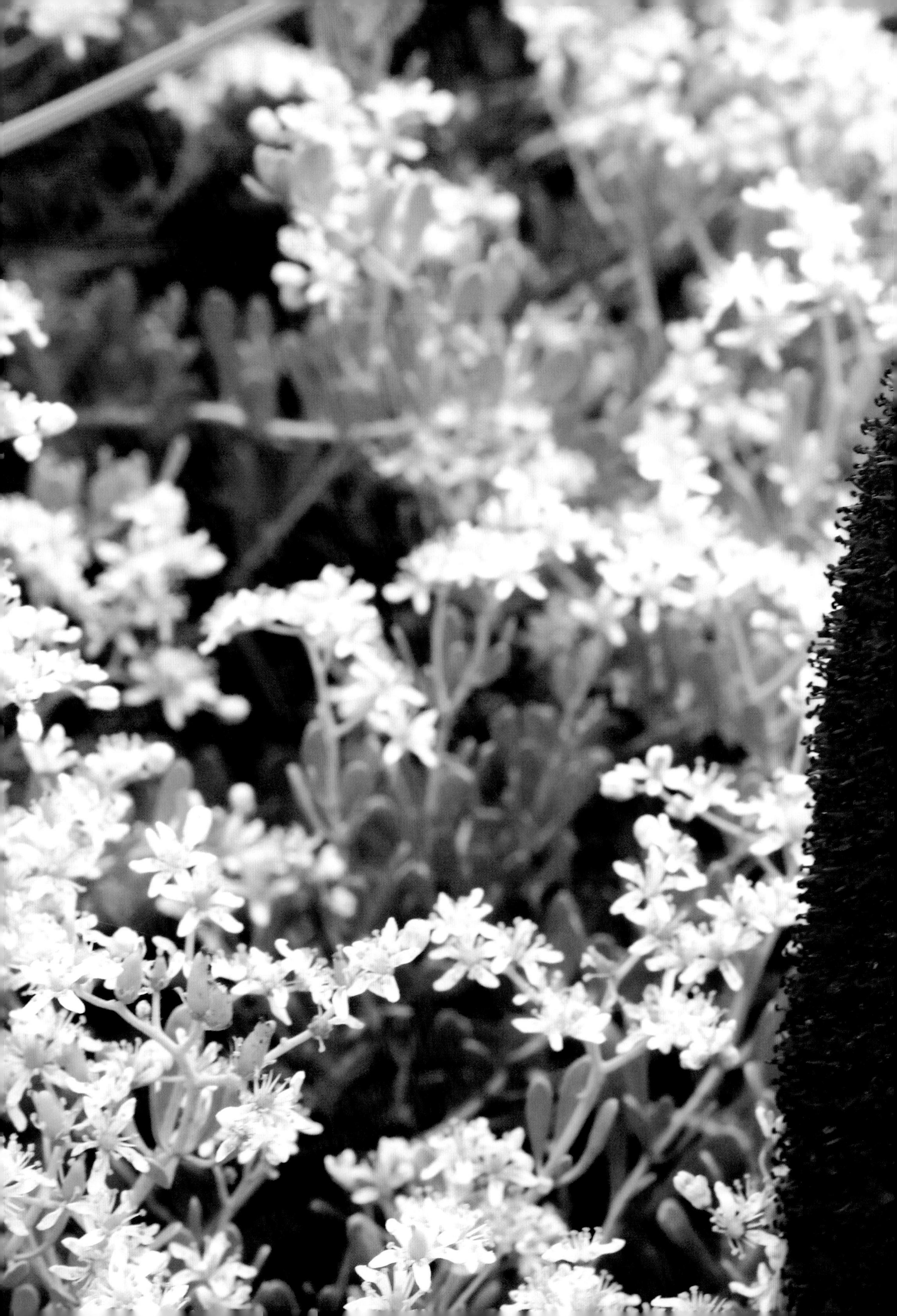

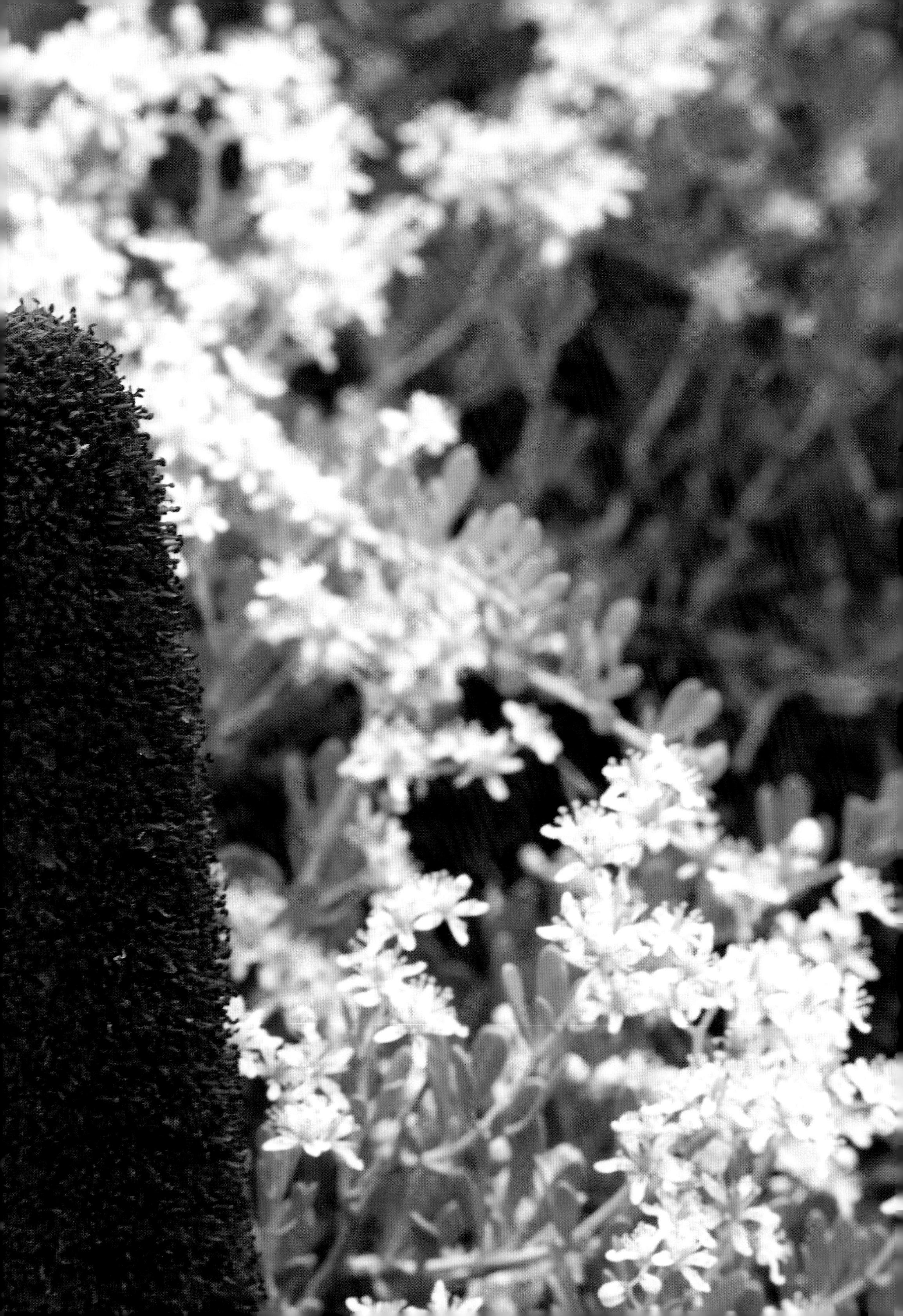

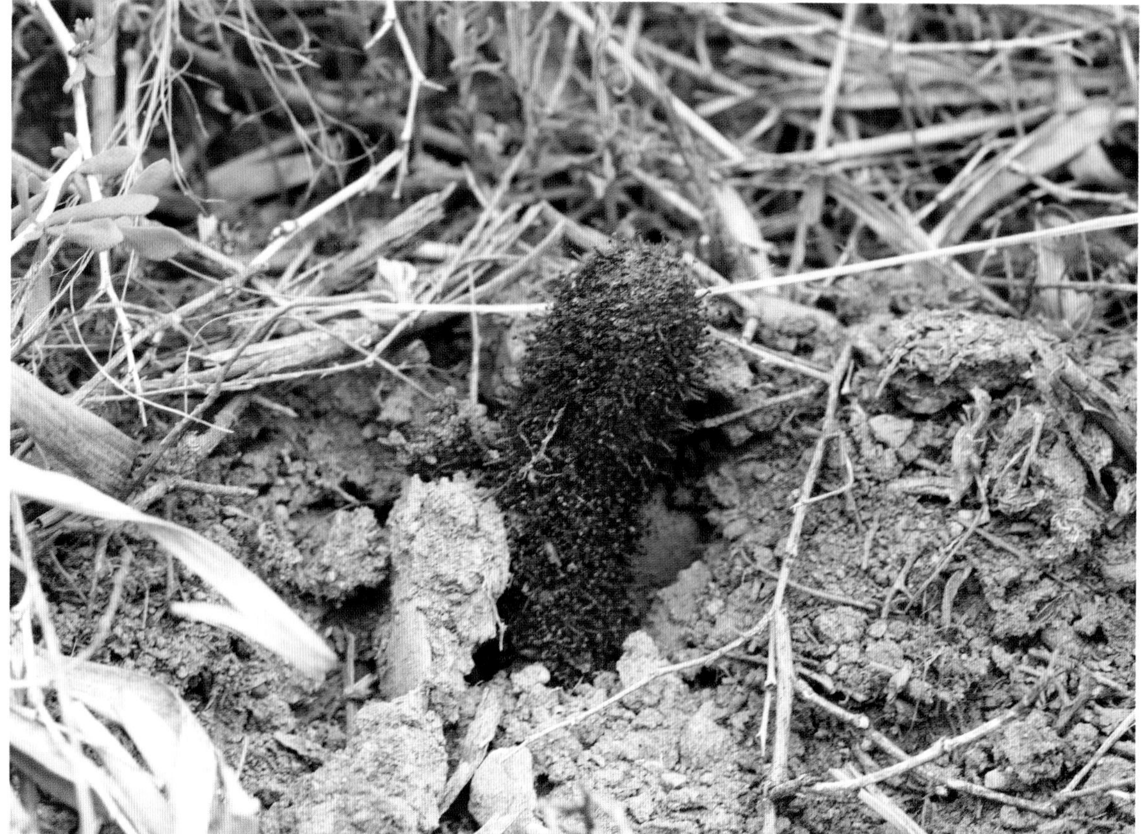

锁阳

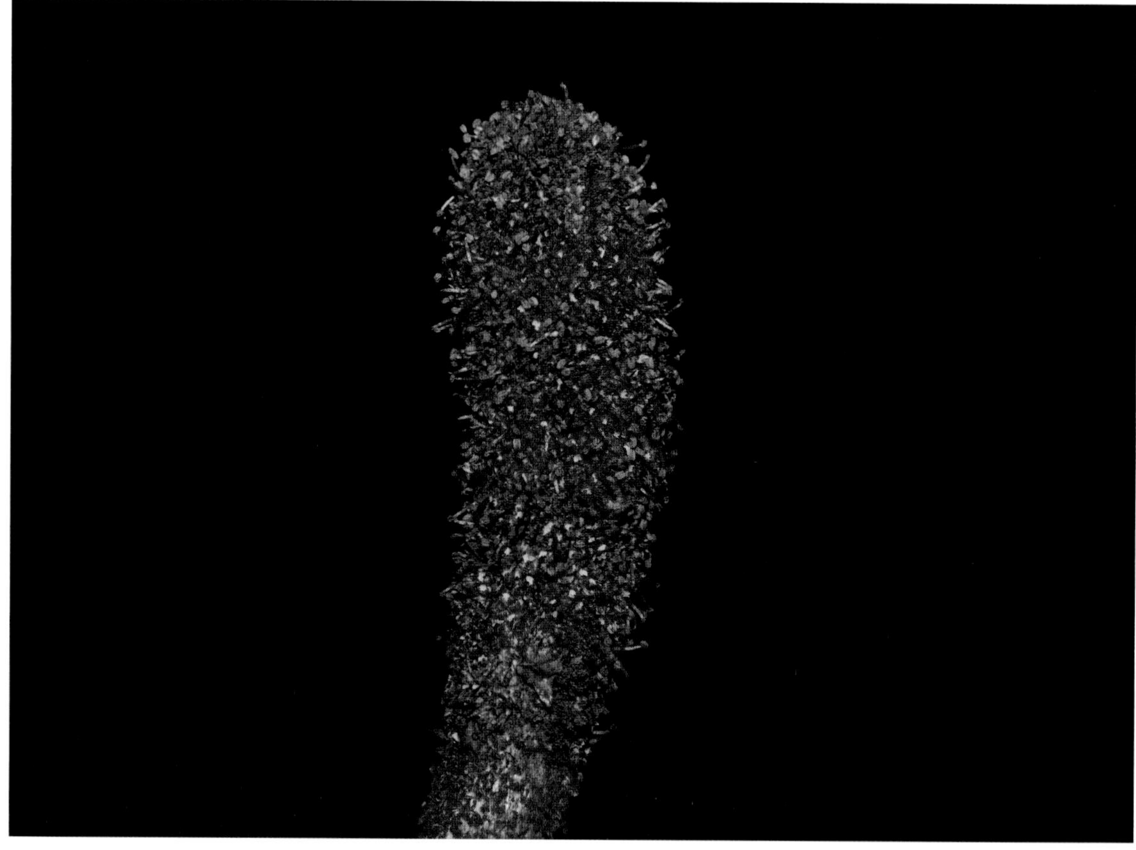

锁阳

药材鉴别

本品为不规则或类圆形的薄片。切面红棕色或棕褐色，散有黄色三角状维管束；外皮棕黄色或棕褐色，粗糙，具明显纵沟，质坚实。气微，味甘而涩。

功效主治

补肾壮阳，益肠通便。主治肾虚阳痿，遗精早泄，下肢痿软，虚人便秘。

药理作用

对小鼠灌锁阳醇提物，可使吞噬功能低下小鼠的巨噬细胞吞噬红细胞能力有所恢复。静脉滴注锁阳醇提物可使幼年大鼠血浆睾酮含量显著提高，表明锁阳有促进动物性成熟作用。锁阳水浸液对实验动物有降低血压、促进唾液分泌作用，能使细胞内 DNA 和 RNA 合成率提高。

用法用量

内服：10 ~ 15 g，煎服。

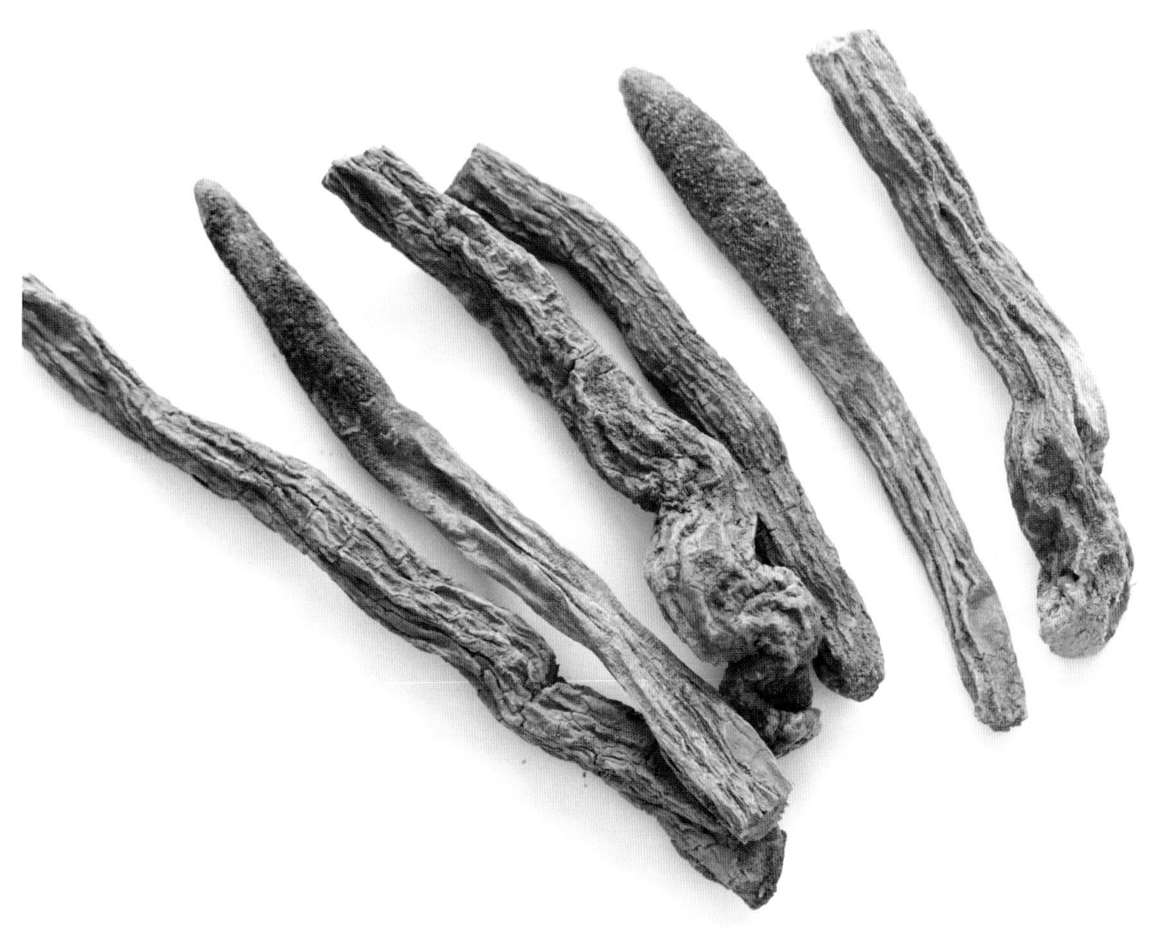

锁阳药材

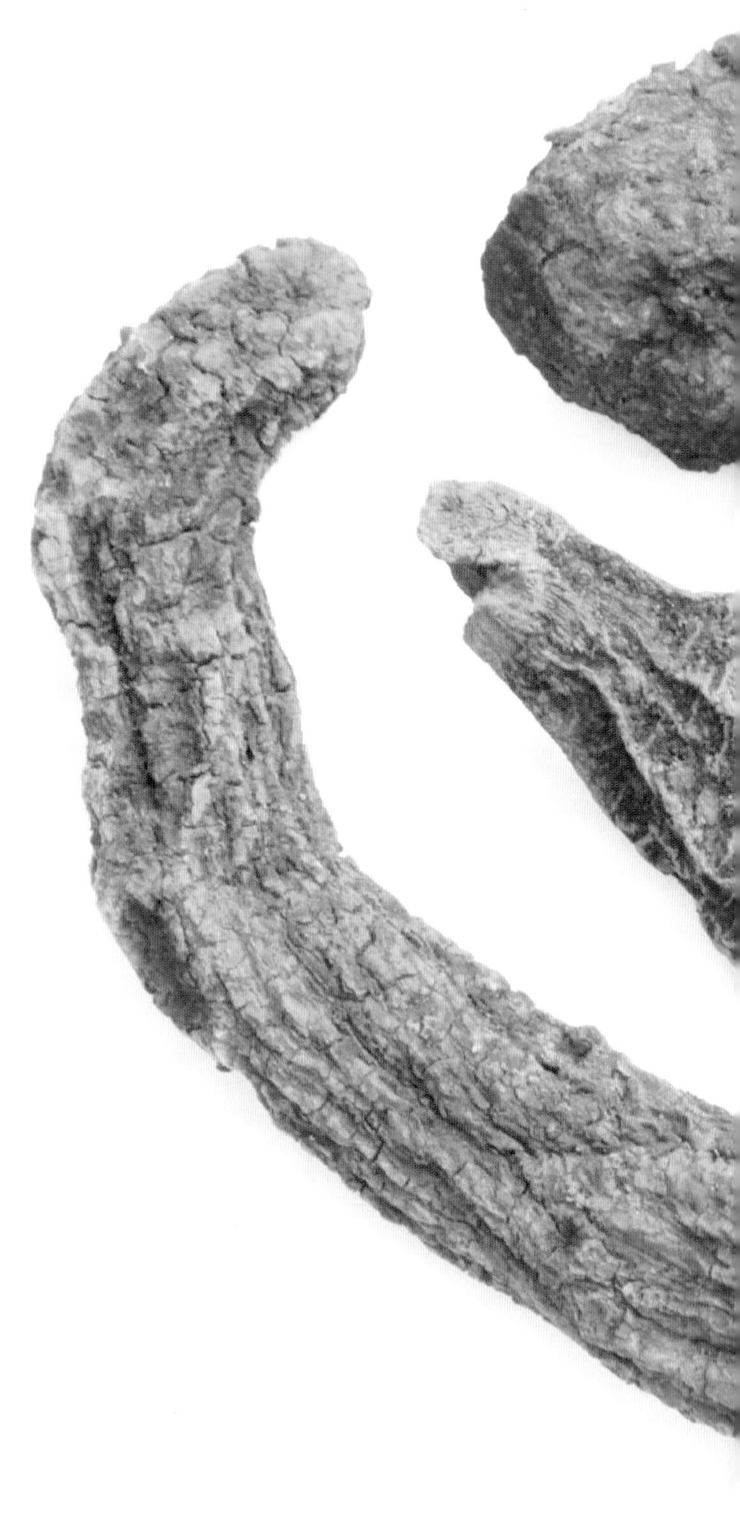

锁阳

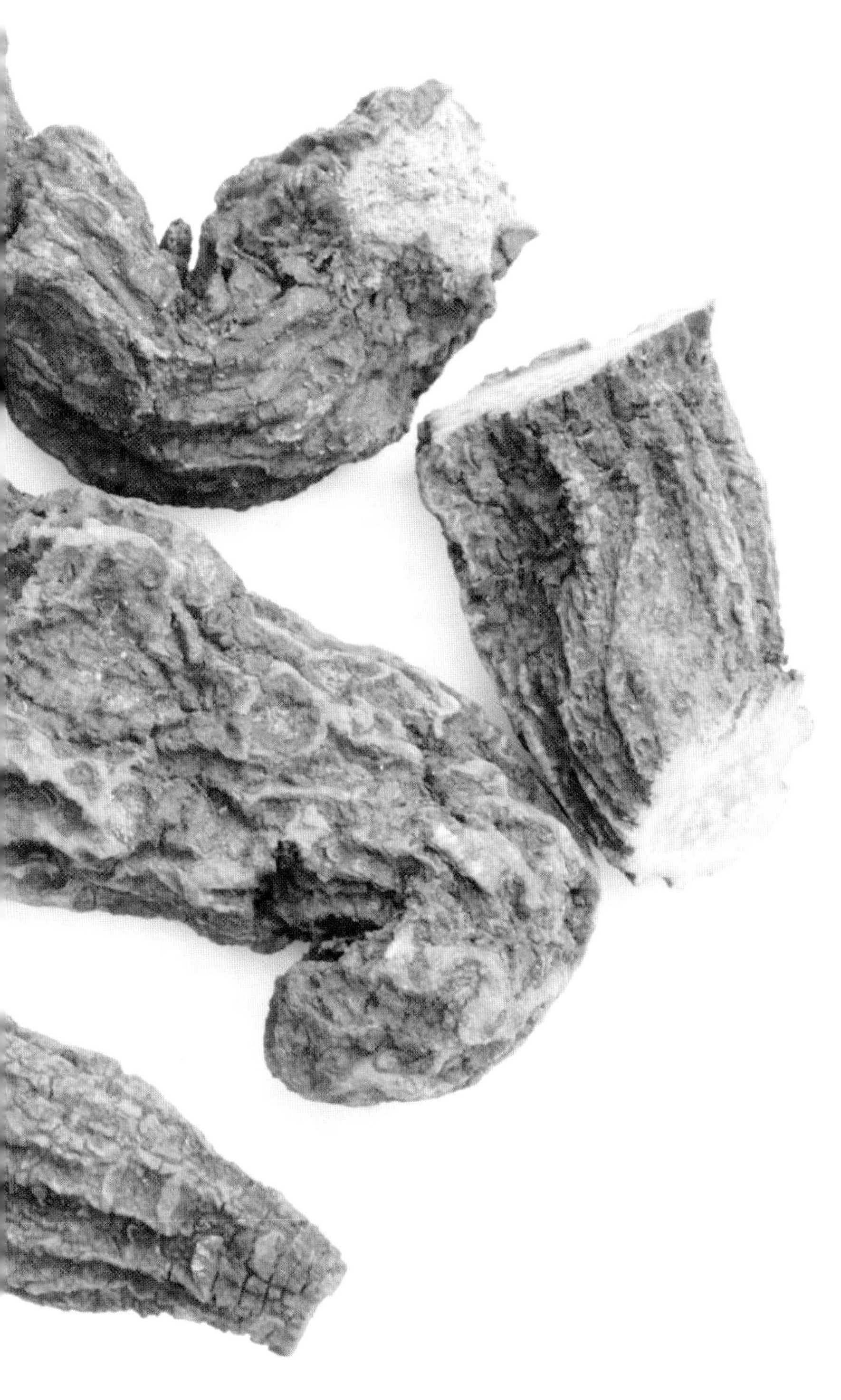

锁阳药材

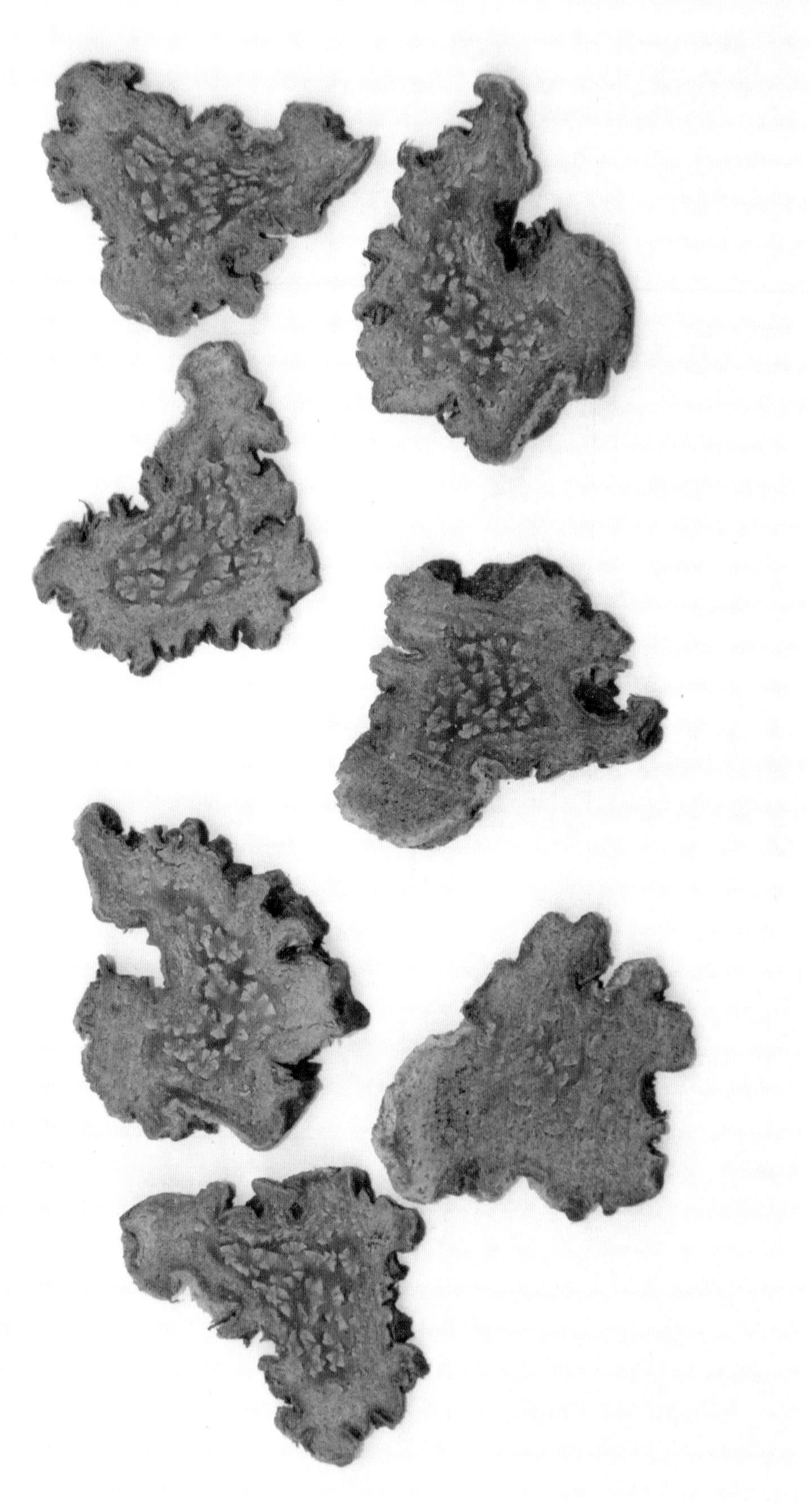

锁阳饮片

民族药方

1．周围神经炎 锁阳、枸杞子、五味子、黄柏、知母、干姜、炙龟甲各适量。研末，酒糊为丸，盐汤送下。

2．阳痿不孕 锁阳、肉苁蓉、枸杞子各 6 g，菟丝子 9 g，淫羊藿 15 g。水煎服。

3．肾虚滑精，腰膝酸软，阳痿 锁阳、肉苁蓉、桑螵蛸、茯苓各 9 g，龙骨 3 g。研细末，炼蜜为丸服。

4．阳痿，早泄 锁阳、党参、山药、覆盆子各适量。水煎服。

5．气虚之便秘 锁阳、桑椹各 15 g，蜂蜜 30 g。将锁阳（切片）与桑椹水煎取汁，入蜂蜜搅匀。每日 1 剂，分 2 次服。

6．老年性便秘 锁阳、肉苁蓉、生晒参各 20 g，蜂蜜、麻油各 250 g，亚麻子 100 g，砂仁 10 g。将肉苁蓉、锁阳、生晒参、亚麻子、砂仁研成细末，然后与蜂蜜、芝麻油混合拌匀，略加热即成，每日早晨空腹服 15 ~ 30 g。

使用注意

阴虚阳旺，脾虚泄泻，实热便秘者忌服。

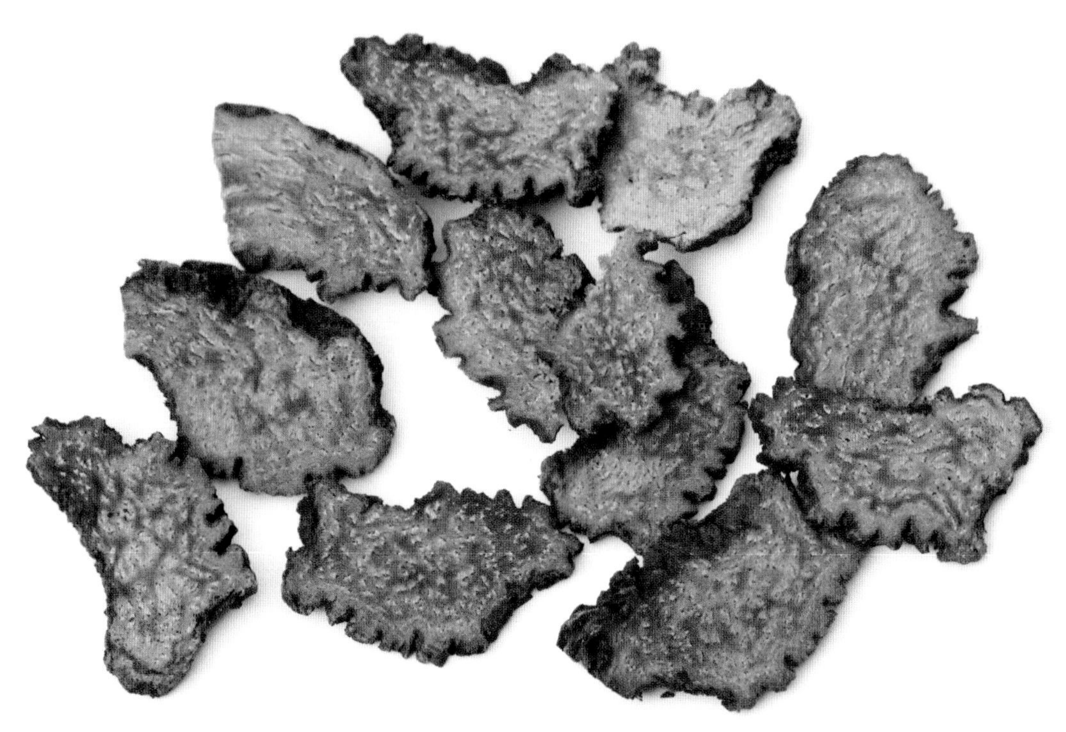

锁阳饮片

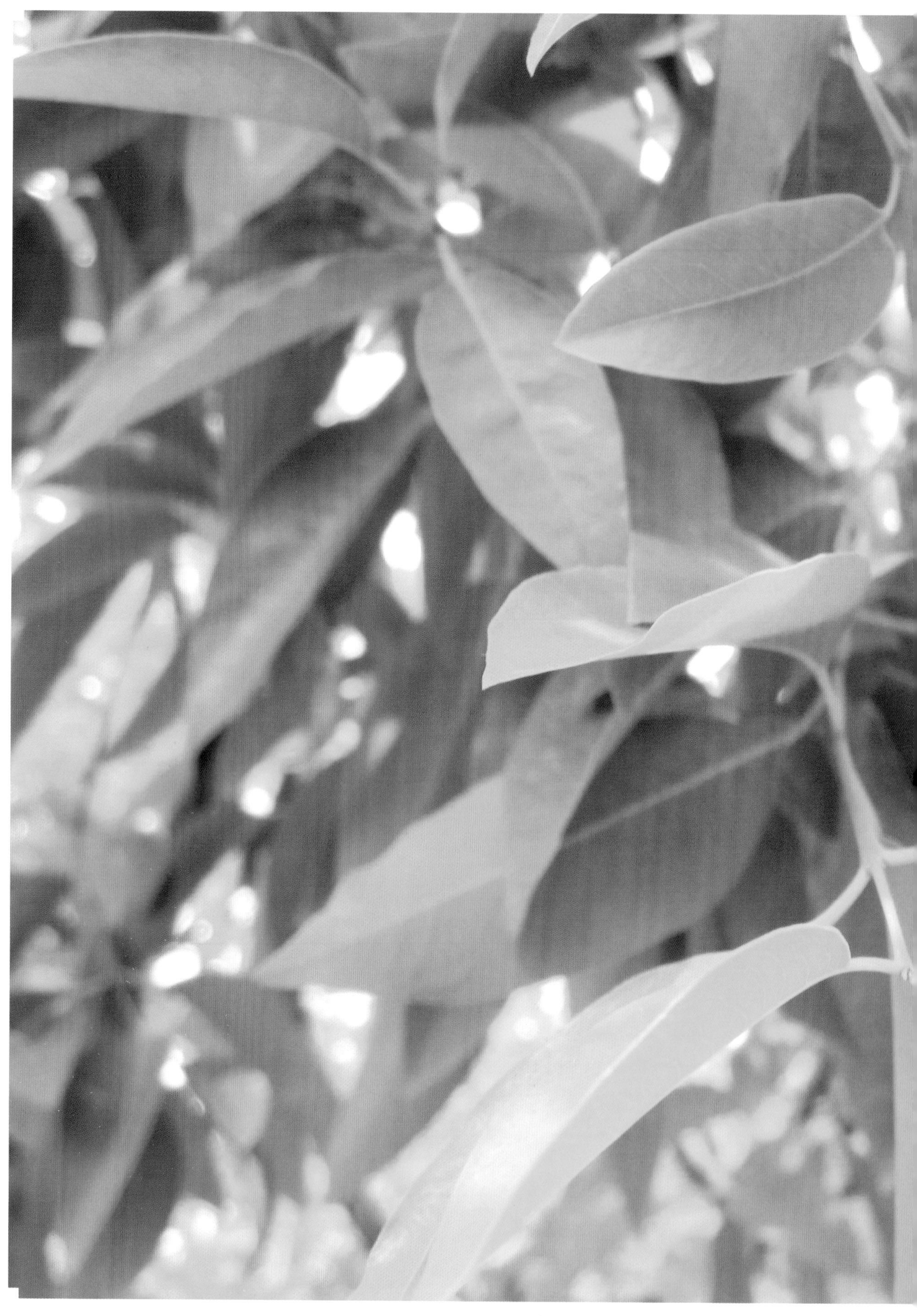

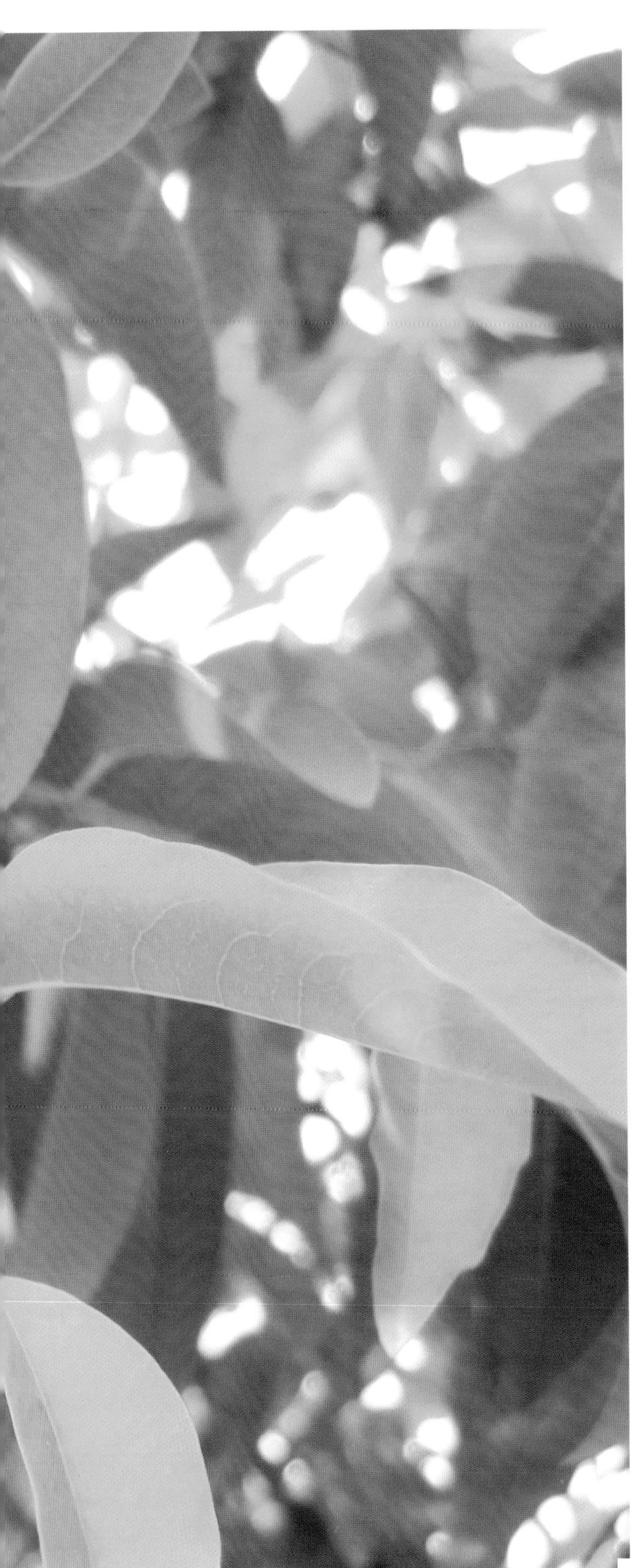

檀香

【维药名】阿克散代力。

【别　名】白檀香。

【来　源】本品为檀香科植物檀香 *Santalum album* L. 树干的干燥心材。

【性味归经】辛，温。归脾、胃、肺经。

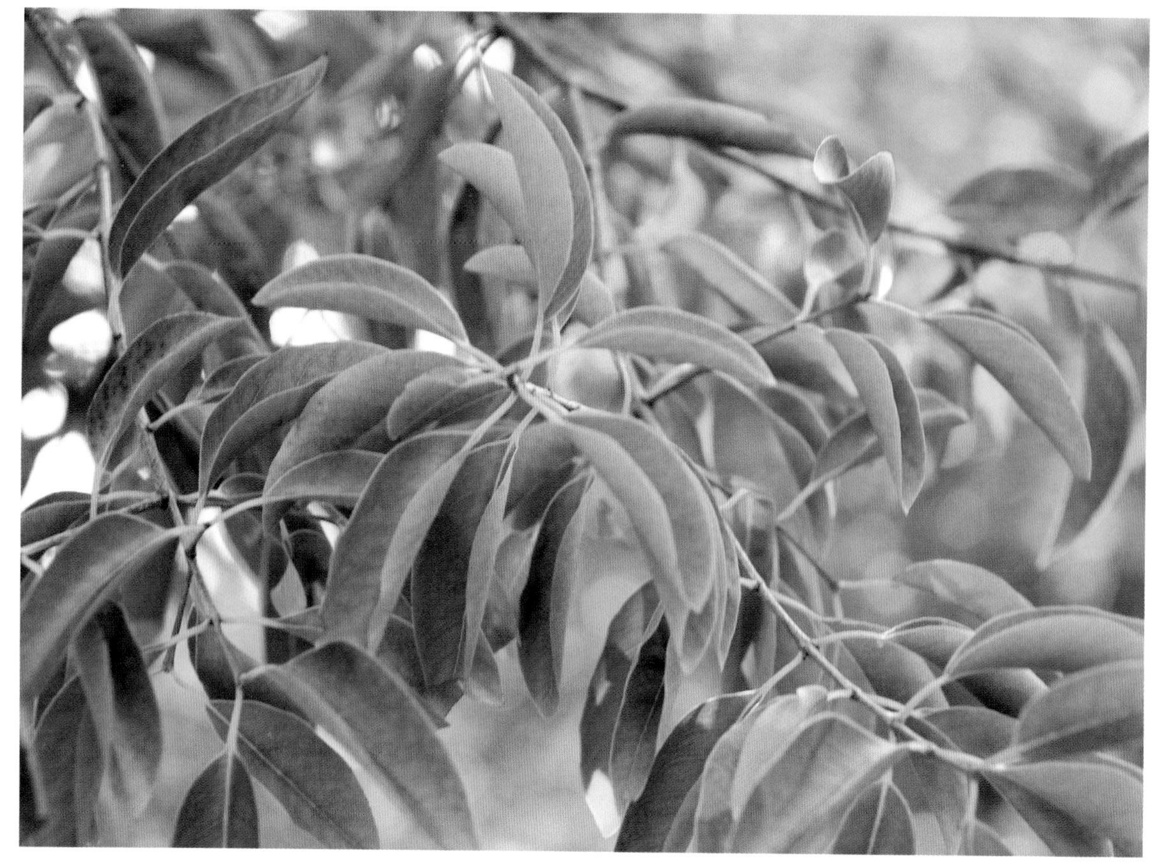

檀香

识别特征

常绿小乔木，高 6 ~ 9 m。具寄生根。树皮褐色，粗糙或有纵裂；多分枝，幼枝光滑无毛。叶对生，革质；叶片椭圆状卵形或卵状披针形，长 3.5 ~ 5.0 cm，宽 2.0 ~ 2.5 cm，先端急尖或近急尖，基部楔形，全缘，上面绿色，下面苍白色，无毛；叶柄长 0.7 ~ 1.0 cm，光滑无毛。花腋生和顶生，为 3 歧式的聚伞状圆锥花序；花梗对生，长约与花被管相等；花多数，小形，最初为淡黄色，后变为深锈紫色；花被钟形，先端 4 裂，裂片卵圆形，无毛；蜜腺 4 枚，略呈圆形，着生在花被管的中部，与花被片互生；雄蕊 4，与蜜腺互生，略与雌蕊等长，花药 2 室，纵裂，花丝线形；子房半下位，花柱柱状，柱头 3 裂。核果球形，大小似樱桃核，成熟时黑色，肉质多汁，内果皮坚硬，具 3 短棱。种子圆形，光滑无毛。花期 5—6 月，果期 7—9 月。

生境分布

野生或栽培。分布于广东、云南、台湾。国外分布于印度、印度尼西亚。

采收加工

四季可采，夏季采为好。取出心材，切成小段。

药材鉴别

本品为不规则的薄片。淡黄棕色，片面纹理纵直整齐，质致密而韧，光滑细致，具特异香气，燃烧时更为浓烈。味淡，嚼之微有辛辣感。

功效主治

行气温中，开胃止痛。主治寒凝气滞，胸痛，腹痛，胃痛食少，冠心病，心绞痛。

药理作用

檀香液给离体蛙心灌流，呈负性肌力作用，对四逆汤、五加皮中毒所致之心律不齐，有拮抗作用。

用法用量

生用。入汤剂宜后下。内服：煎汤，2 ~ 5 g；研末，1.5 ~ 3.0 g，或磨汁冲服，也入丸、散。

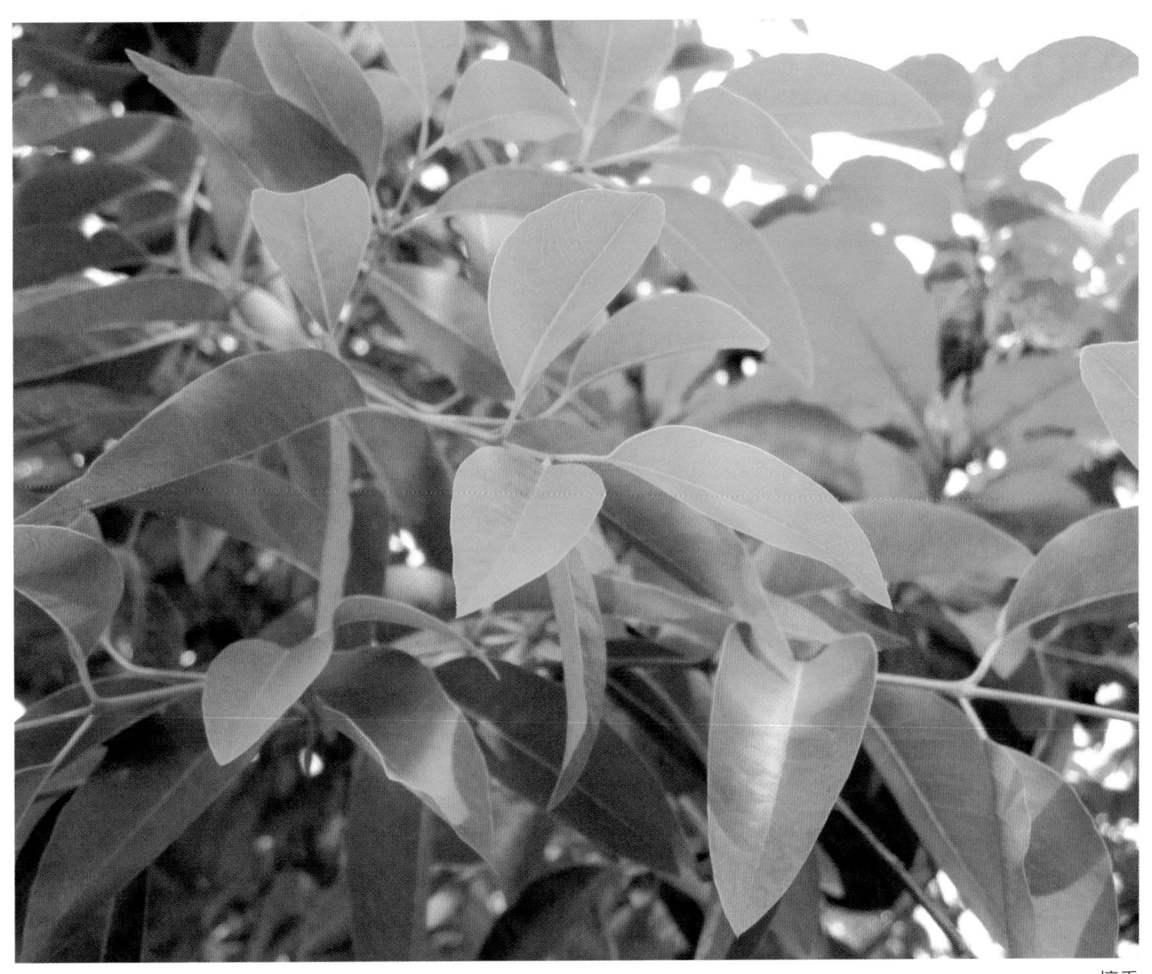

檀香

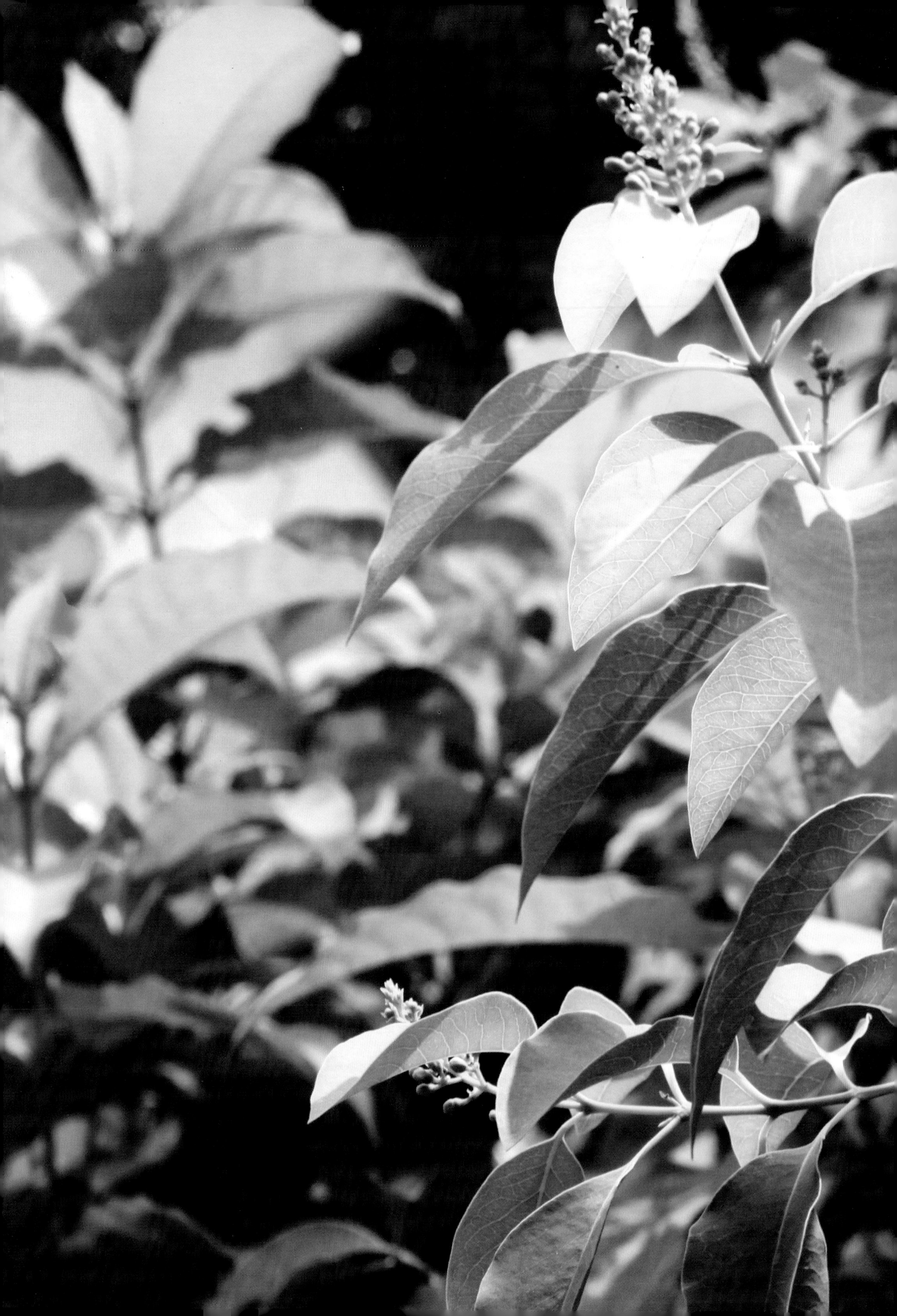

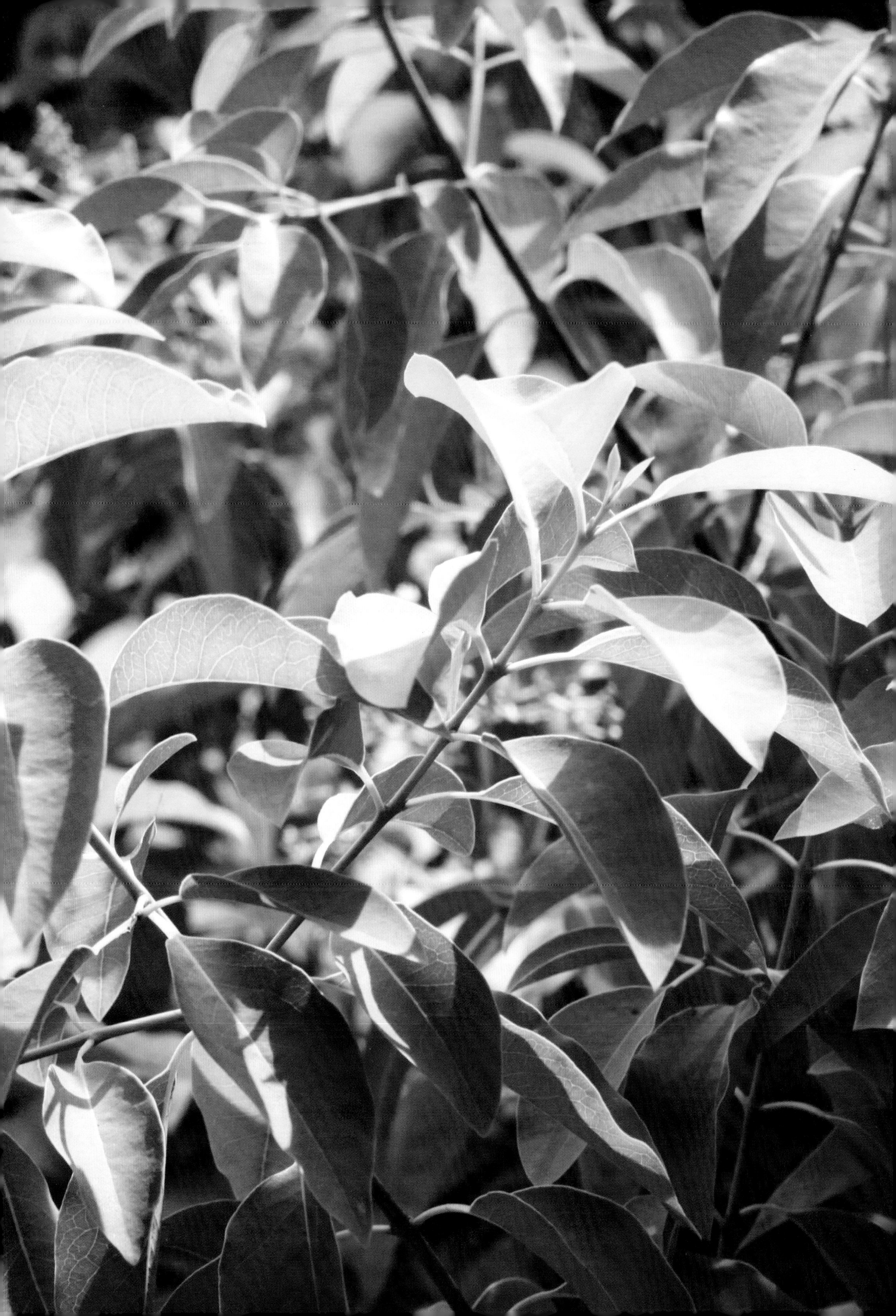

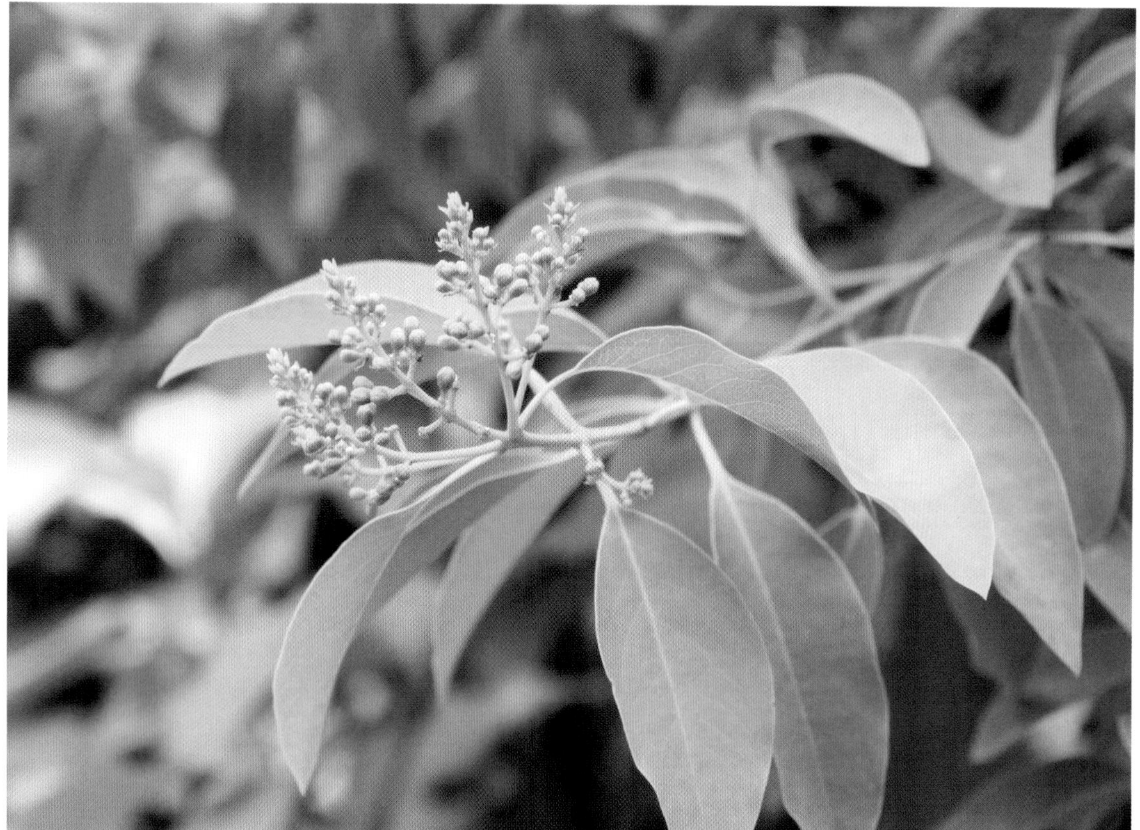

檀香

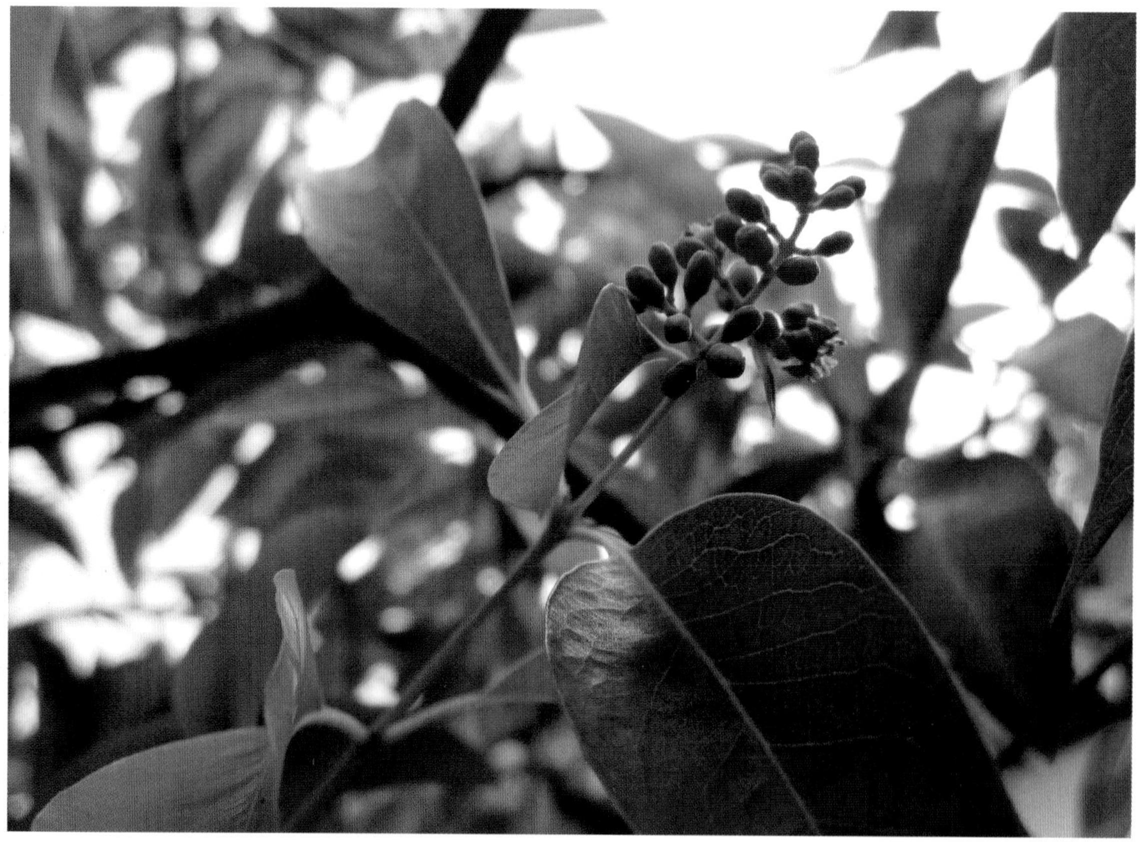

檀香

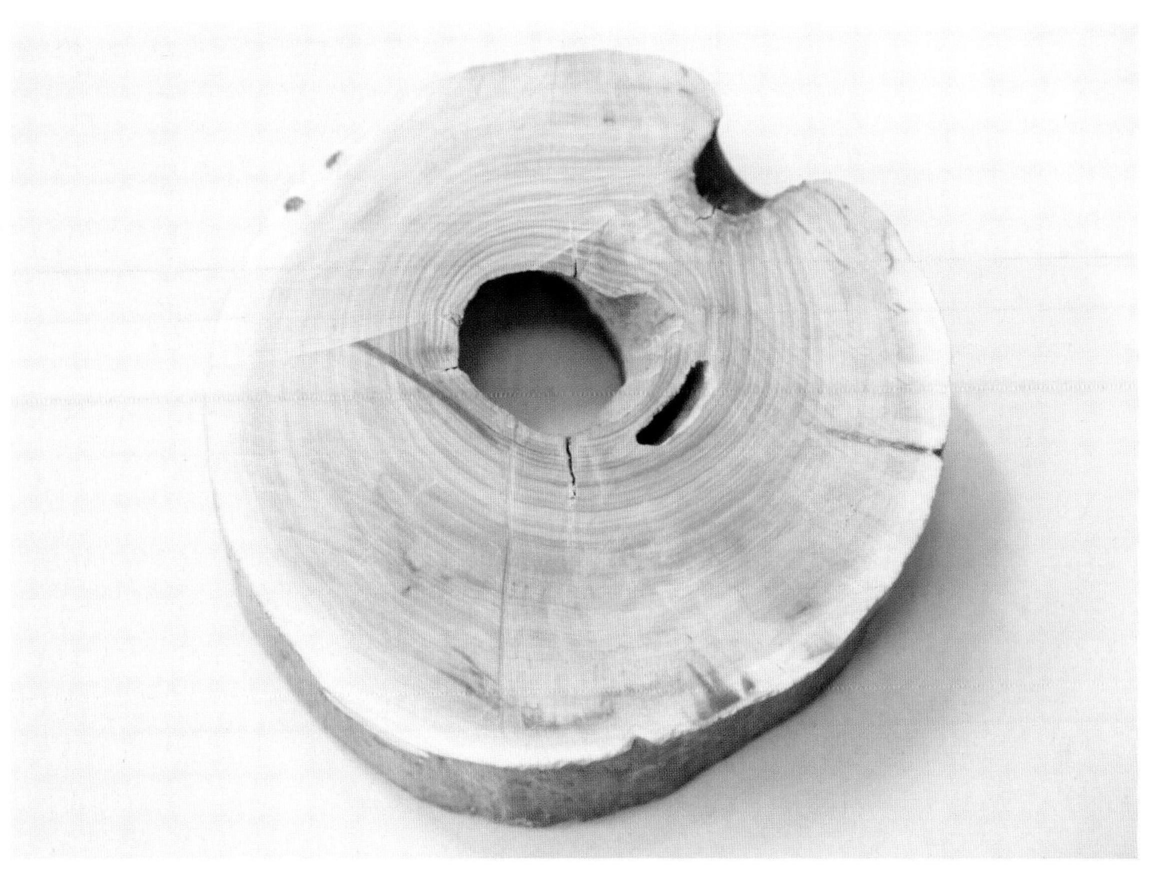

檀香药材

民族药方

1. 胃痛 檀香、丹参、砂仁、白芍、炙甘草、延胡索、佛手、玫瑰花、熟大黄等各适量。水煎服，每日 1 剂。

2. 心绞痛 檀香、高良姜各 1.6 g，细辛 0.55 g，荜茇 3.2 g（5 粒量）。提取挥发油，加冰片 0.85 g，制成滴丸，对照组为硝酸甘油滴丸。

3. 痛经 白檀香 6 g，生蒲黄（包煎）、丹参各 10 g，砂仁（后下）3 g。随证加减，水煎服，每日 1 剂。每月行经前 3 ~ 5 日开始服药，服到经净为止，为 1 个疗程。

4. 乳腺增生 檀香、玫瑰花、全蝎、地龙等各适量。将药碾成细末，装入布袋内，制成小药包，放入特制的乳罩内，使其贴在双侧肝俞穴、乳根穴、阿是穴上，每包药可使用 1 个月左右。

5. 心腹冷痛 檀香（为极细末）9 g，干姜 15 g。泡汤调下。

6. 冠心病胸中闷痛 檀香 1.5 ~ 3.0 g。水煎服，多入丸、散服用。

使用注意

阴虚火旺、气热吐衄者慎服。

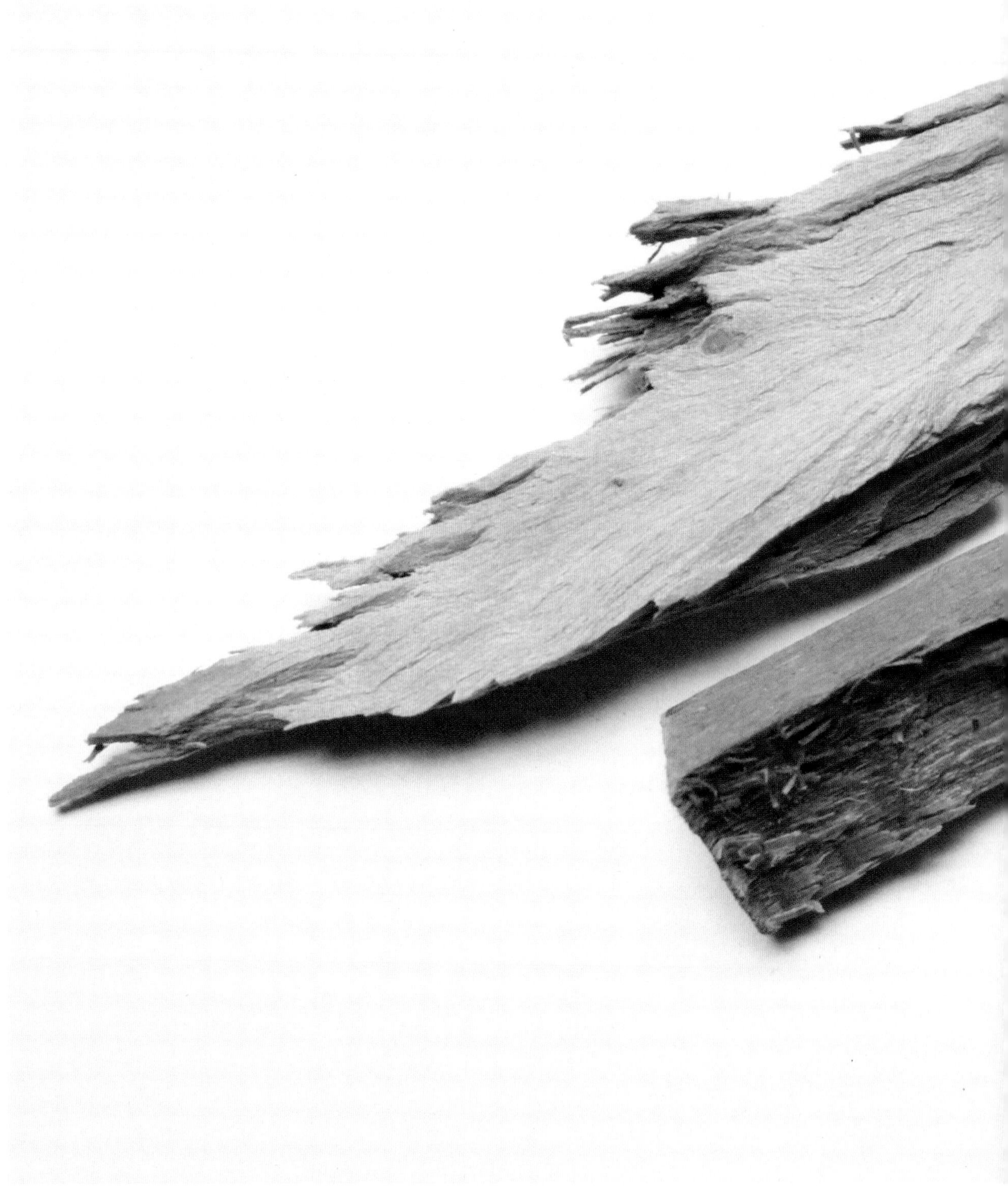

檀香

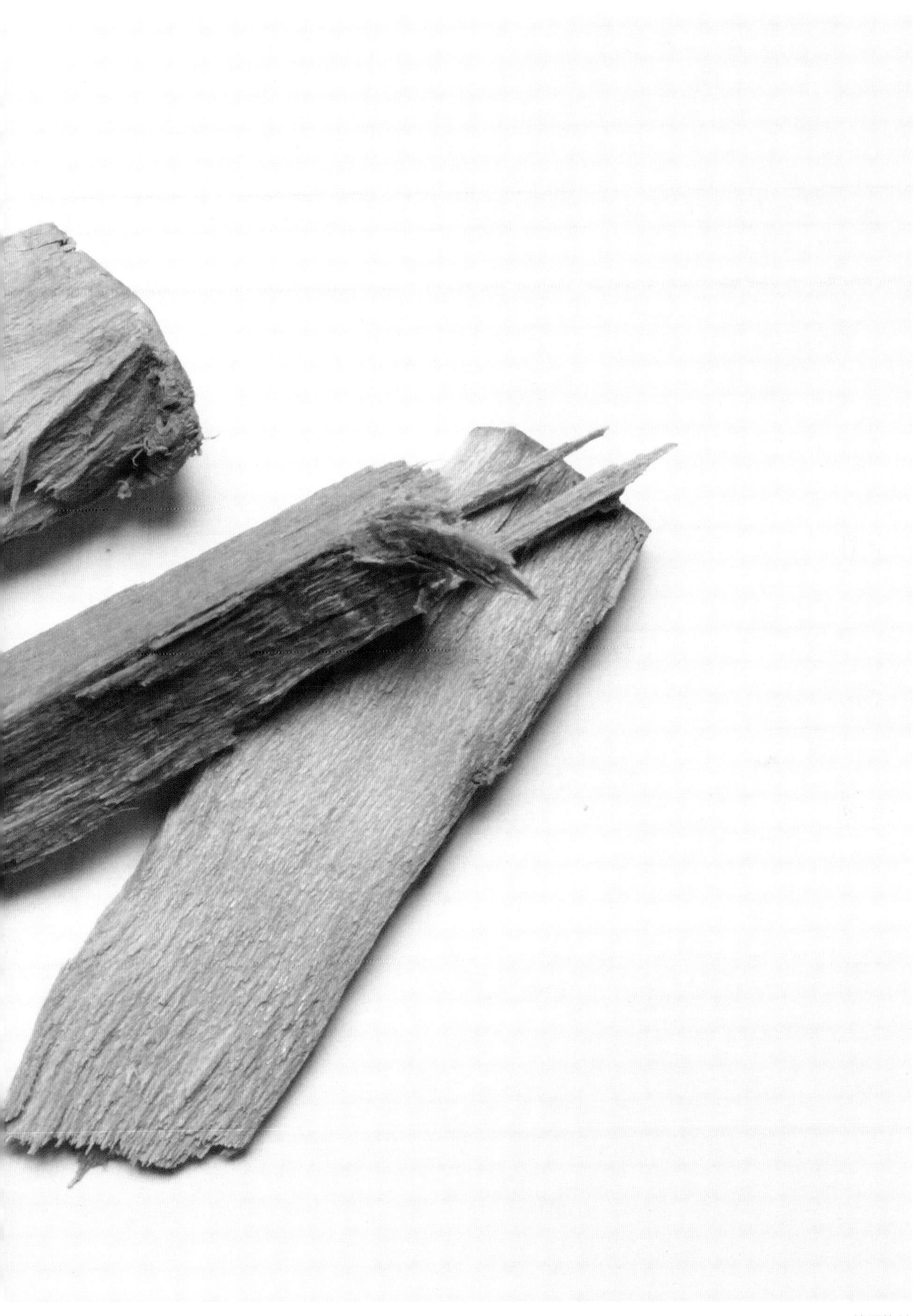

檀香饮片

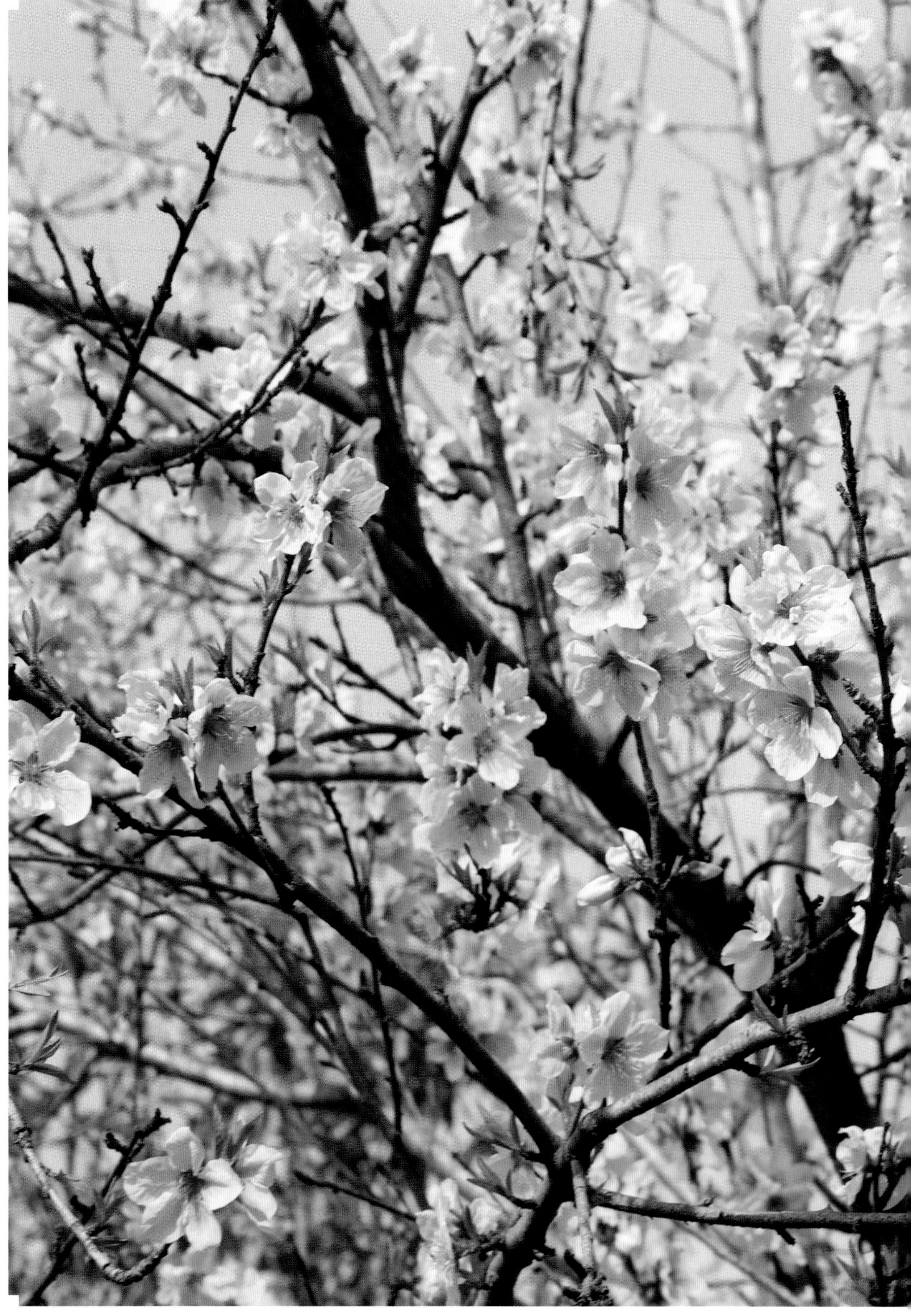

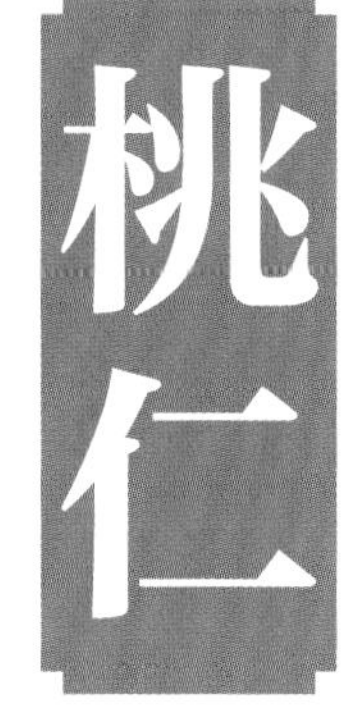

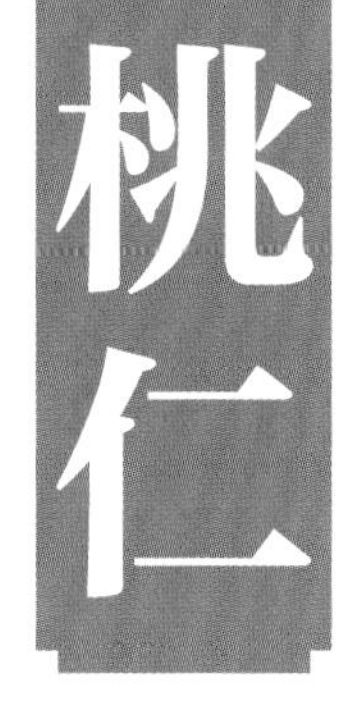

桃仁

【维药名】沙皮托力麦核子。

【别　　名】光桃仁、山桃仁、桃仁泥、炒桃仁。

【来　　源】本品为蔷薇科植物桃 *Prunus persica* (L.) Batsch 或山桃 *Prunus davidiana* (Carr.) Franch. 的干燥成熟种子。

【性味归经】苦、甘，平；有小毒。归心、肝、大肠经。

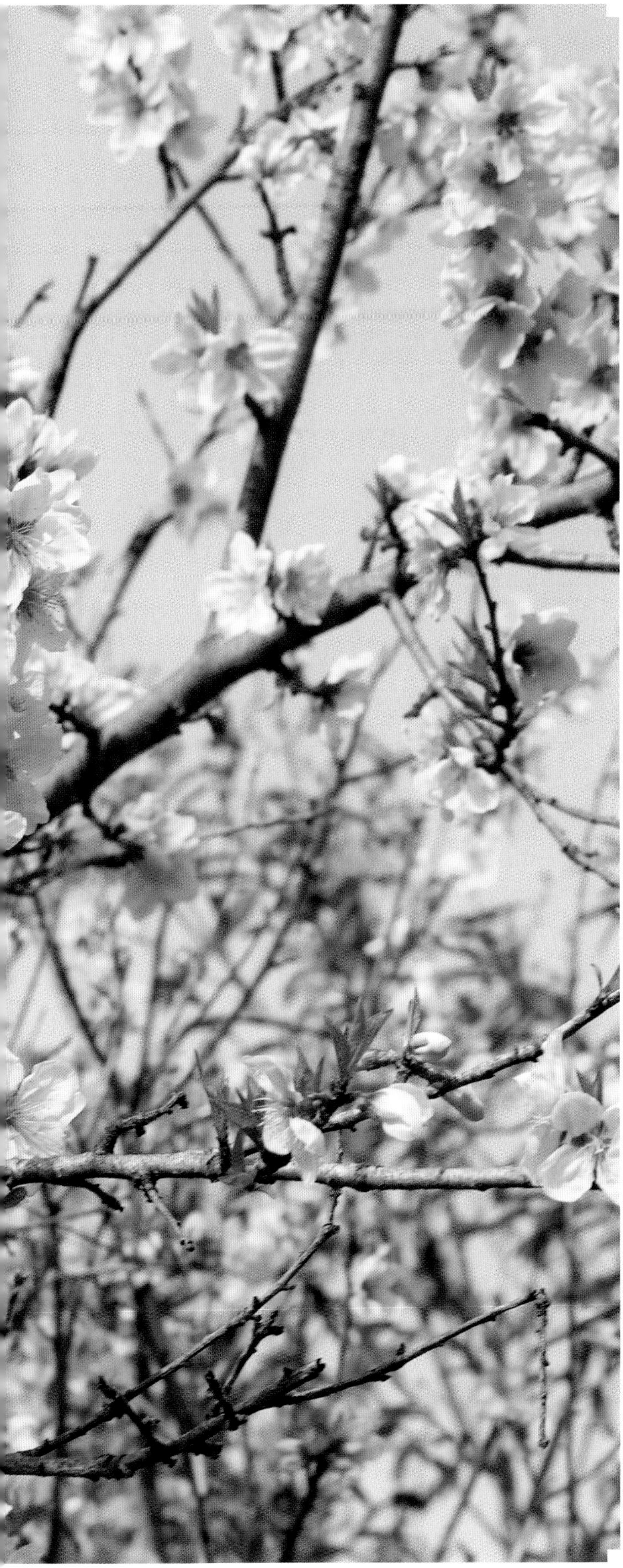

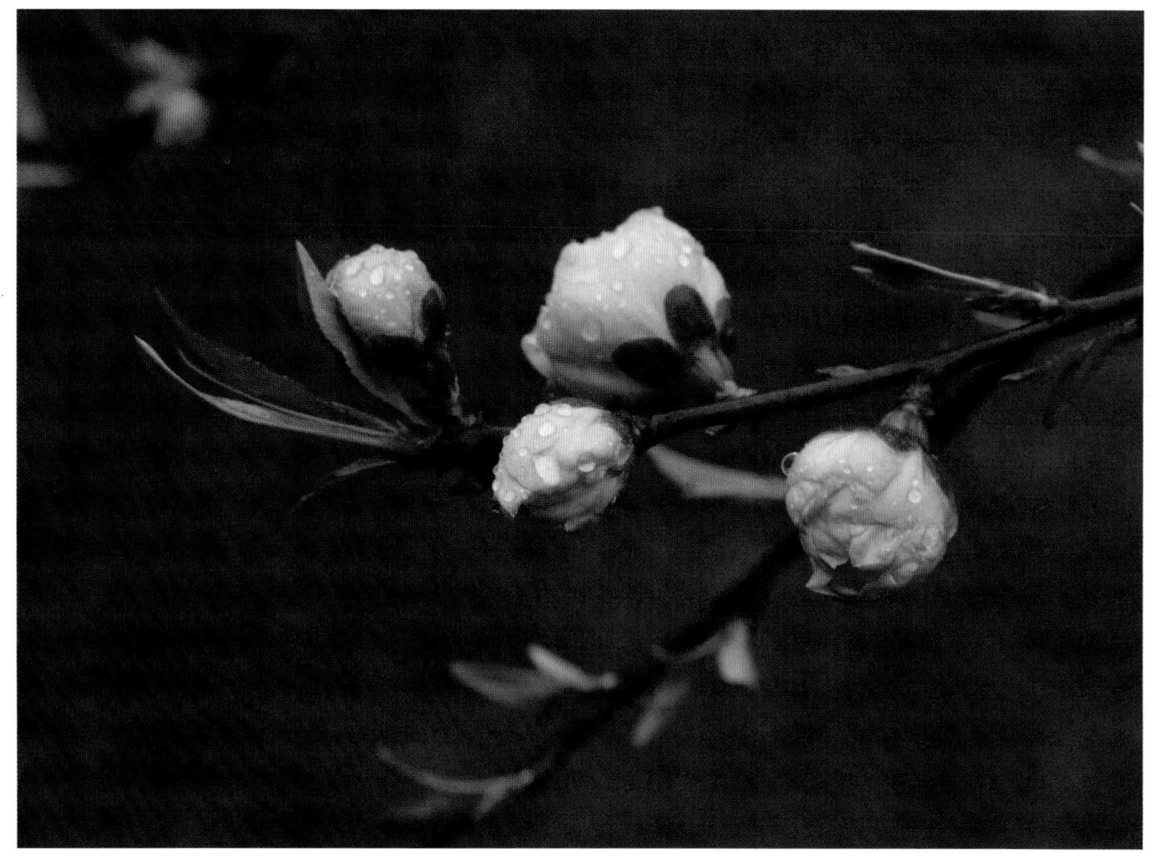

桃花

识别特征

桃为落叶乔木，高 3 ~ 8 m。树皮暗褐色，老时粗糙。叶互生，在短枝上呈簇生状，具线状托叶 1 对，宿存。叶柄长 1.0 ~ 1.2 cm，具腺体；叶片椭圆状披针形或倒卵状披针形，长 8 ~ 15 cm，先端渐尖，基部阔楔形，边缘具细锯齿。花单生，先叶开放；花梗极短；花萼基部合生成短筒状，萼片 5，外面密被白色短柔毛；花瓣 5，基部具短爪，粉红色或白色；雄蕊多数；子房 1 室，胚珠 2 个，通常只有一个发育。核果心状卵形或近球形，密被短毛，直径 5 ~ 7 cm 或更大。山桃：与上种相似，唯树皮光滑，暗紫红色。托叶早落；叶片卵状披针形，长 4 ~ 10 cm，近基部最宽，鲜绿色。萼外面多无毛，果实直径约 3 cm。桃核近球形，表面有孔纹和短沟纹。花期 4 月，果期 5—9 月。

生境分布

生长于海拔 800 ~ 1200 m 的山坡、山谷沟底或荒野疏林及灌木丛内。全国大部分地区均产。分布于四川、陕西、河南、山东、河北等省区，以山东产者质优。

采收加工

夏、秋二季果实成熟时采摘果实或收集果核，除去果肉和核壳，取出种子，晒干。以秋季采者质佳。

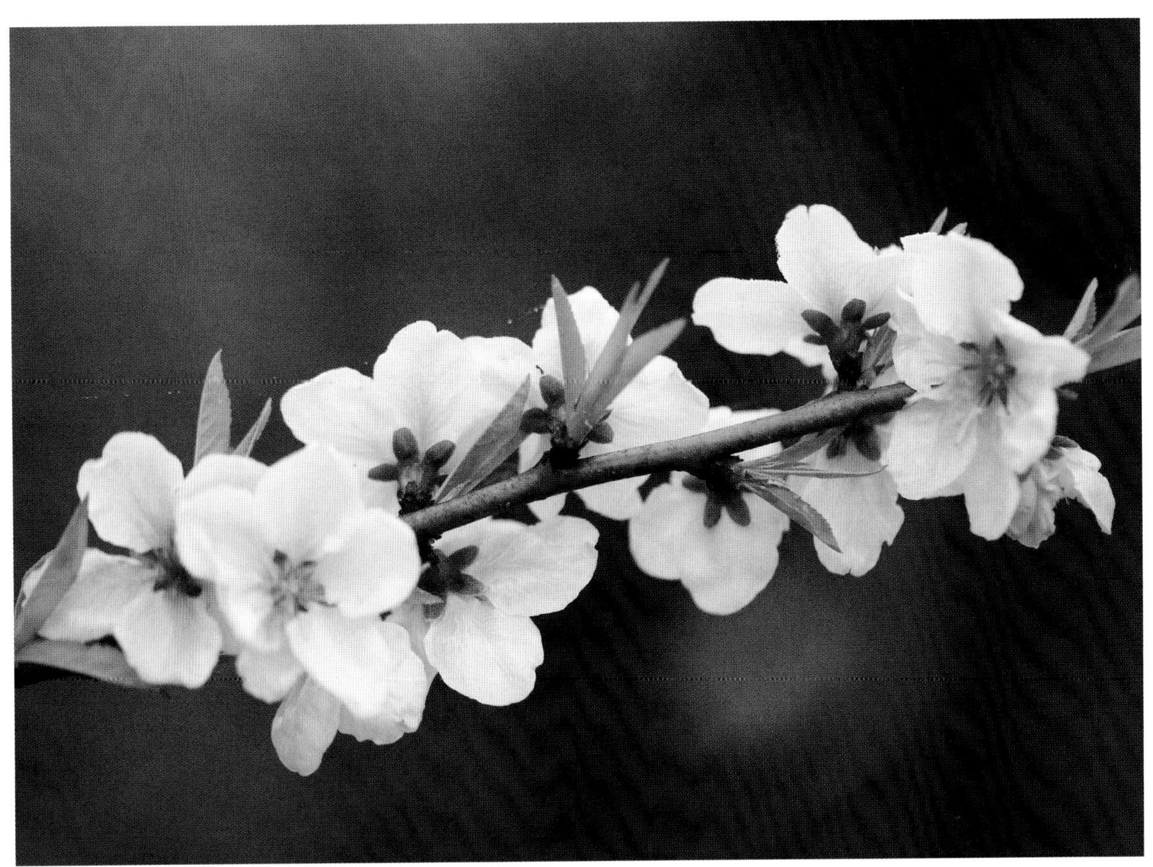
桃花

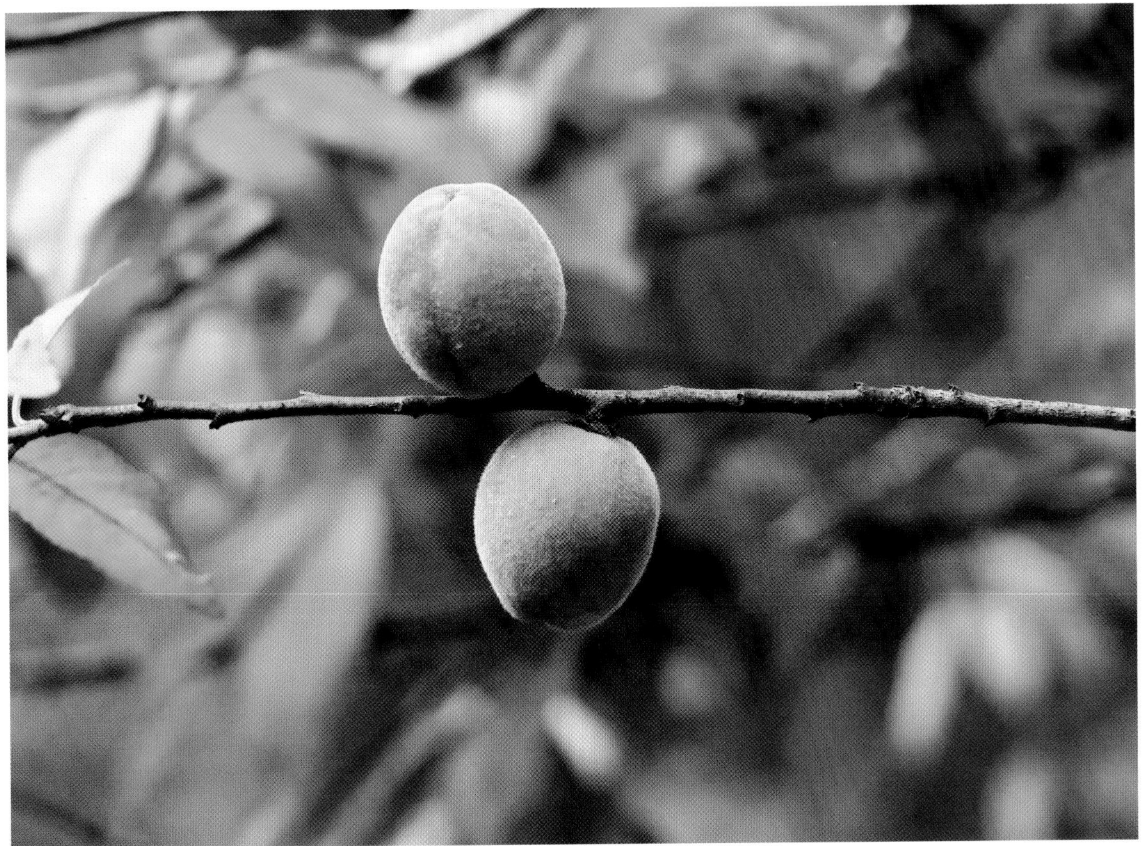
山桃

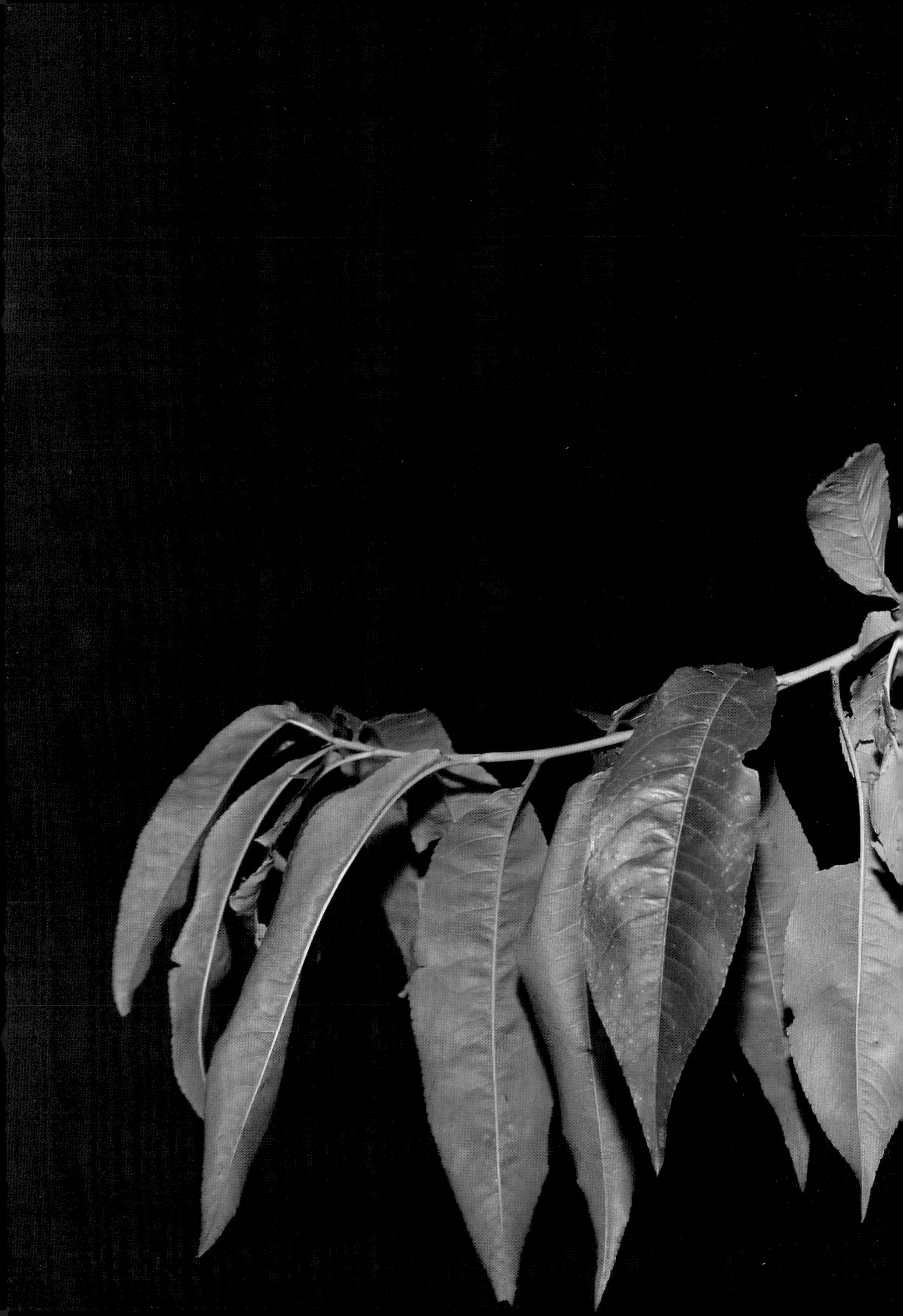

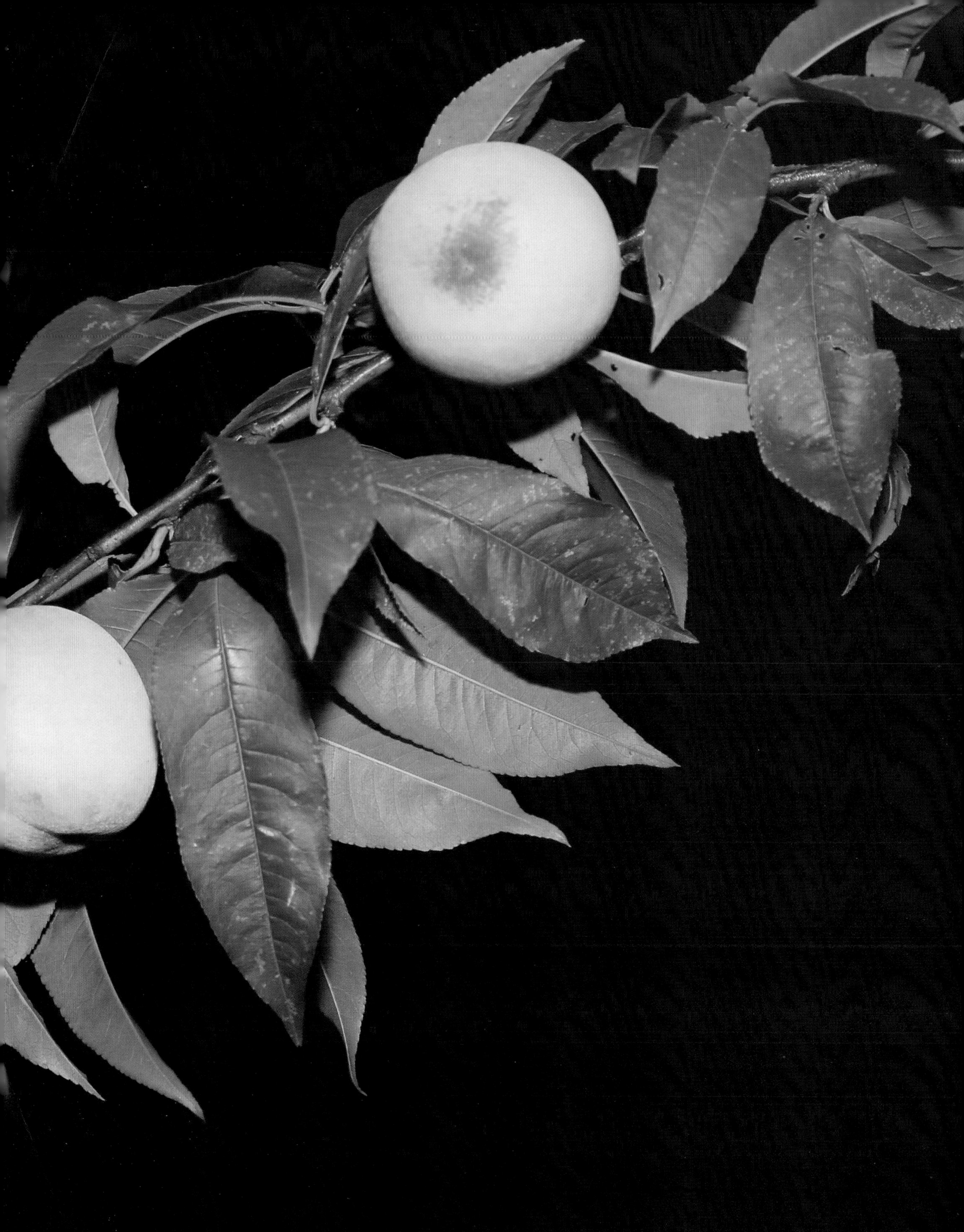

桃

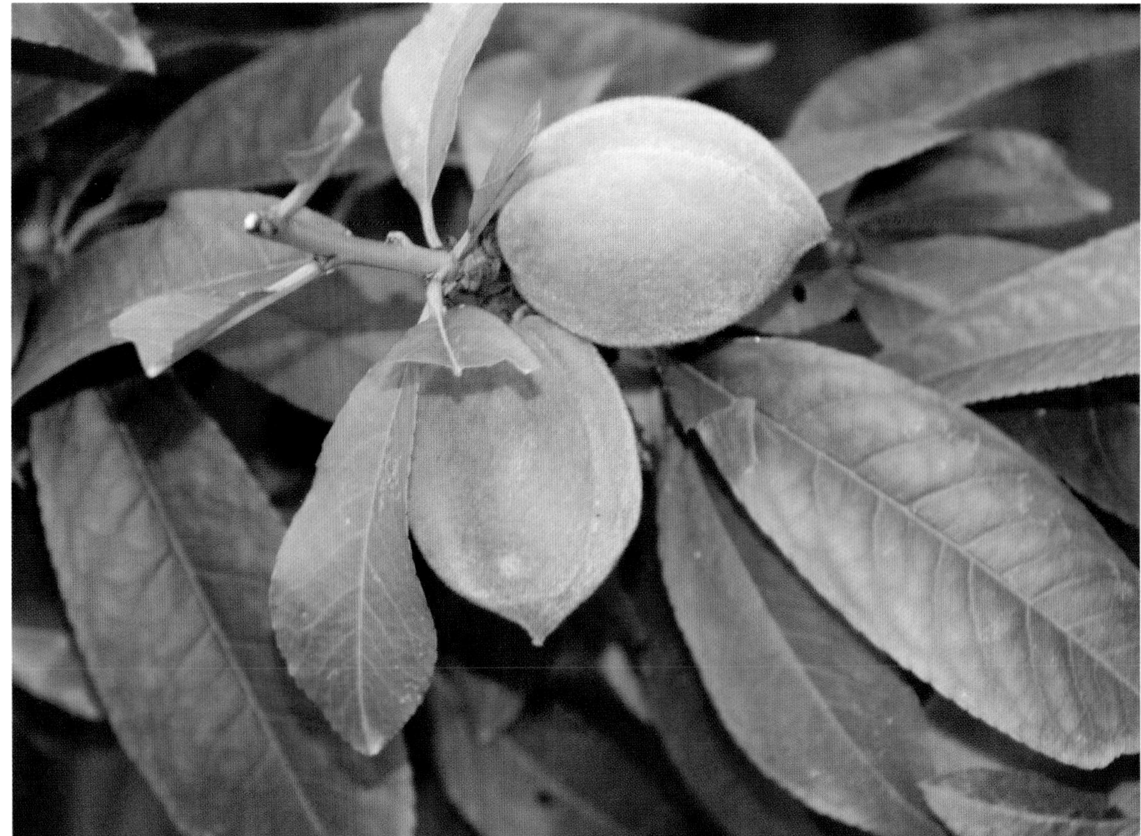

桃

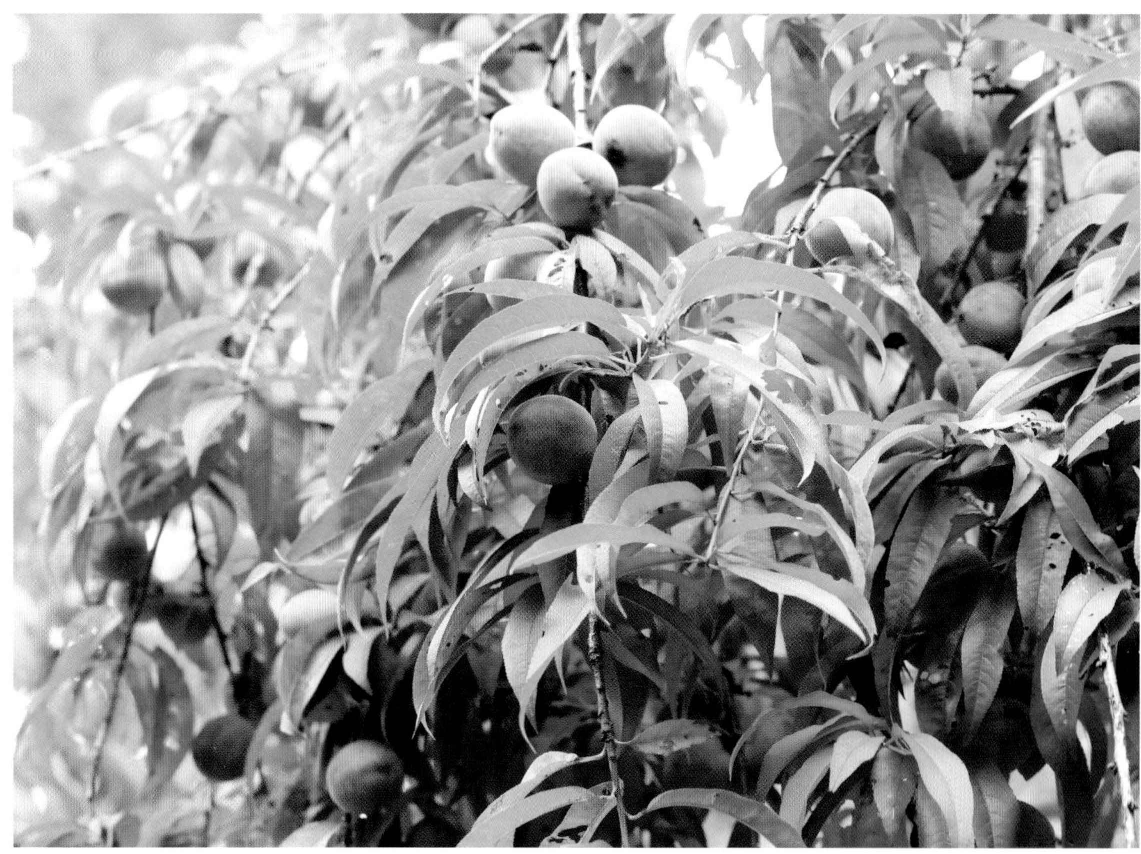

山桃

药材鉴别

本品呈椭圆形，微扁。外皮棕黄色或棕红色，有纵皱，顶端尖，中间膨大，底部略小钝圆而偏斜，边缘薄。气微，味微苦。

功效主治

活血祛瘀，润肠通便。本品味苦降泄，入心、肝经走血分，故活血祛瘀；其味甘则和畅血脉，甘苦相合而导瘀通经，富含油脂，入大肠经而润燥滑肠。故有活血祛瘀、润肠通便之功。

药理作用

本品促进初产妇子宫收缩；有抗凝及较弱的溶血作用，对血流阻滞、血行障碍有改善作用；能增加脑血流量，扩张兔耳血管；对呼吸中枢呈镇静作用；脂肪油有润肠缓下作用。桃仁水提取物能抑制小鼠血清中的皮肤过敏抗体及鼷鼠脾溶血性细胞的产生。

用法用量

内服：5 ~ 10 g，煎服，宜捣碎入煎。

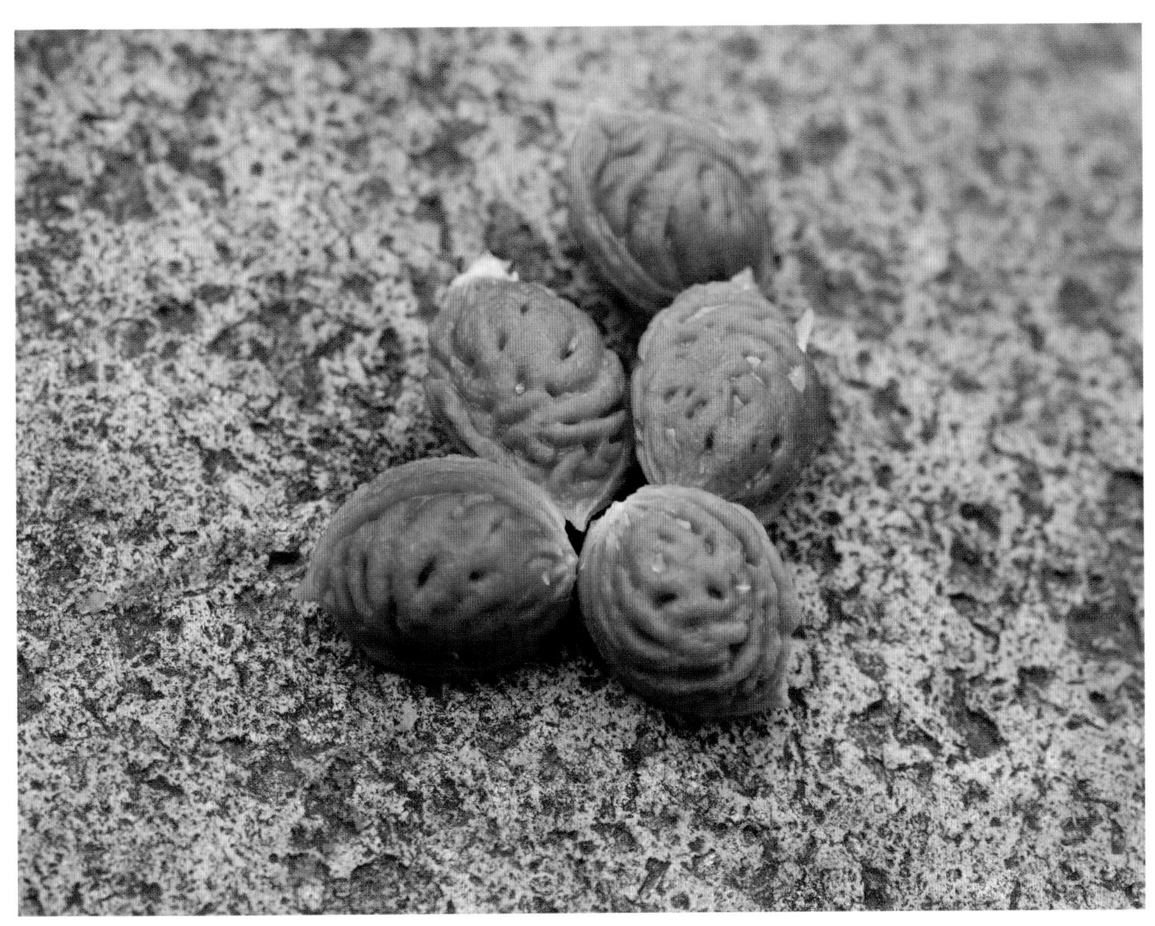

桃核

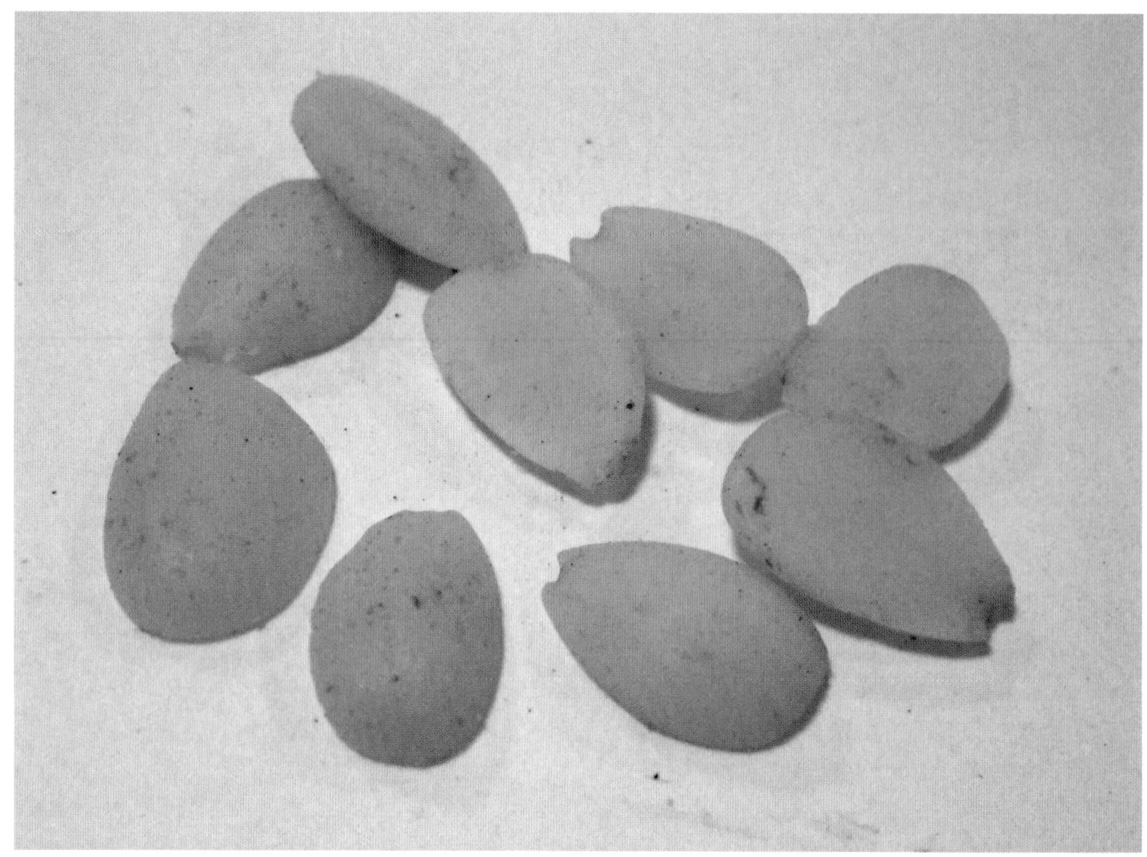

桃仁药材

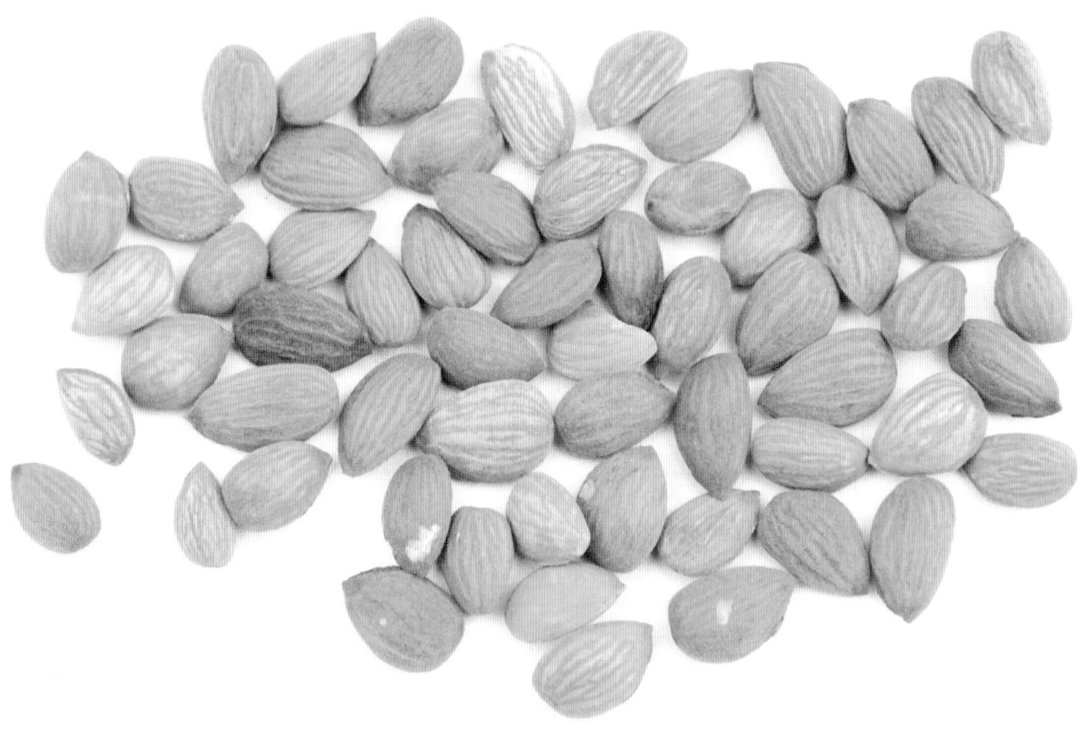

桃仁饮片

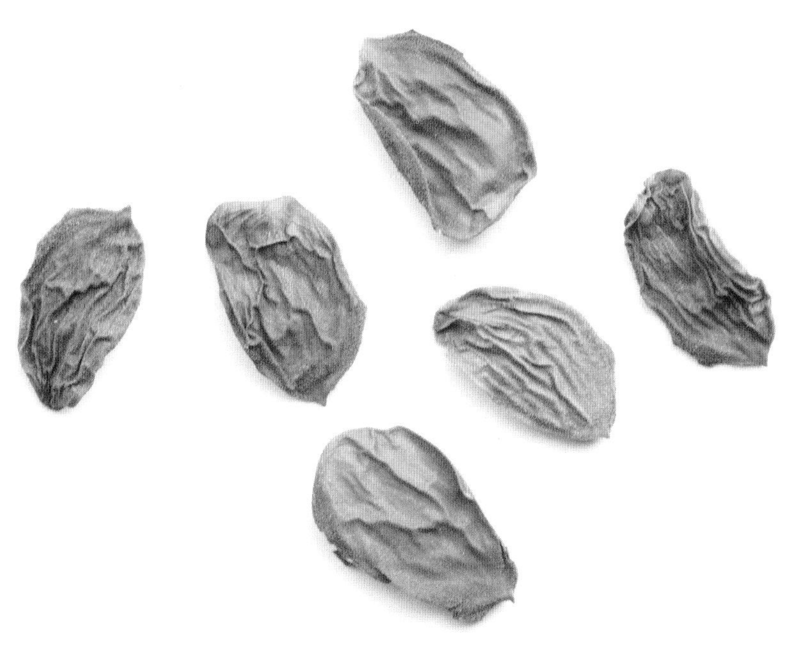

桃仁药材

民族药方

1．高血压、脑血栓形成有热象者 桃仁 10 g，决明子 12 g，蜂蜜适量。以适量水煎，加蜂蜜冲服，代茶频饮。

2．习惯性流产 桃仁 15 g，益母草 60 g。水煎取汁，代茶饮。

3．精神病 桃仁 12 g，大黄（后下）21 g，芒硝（冲）15 g，甘草 6 g，桂枝 3 g。水煎服。

4．子宫内膜炎，宫颈炎，附件炎 桃仁 20 g，繁缕 100 ~ 150 g，牡丹皮 15 g。水煎去渣，每日分 2 次服。

5．小儿支气管哮喘 桃仁 60 g，杏仁 6 g，栀子 18 g，胡椒 3 g，糯米 4.5 g。共研为末，蛋清调匀，呈软面团状，分 4 份，用不透水的塑料薄膜包之，双侧涌泉穴及足背相对处各敷 1 份，12 小时去药，隔 12 小时再用药，一般 1 ~ 3 次可缓解。

6．经闭，痛经 桃仁、延胡索各 15 g，土鳖虫 10 g，丹参 25 g，赤芍、香附各 20 g。水煎服。

使用注意

孕妇及血虚者忌用；便溏者慎用。本品有小毒，不可过量。

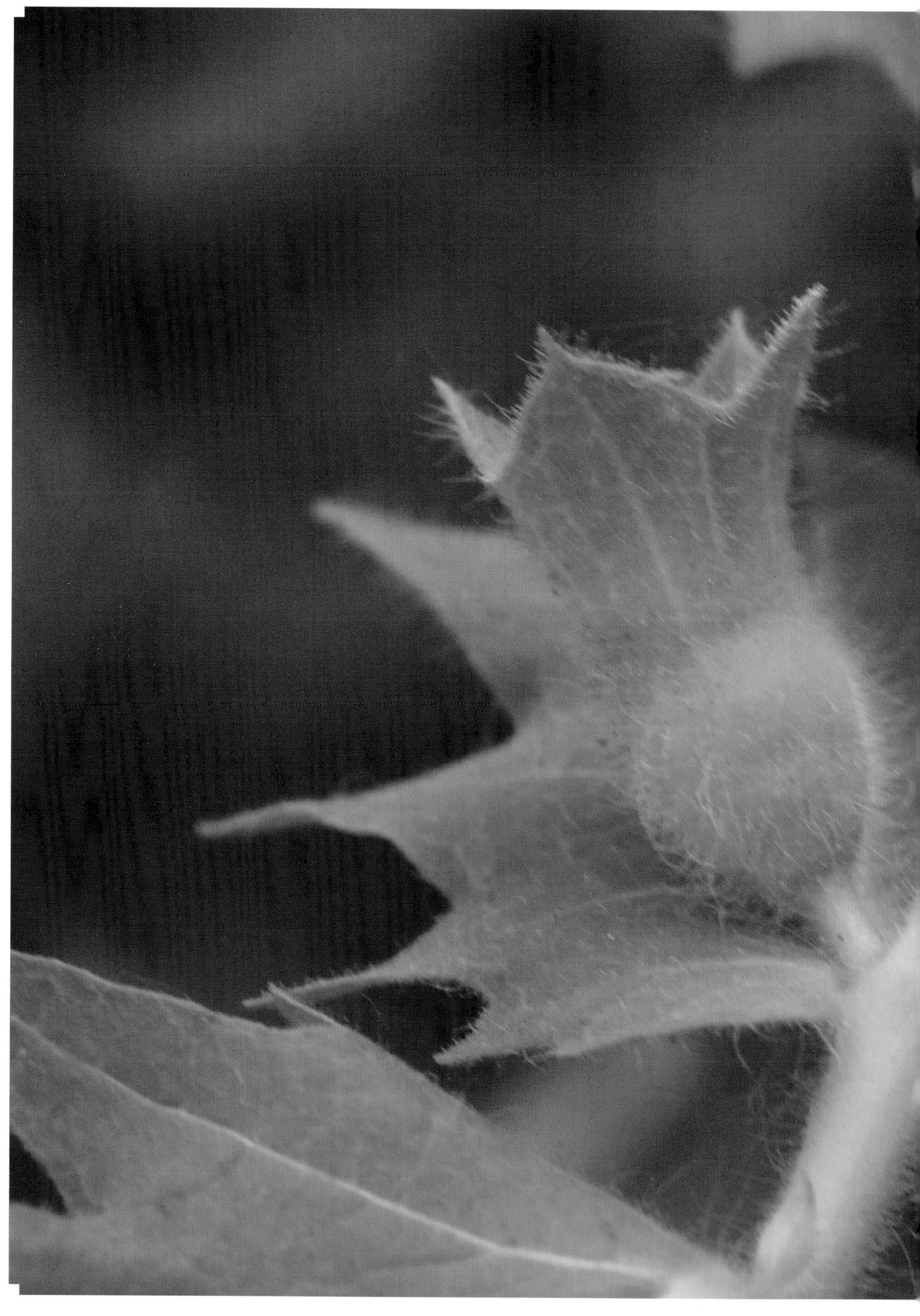

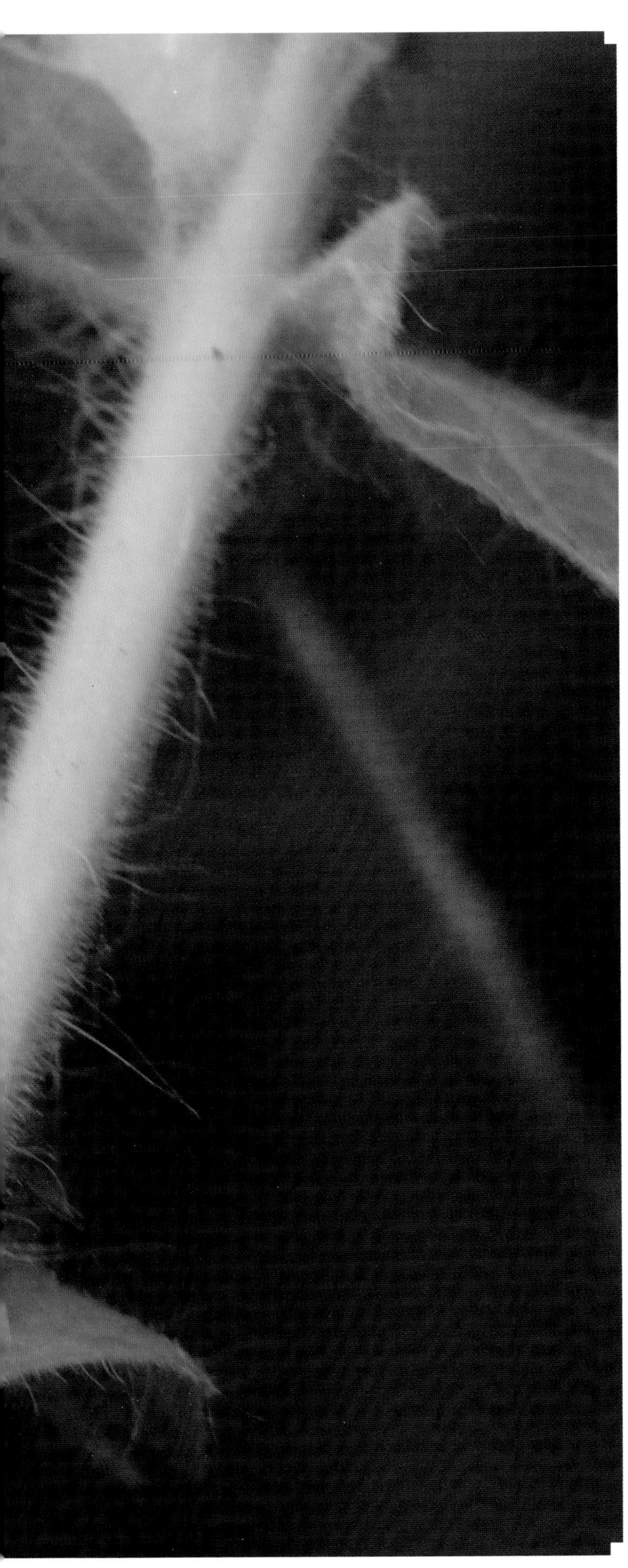

天仙子

【维 药 名】明地瓦尔欧如合。

【别　　名】莨菪子。

【来　　源】本品为茄科植物莨菪 *Hyoscyamus niger* L. 的干燥成熟种子。

【性味归经】苦、辛，温；有大毒。归心、胃、肺、肝经。

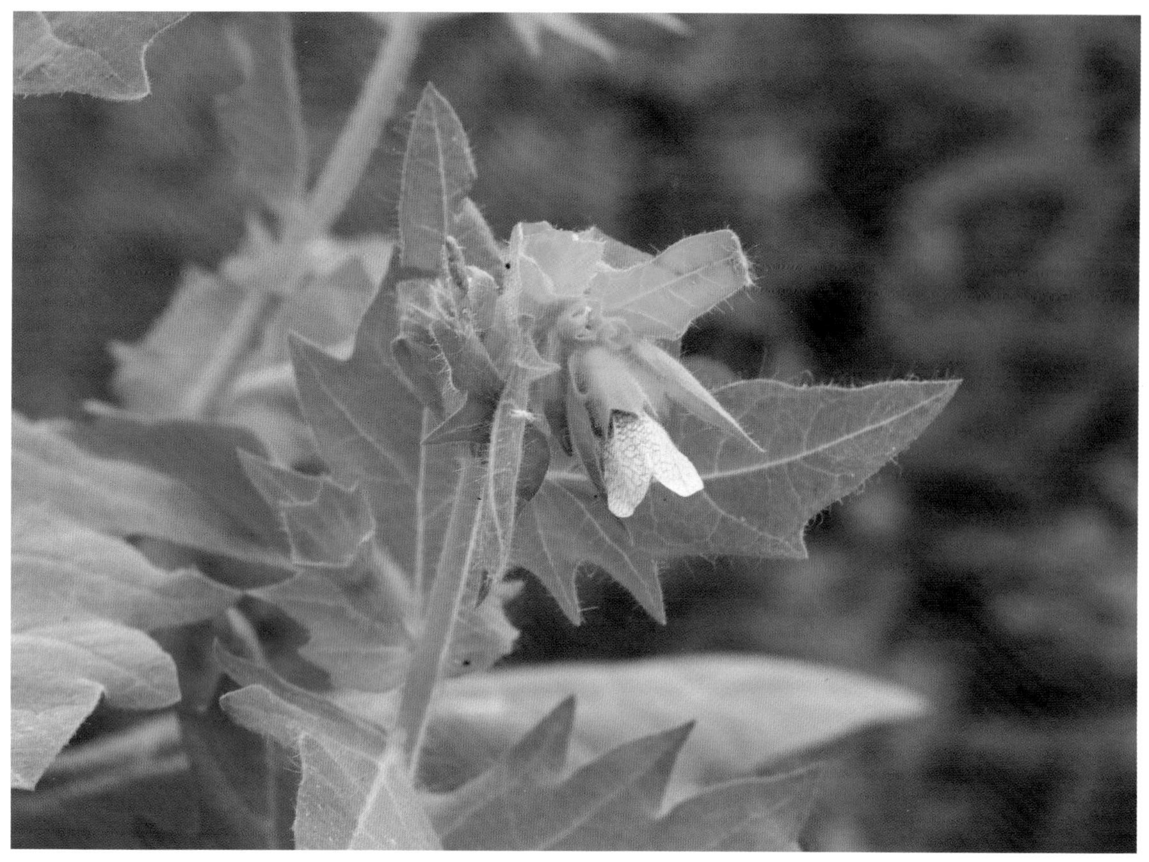

莨菪

识别特征

二年生草本植物，高 15 ~ 70 cm，有特殊臭味，全株被黏性腺毛。根粗壮，肉质，茎直立或斜上伸。密被柔毛。单叶互生，叶片长卵形或卵状长圆形，顶端渐尖，基部包茎，茎下部的叶具柄。花淡黄绿色，基部带紫色；花萼筒状钟形；花冠钟形；花药深紫色；子房略呈椭圆形。蒴果包藏于宿存萼内。种子多数，近圆盘形，淡黄棕色。花期 6—7 月，果期 8—9 月。

生境分布

生长于海拔 1700 ~ 2600 m 的山坡、林旁和路边。分布于华北、东北、西北，如河南、河北、辽宁等省区。

采收加工

夏、秋二季果实成熟、果皮变黄色时割取全株或果枝，暴晒，打下种子，筛去枝梗、果皮，晒干。

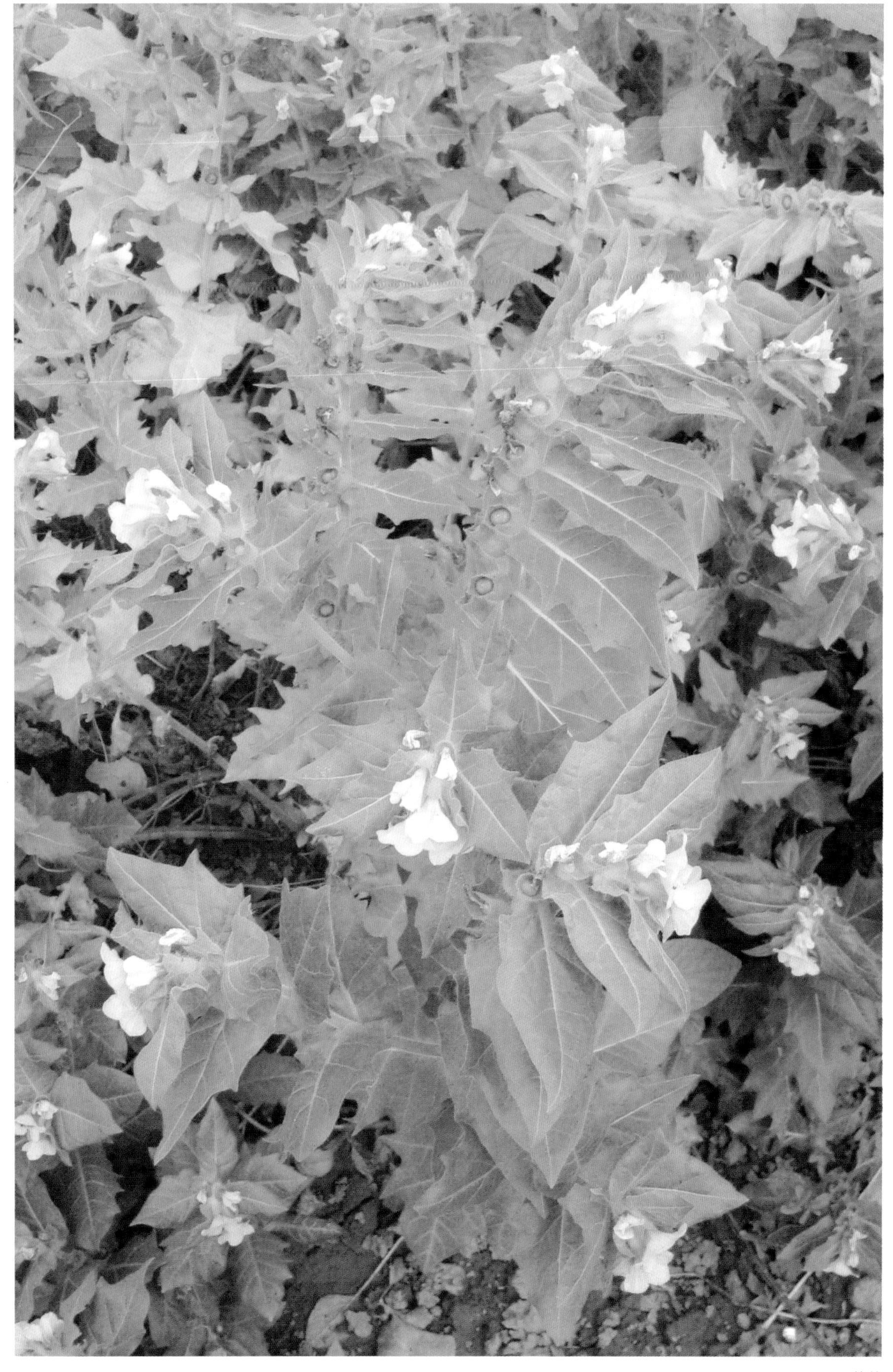

莨菪

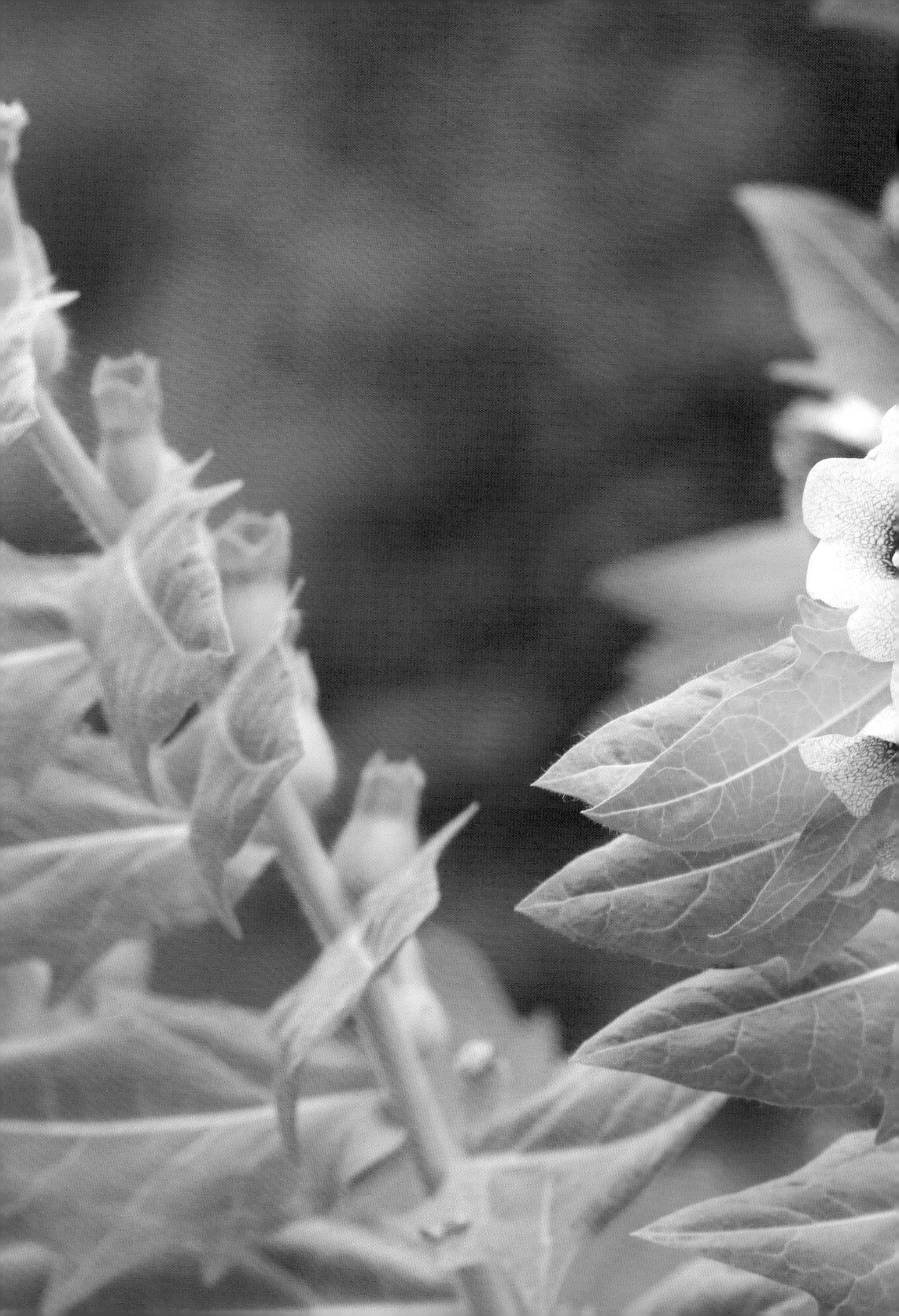

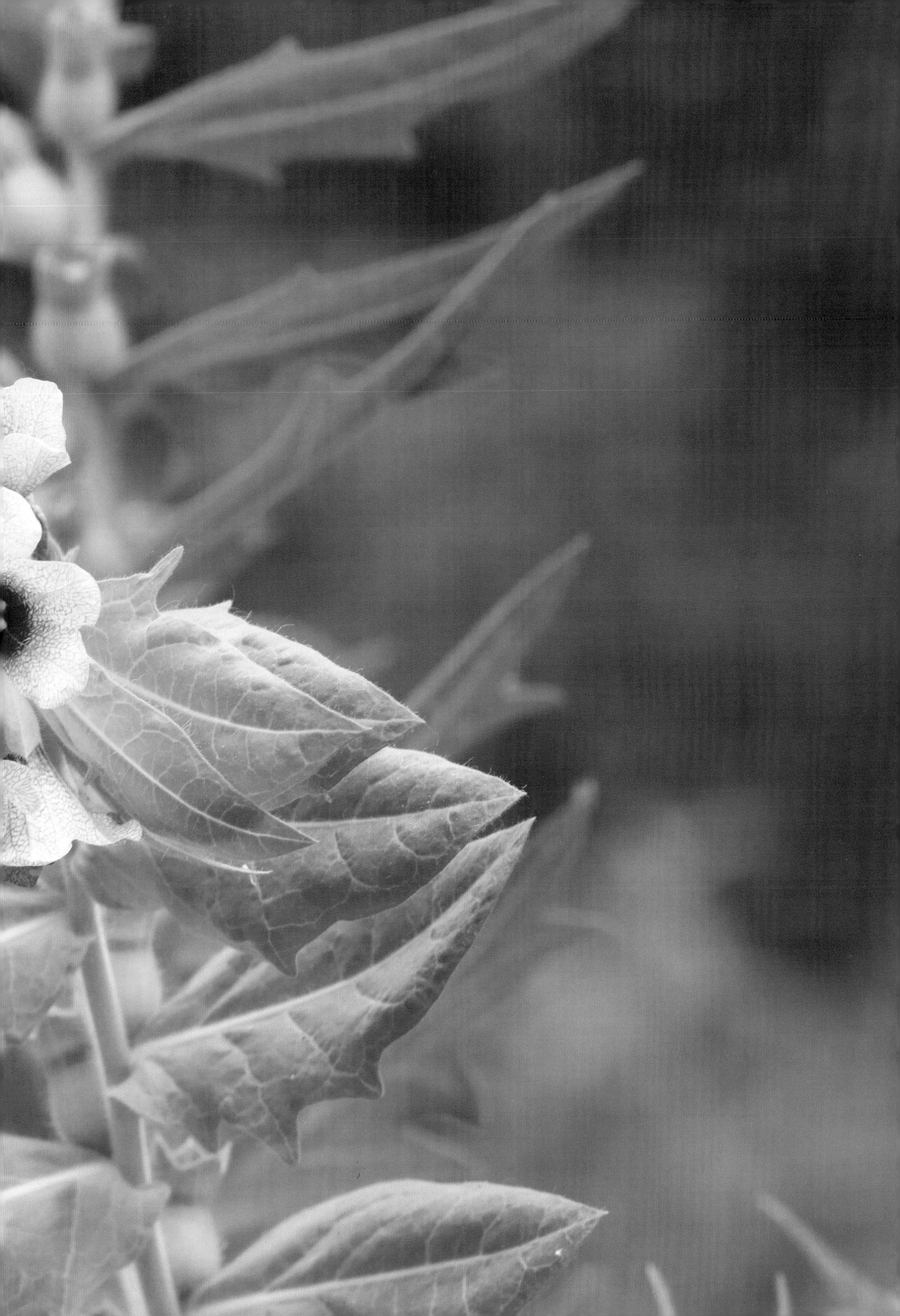

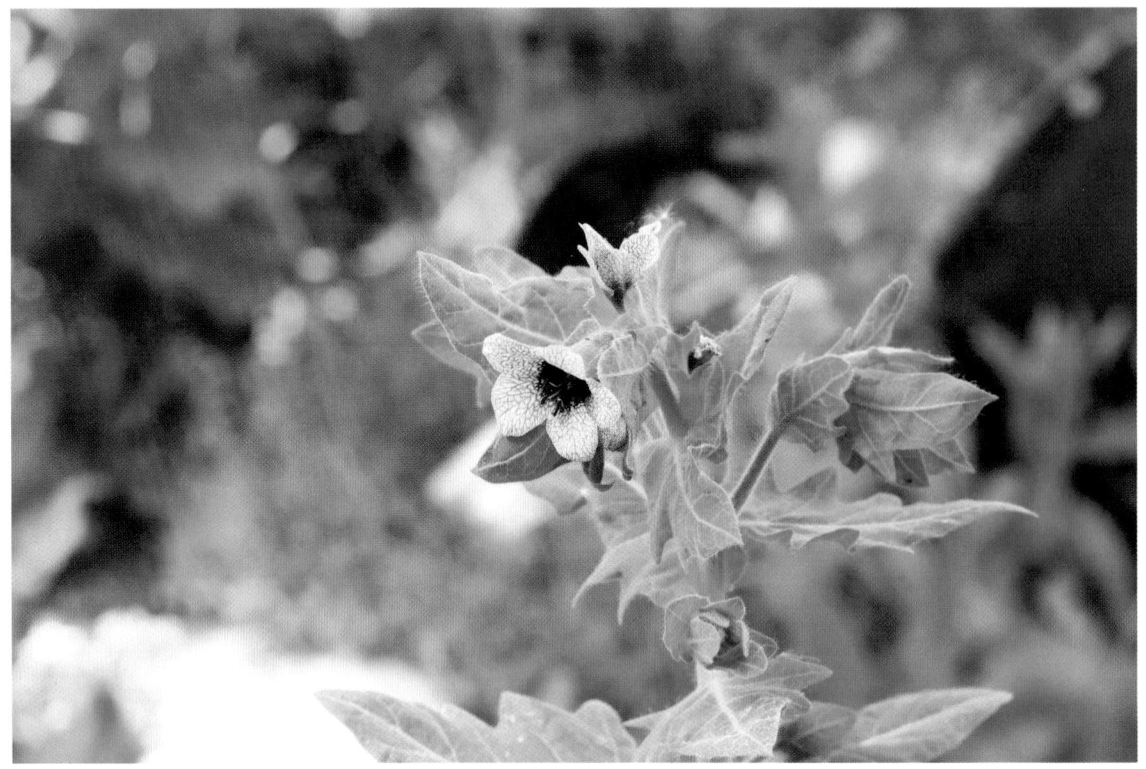

莨菪

药材鉴别

本品呈类扁肾形或扁卵形，直径约 1 mm。表面棕黄色或灰黄色，有细密的网纹，略尖的一端有点状种脐。剖面灰白色，油质，有胚乳，胚弯曲。无臭，味微辛。

功效主治

解痉止涌，安心定痫。主治脘腹疼痛，风湿痹痛，风虫牙痛，跌打伤痛，喘嗽不止，泻痢脱肛，癫狂，惊痫，痈肿疮毒。

药理作用

本品所含东莨菪碱对家兔行腹腔、静脉、侧脑室注射，均能提高动物痛阈，并能增加哌替啶止痛效果。所含阿托品对腺体分泌有抑制作用，对活动过强或痉挛状态的平滑肌有明显的抑制作用。本品能解除迷走神经对心脏的抑制而加快心率和纠正传导阻滞、心律失常。对微循环，可以调节微血管管径，解除痉挛，减轻血管内皮细胞损伤，改善血液流动状态，降低全血比黏度，使团聚血细胞解聚，增加微血管自律运动。对眼能散瞳、升高眼压。

用法用量

内服：0.06 ~ 0.6 g，研末服。外用：适量，煎水外洗或研末调敷。

民族药方

1．恶疮似癞者 天仙子适量。烧末调敷。

2．风痹厥痛 天仙子（炒）15 g，大草乌头、甘草 25 g，五灵脂 50 g。研为细末，糊丸，梧桐子大，以螺青为衣，每服 10 丸，男以菖蒲酒下，女以芫花汤下。

3．积冷痃癖，不思饮食，四肢羸困 天仙子（水淘去浮者）1.5 g，大枣 49 枚。上药，以水 3 L 相和，煮至水尽，取枣去皮核，每于饭前吃 1 枚，也可用粥饮下，觉热即止。

4．石痈坚如石、不作脓者 醋和天仙子末，敷头上。

5．赤白痢，脐腹疼痛，肠滑后重 天仙子 50 g，大黄 25 g。捣罗为散，每服 5 g，饭前以米饮调下。

6．胃病 天仙子粉末 0.6 g。温开水送服，每日 2 次。

7．慢性气管炎 20% 莨菪液（醇提取注射每 2 ml 含生药莨菪子 0.4 g）2 ml 加 10% 葡萄糖 2 ml，注射于定喘（左，右）及肺俞（左，右），每日交叉取 2 穴注射，10 次为 1 个疗程。

8．龋齿痛（蛀牙） 天仙子粉末 0.3 g。装烟袋中吸烟熏牙，但不要咽下唾液。

9．痈疖肿毒 天仙子适量。捣烂敷患处。

使用注意

本品大毒，内服宜慎重，不能过量或持续服用。心脏病、青光眼、肺热痰稠者和孕妇忌服。

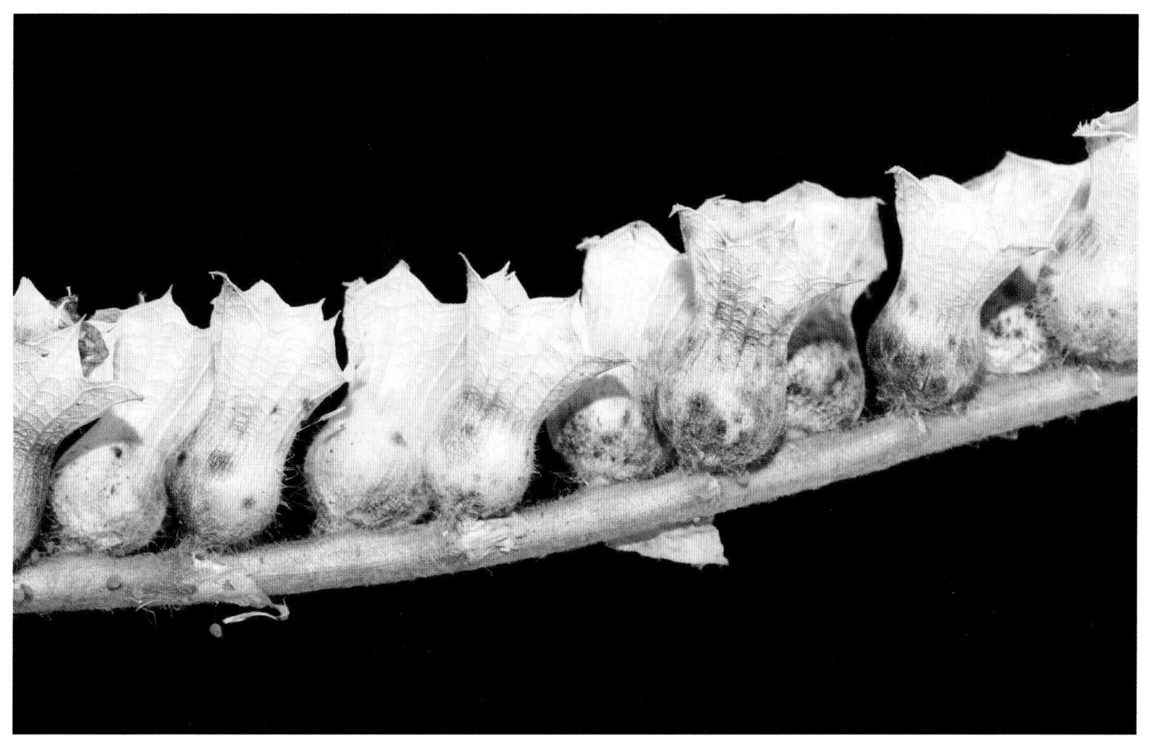

天仙子药材

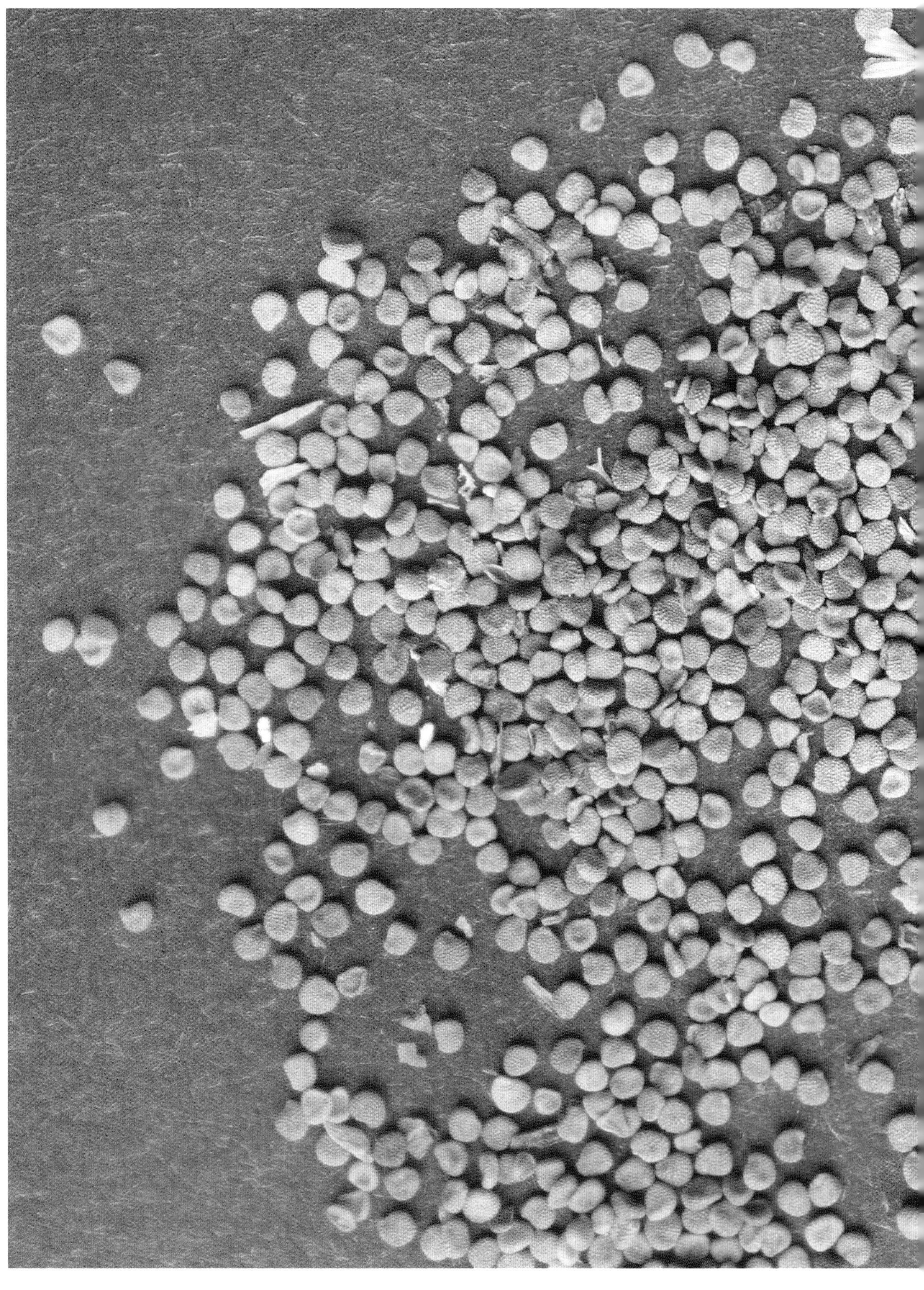

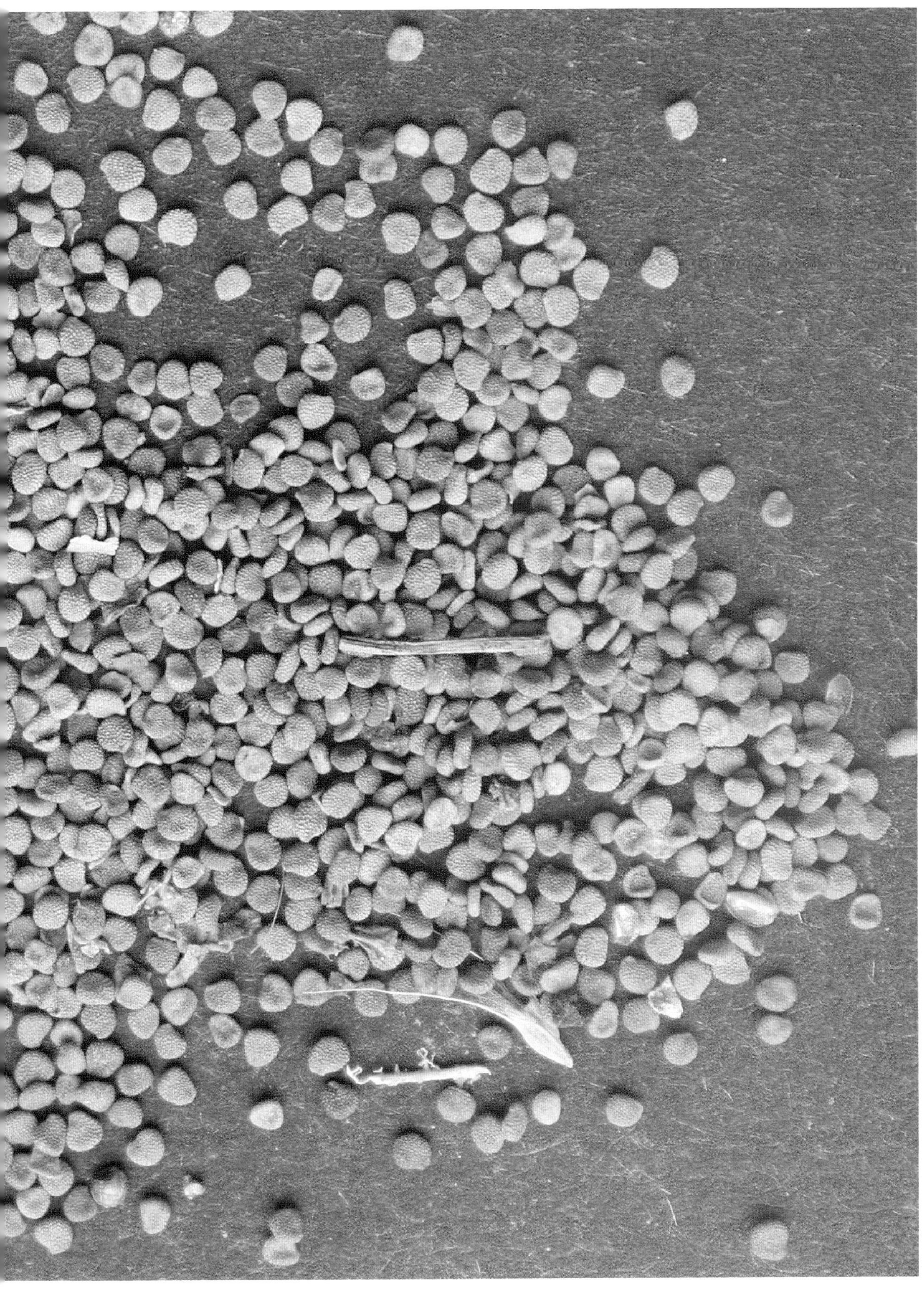

天仙子饮片

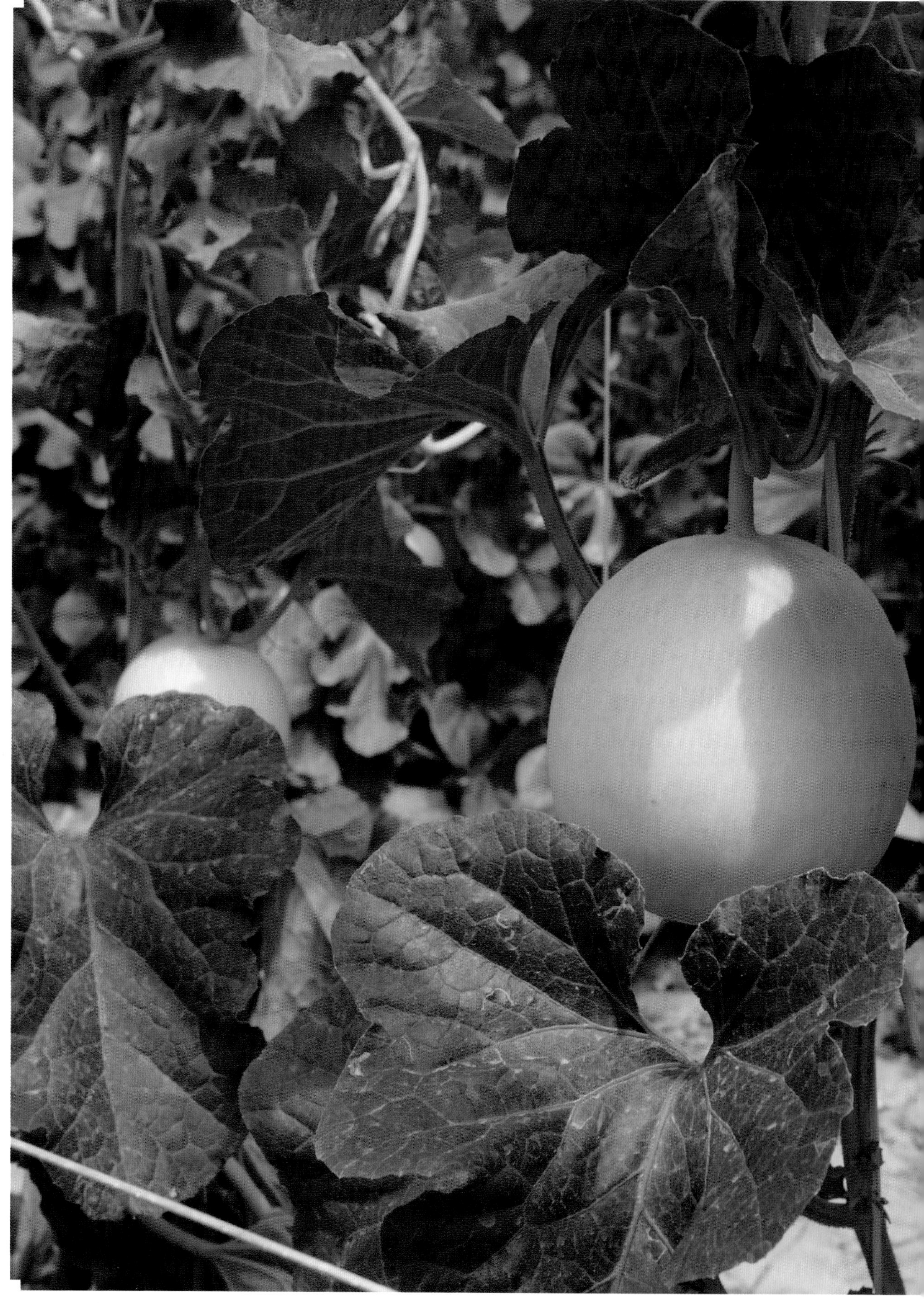

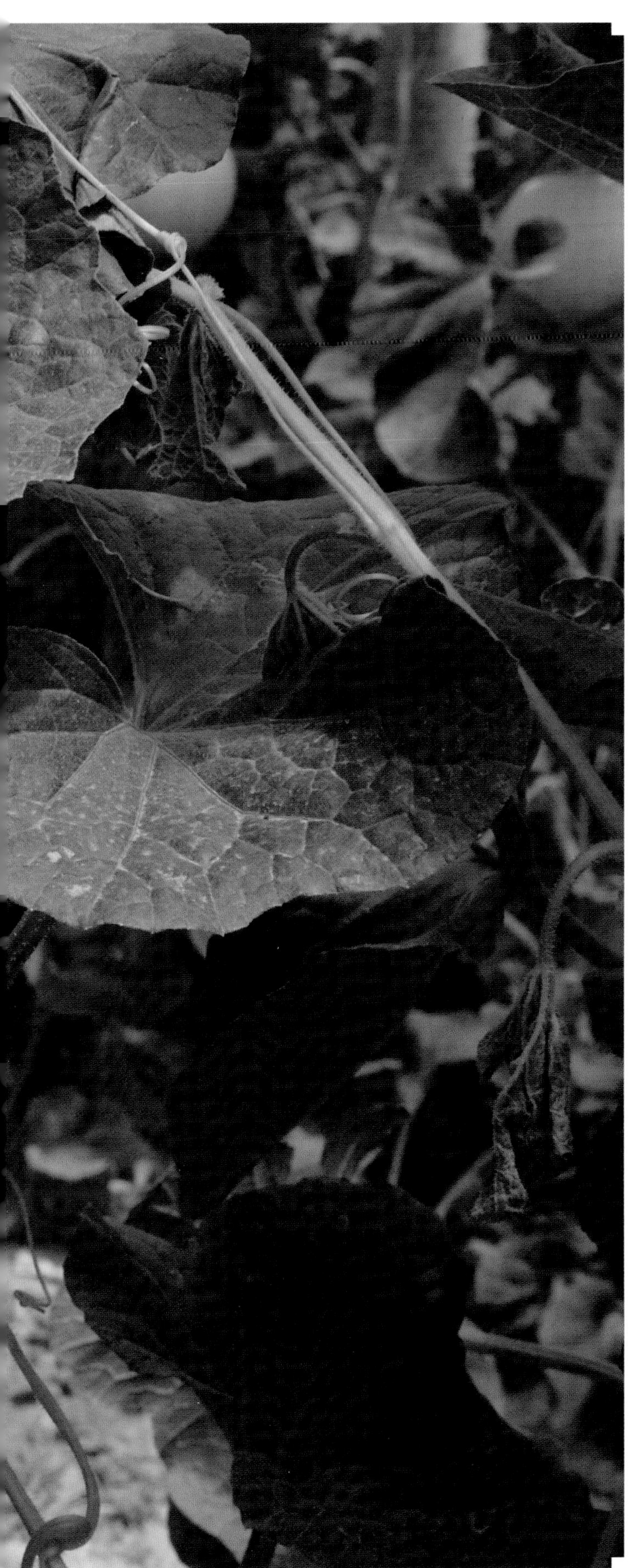

甜瓜子

【维 药 名】 扩混。

【别　　名】 甘瓜子、甜瓜仁、甜瓜瓣。

【来　　源】 本品为葫芦科甜瓜属植物甜瓜 *Cucumis melo* L. 的干燥成熟种子。

【性味归经】 甘，寒。归肺、胃、大肠经。

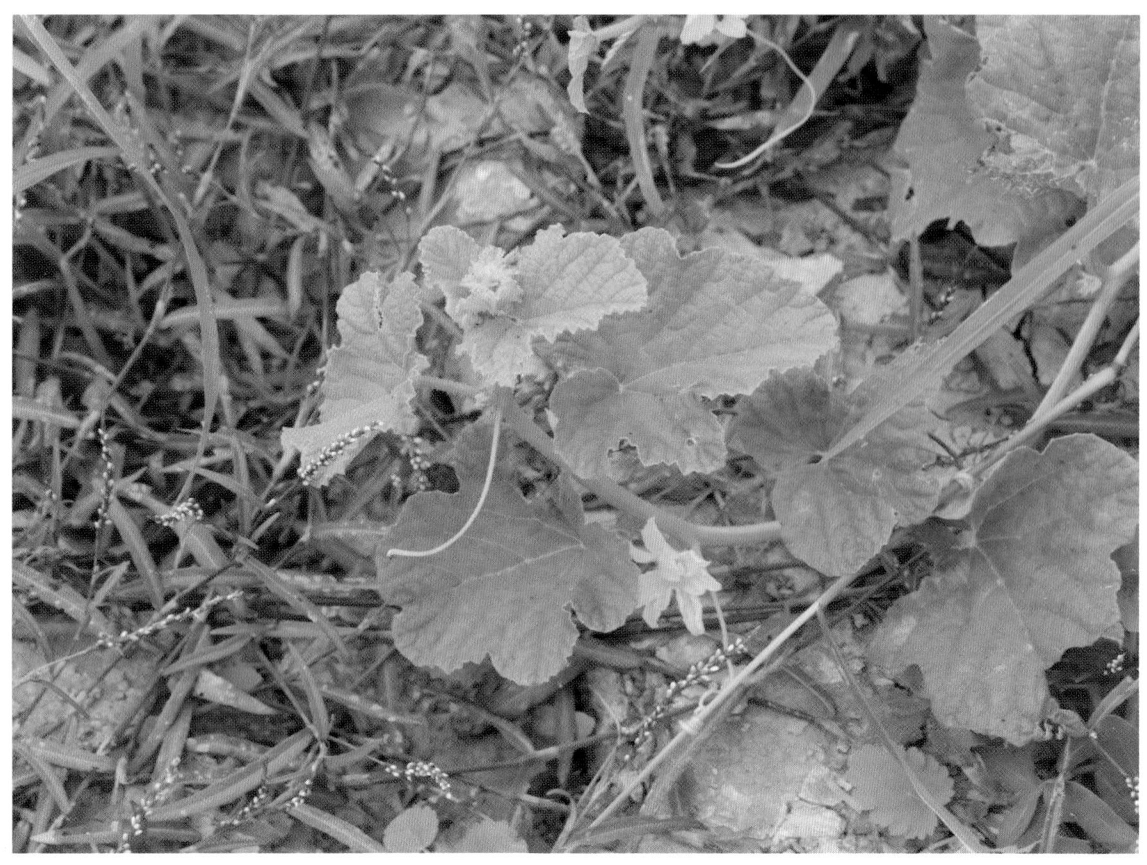

甜瓜

识别特征

一年匍匐或攀缘草本。茎、枝黄褐色或白色的糙毛和突起。卷须单一，被微柔毛。叶互生；叶柄长 8 ~ 12 cm，具槽沟及短刚柔毛；叶片厚纸质，近圆形或肾形，长缘不分裂或 3 ~ 7 浅裂，裂片先端圆钝，有锯齿。花单性，雌雄同株；雄花数朵，簇生于叶腋；花梗纤细，长 0.5 ~ 2.0 cm，被柔毛；花萼筒狭钟形，密被白色长柔毛，裂片近钻形，花冠黄色，长约 2 cm，裂片卵状长圆形，急尖；雄蕊 3，花丝极短，药室折曲，药隔顶端引长；雌花单生，花梗被柔毛；子房长椭圆形，密被长柔毛和硬毛，花柱长 1 ~ 2 mm，柱头靠合。果实形状、颜色变异较大，一般为球形或长椭圆形，果皮平滑，有纵沟或斑纹，果肉白色、黄色或绿色。种子污白色或黄白色，卵形或长圆形。花、果期夏季。

生境分布

主产于山东、河北、陕西、河南、江苏等省区。

采收加工

夏季果实成熟，收集种子，洗净晒干。

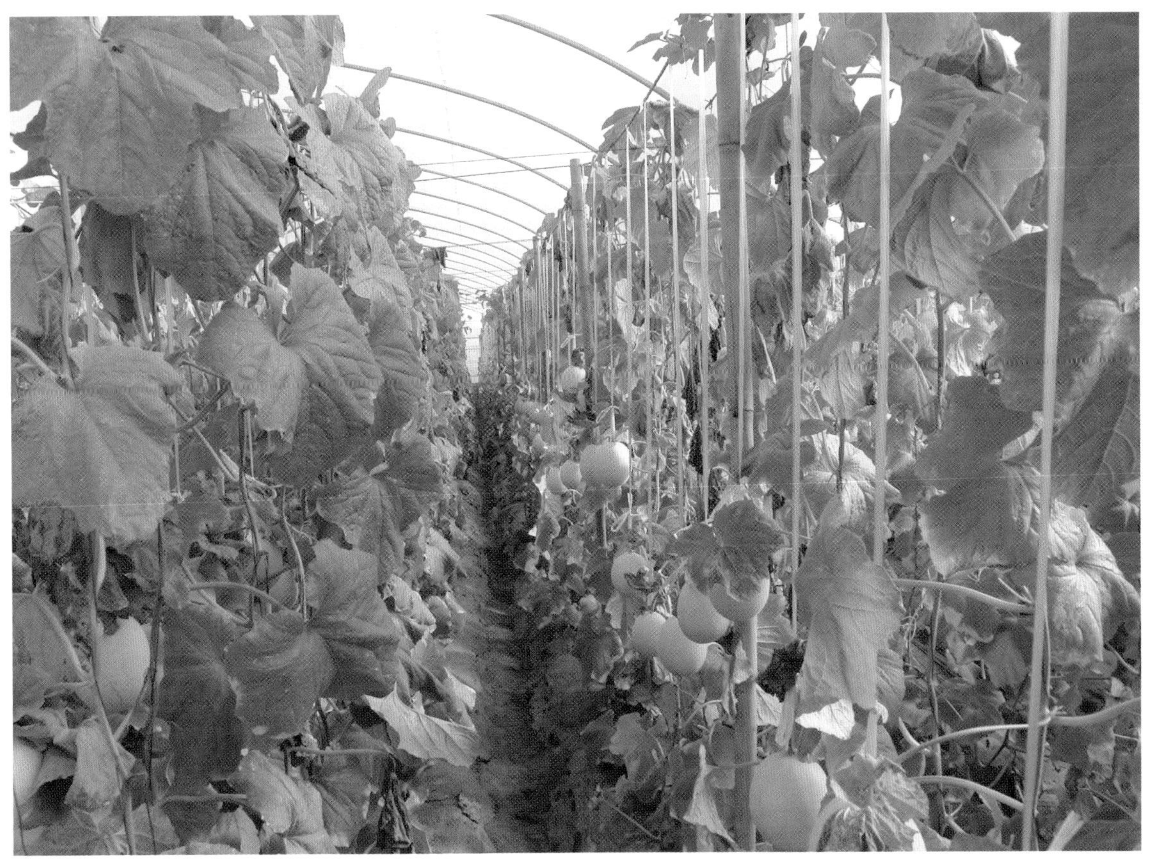

甜瓜

药材鉴别

干燥的种子长卵形，扁平。顶端稍尖，有一极不明显的种脐，基部钝圆。外表皮黄白色或淡棕红色，平滑而微有光泽。富油性。气无，味淡。

功效主治

清肺，润肠，散结，消瘀。主治肺热，咳嗽，口渴，大便燥结，肠痈。

药理作用

甜瓜子全种子及去皮种子的水、乙醇或乙醚提取液和种子脂肪油均有驱虫作用。提取物可抑制真菌。

用法用量

内服：煎汤，10 ~ 15 g；或研末，3 ~ 6 g。

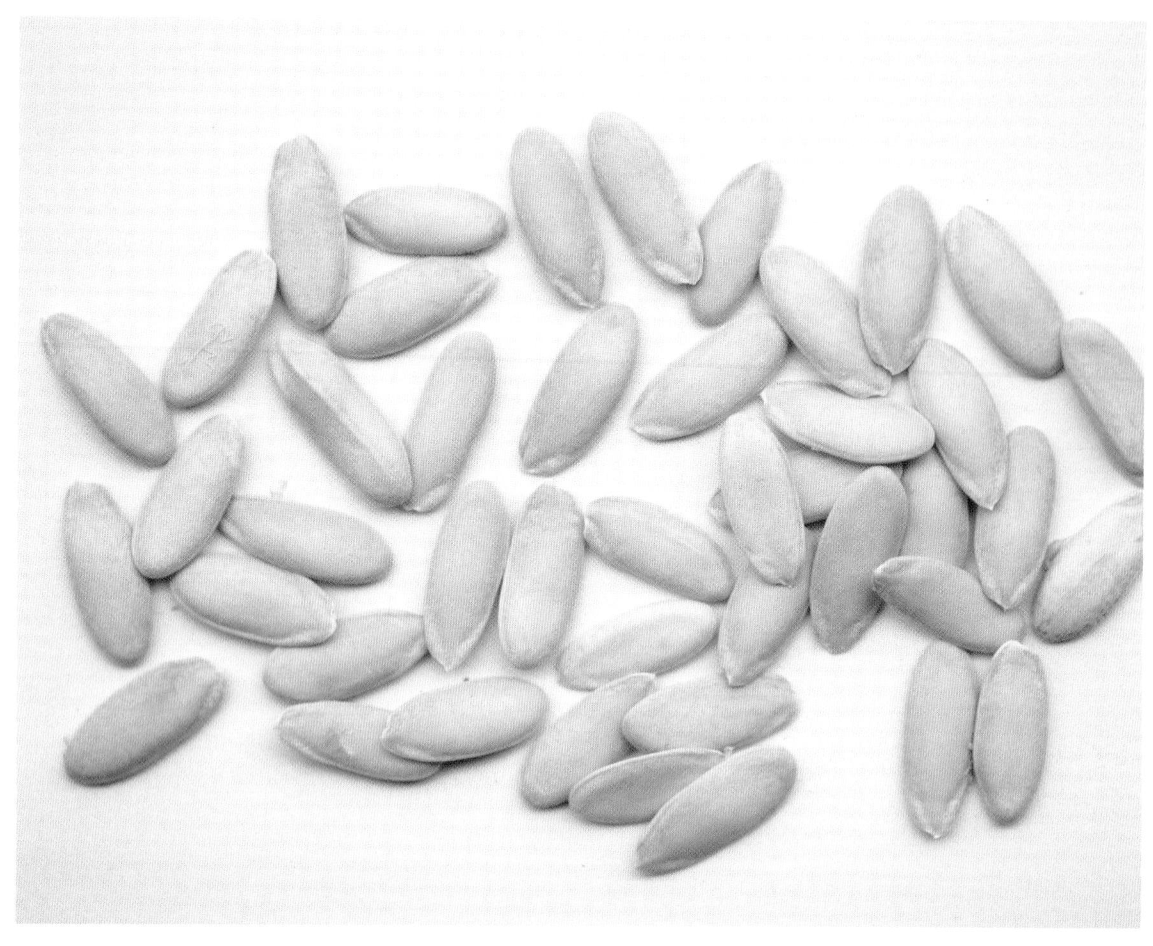

甜瓜子

民族药方

1. 肠痈已成、小腹肿痛、小便似淋或大便艰涩、下脓 甜瓜子 150 g，当归（炒）50 g，蛇蜕皮 1 条。研粗末，每服 20 g，水一盏半，煎一盏，食前服，利下恶物为妙。

2. 口臭 甜瓜子适量。研作细末，和蜜，每日空腹洗漱后，含一丸如枣核大，亦敷齿。

3. 腰腿疼痛 甜瓜子 150 g。酒浸 10 日，研为末，空腹酒下，每次 15 g，每日 3 次。

使用注意

脾胃虚寒、腹泻者忌服。

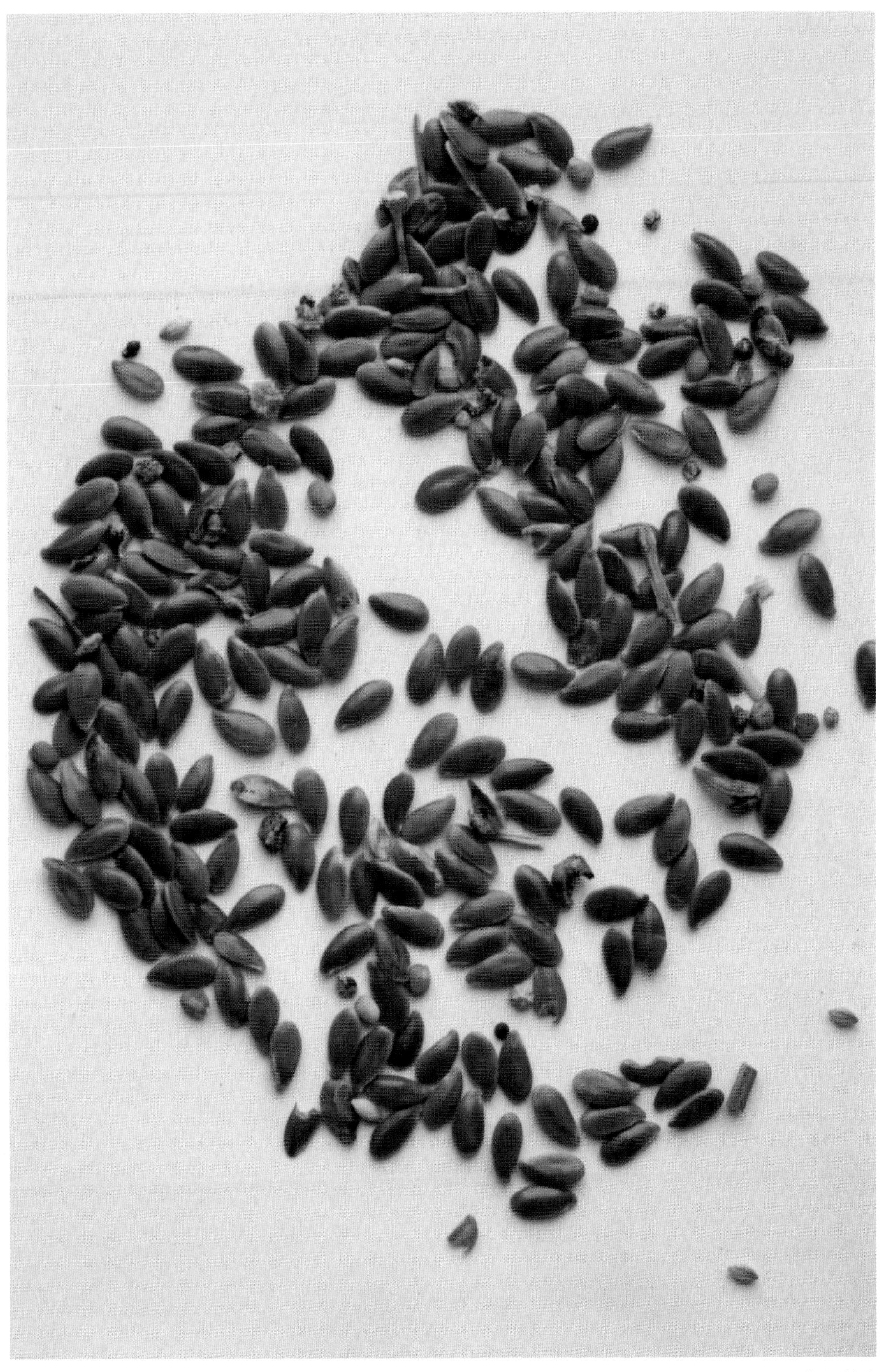

甜瓜子饮片

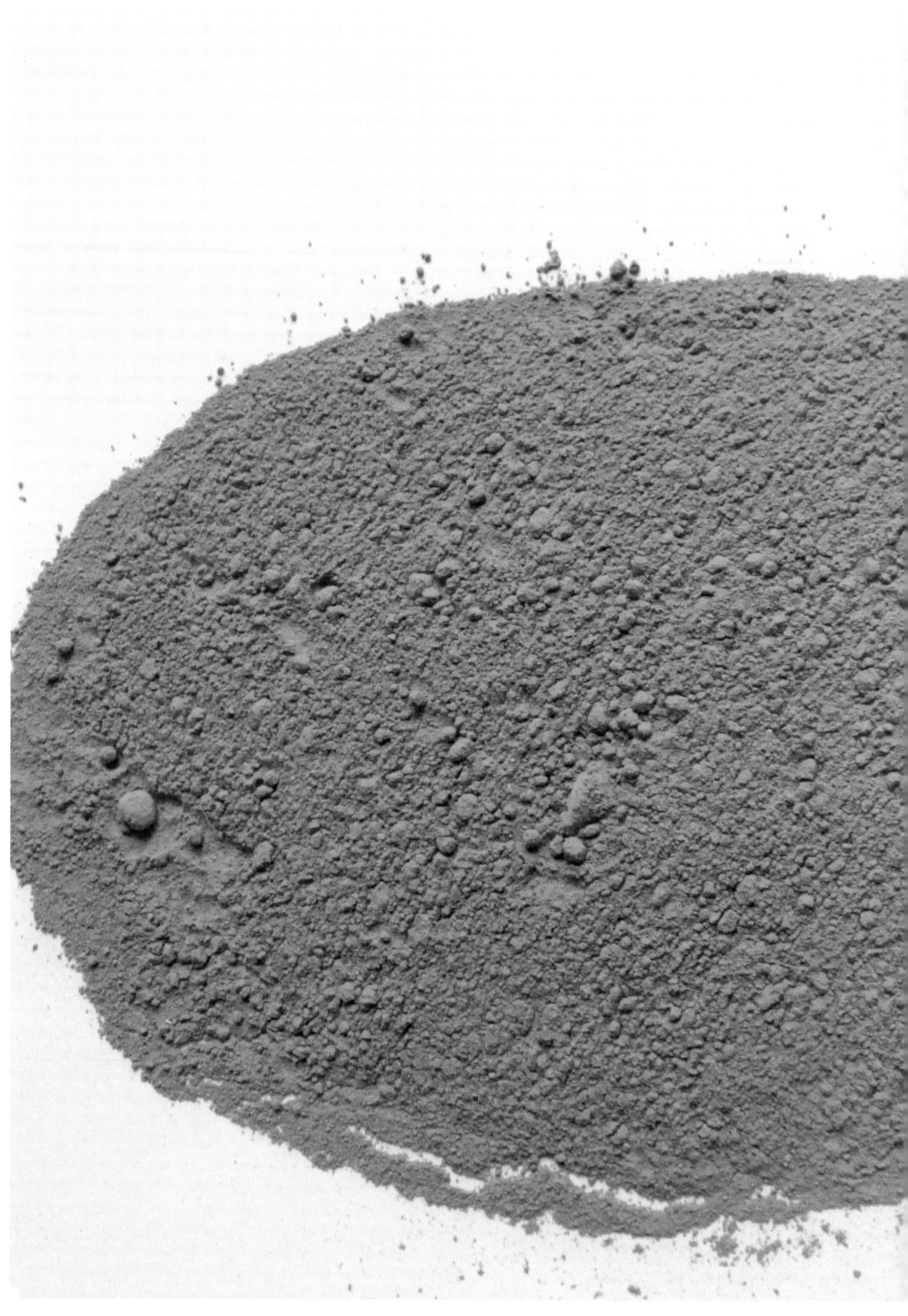

铜绿

【维药名】密斯德提。

【别　名】铜青。

【来　源】本品为铜器表面经二氧化碳或醋酸作用后生成的绿色锈衣。

【性味归经】酸、涩，平；有毒。归肝、胆经。

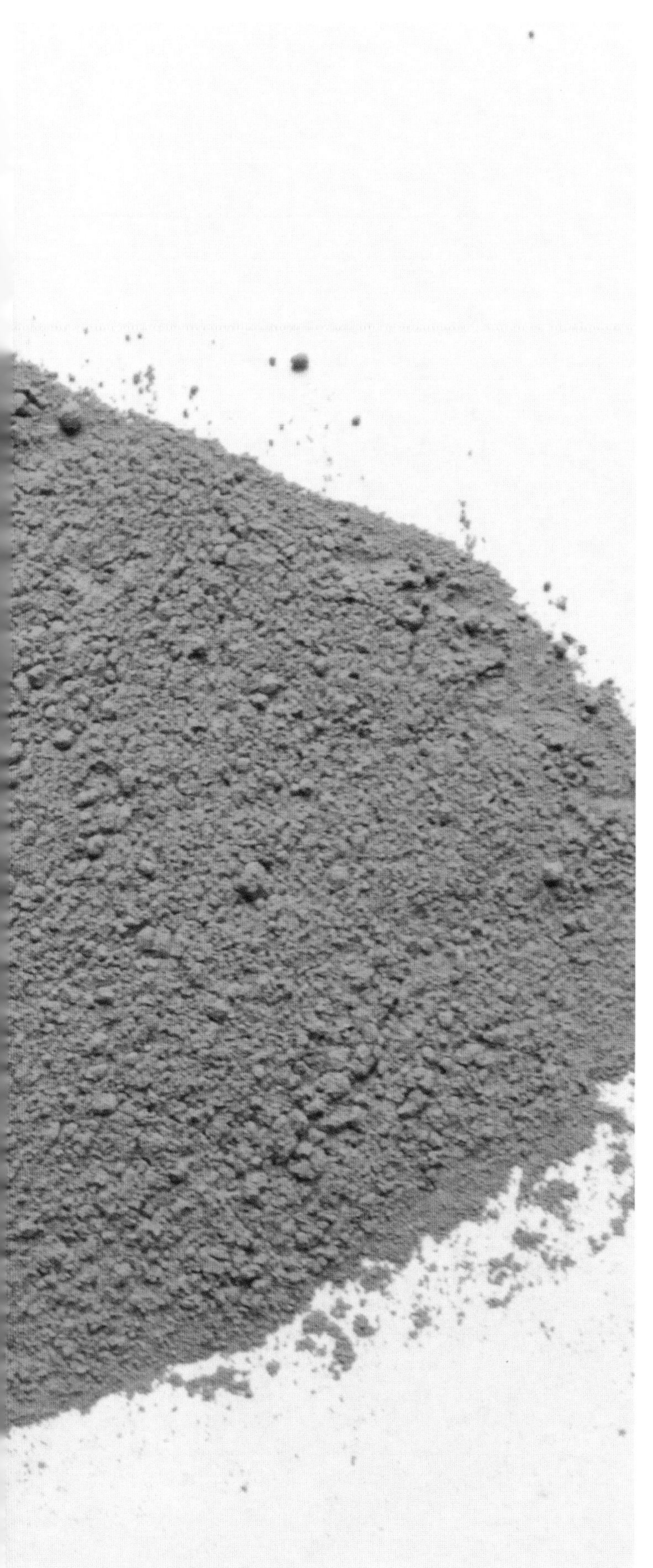

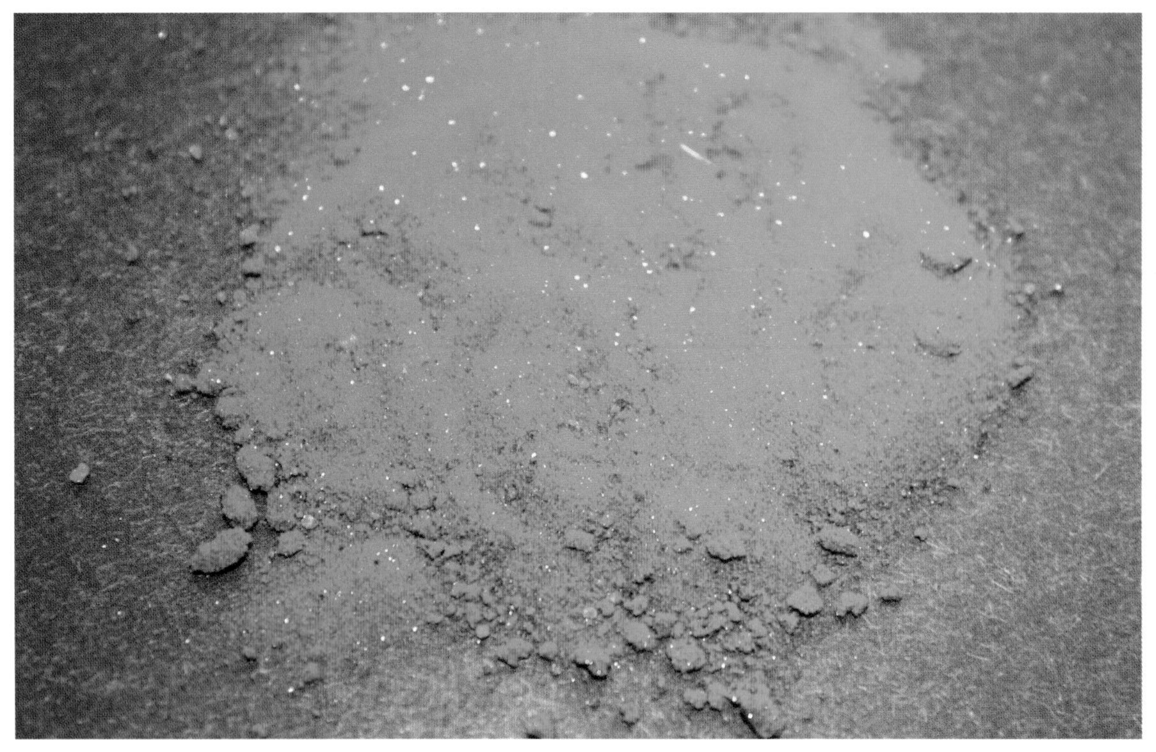

铜绿

识别特征

自然生成的铜绿为粉粒状或不规则块片状，呈青绿色。质松，味微涩，火烧现绿色火焰。另一种加工品，呈长方形小块，质坚易断，断面分明显的 3 层，上层为蓝色层，中层白色，底层灰黄色。无臭，味淡，嚼之有砂石感。

生境分布

全国大部分地区多有生产。全年皆可制造。

采收加工

取铜器久置潮湿处，或用醋喷在铜器上，其表面产生青绿色的铜锈，刮取后干燥。

药材鉴别

纯铜绿为细丝状或小颗粒状的结晶性粉末。翠绿色。体重，质松脆，气微，味微涩。能溶于水及酸，不溶于醚。以色绿、粉末状、无杂质者为佳。

功效主治

退翳明目，去腐敛疮，杀虫，吐风痰。本品酸涩平，具退翳、敛疮、杀虫及吐风痰之功，用于目翳、烂弦风眼、恶疮、顽癣及中风风痰等证。

药理作用

铜绿能与蛋白质结合成为不溶性的蛋白化合物而沉淀，其浓溶液对局部黏膜有腐蚀作用，稀溶液有收敛制泌作用。内服能刺激胃壁知觉神经，经反射至延髓呕吐中枢，则能引起反射性呕吐。

用法用量

0.9 ~ 1.5 g。内服：入丸、散。外用：研末撒或调敷。

民族药方

1. 宫颈癌（结节型） 铜绿、儿茶、血竭、穿山甲、炉甘石、黄柏各 9 g，蜈蚣、冰片各 3 g，麝香适量。研细末和匀备用，每日 1 剂，分 2 次服。

2. 鹅掌风 铜绿、大黄、青盐、轻粉、儿茶、胆矾、雄黄、枯矾、皂矾各 1.2 g，杏仁 3 个，麝香 0.3 g，冰片 0.15 g。共研为细末，然后以苏合油调匀，即成。以药油搽患处，然后用火烘之，以助药性渗透皮肤。

使用注意

体弱血虚者忌服。不可多服，多量可引起剧烈呕吐、腹痛、血痢、痉挛等证，严重的可致虚脱。

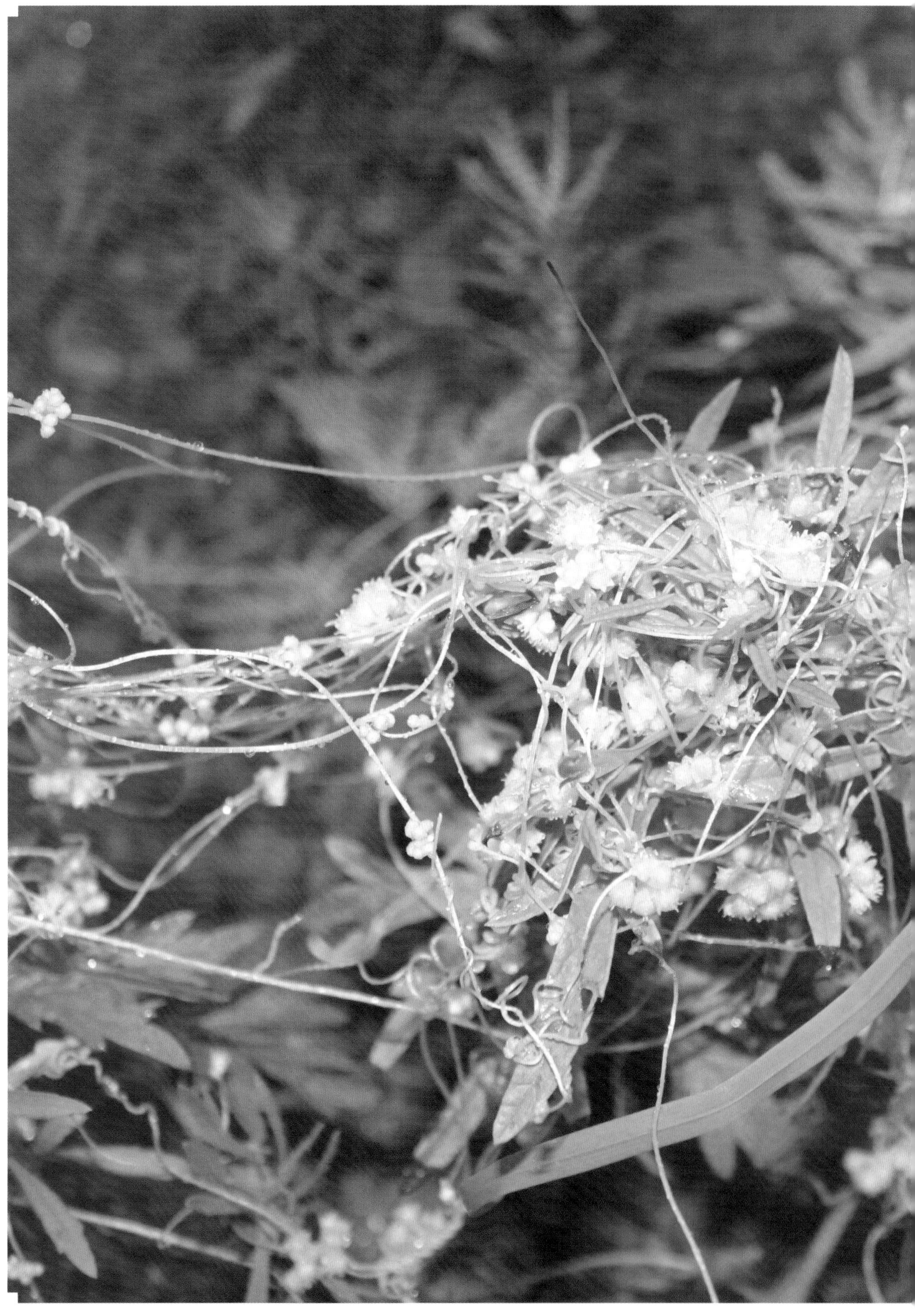

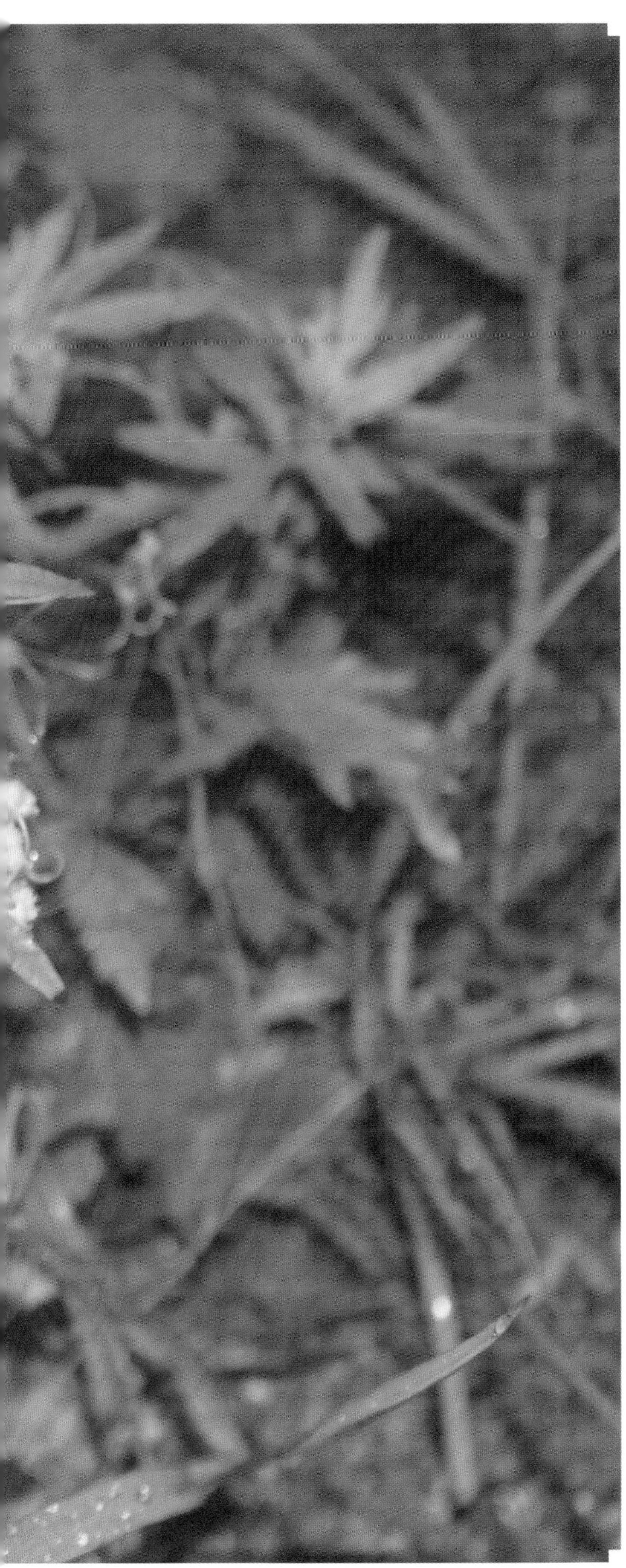

菟丝子

【维药名】色日克月改欧如合。

【别　名】菟丝饼、炒菟丝子、盐菟丝子。

【来　源】本品为旋花科植物菟丝子 *Cuscuta chinensis* Lam. 的干燥成熟种子。

【性味归经】辛、甘，平。归肝、肾经。

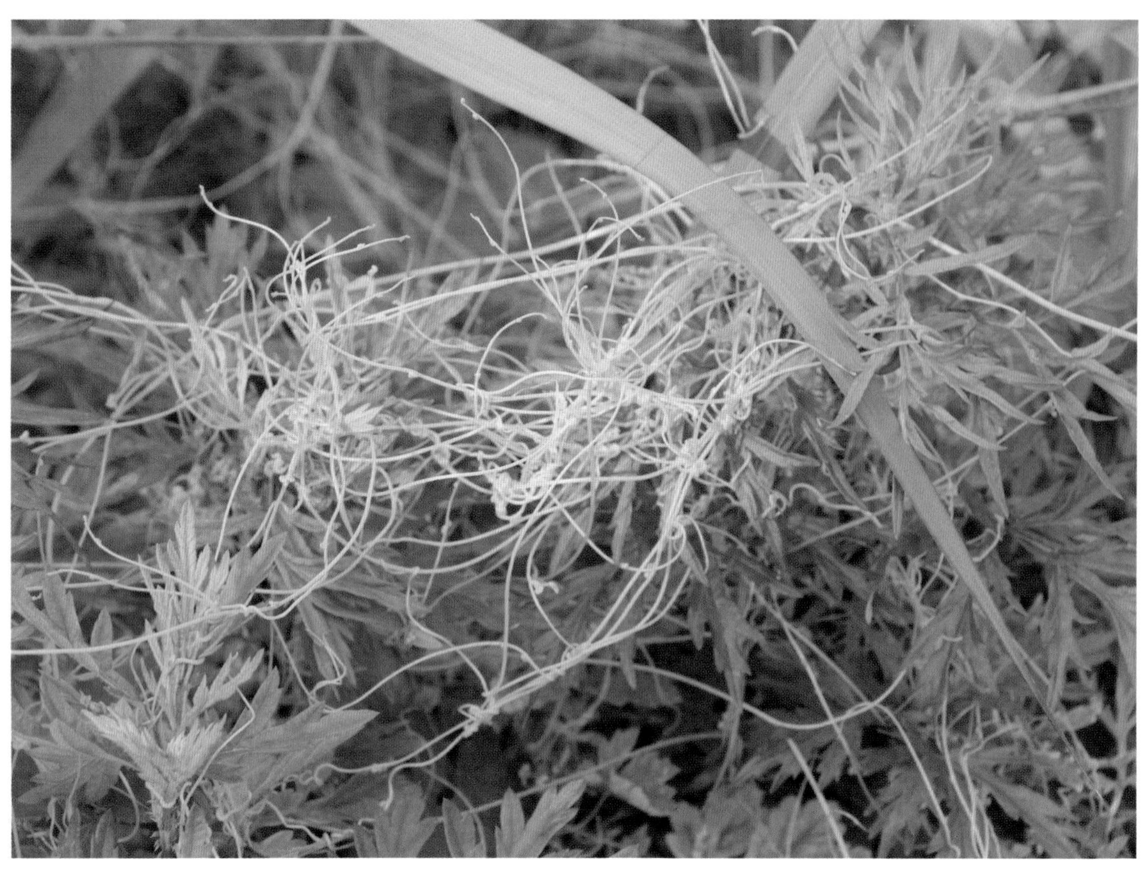

菟丝子

识别特征

一年生寄生草本，全株无毛。茎细，缠绕，黄色，无叶。花簇生于叶腋，苞片及小苞片鳞片状；花萼杯状，花冠白色，钟形，长为花萼的2倍；雄蕊花丝扁短，基部生有鳞片，矩圆形，边缘流苏状。蒴果扁球形，被花冠全部包住，盖裂。花期7—9月，果期8—10月。

生境分布

生长于田边、荒地及灌木丛中，常寄生于豆科等植物上。分布于河南、山东、山西以及东北辽阳、盖平等地。

采收加工

秋季种子成熟时割取其地上部分，晒干，打下种子，除去杂质。

药材鉴别

本品呈类球形，直径1.0～1.5 mm。表面灰棕色或黄棕色。具细密突起的小点，一端有微凹的线形种脐。质坚实，不易以指甲压碎。气微，味淡。

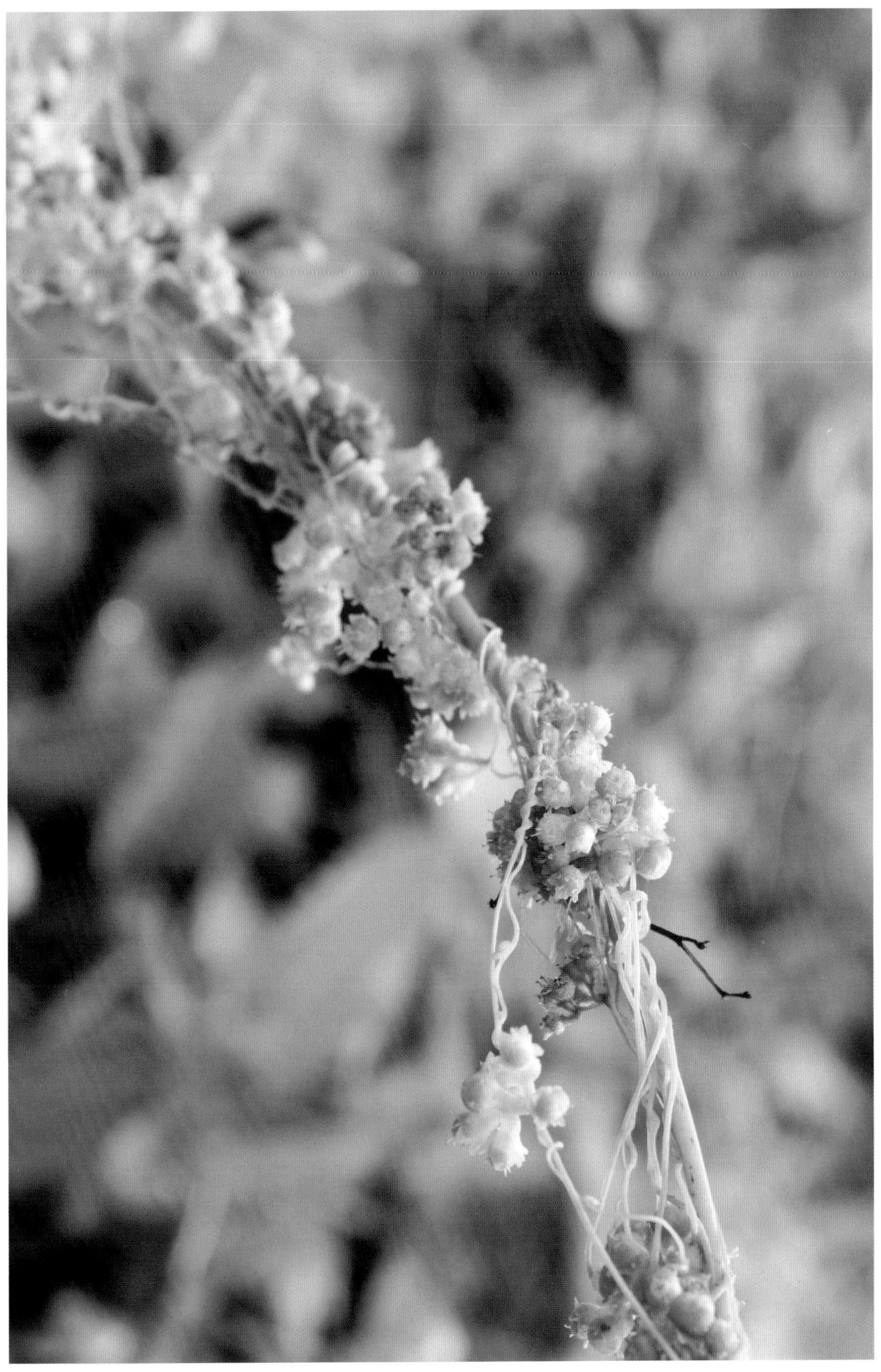

菟丝子

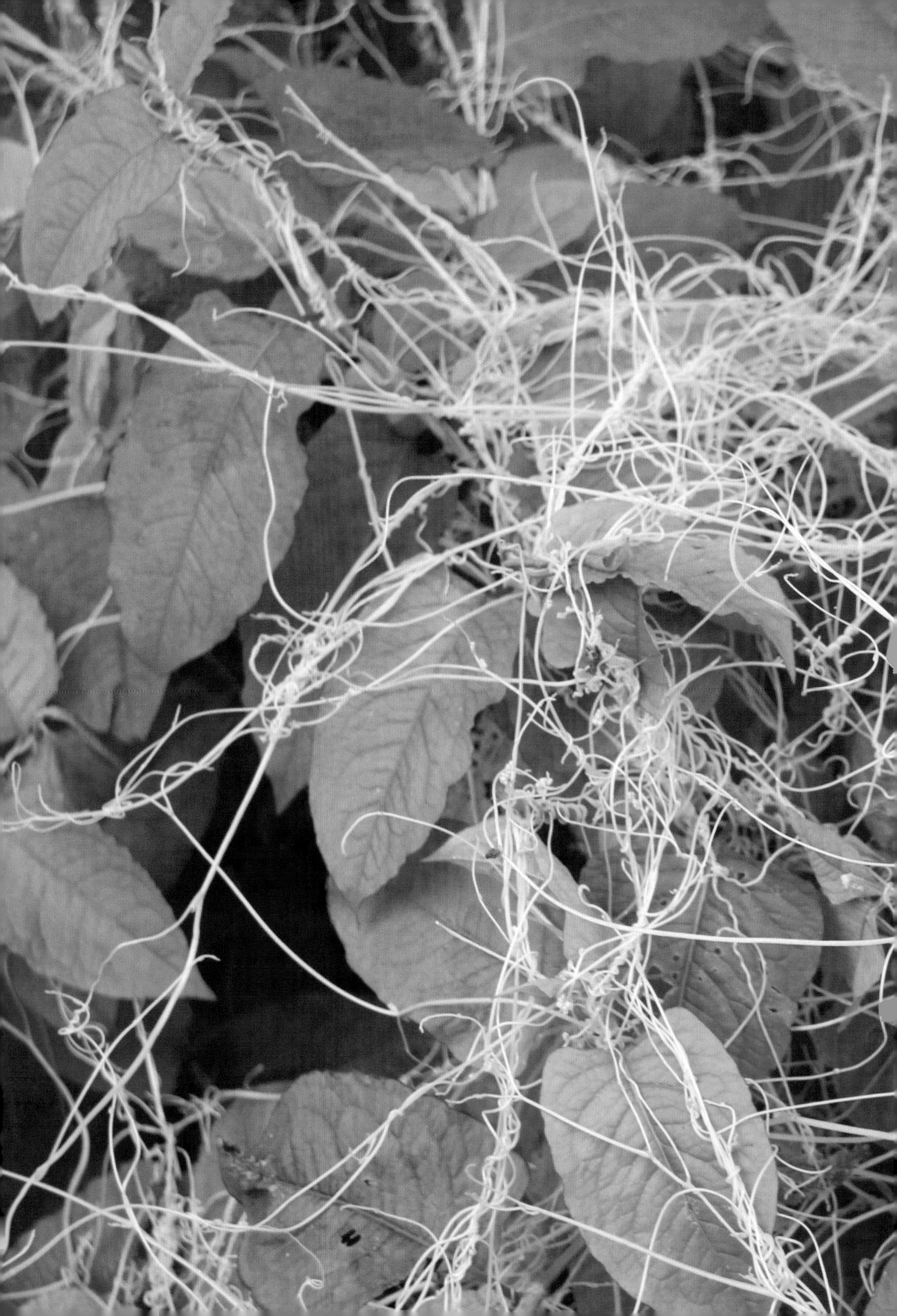

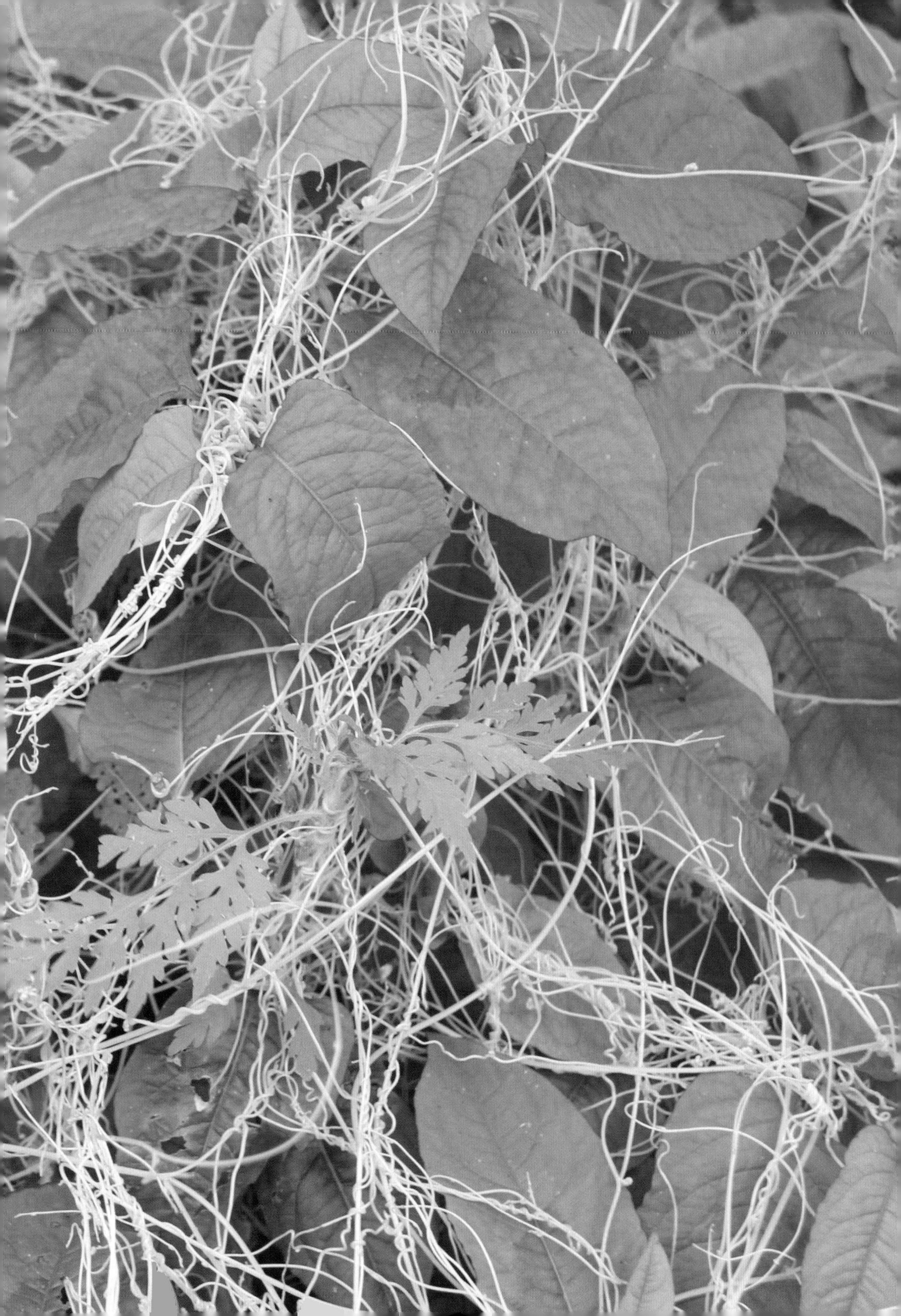

功效主治

滋补肝肾，固精缩尿，安胎，明目，止泻。主治阳痿遗精，尿有余沥，遗尿尿频，腰膝酸软，目昏耳鸣，肾虚胎漏，胎动不安，脾肾虚泻，外治白癜风。

药理作用

本品可使心率降低，收缩振幅增加。有降压作用，并能抑制肠管运动，对离体子宫有兴奋作用。

用法用量

内服：10 ~ 15 g，煎服；或入丸、散。

民族药方

1．肾虚阳痿、遗精，小便频数 菟丝子、枸杞子、覆盆子、五味子、车前子各 9 g。水煎服。

2．乳汁不通 菟丝子 15 g。水煎服。

3．脾虚泄泻 菟丝子 15 g，生白术 10 g。水煎服。

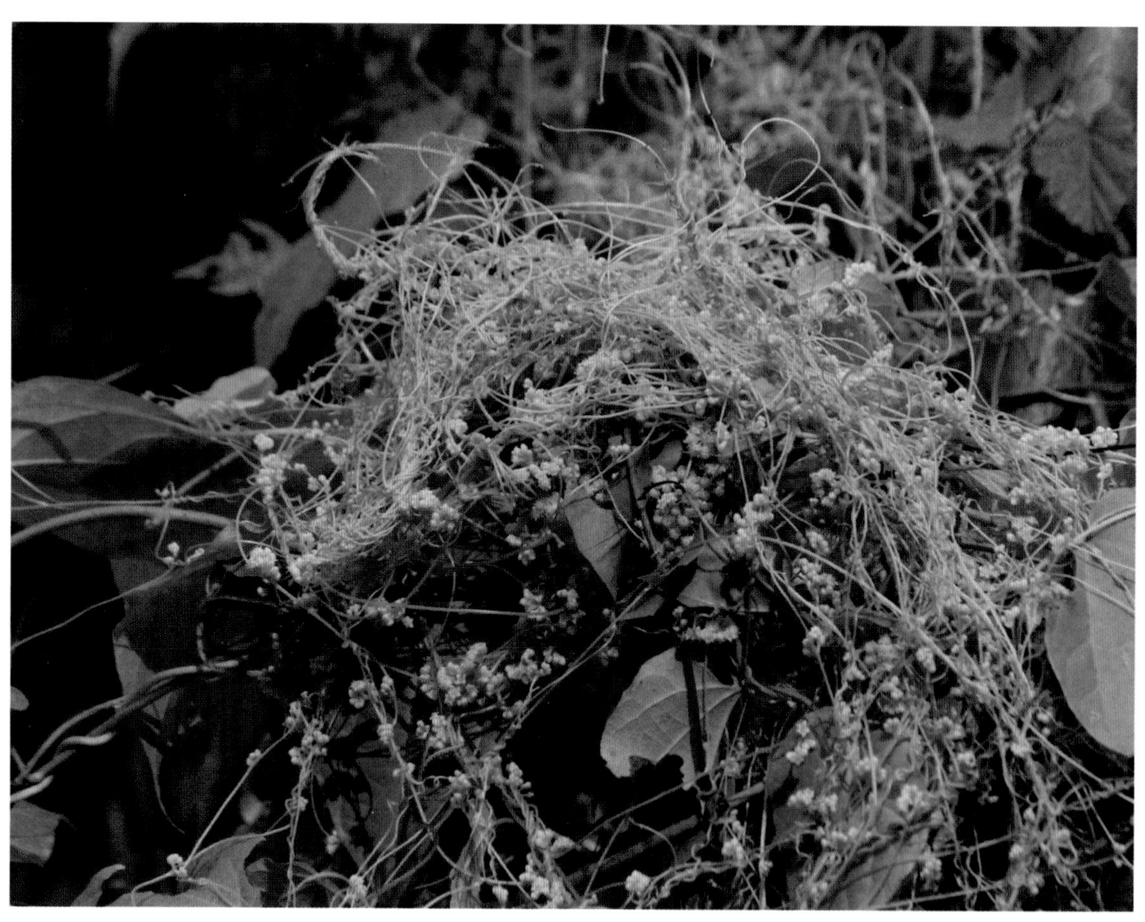

菟丝子

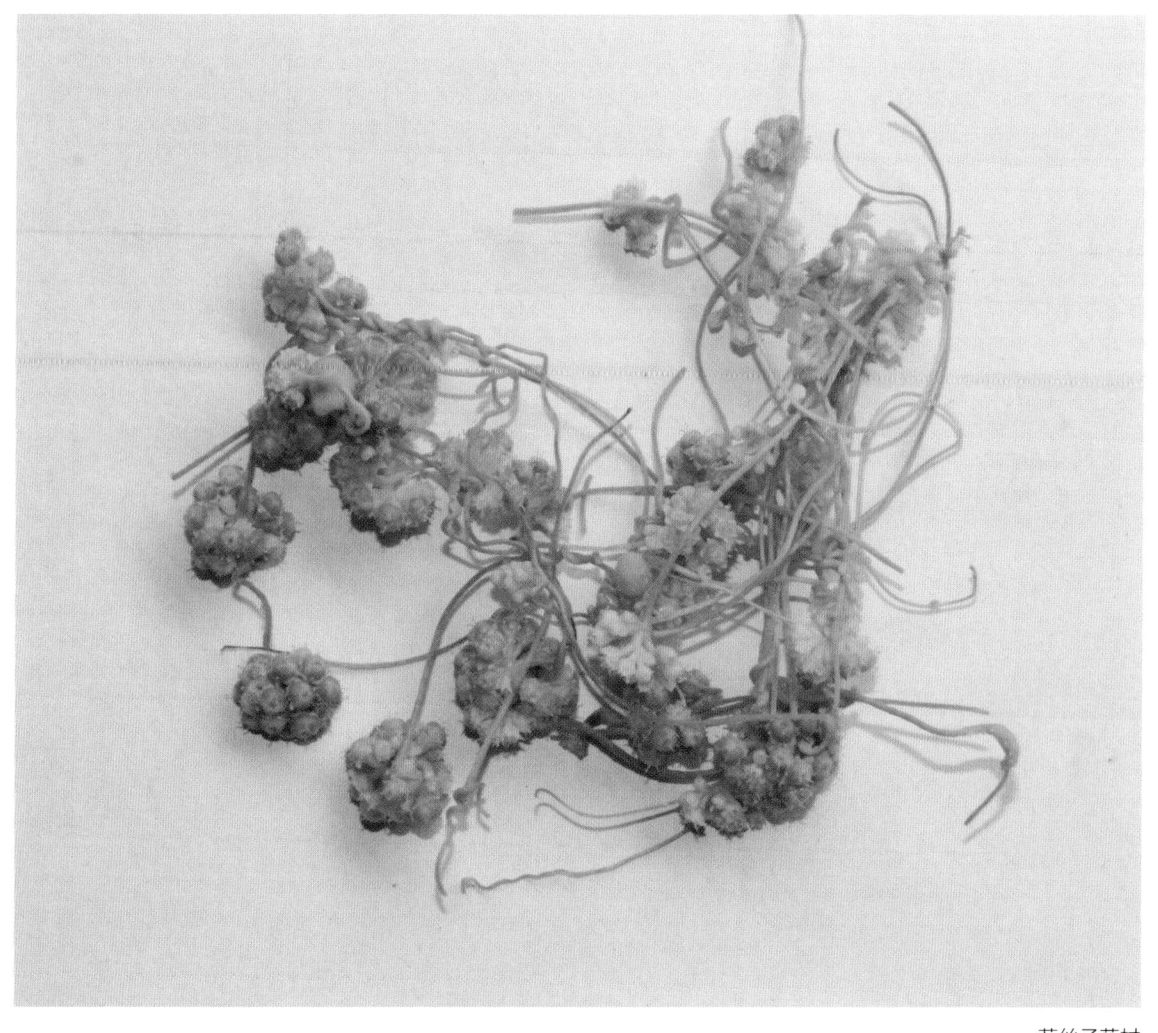

菟丝子药材

4．腰膝酸软，遗精早泄，小便频数，带下过多　菟丝子适量，黑豆 60 粒，大枣 5 枚。水煎食服。

5．脾虚泄泻　菟丝子 15 g，生白术 10 g。水煎服。

6．胃癌　菟丝子、枸杞子、女贞子各 15 g，生黄芪、太子参、鸡血藤各 30 g，白术、茯苓各 10 g。水煎取药汁，每日 1 剂，分 2 次服。

7．气血虚弱型围生期痔疾　菟丝子、党参、地榆、茯苓各 12 g，黄芪 15 g，白术、当归、白芍、熟地黄、阿胶（烊冲）、瓜蒌子（打碎）、补骨脂、杜仲各 10 g。水煎取药汁，口服，每日 1 剂。

8．小儿遗尿　菟丝子 7.5 g，五倍子 5 g，五味子 2.5 g，米醋适量。将前 3 味共研细末，用醋调成糊状，敷于脐部，然后用消毒纱布包扎，再用胶布固定，次日早晨取下。

使用注意

阴虚火旺、大便燥结、小便短赤者不宜服用。

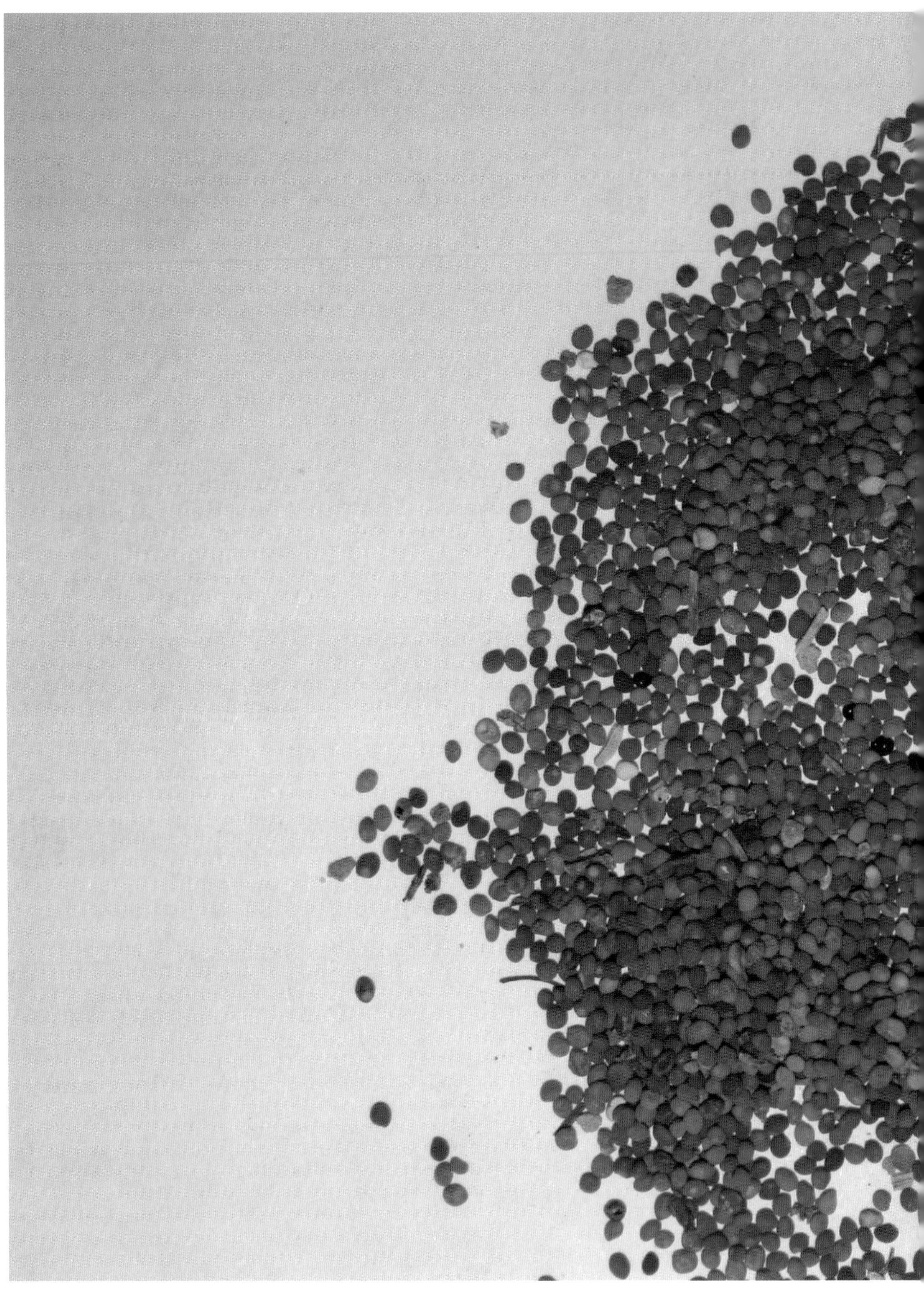

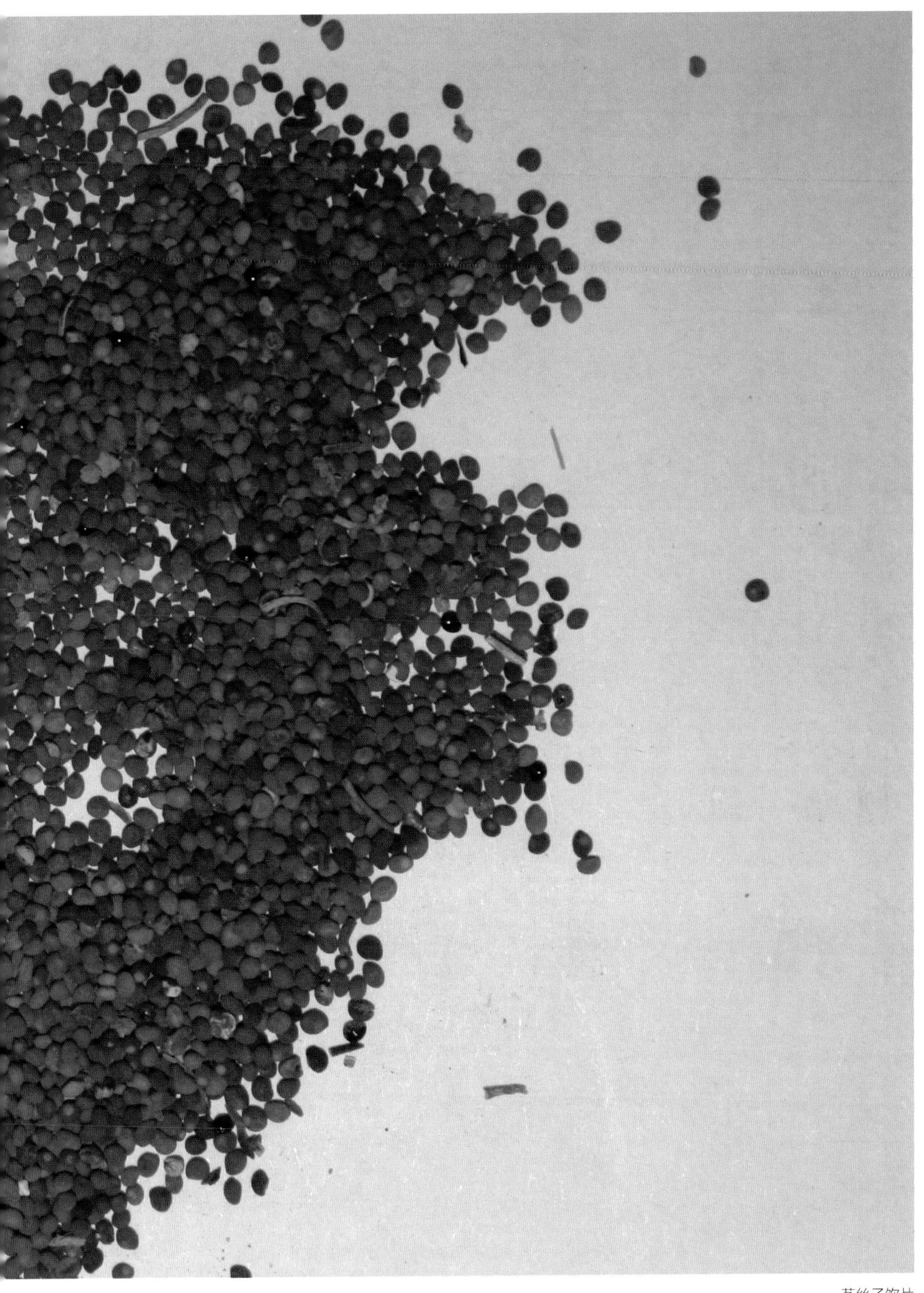

菟丝子饮片

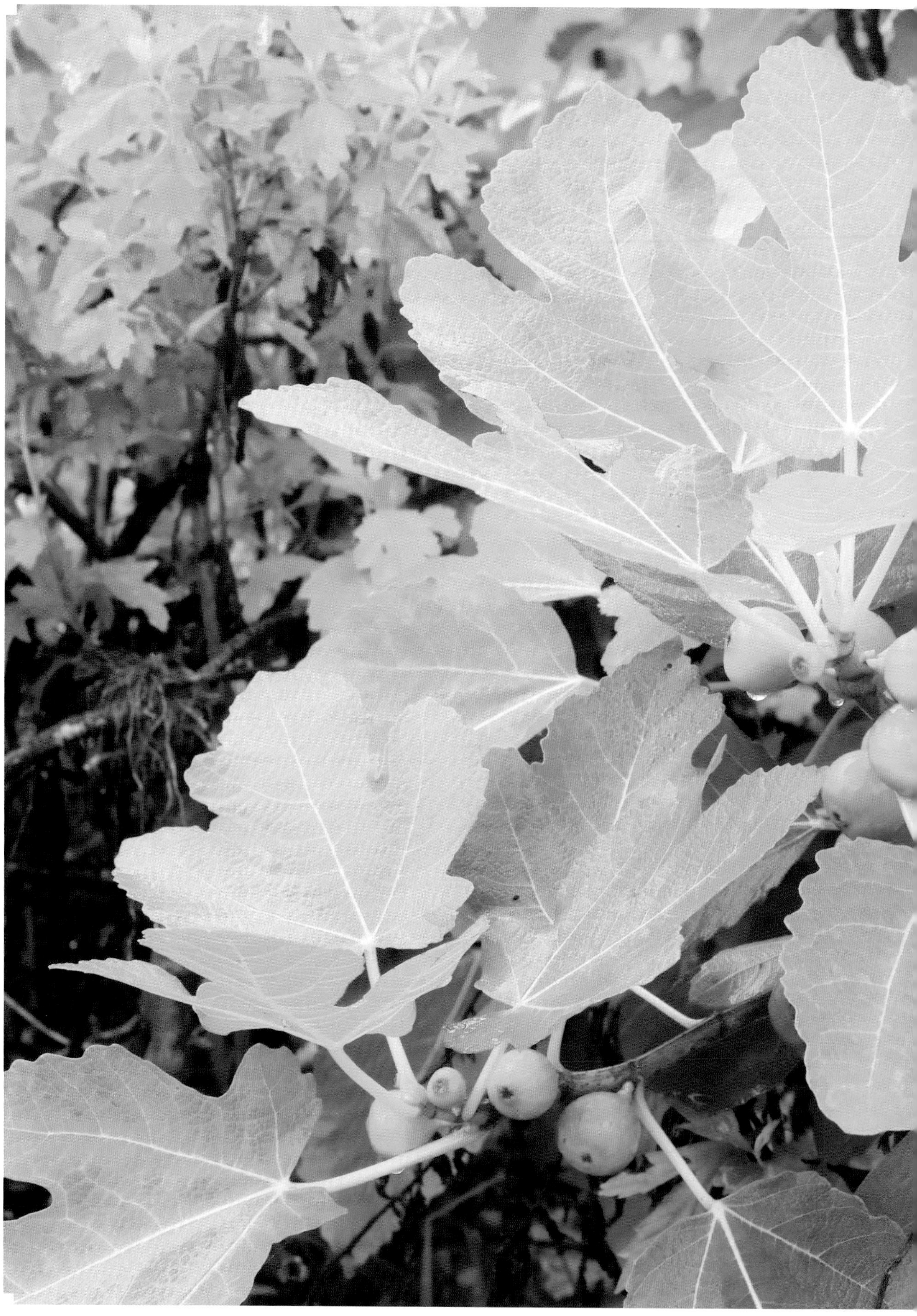

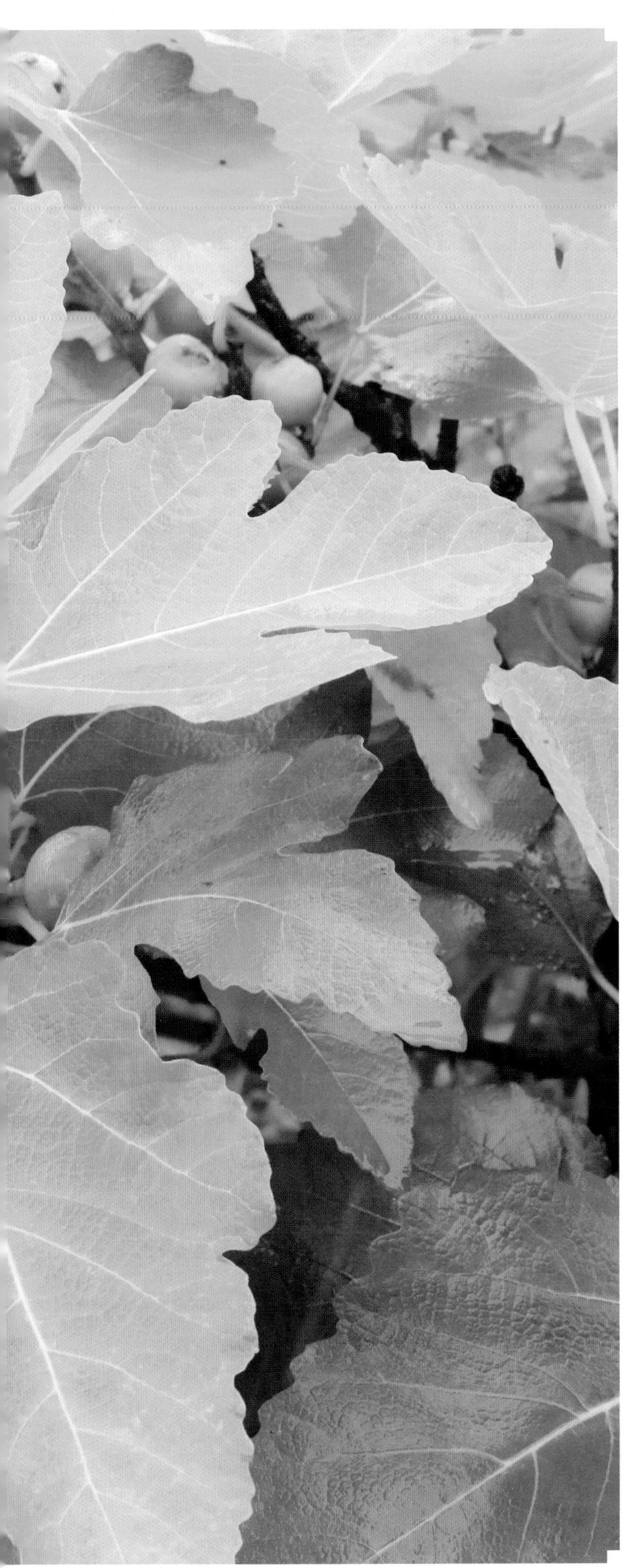

无花果

【维药名】安吉尔。

【别　名】蜜果、奶浆果、映日果。

【来　源】本品为桑科落叶灌木或小乔木无花果 *Ficus carica L.* 的果实。

【性味归经】甘、酸，平。归肺、胃、大肠经。

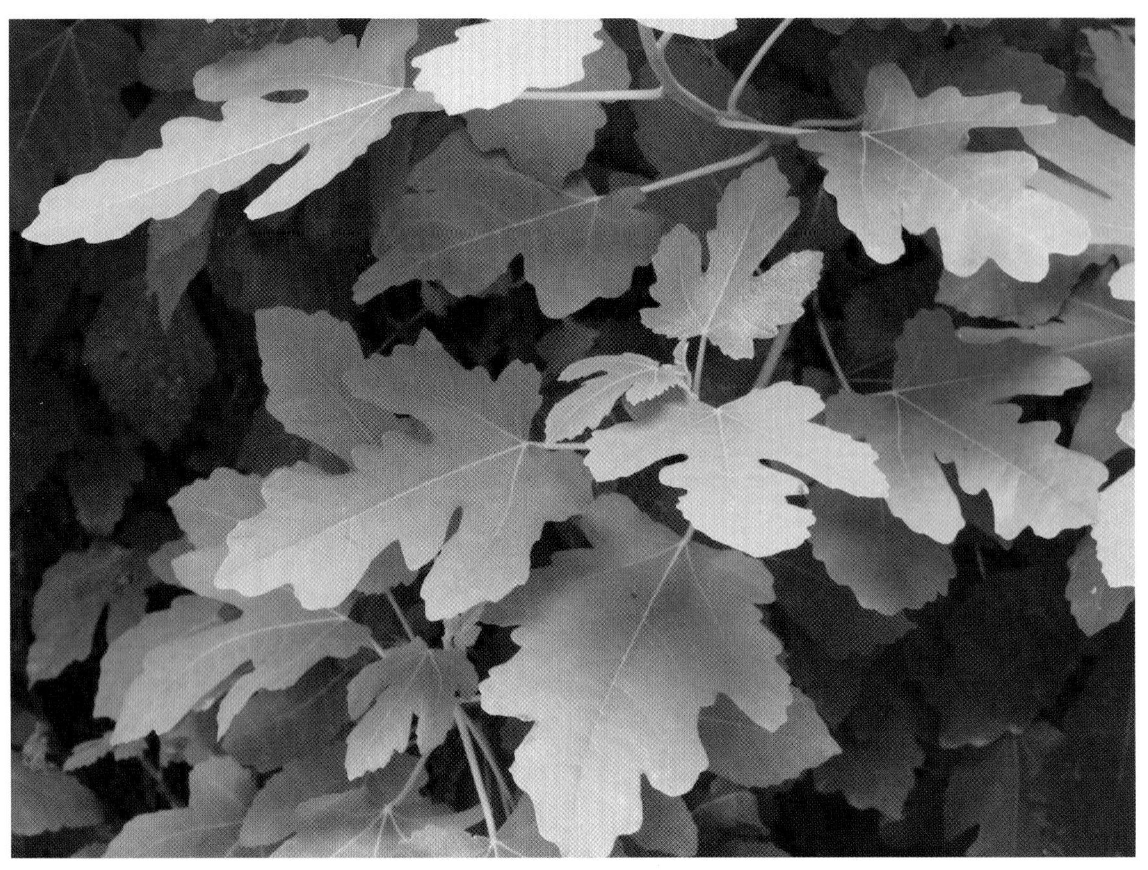

无花果

识别特征

落叶灌木或小乔木，高达 3 ~ 10 m。全株具乳汁；多分枝，小枝粗壮，表面褐色，被稀短毛。叶互生；叶柄长 2 ~ 5 cm，粗壮；托叶卵状披针形，长约 1 cm，红色；叶片厚膜质，宽卵形或卵圆形，长 10 ~ 24 cm，宽 8 ~ 22 cm，3 ~ 5 裂，裂片卵形，边缘有不规则钝齿，上面深绿色，粗糙，下面密生细小钟乳体及黄褐色短柔毛，基部浅心形，基生脉 3 ~ 5 条，侧脉 5 ~ 7 对。雌雄异株，隐头花序，花序托单生于叶腋；雄花和瘿花生于同一花序托内；雄花生于内壁口部，雄蕊 2，花被片 3 ~ 4；瘿花花柱侧生、短；雌花生在另一花序托内，花被片 3 ~ 4，花柱侧生，柱头 2 裂。榕果（花序托）梨形，成熟时长 3 ~ 5 cm，呈紫红色或黄绿色，肉质，顶部下陷，基部有 3 苞片。花、果期 8—11 月。

生境分布

各地均有栽培，我国中南地区较多。

采收加工

秋后采收果实，放入开水中略烫，晒干备用。

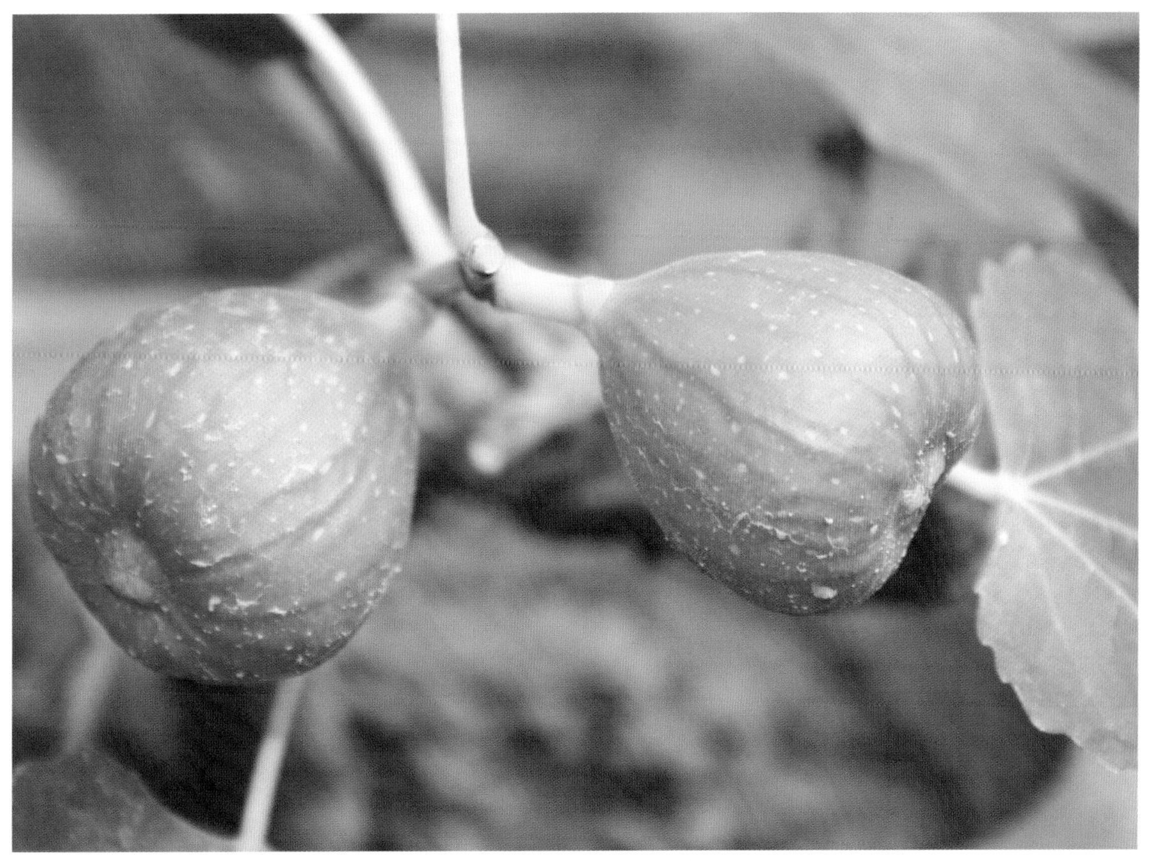

无花果

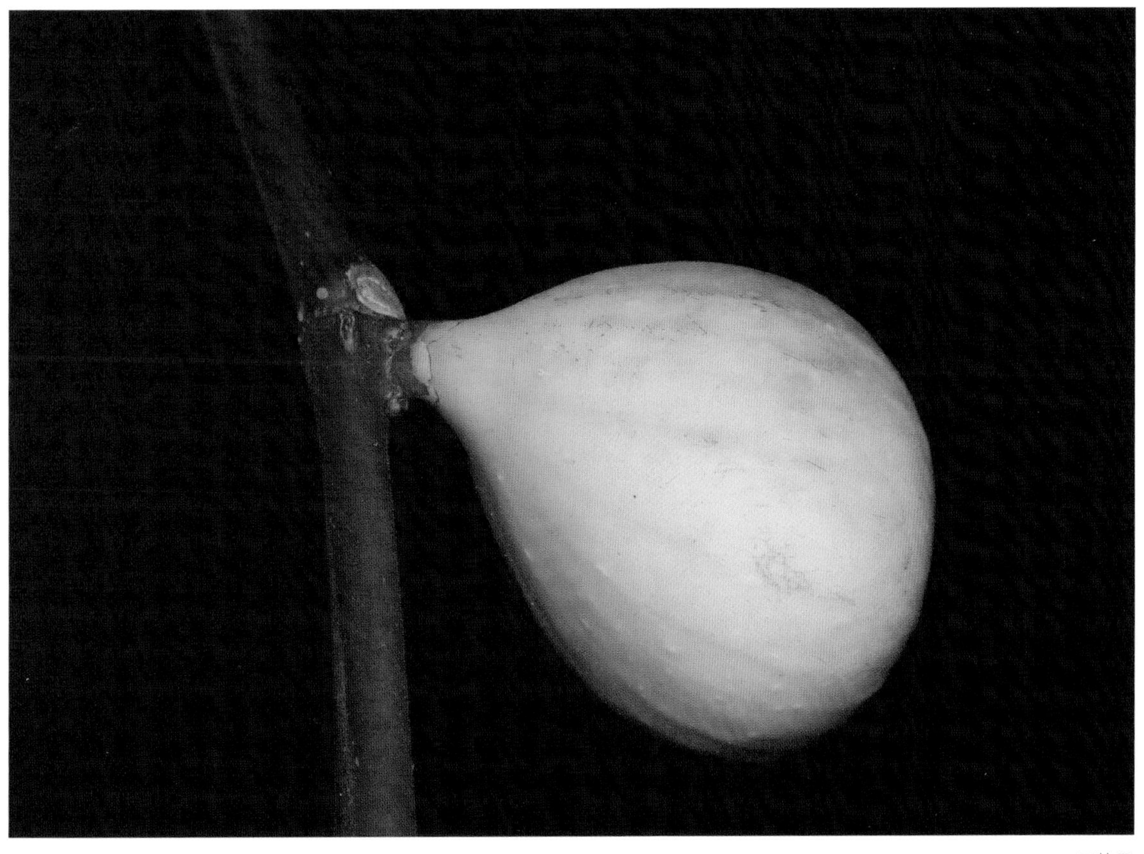

无花果

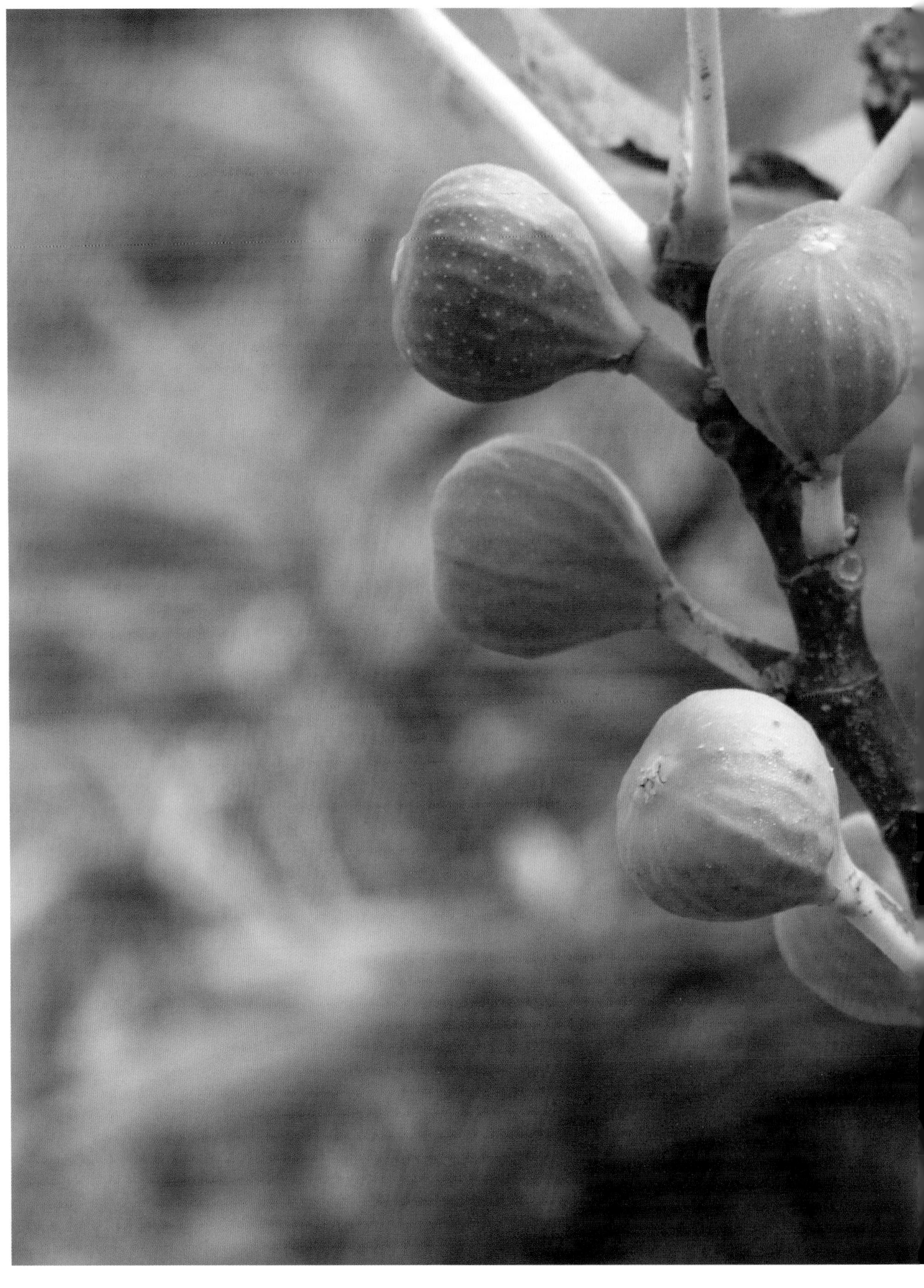

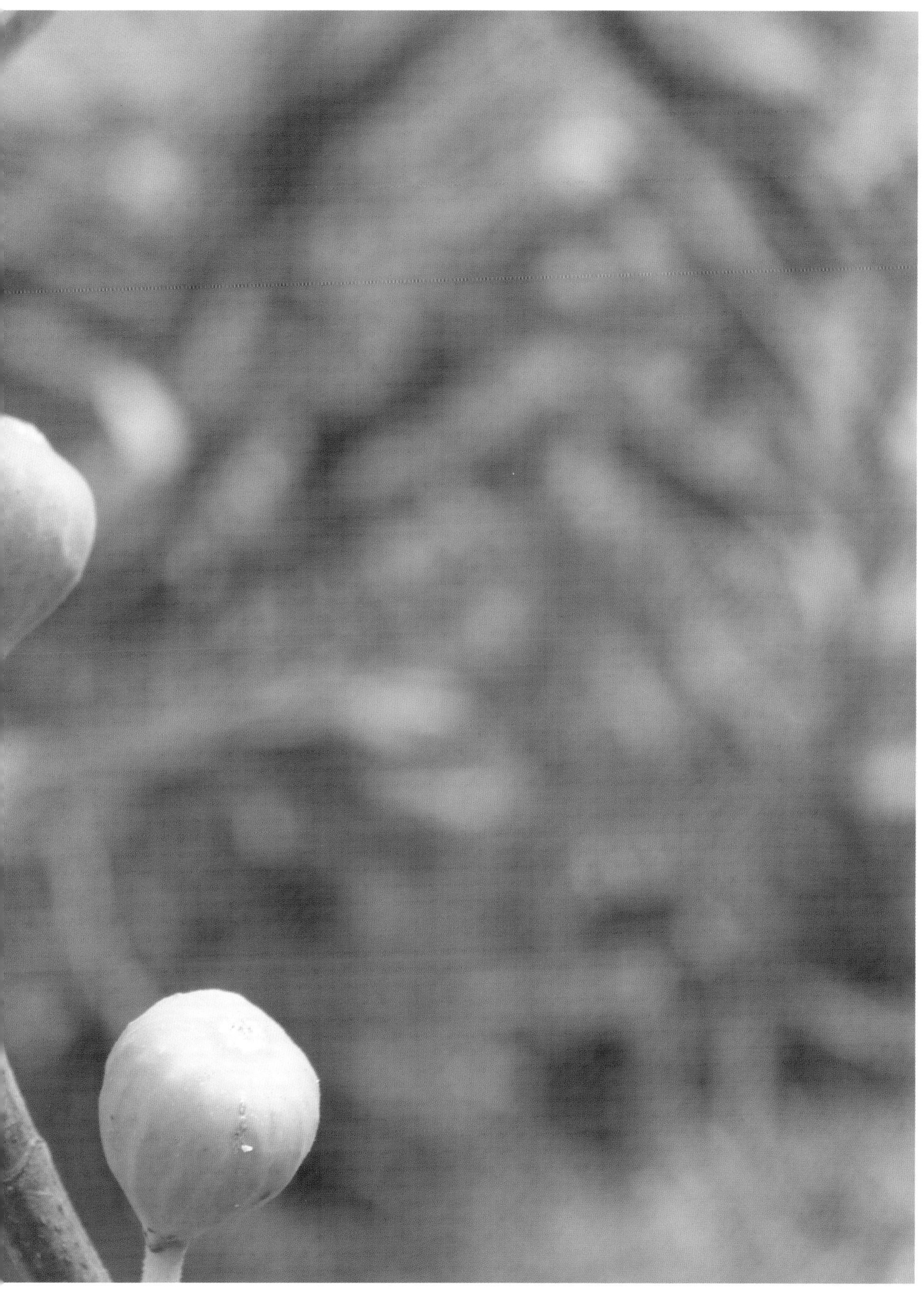

无花果

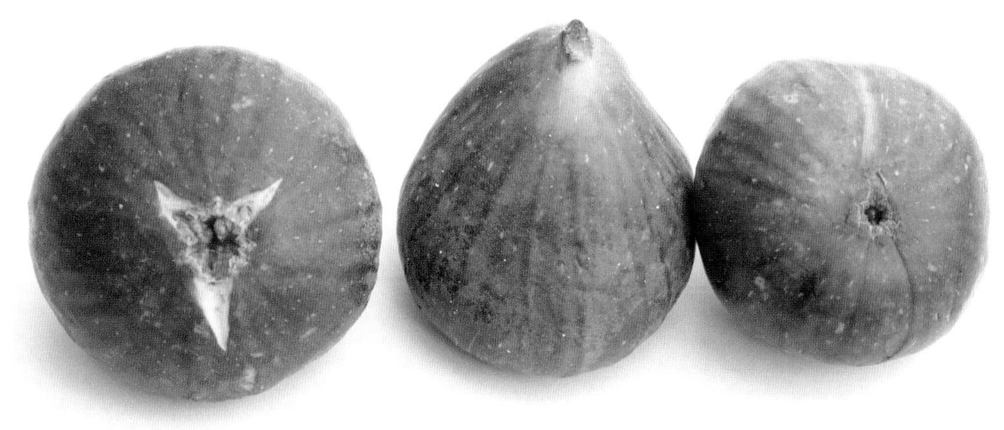

无花果药材

药材鉴别

瘦果卵形或三棱状卵形，长 1 ~ 2 mm，淡黄色，外有宿萼包被。气微，味甜。

功效主治

健胃清肠，消肿解毒。主治肠炎，痢疾，便秘，痔疮，喉痛，痈疮疥癣，利咽喉，开胃驱虫。

药理作用

本品含丰富的营养成分，可供食用。便秘时，可用作食物性轻泻剂。干果的水提取物经处理后所得物质有抗艾氏肉瘤的作用。从未成熟果实中所得之乳汁能抑制大鼠移植性肉瘤、小鼠自发性乳癌，致使肿瘤坏死；又能延缓移植性腺癌、骨髓性白血病、淋巴肉瘤之发展，使其退化。此外，无花果还有降血脂、降血压及抑制志贺菌属等作用。

用法用量

内服：10 ~ 15 g，煎服。

民族药方

1．咽喉刺痛 鲜无花果适量。晒干研末，吹喉。

2．肺热声嘶 无花果 25 g。水煎调冰糖服。

3．痔疮，脱肛，大便秘结　鲜无花果生吃。或干果 10 个，猪大肠一段，水煎服。

4．久泻不止　无花果 5 ~ 7 枚。水煎服。

5．脾胃虚弱导致的消化不良　干无花果 2 个，白糖适量。将无花果切碎并捣烂，煎炒至半焦，加入白糖冲沏，代茶饮用。

6．肺热声嘶，咳嗽咽痛　无花果 150 g。水煎加冰糖适量服。

7．外痔　鲜无花果 10 个。水煎洗患处。

8．疝气　无花果 2 个，小茴香 10 g。水煎服。

9．肠炎　无花果适量。水煎服，每日 5 ~ 7 次。

10．哮喘　无花果适量。捣汁半杯，开水冲服，每日 1 次，以愈为度。

11．黄疸　无花果叶 10 g。水煎代茶饮。

12．痔疮，慢性肠炎　猪瘦肉（切小块）250 g，无花果（干品）100 g。同煮汤，用适量盐调味食用。

使用注意

脾胃虚寒者慎服。

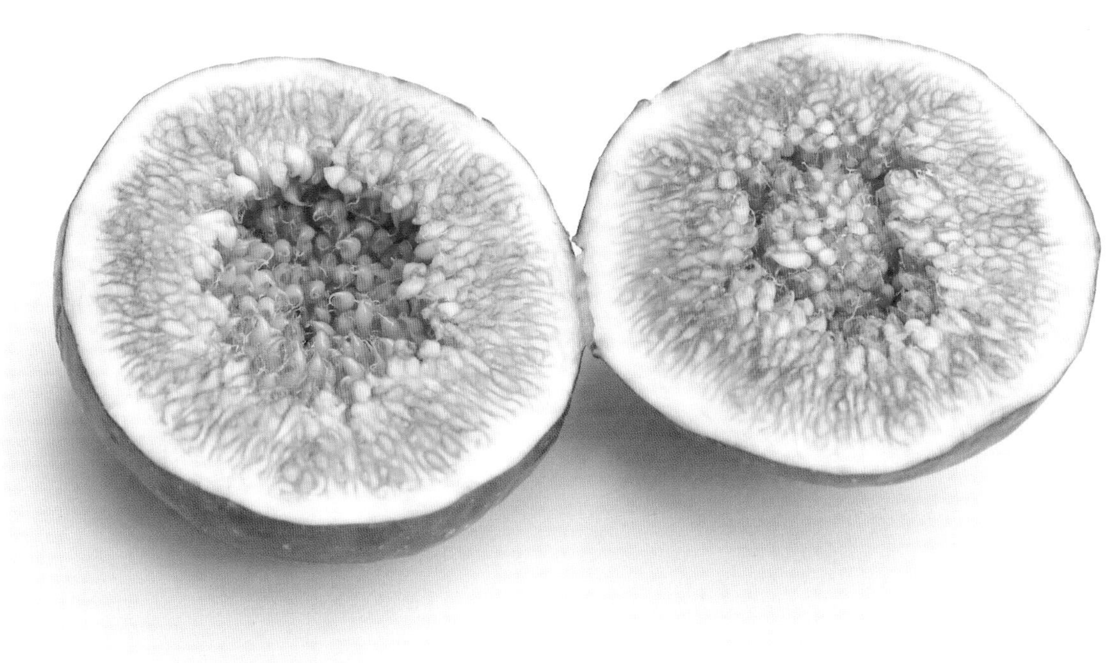

无花果药材

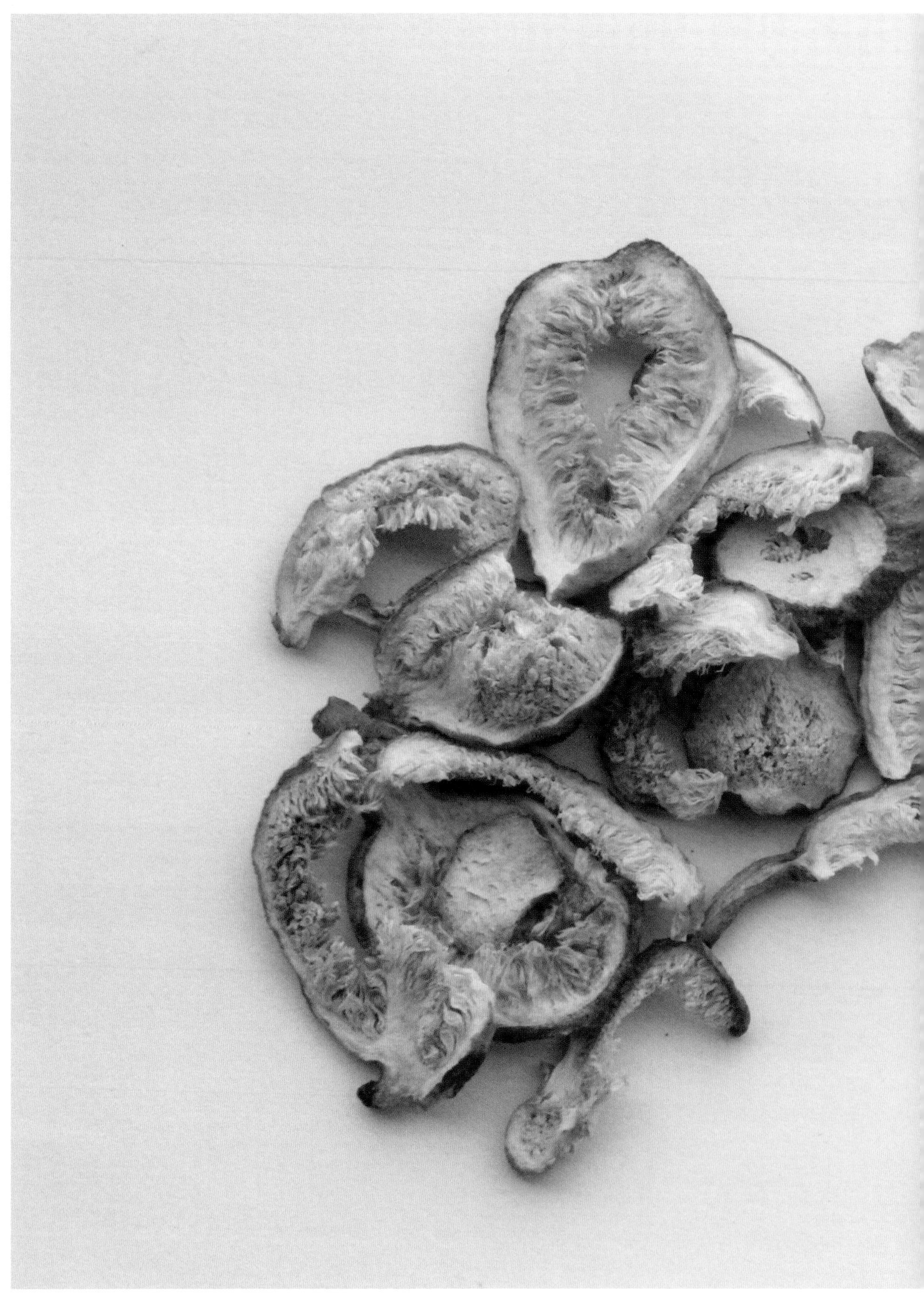

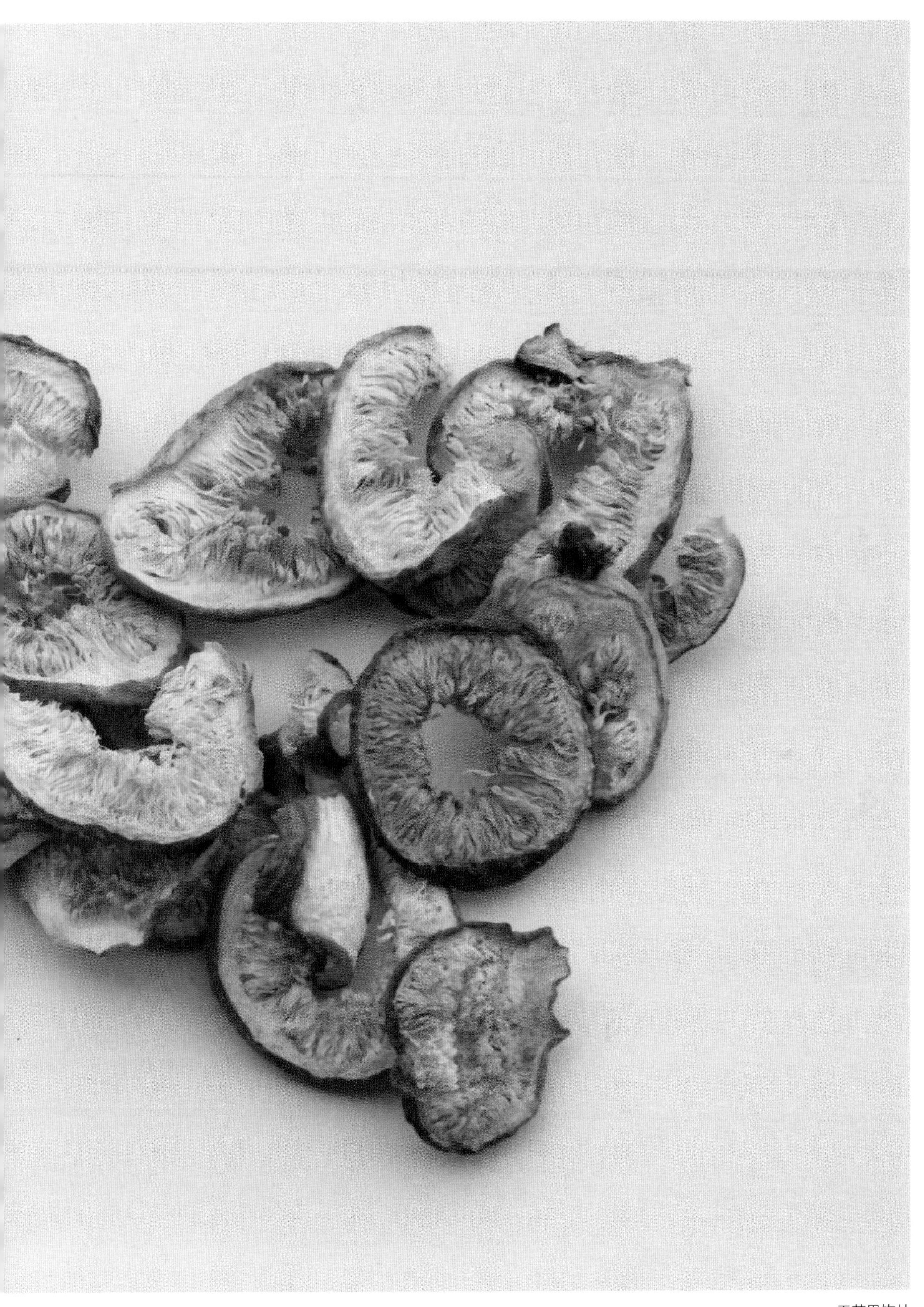

无花果

无花果饮片

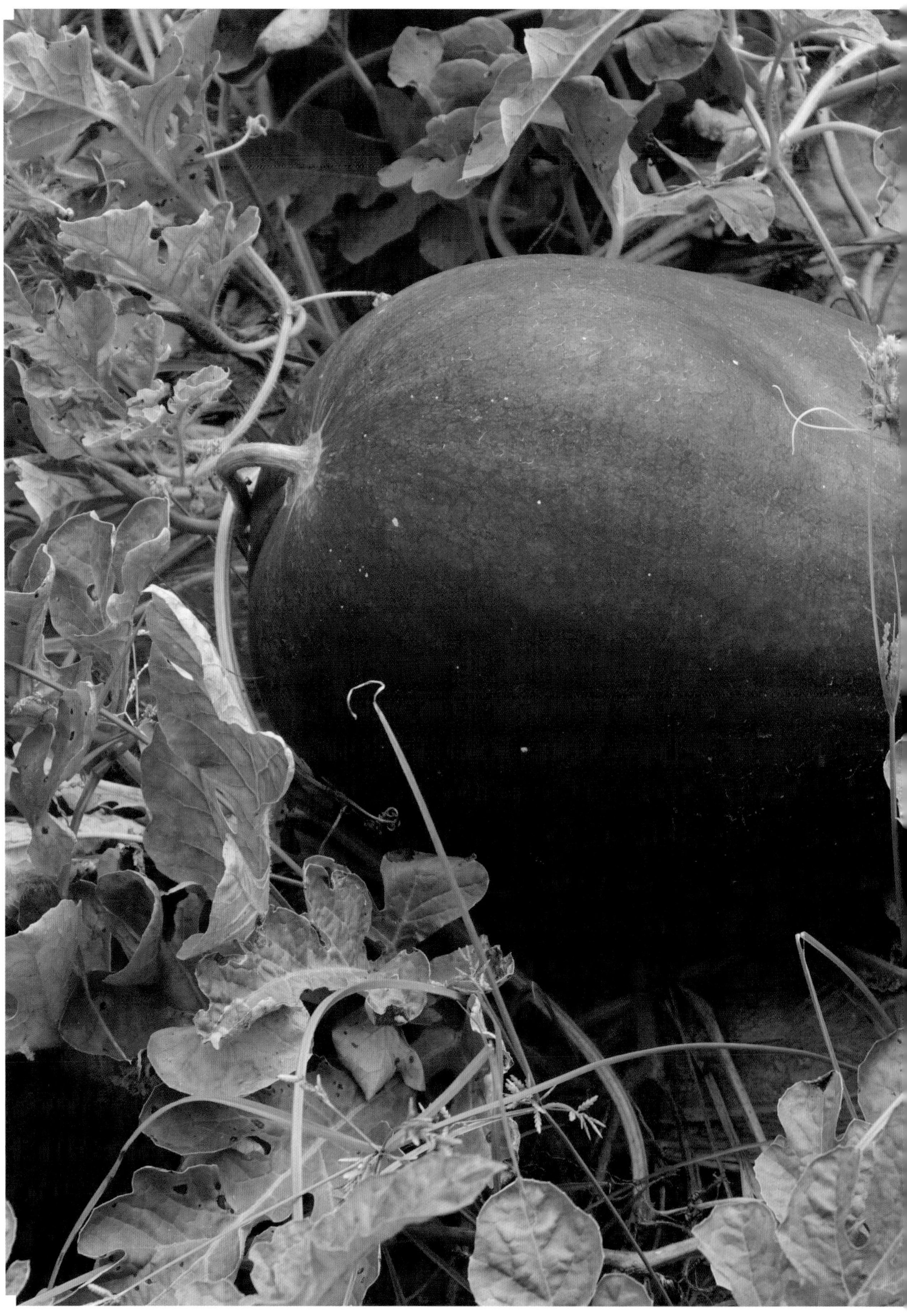

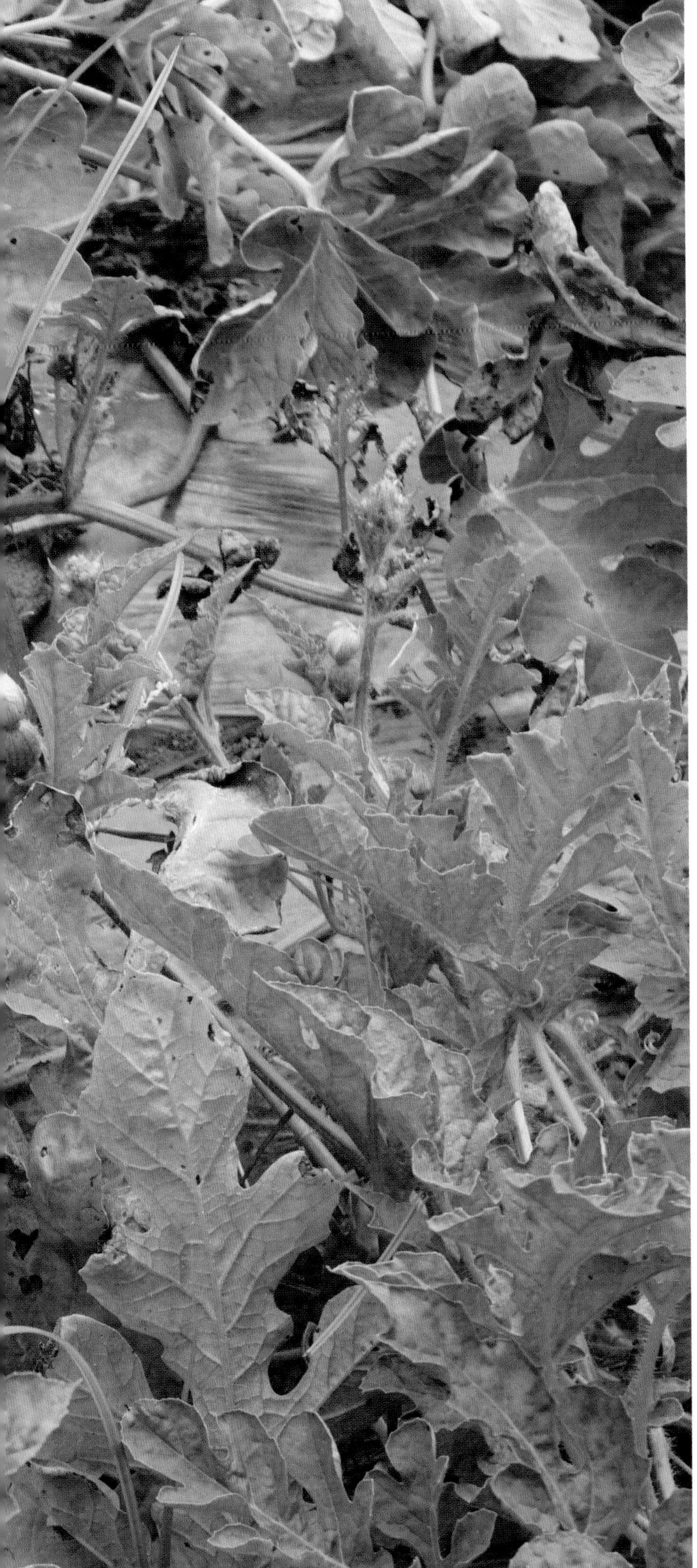

西瓜皮

【**维药名**】塔吾孜。

【**别　名**】西瓜青、西瓜翠衣。

【**来　源**】本品为葫芦科草本植物西瓜 *Citrullus lanatus*（Thunb.）Matsumu. et Nakai 的外层果皮。

【**性味归经**】甘、淡，寒。归心、胃经。

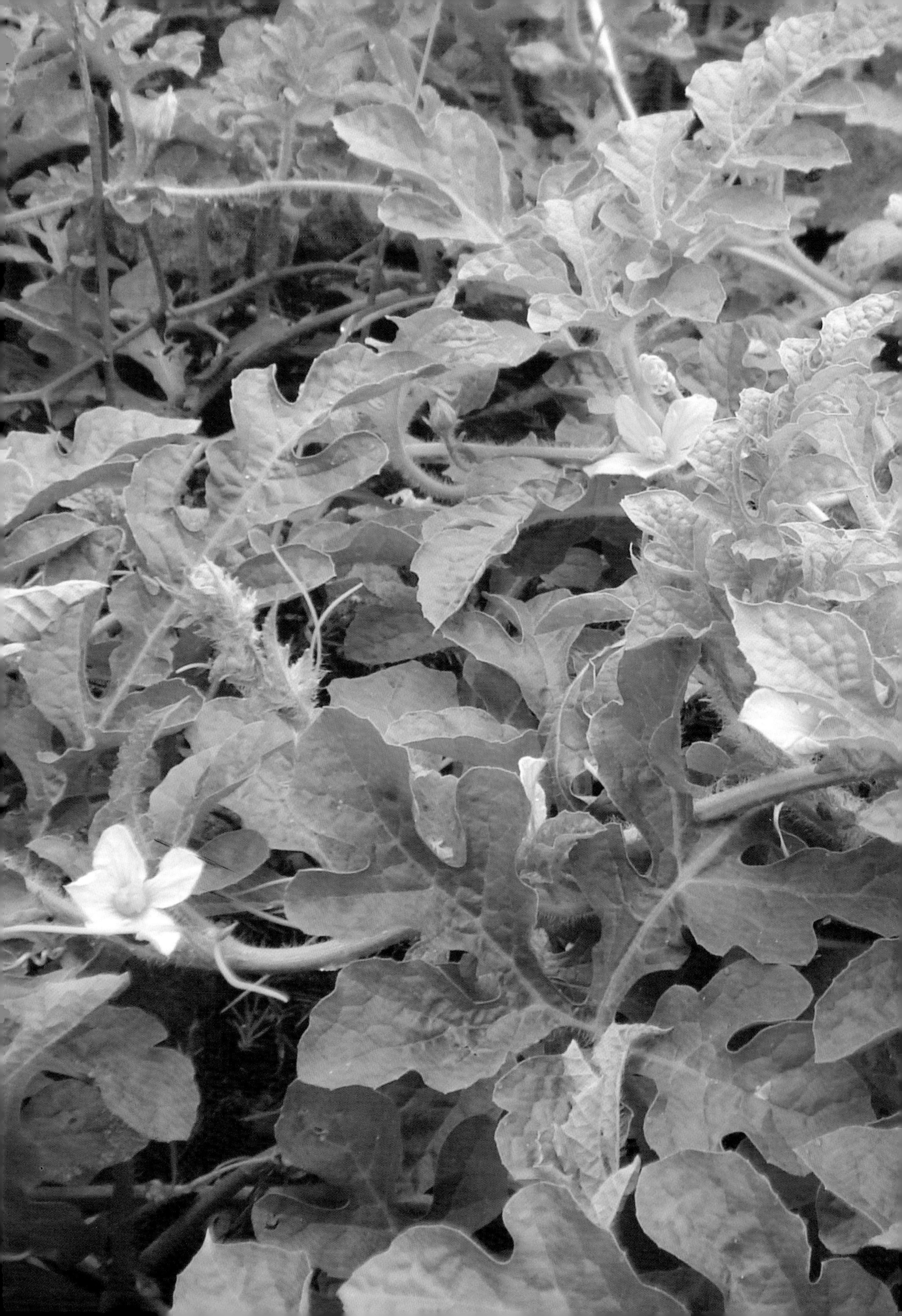

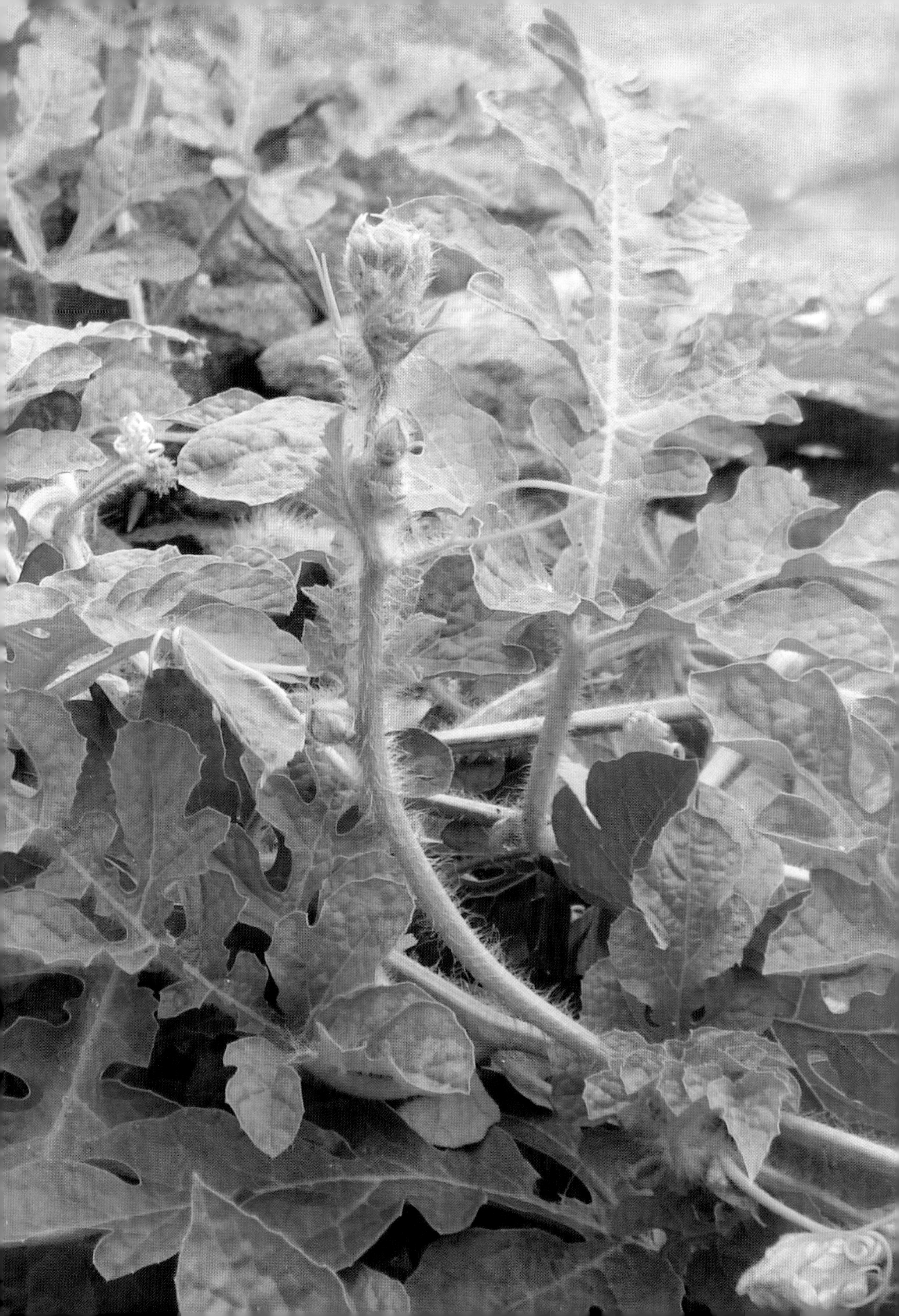

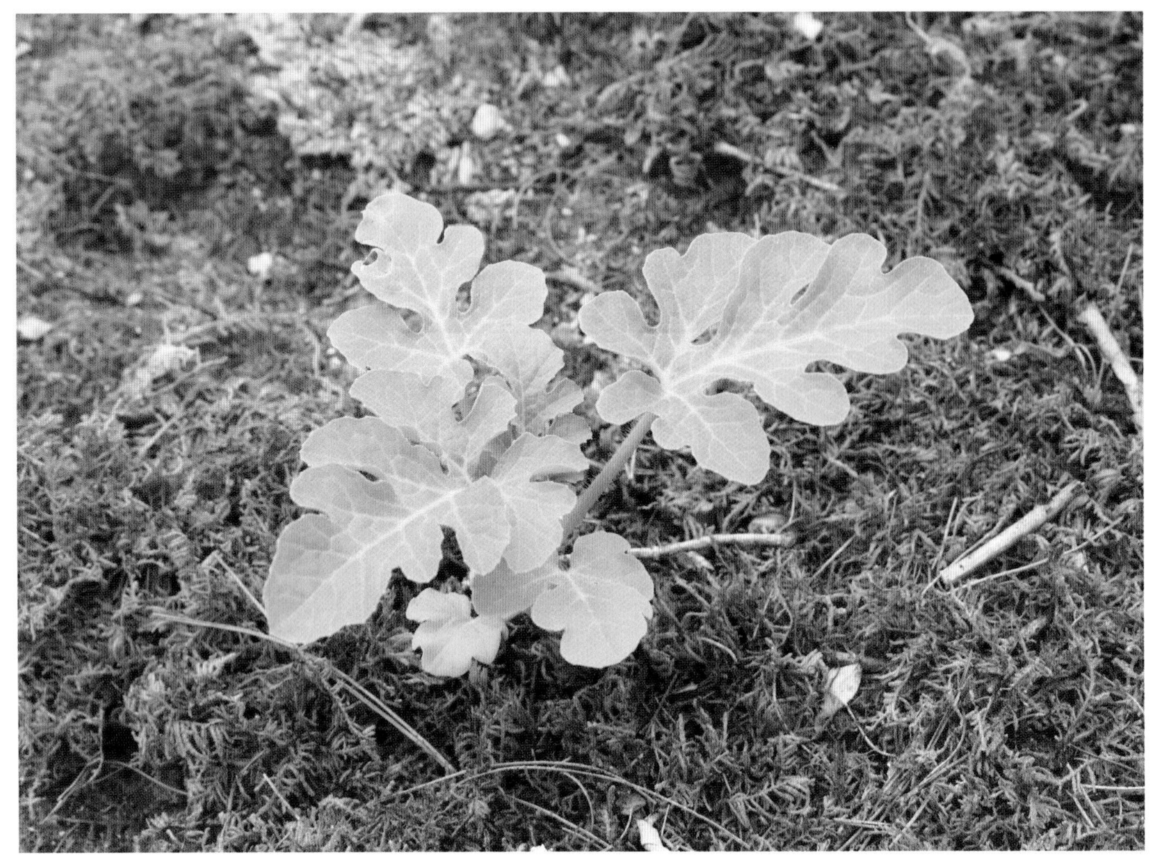

西瓜

识别特征

一年生蔓性草本。茎细弱，匍匐，有明显的棱沟。卷须，2 歧；叶片三角状卵形、广卵形，长 8 ~ 20 cm，宽 5 ~ 18 cm，3 深裂或近 3 全裂，中间裂片较长，两侧裂片较短，裂片再作不规则羽状分裂，两面均为淡绿色，边缘波状或具疏齿。雌雄同株，雄花、雌花均单生于叶腋，雄花直径 2.0 ~ 2.5 cm，花梗细，被长柔毛；花萼合生成广钟形，被长毛，先端 5 裂，窄披针形或线状披针形；花冠合生成漏斗状，外面绿色，被长柔毛，上部 5 深裂，裂片卵状椭圆形或广椭圆形，先端钝，雄蕊 5，其中 4 枚成对合生，1 枚分离，花丝粗短；雌花较雄花大，花和雄花相似；子房下位，卵形，外面多被短柔毛，花柱短，柱头 5 浅裂，瓠果近圆形或长椭圆形，径约 30 cm，表面绿色、淡绿色，多具深浅相间的条纹。种子多数，扁形，略呈卵形，黑色、红色、白色或黄色，或有斑纹，两面平滑，基部圆，边缘经常稍拱起。花、果期夏季。

生境分布

全国各地均产。

采收加工

夏季收集西瓜皮，削去内层柔软部分，洗净、晒干。

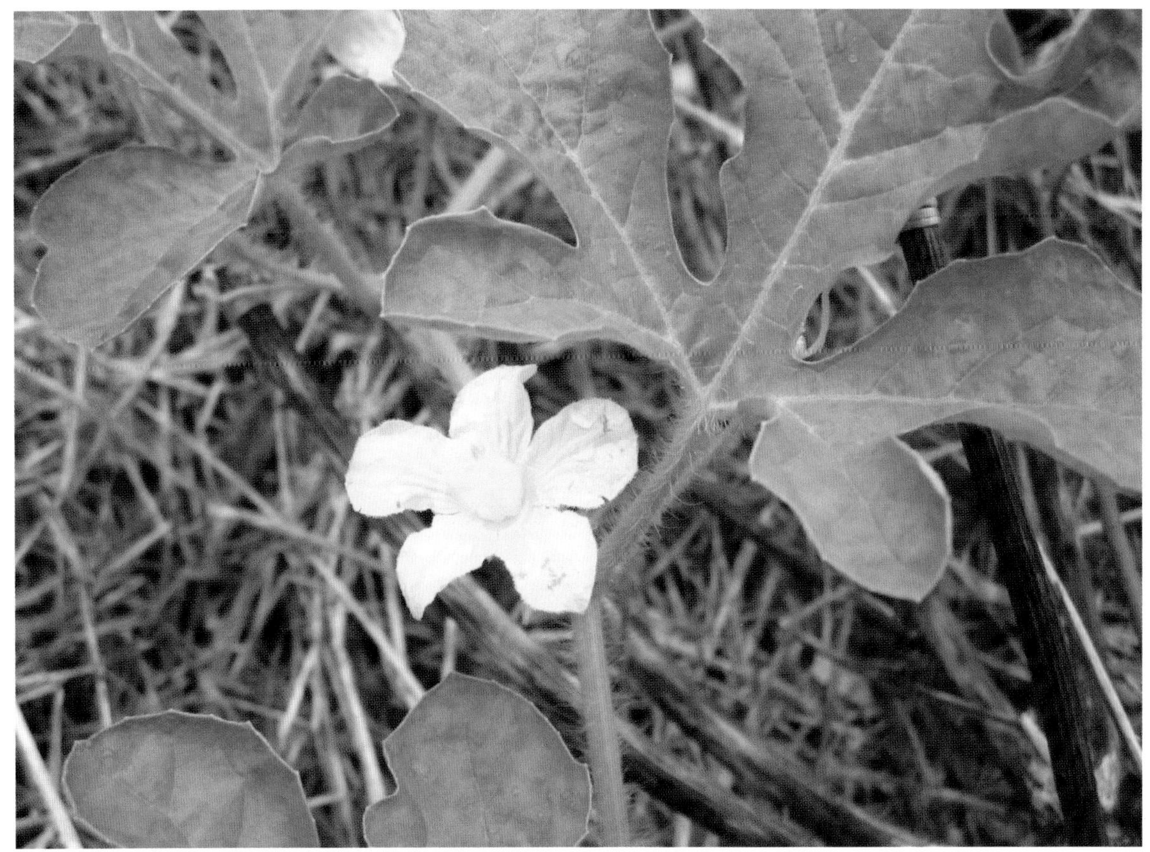

西瓜

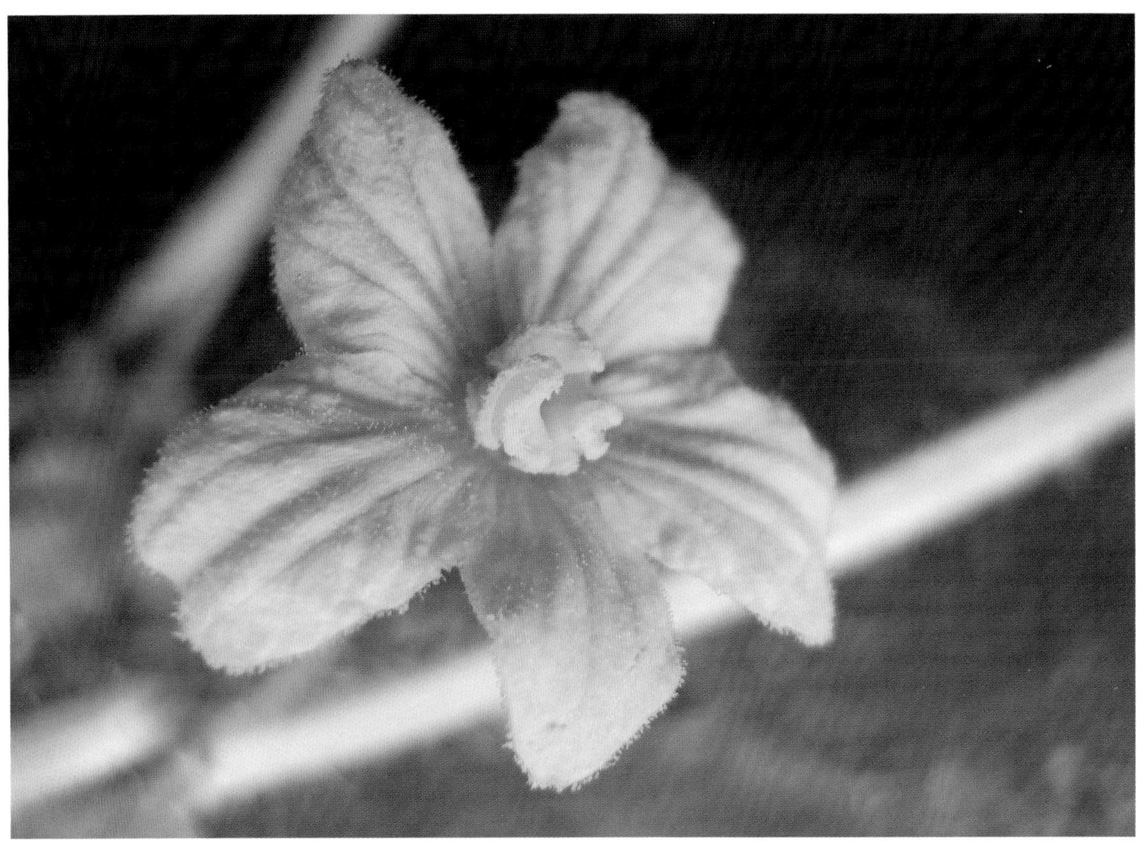

西瓜

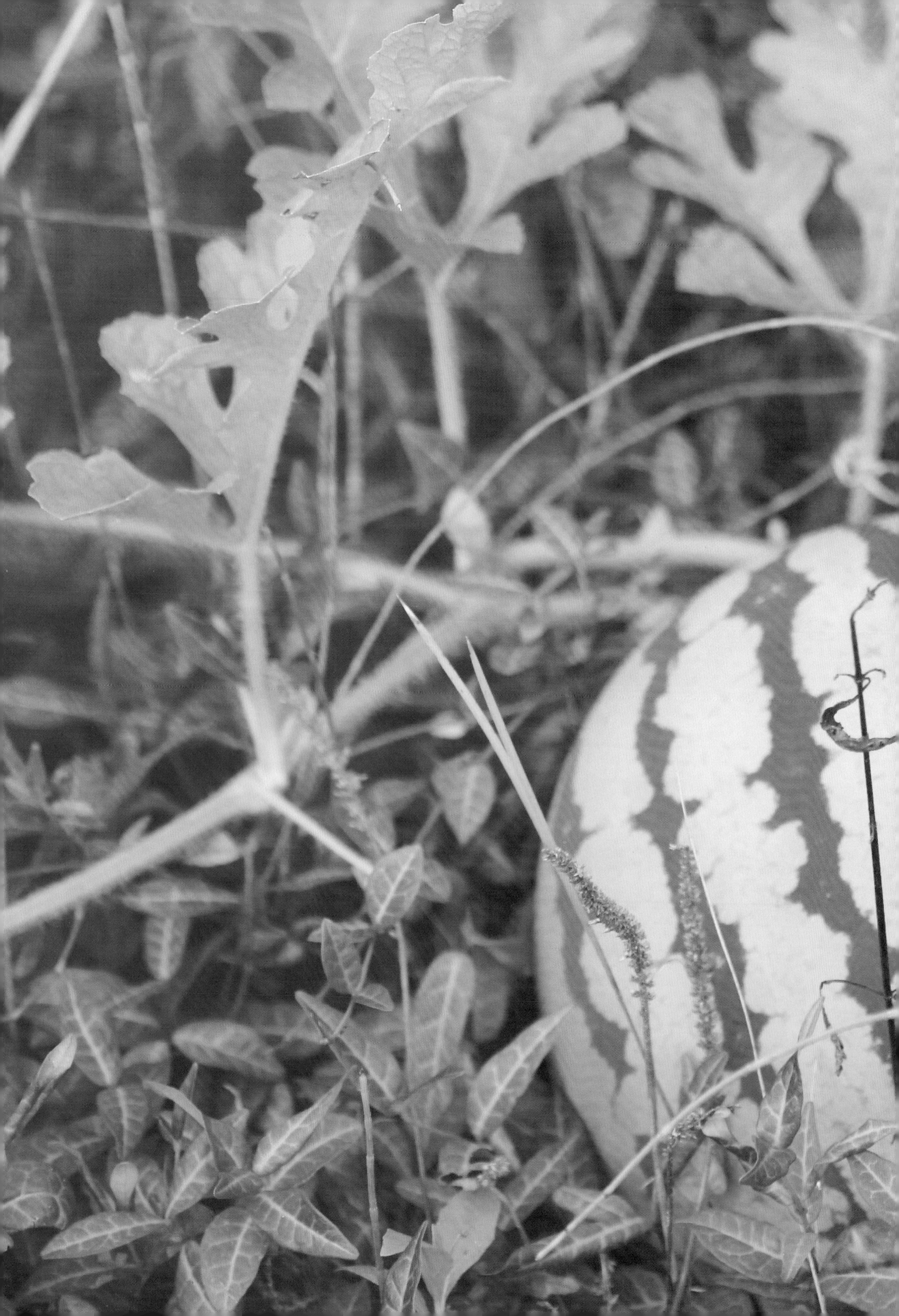

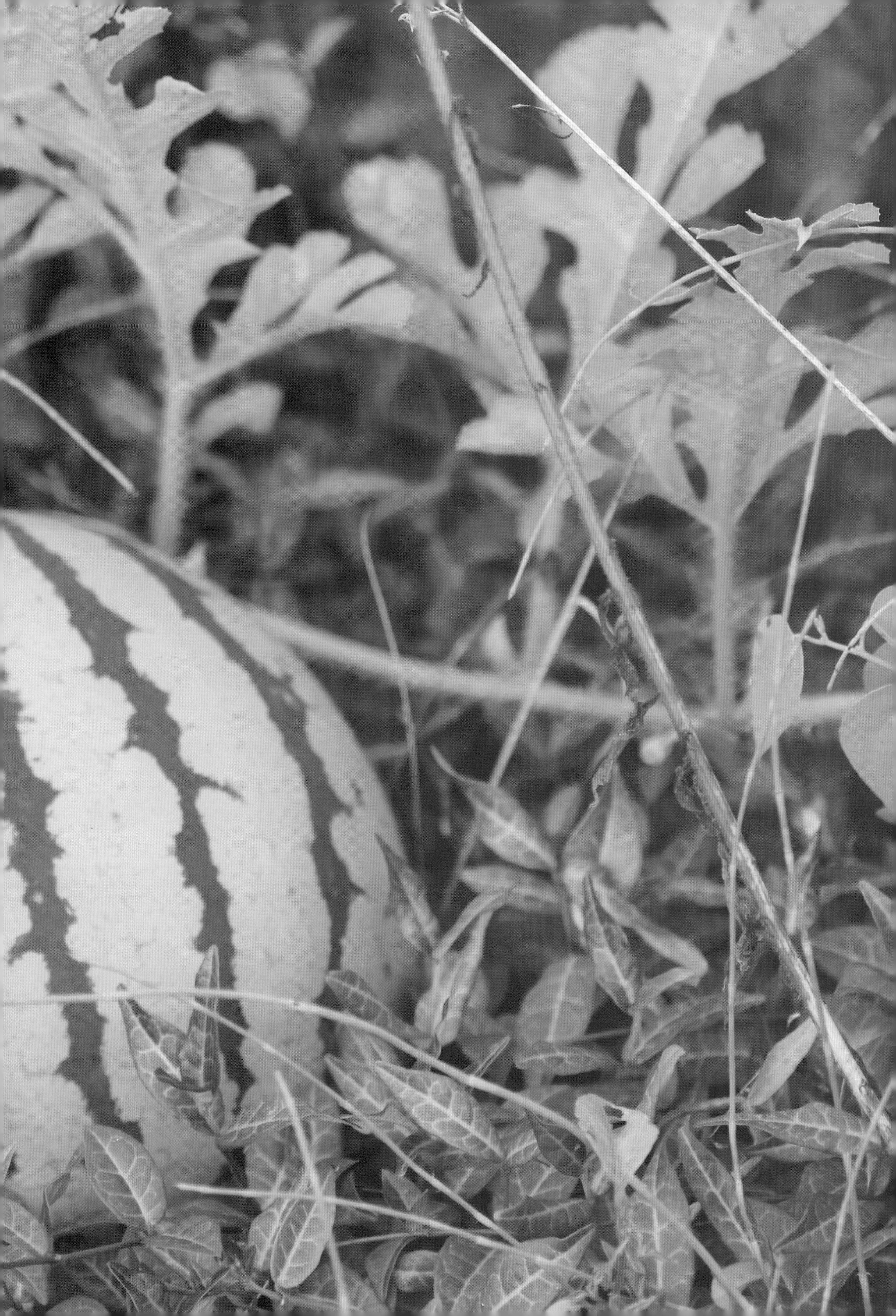

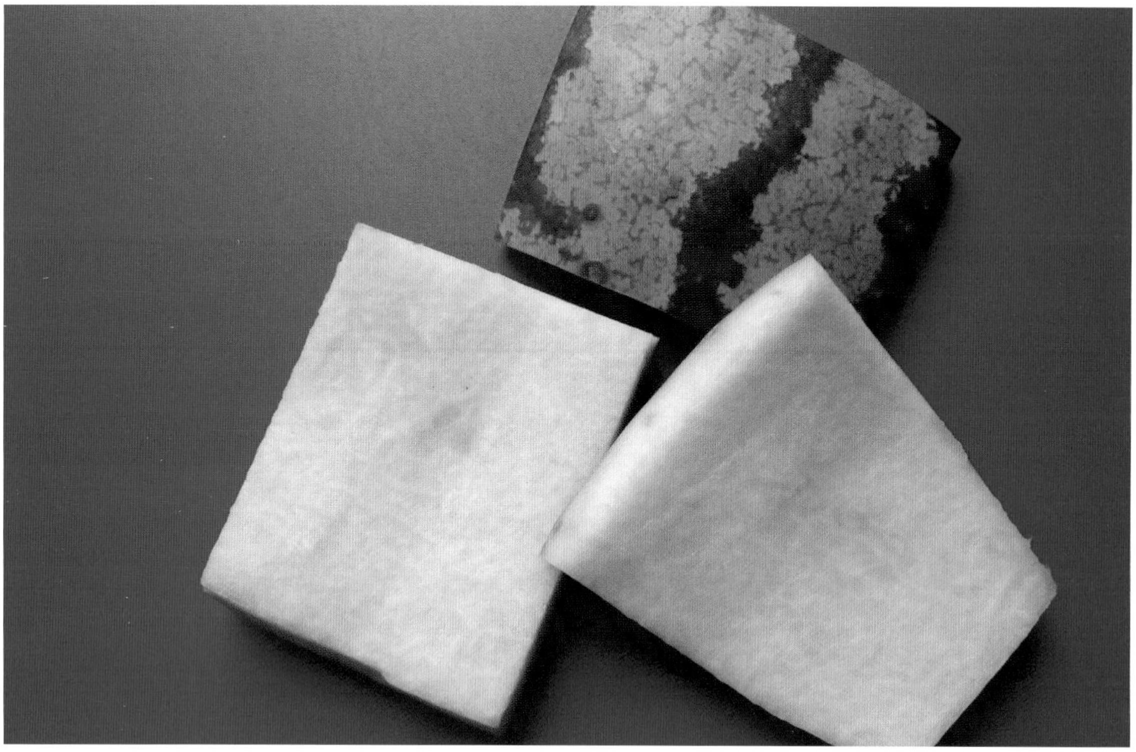

西瓜皮药材

药材鉴别

本品外层果皮常卷成管状、纺锤状或不规则形的片块，大小不一，厚0.5 ~ 1.0 cm。外表面深绿色、黄绿色或淡黄白色，光滑或具深浅不等的皱纹。内表面色稍淡，黄白色至黄棕色，有网状筋脉（维管束），常带有果柄。质脆，易碎，无臭，味淡。

功效主治

清热解暑，利水。本品味甘性寒，善清暑热，能解烦渴；淡则渗湿利水，故有此功。

药理作用

本品有利尿、降压作用。

用法用量

内服：10 ~ 30 g，煎服。

民族药方

1．血管神经性水肿 西瓜皮、白鲜皮各适量。水煎待凉后，以纱布蘸药液湿敷患处，每日数次，至皮疹消退。

2．接触性皮炎 西瓜皮、牡丹皮、蛇床子各适量。水煎浸泡或以纱布蘸药液湿敷，至痒止炎消，皮损消退。

3．黄疸，水肿 西瓜皮、白茅根、茵陈各适量。同煎服。

4．暑热耗气伤津 西瓜皮、西洋参、石斛各等份。同煎服。

5．暑热症身热，口渴心烦 西瓜皮、丝瓜皮、鲜荷叶、鲜金银花、鲜扁豆花、鲜竹叶心各 6 g。水煎取汁，频服，每日 1 ~ 2 剂。

6．轻度烧伤 西瓜皮、地榆各适量。水煎待凉浸泡，或以纱布蘸药液持续湿敷，至灼热痛感消失，肤色正常。

7．脚癣感染 西瓜皮、蒲公英、紫花地丁、忍冬藤各适量。水煎后待温浸泡，每日 3 次，每日 1 剂，至感染症状消失。

8．炎性外痔 西瓜皮（较大剂量）、地榆、芒硝各适量。水煎熏洗坐浴，每次 20 分钟，每日 3 次，至肿消痛止、炎症消散。

9．口疮 西瓜皮、白及粉各适量。西瓜皮晒干研成细粉，与白及粉混匀，高压消毒后涂患处，每日 3 次，至溃疡面愈合。

10．毛囊炎 西瓜皮、蒲公英、紫花地丁、苦参各适量。水煎后外洗患处，每日 3 次，至皮疹消退，痒痛消失。

使用注意

中寒湿盛者忌用。

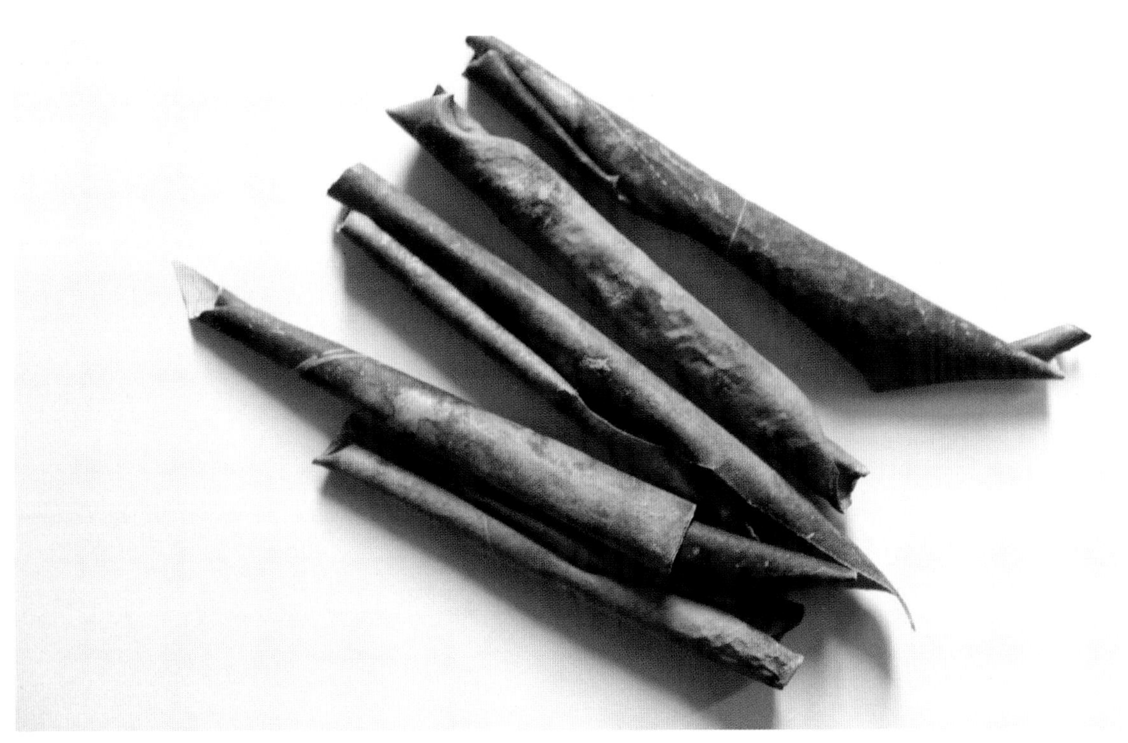

西瓜皮药材

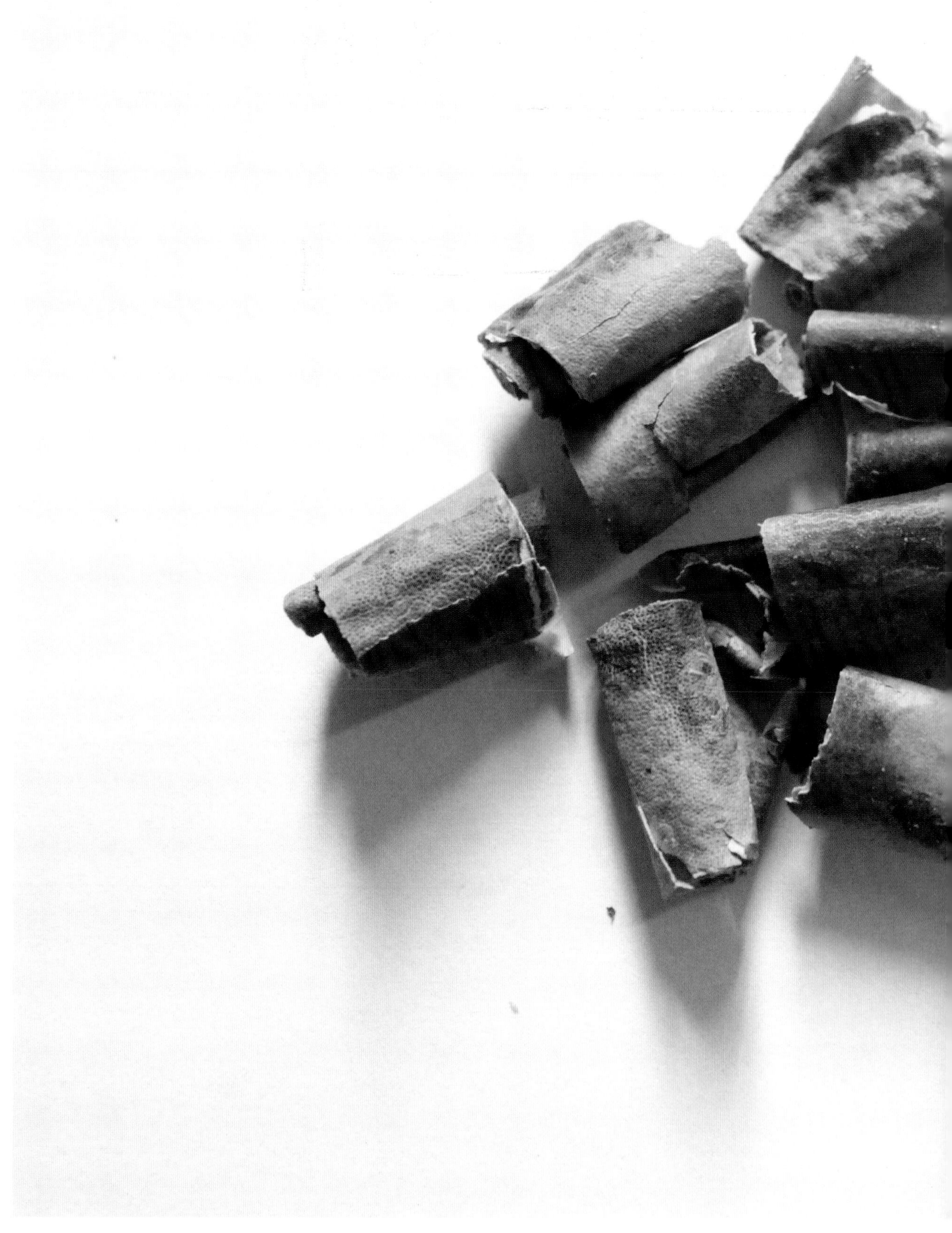

西瓜皮

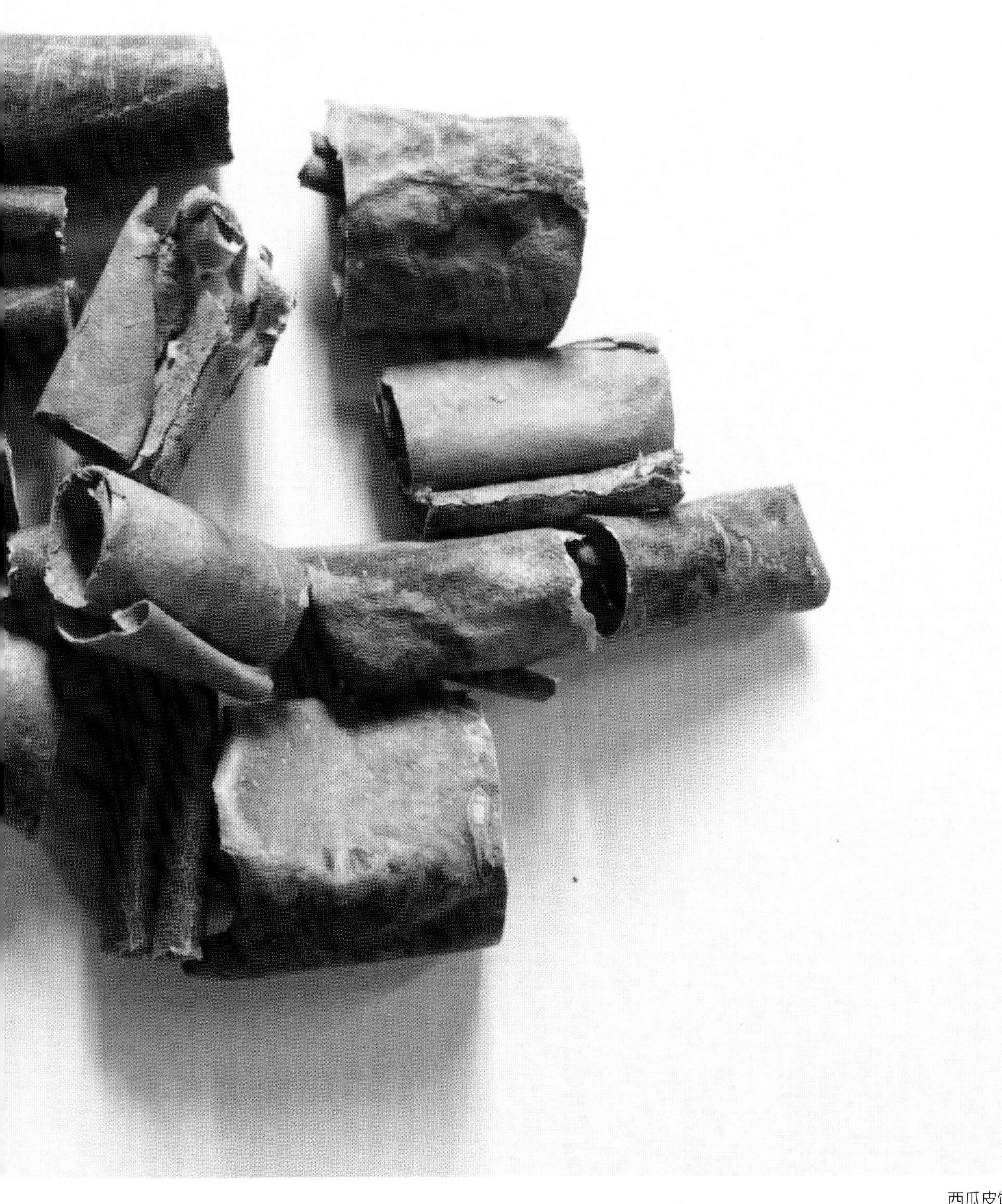

西瓜皮饮片

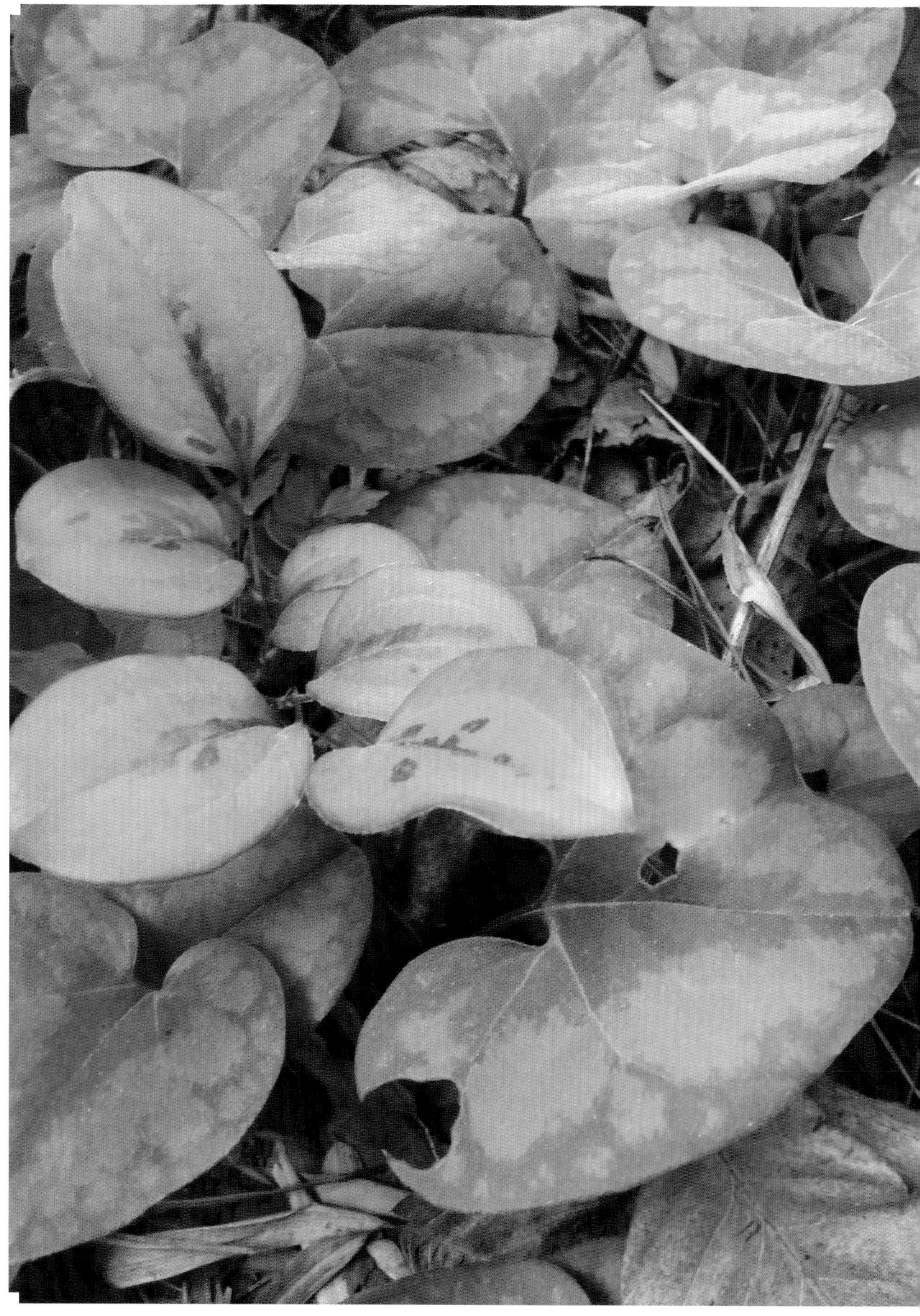

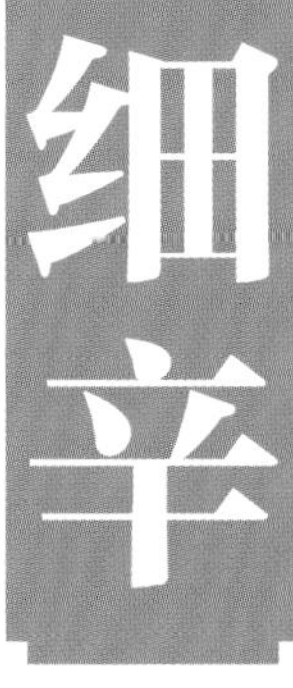

细辛

【维药名】阿萨荣。

【别　名】辽细辛、北细辛。

【来　源】本品为马兜铃科植物北细辛 *Asarum heterotropoides* Fr. Schmidt var. *mandshuricum*（Maxim.）Kitag. 或华细辛 *Asarum sieboldii* Miq. 的干燥全草。

【性味归经】辛，温；有小毒。归肺、肾、心经。

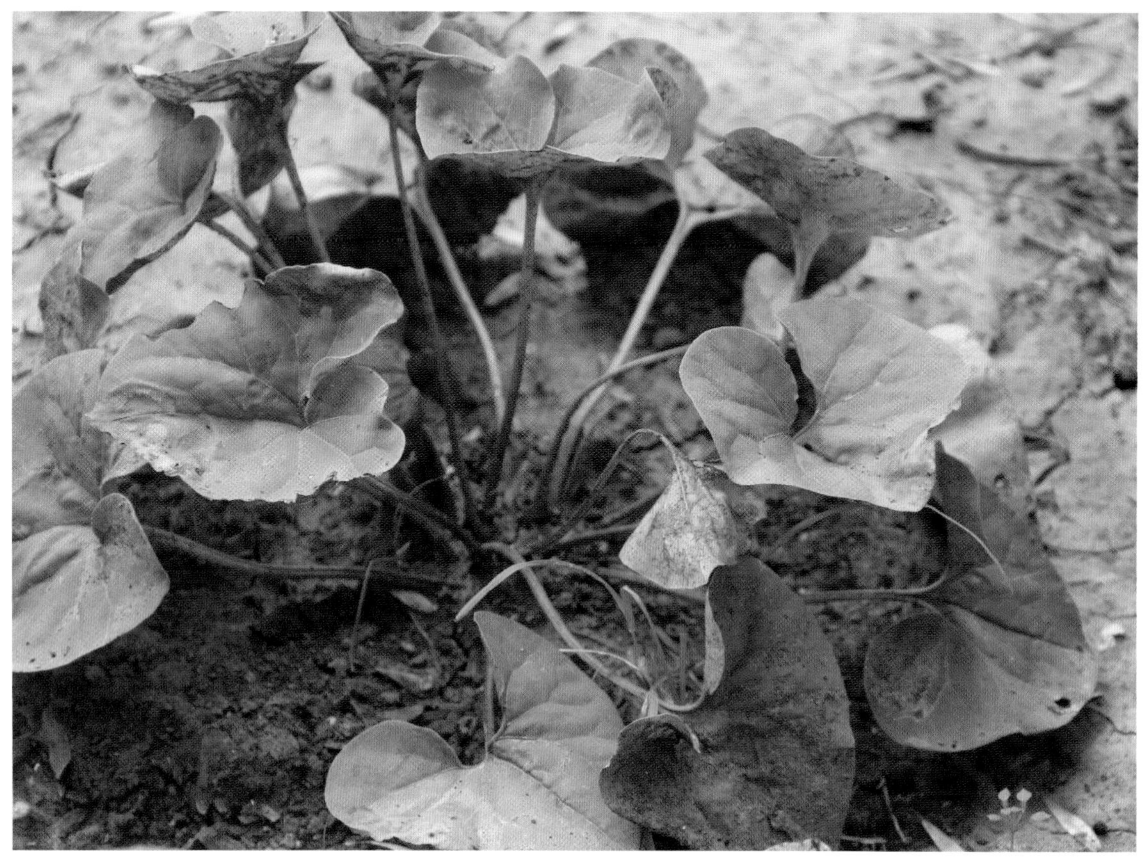

北细辛

识别特征

1. 北细辛 多年生草本，高 10 ~ 25 cm，叶基生，1 ~ 3 片，心形至肾状心形，顶端短锐尖或钝，基部深心形，全缘，两面疏生短柔毛或近于无毛；有长柄。花单生，花被钟形或壳形，淡紫色，顶端 3 裂，裂片由基部向下反卷，先端急尖；雄蕊 12 枚，花丝与花药等长；花柱 6。蒴果肉质，半球形。

2. 华细辛 与上种类似，唯叶先端渐尖，上面散生短毛，下面仅叶脉散生较长的毛。花被裂片由基部沿水平方向开展，不反卷。花丝较花药长 1.5 倍。花期 5 月，果期 6 月。

生境分布

生长于林下腐殖层深厚稍阴湿处，常见于针阔叶混交林及阔叶林下、密集的灌木丛中、山沟底稍湿润处、林缘或山坡疏林下的湿地。北细辛分布于辽宁、吉林、黑龙江等省区，习称辽细辛；华细辛分布于陕西等众多省区。

采收加工

夏季果熟期或初秋采集，除去泥土，置阴凉通风处晾干。

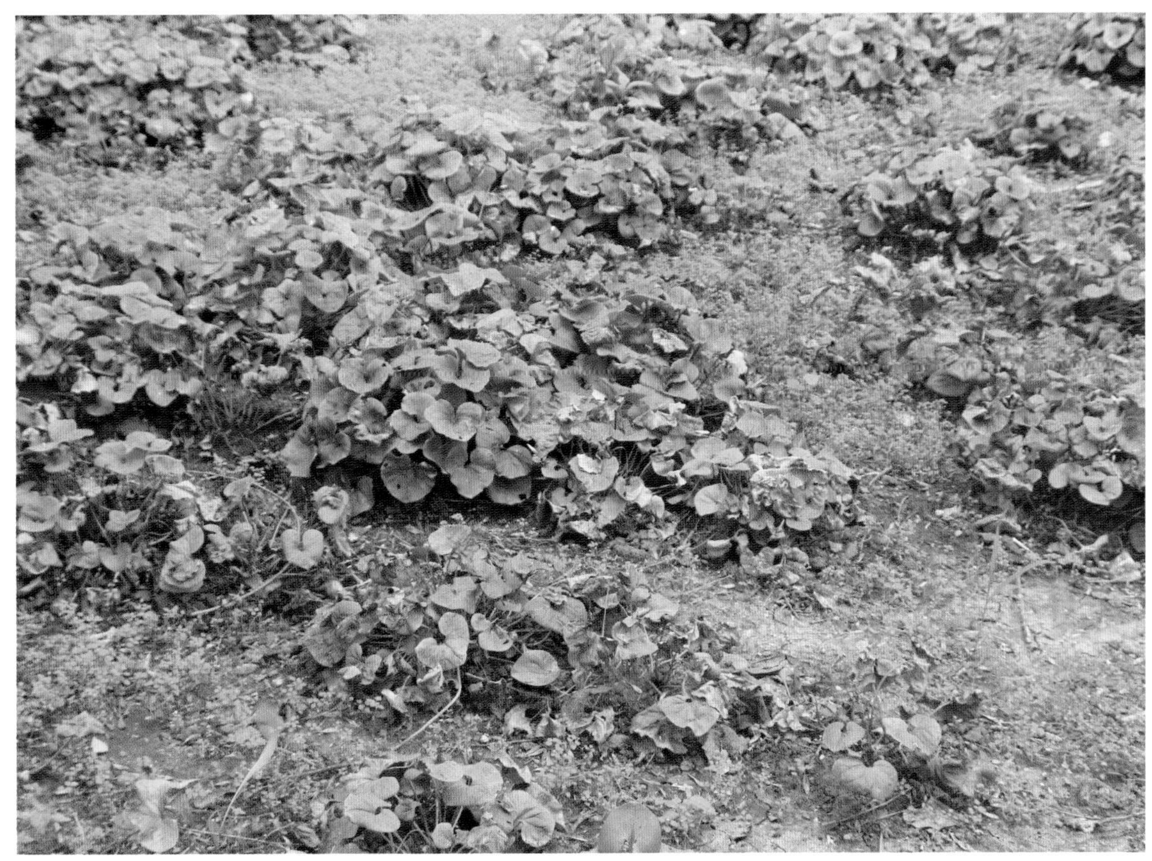

北细辛

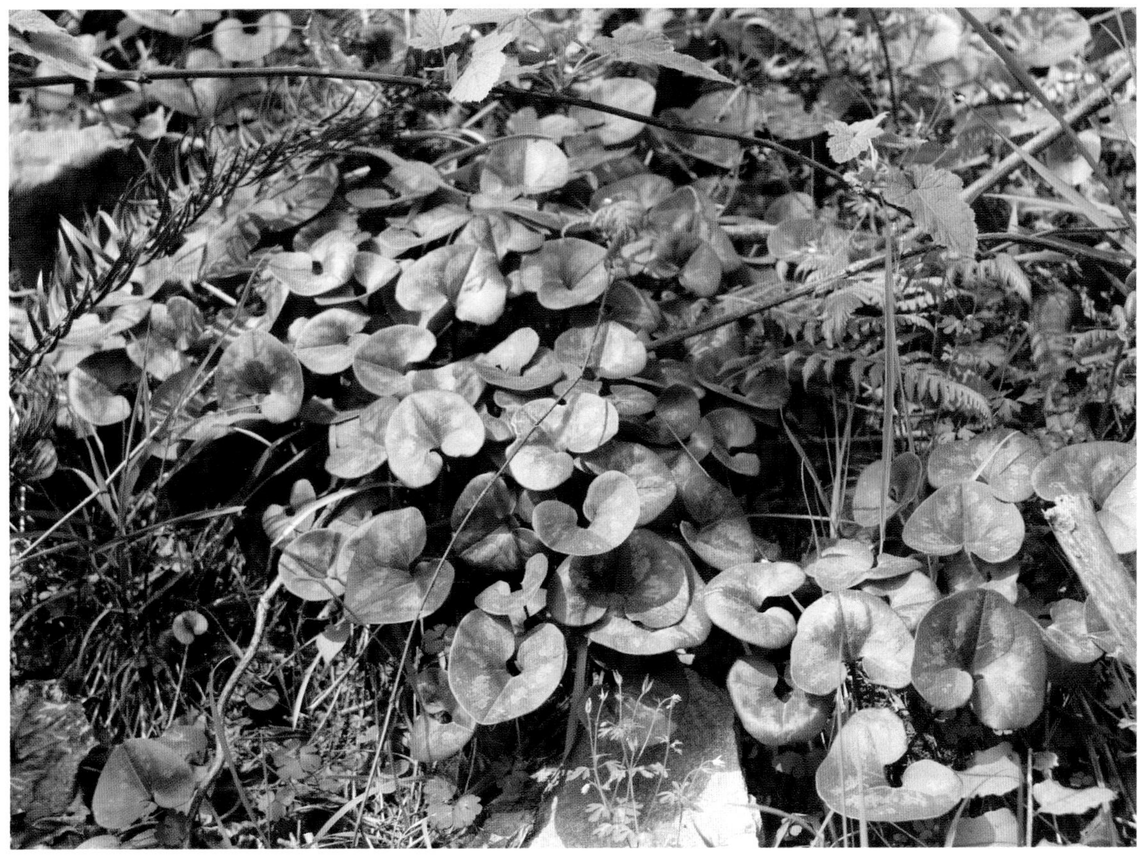

华细辛

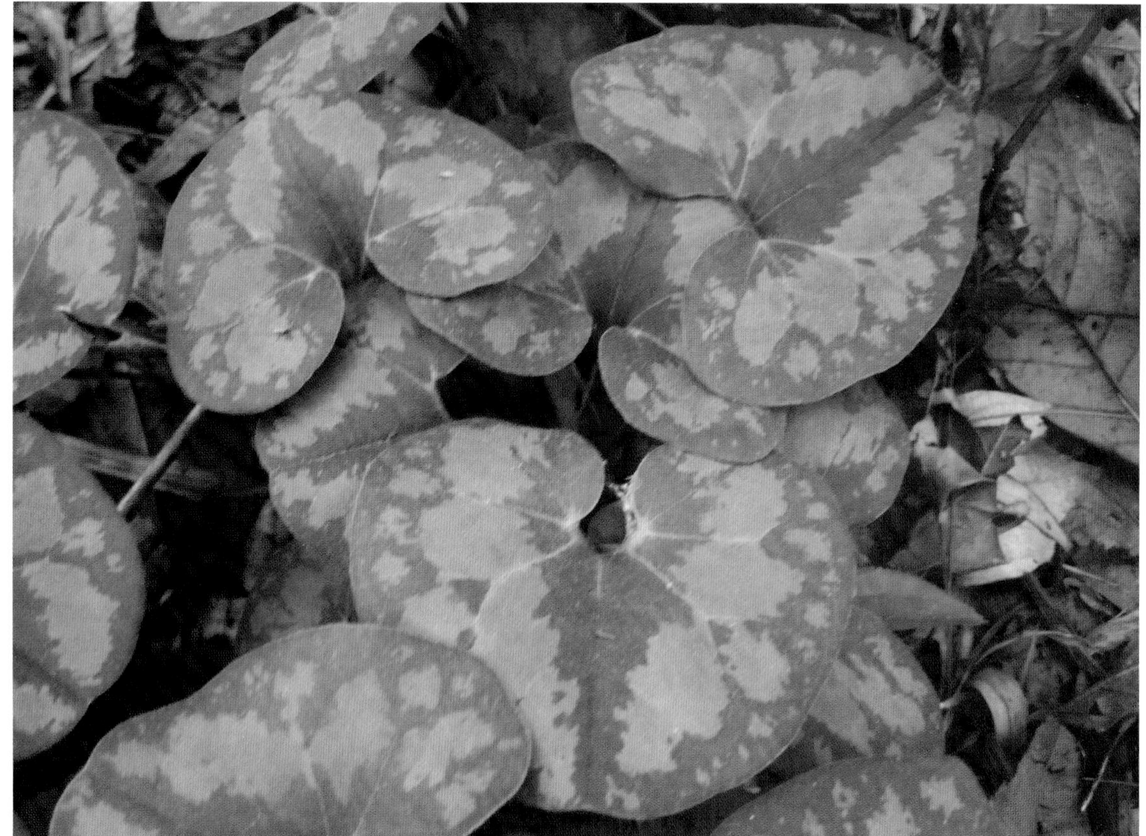

华细辛

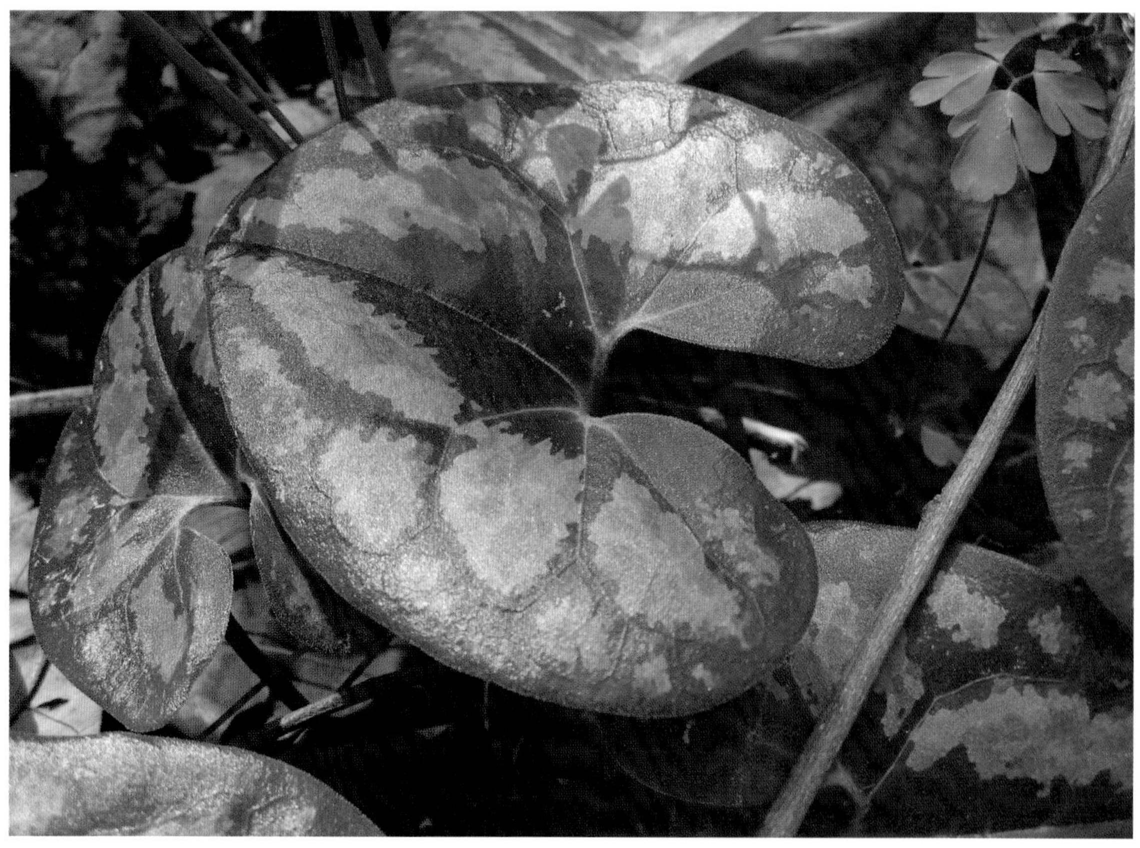

华细辛

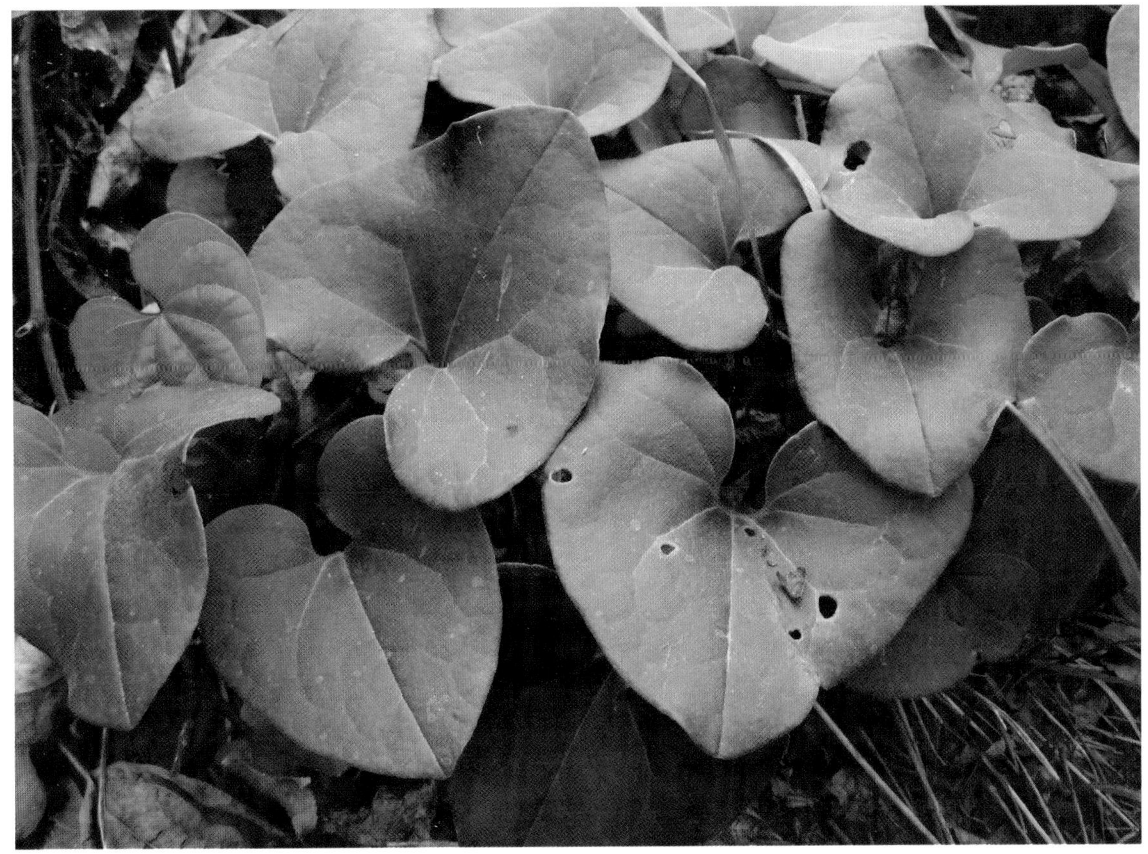

华细辛

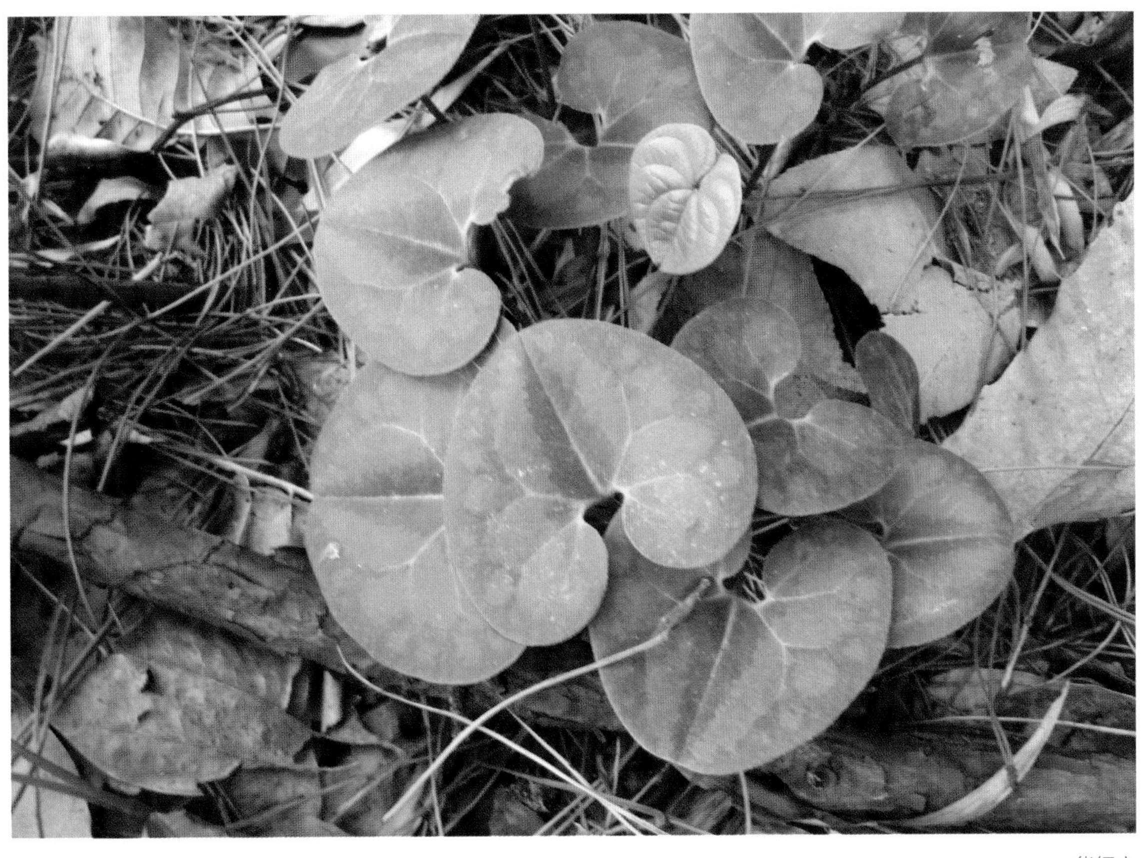

华细辛

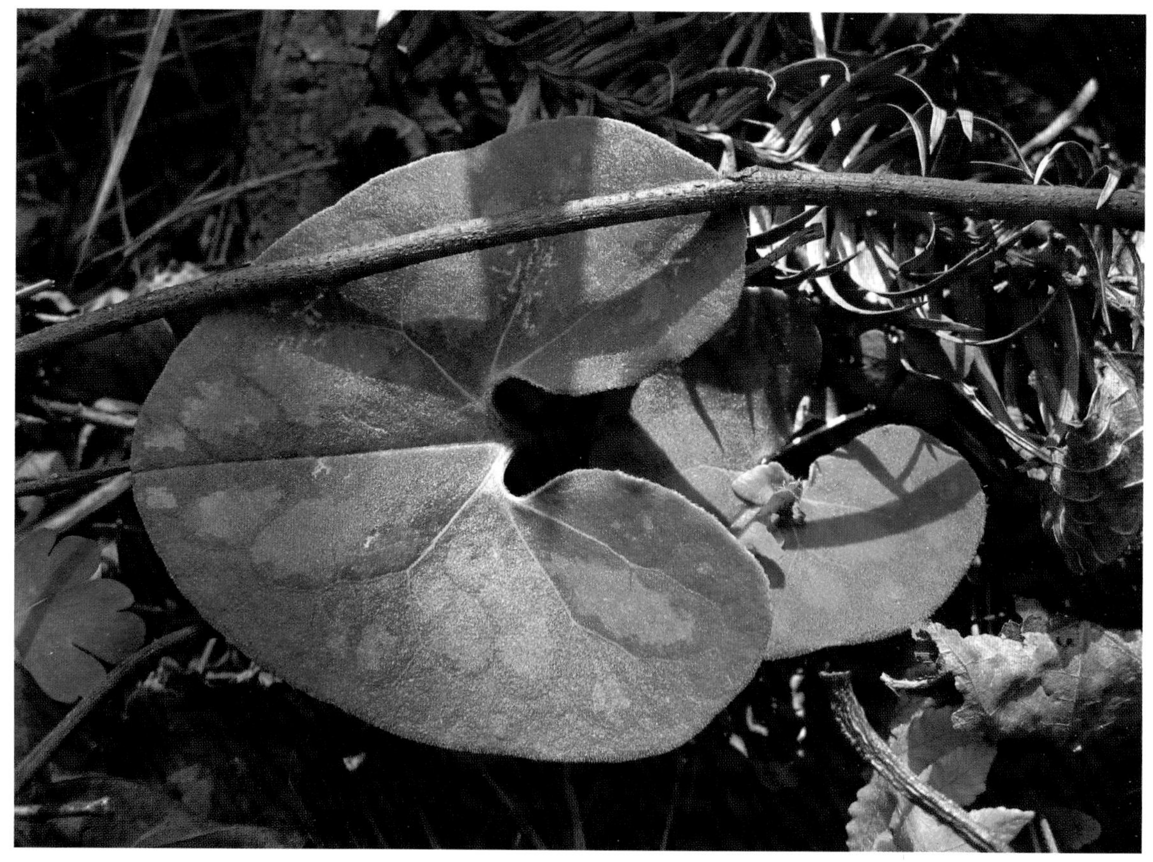

细辛

药材鉴别

本品呈不规则的段。根茎呈不规则圆形，外表皮灰棕色，有时可见环形的节。根细，表面灰黄色，平滑或具纵皱纹，叶多破碎。质脆，易折断。切面黄白色或白色。气辛香，味辛辣、麻舌。

功效主治

祛风散寒，解表，通窍，止痛，温肺化饮。本品味辛香窜，性温而烈，既能外散风寒、解表、通窍、止痛，又能内助阳气、温肺化饮。

药理作用

本品有明显中枢抑制作用，能镇静、镇痛；有局部麻醉作用；有解热作用；对豚鼠离体气管有显著松弛作用，增加肺灌流量，镇咳；对革兰氏阳性菌、枯草杆菌、伤寒沙门菌、结核分枝杆菌有抑制作用；有强心、扩张血管、增强脂代谢、升高血糖等作用。

用法用量

内服：2 ~ 5 g，水煎服。0.5 ~ 1.0 g，入丸、散用。外用：适量。

民族药方

1．小儿目疮 细辛末适量。醋调，贴脐上。

2．阳虚感冒 细辛、麻黄各 3 g，附子 10 g。水煎温服。

3．口舌生疮 细辛、黄连各等份。研为细末，先以布揩净患处，掺药在上，涎出即愈。

4．牙痛 细辛（后下）3 g，白芷、威灵仙各 10 g。水煎 2 次，混合后分上、下午服，每日 1 剂。

5．鼻塞不通 细辛末少许。吹入鼻中。

6．小儿支气管炎 细辛 6 g，栀子、没药各 12 g，雄黄 10 g。共研为细末，用适量米醋调匀备用，敷于胸、背部。

7．小儿百日咳 细辛、吴茱萸、大蒜、檀香、葶苈子、百部各 10 g，甘遂 5 g，麝香 1 g。研成细末备用，用时取 10 g 药末，以适量猪胆汁（或鸡胆汁）调至稠膏状，分别贴于涌泉、神阙、身柱、膏肓等穴，每次贴 8 ~ 12 小时，每日 1 次。

8．哮喘 细辛 15 g，白芥子、延胡索各 21 g，甘遂 12 g。研成细末，用姜汁调成糊状，备用，将药膏少许敷于肺俞、定喘、膻中、尺泽、足三里这几个穴位上，胶布固定，持续敷 30 ~ 60 分钟，擦掉药膏，每 10 日治疗 1 次。

9．单纯疱疹 细辛、桔梗、人参、甘草、茯苓、天花粉、白术、薄荷各 10 g。水煎取药汁，口服。

使用注意

阴虚干咳、阴虚阳亢头痛、肾功能不良者忌用。反藜芦。

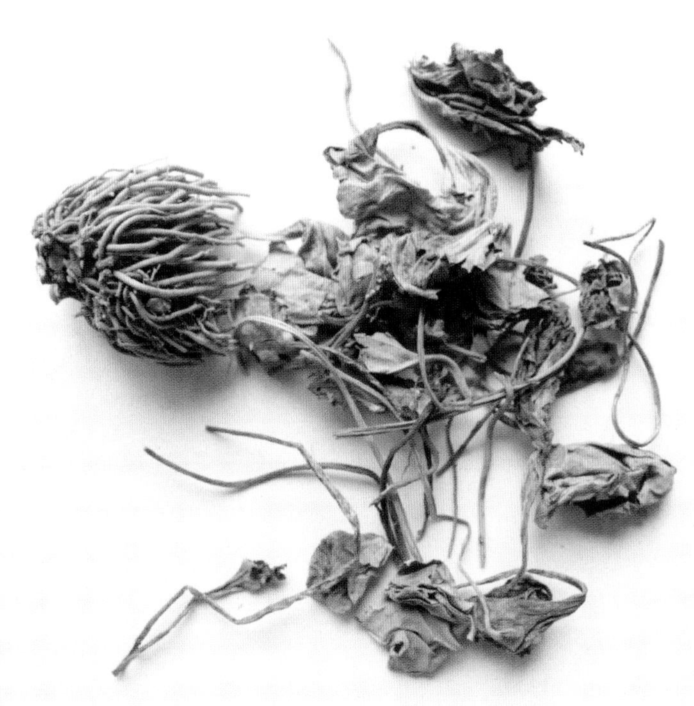

细辛（全草）饮片

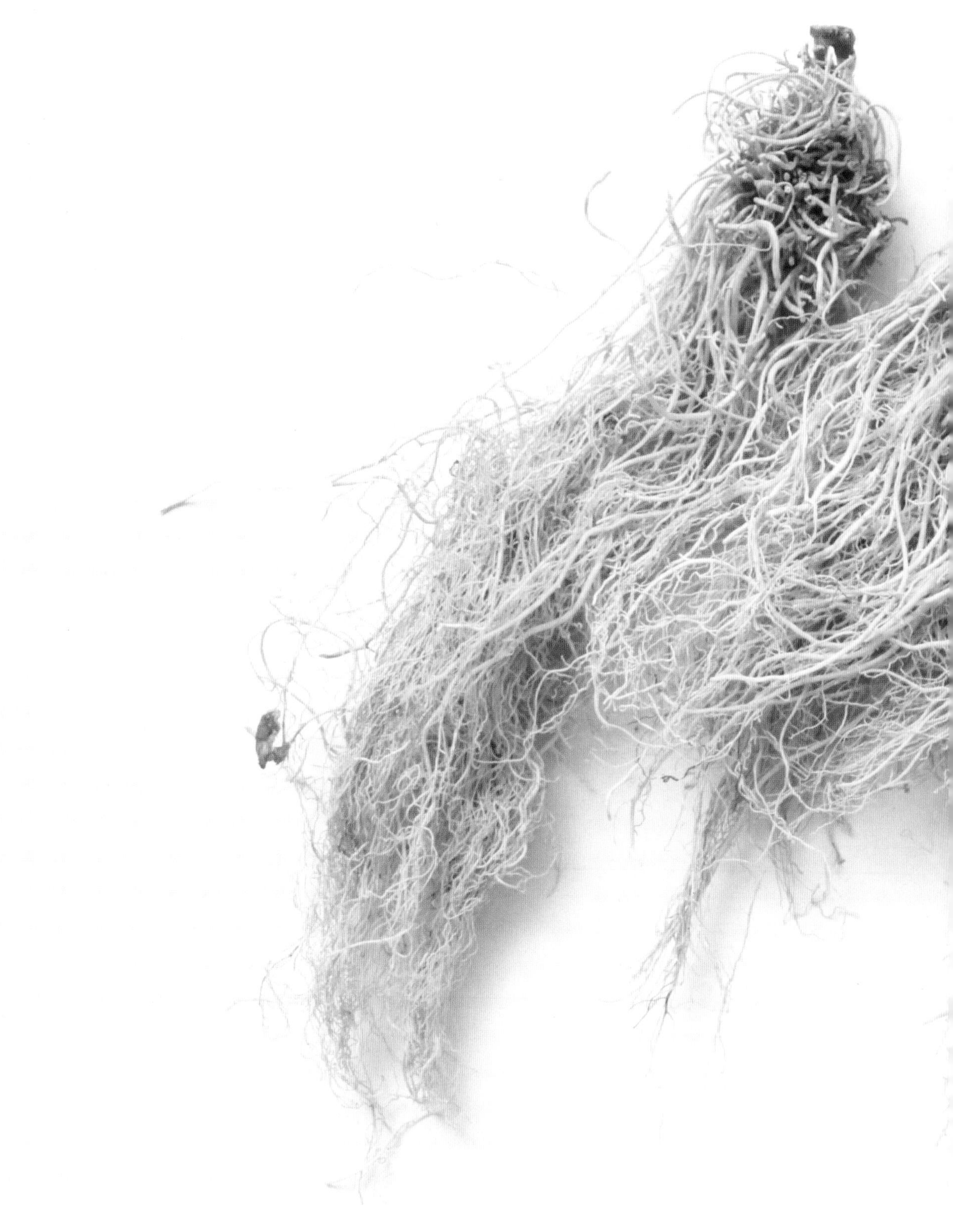

细辛

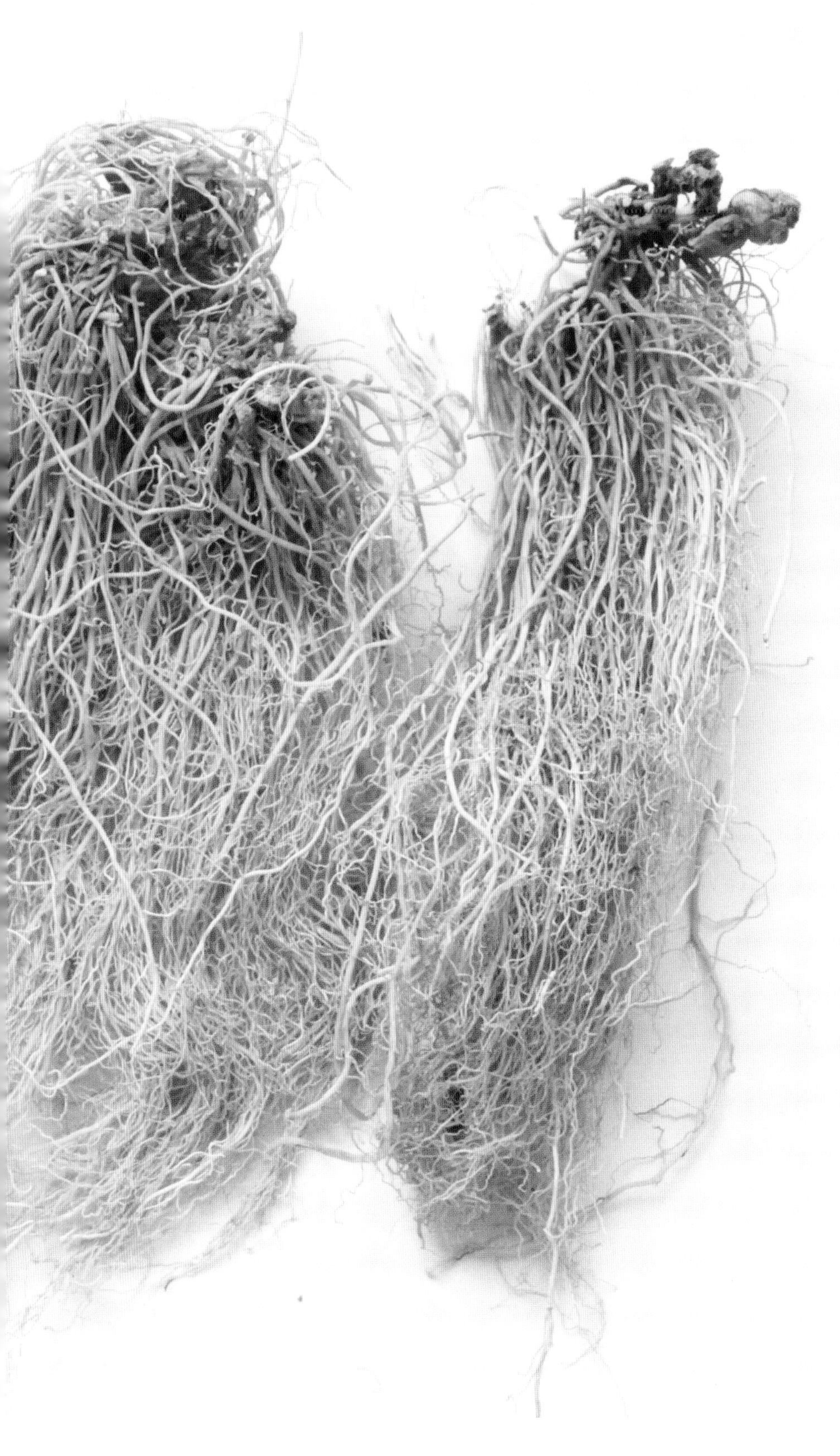

细辛药材

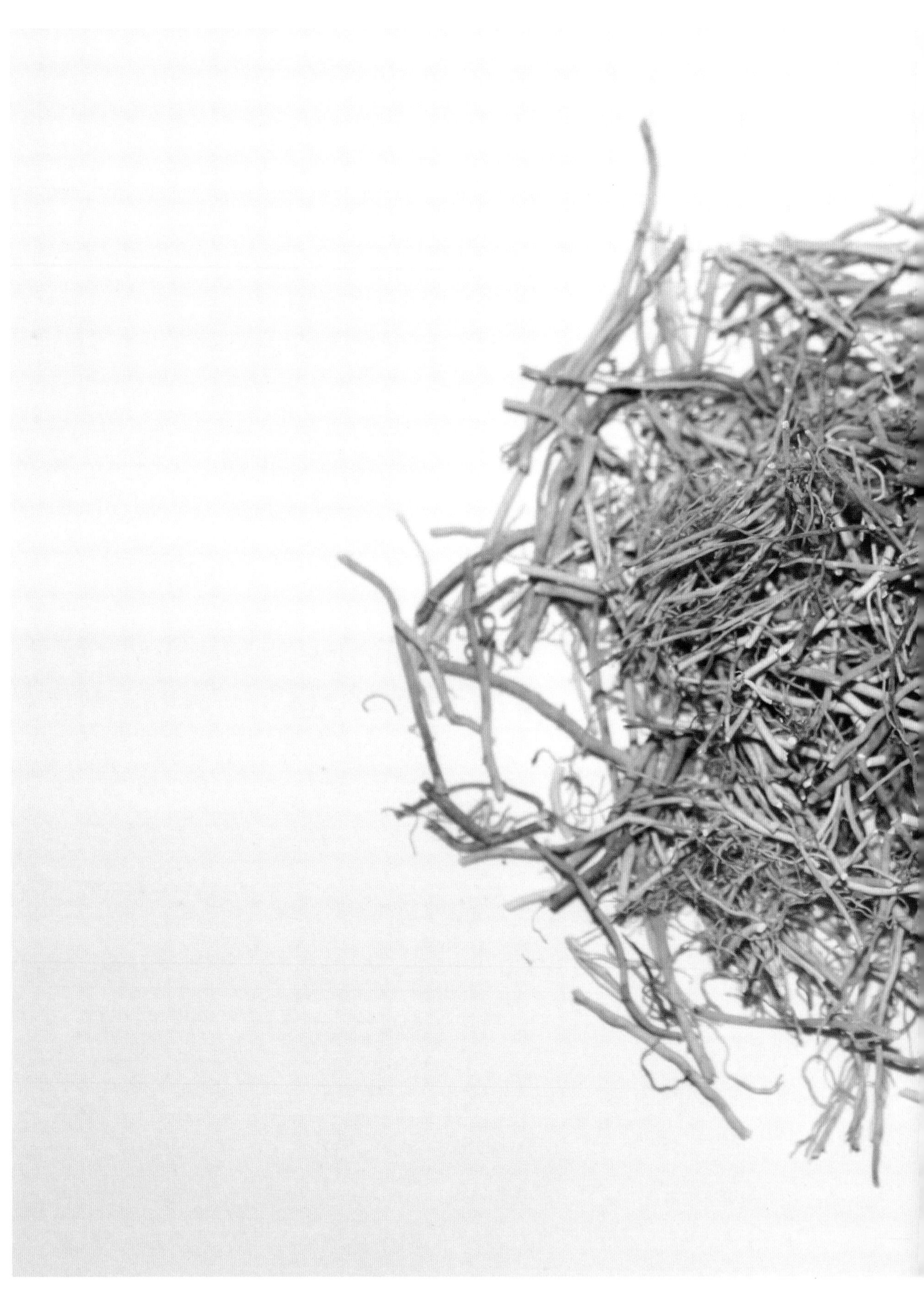

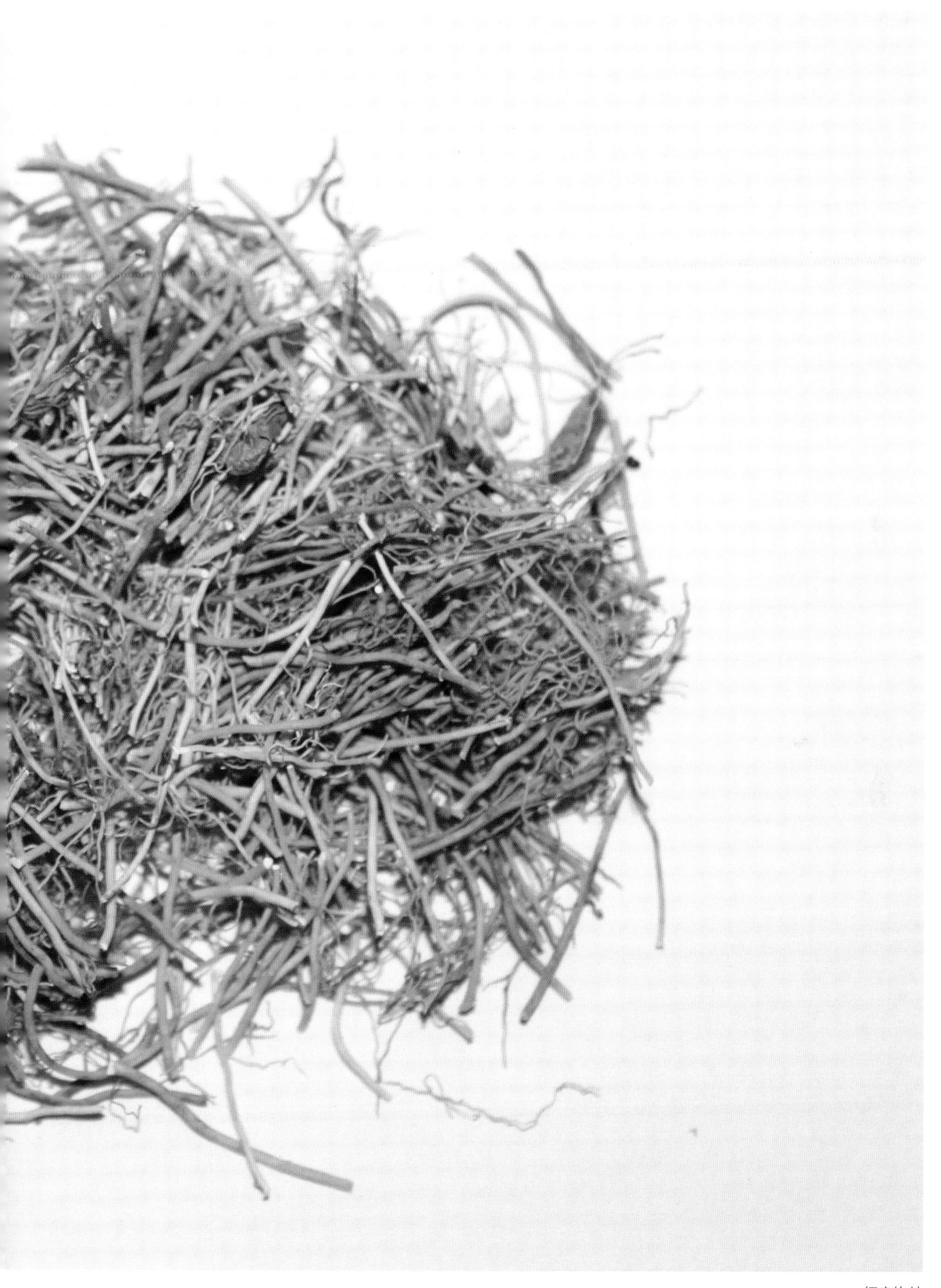

细辛饮片

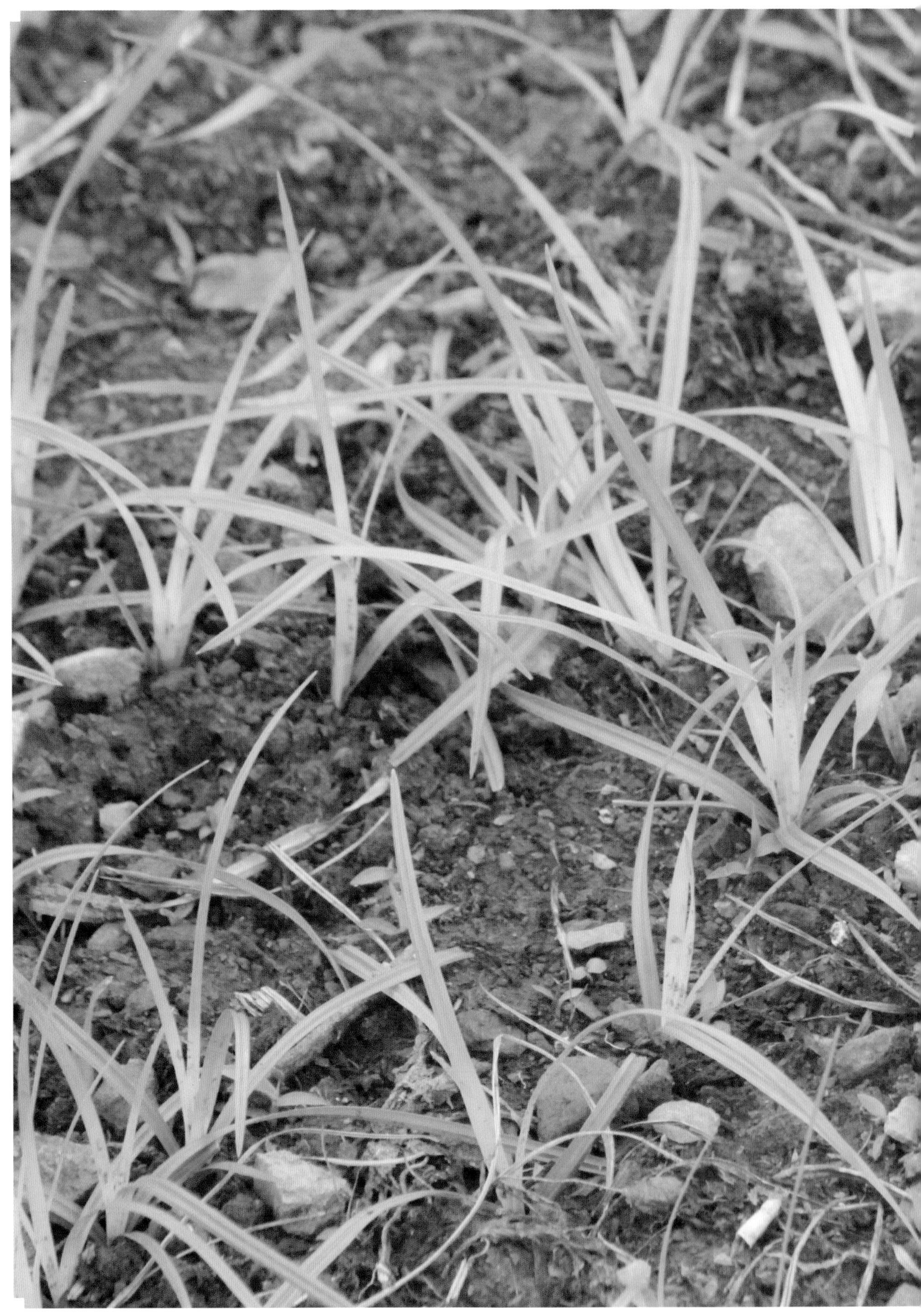

香附

【维药名】苏依地。

【别　名】制香附、香附子、香附炭、生香附、醋香附。

【来　源】本品为莎草科植物莎草 *Cyperus rotundus* L. 的干燥根茎。

【性味归经】辛、微苦、微甘，平。归肝、脾、三焦经。

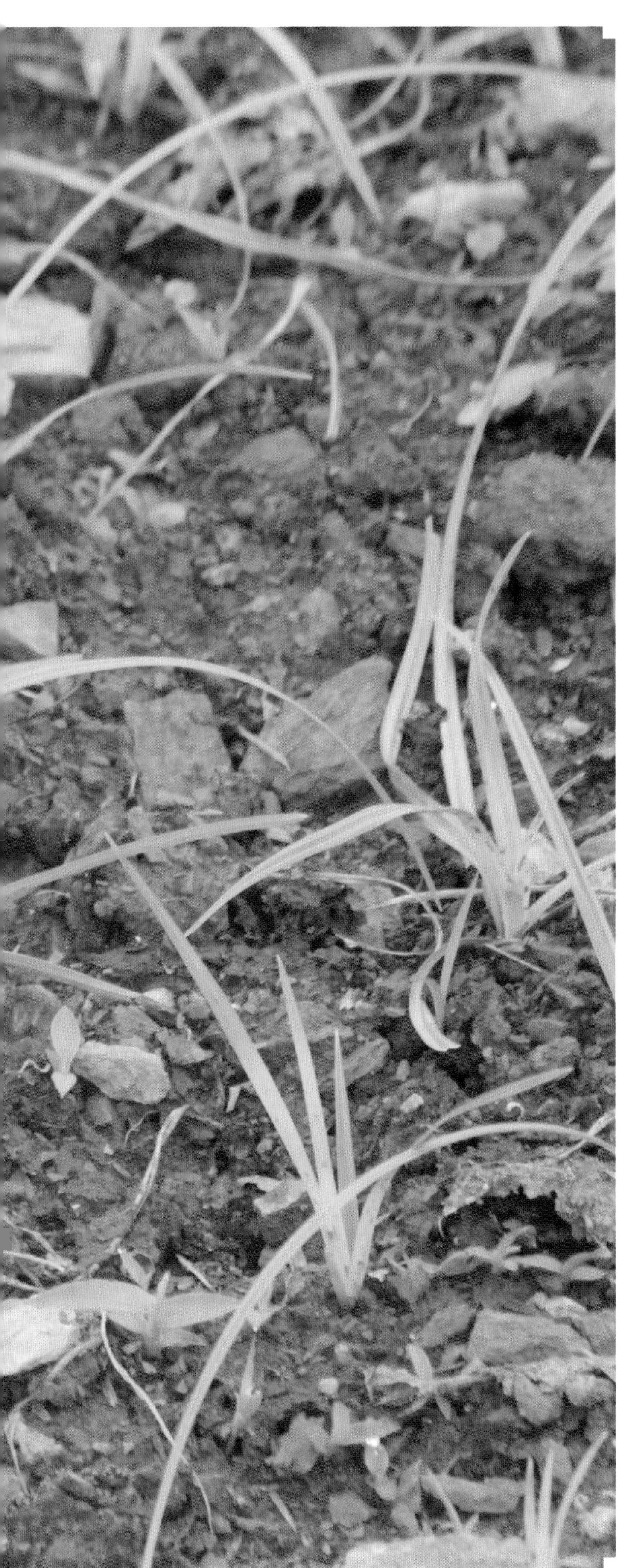

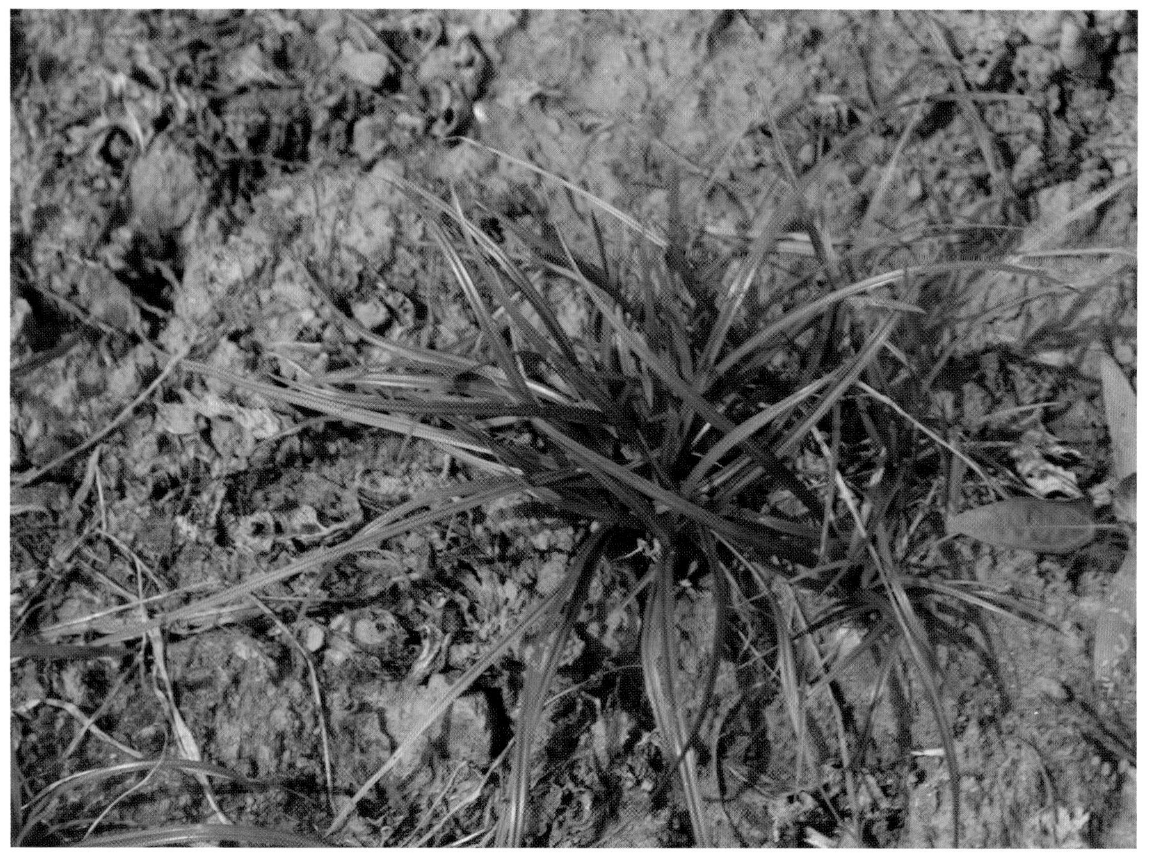

莎草

识别特征

多年生草本，根茎匍匐，块茎椭圆形，茎三棱形，光滑。叶丛生，叶鞘闭合抱茎。叶片长线形。复穗状花序，顶生，3 ~ 10 个排成伞状，花深茶褐色，有叶状苞片 2 ~ 3 枚，鳞片 2 列，排列紧密，每鳞片着生 1 花，雄蕊 3 枚，柱头 3 裂，呈丝状。小坚果长圆倒卵形，具 3 棱。花期 6—8 月，果期 7—11 月。

生境分布

生长于路边、荒地、沟边或田间向阳处。分布于广东、河南、四川、浙江、山东等省区。

采收加工

秋季采挖，燎去毛须，置沸水中略煮或蒸透后晒干，或燎后直接晒干。

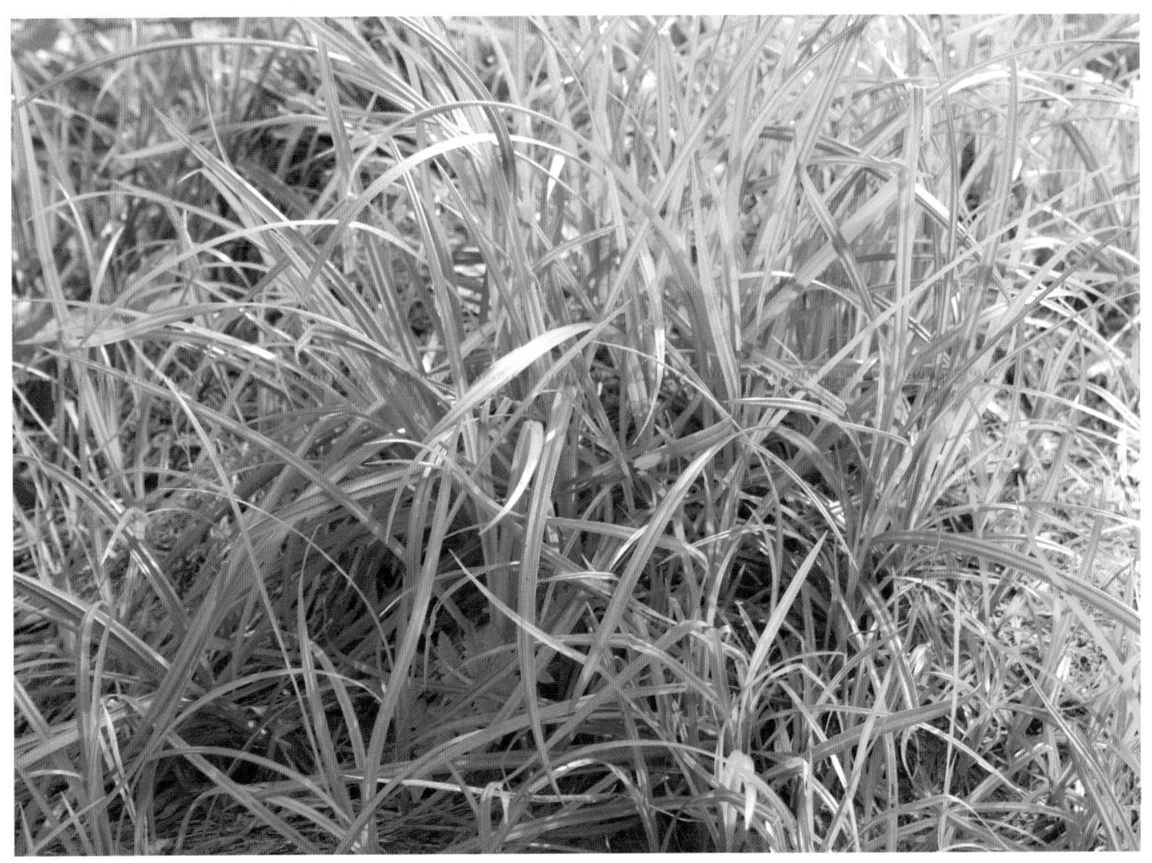

莎草

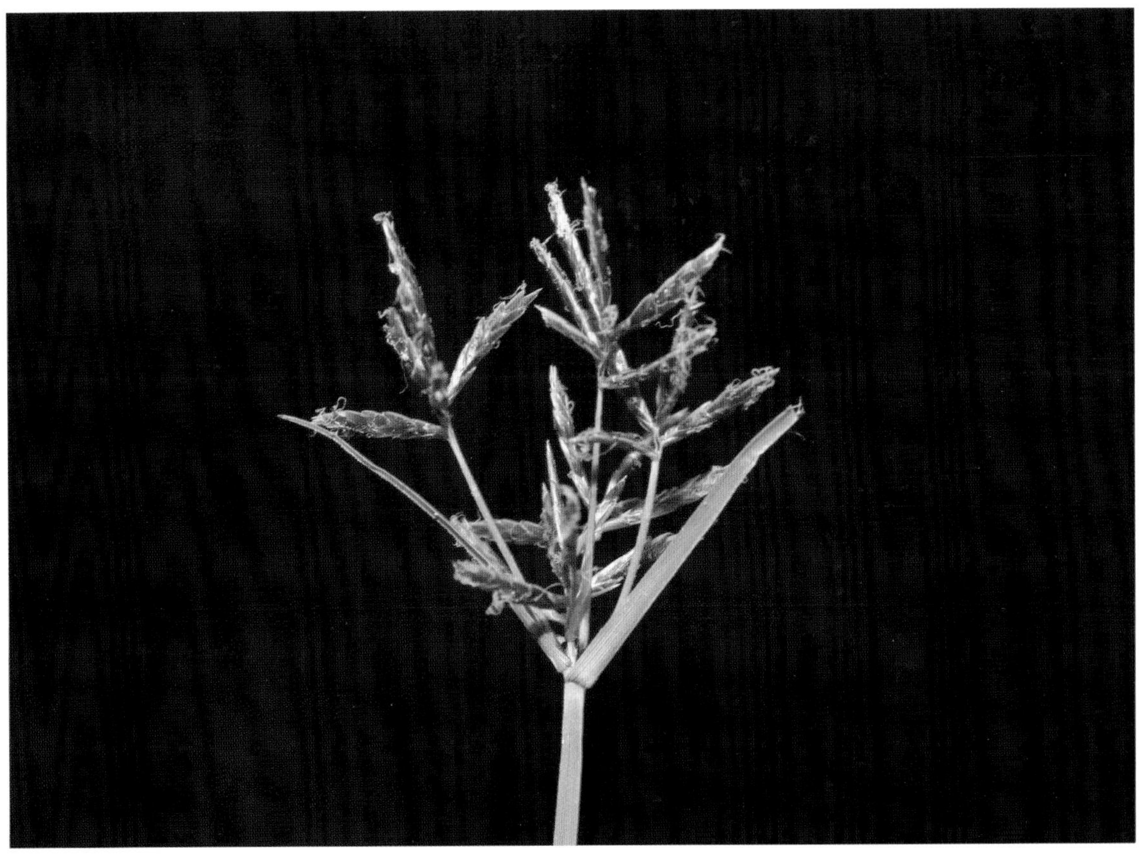

莎草

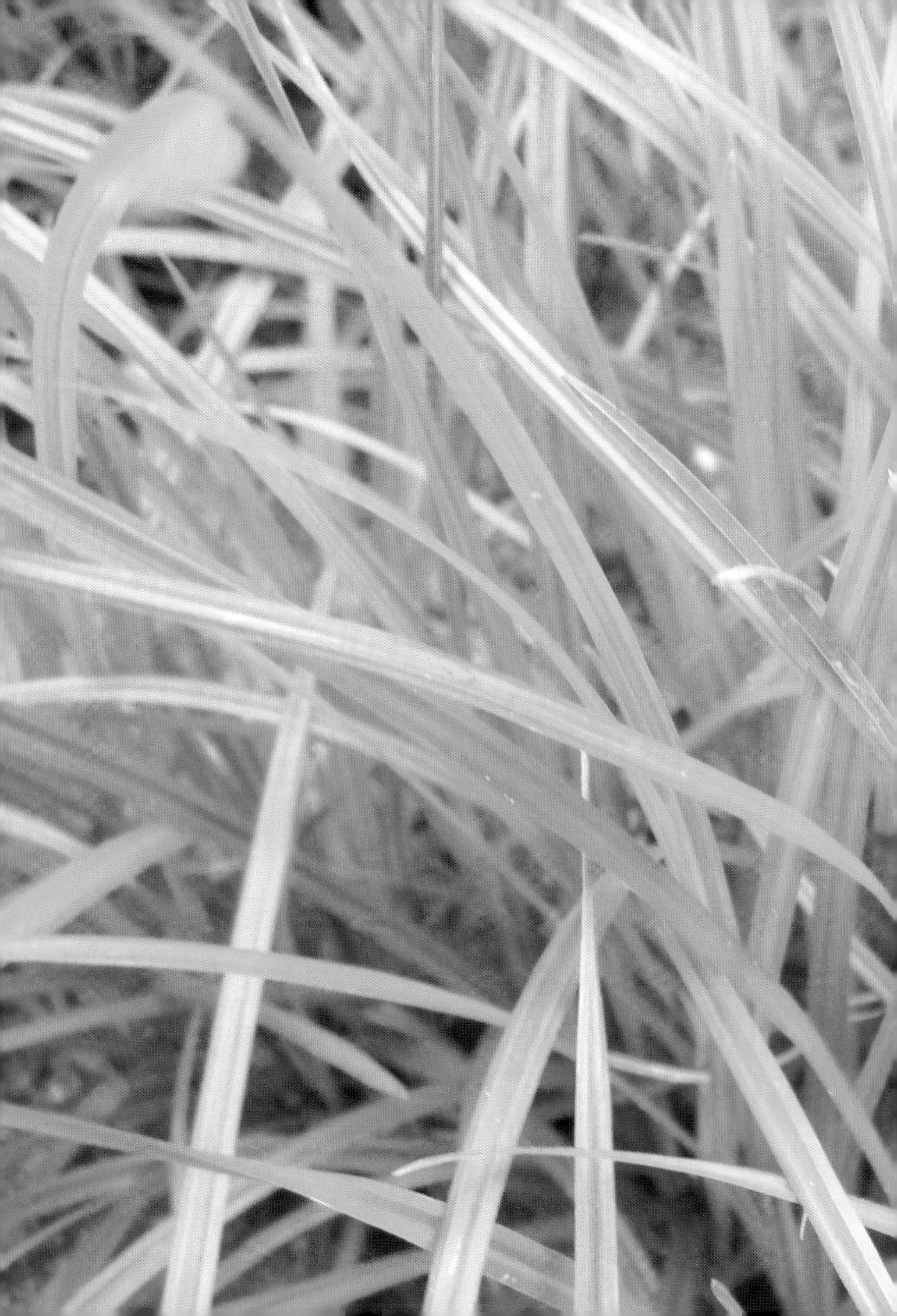

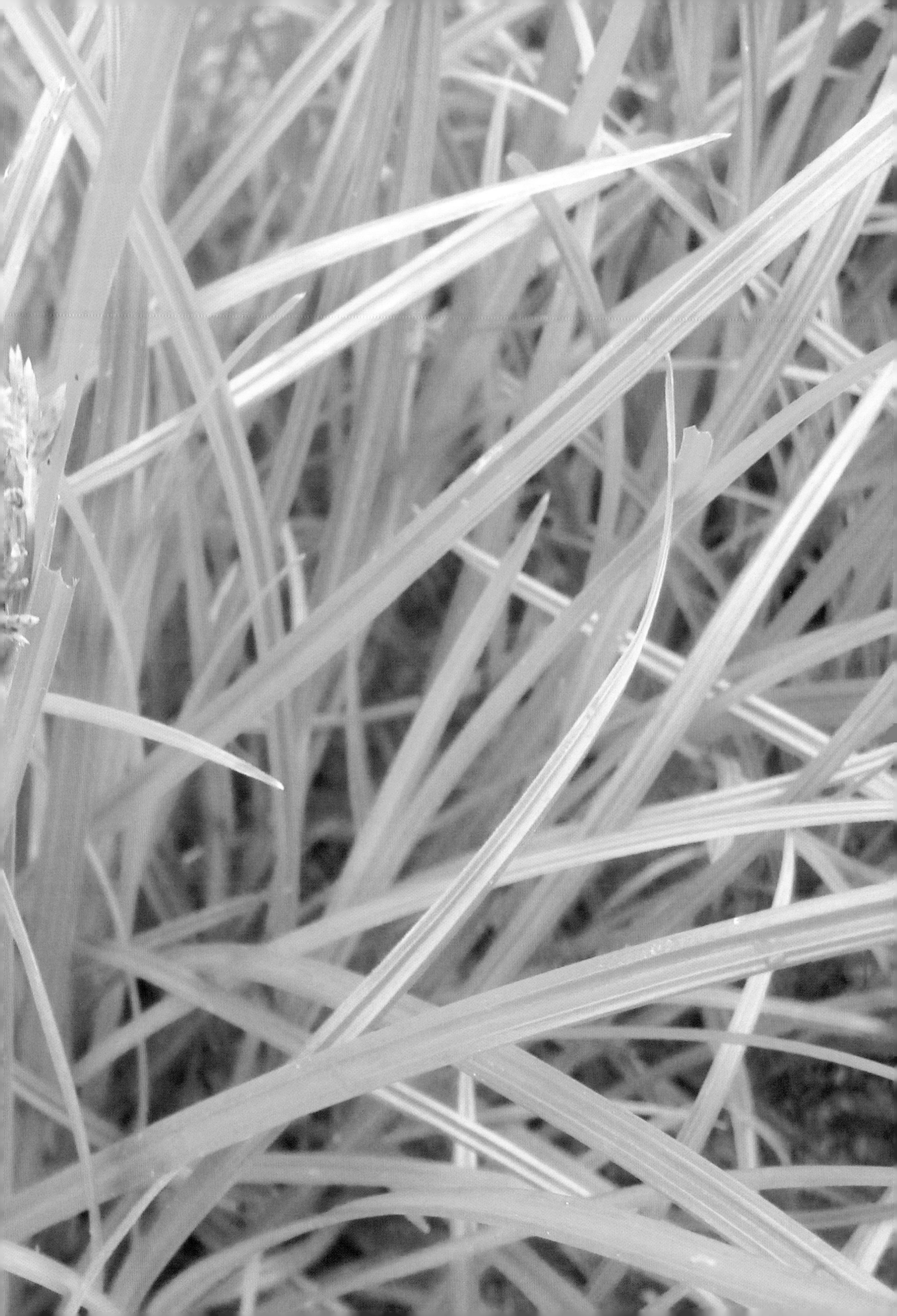

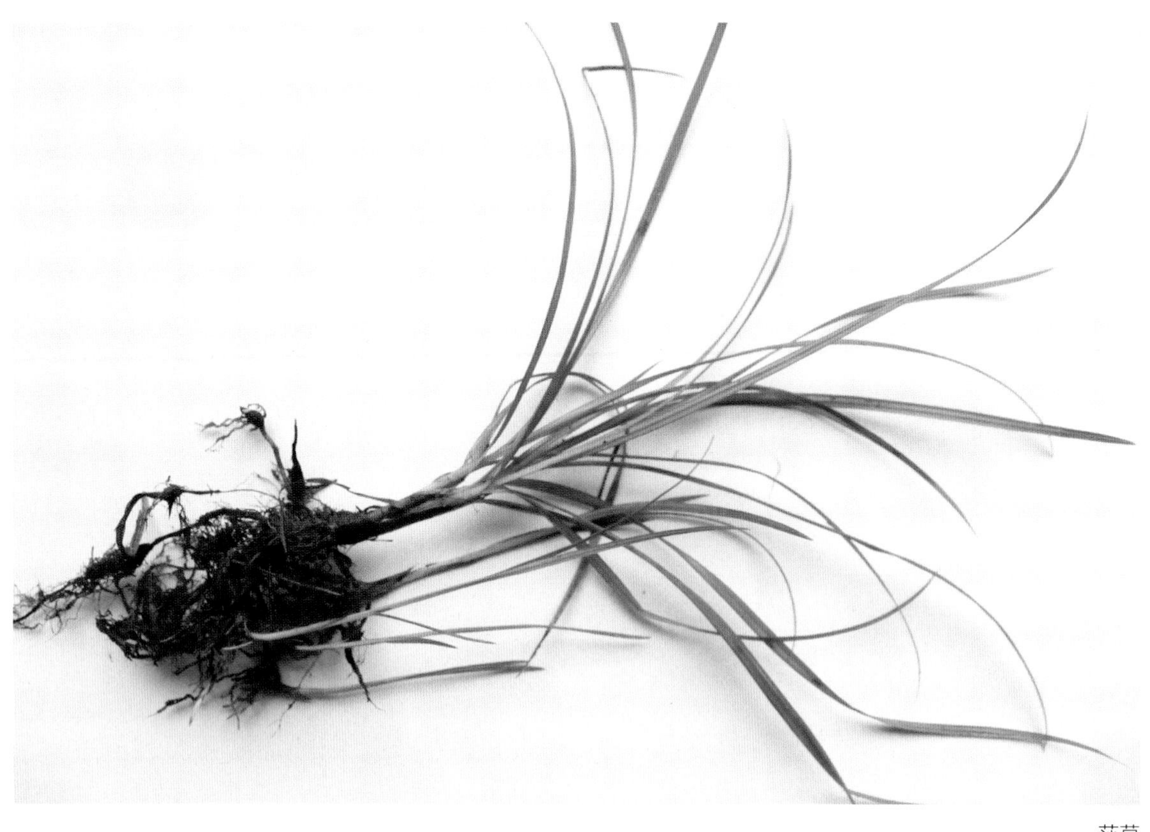

莎草

药材鉴别

本品多呈纺锤形，有的略弯曲，长 2.0 ~ 3.5 cm，直径 0.5 ~ 1.0 cm。表面棕褐色或黑褐色，有纵皱纹，并有 6 ~ 10 个略隆起的环节，节上有未除净的棕色毛须及须根断痕；去净毛须者较光滑，环节不明显。质硬，经蒸煮者断面黄棕色或红棕色，角质样；生晒者断面色白而显粉性，内皮层环纹明显，中柱色较深，点状维管束散在。气香，味微苦。

功效主治

疏肝理气，调经止痛。本品味辛行散、苦主降泄、甘能缓急，为肝经之主药，肝无郁滞则经调痛止，故有疏肝理气、调经止痛之效。

药理作用

5% 香附浸膏对实验动物离体子宫有抑制作用，能降低其收缩力和张力。其挥发油有轻度雌激素样作用。其水煎剂有降低肠管紧张性和拮抗乙酰胆碱的作用。香附油对金黄色葡萄球菌有抑制作用。其提取物对某些真菌有抑制作用。

用法用量

内服：6 ~ 12 g，煎服。醋炙止痛力增强。

民族药方

1．妊娠呕吐 香附 10 g，黄连 6 g，竹茹、紫苏叶、半夏各 6 ~ 10 g，生姜 3 g。煎 2 次，混合煎液，先以小量频服，后分 2 次于饭前服，服用 1 ~ 5 剂。

2．偏正头痛 香附子（炒）12 g，川芎 60 g。研为细末，以茶调服。

3．尿血 香附子、新地榆各等份。分别水煎，先服香附汤，后服地榆汤。

4．痛经 香附 12 g，艾叶 4 g。水煎服。

5．胃和十二指肠溃疡 炒香附、煅牡蛎各 60 g，炒五灵脂 30 g。共研末，早、晚各服 5 g，服完后隔 5 日再服第 2 剂，2 个月为 1 个疗程。

6．丹毒 香附 30 g。研细末，黄酒送服，微醉为度，不饮酒者，以温开水送服。

7．扁平疣 香附 150 g，木贼、生薏苡仁各 10 g。水煎外洗，并同鸦胆子去壳捣烂摩擦局部。

8．乳腺增生 香附、柴胡、郁金、穿山甲、浙贝母、瓜蒌、夏枯草各等份。水煎服。

9．链霉素中毒之眩晕 香附、柴胡各 30 g，川芎 15 g。研细末，装入胶囊，成人每次 2 丸，每日 3 次，饭后温开水送服，老人与儿童量酌减，连用 2 剂。

使用注意

血虚气弱者不宜单用，阴虚血热者慎服。

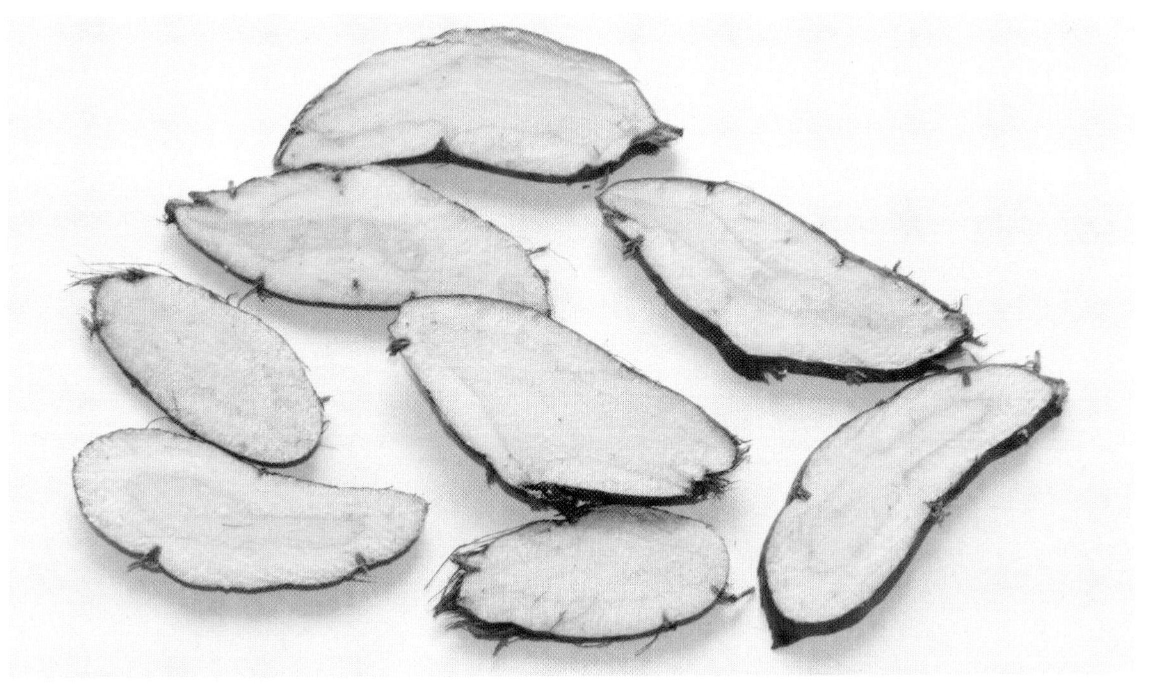

香附子药材

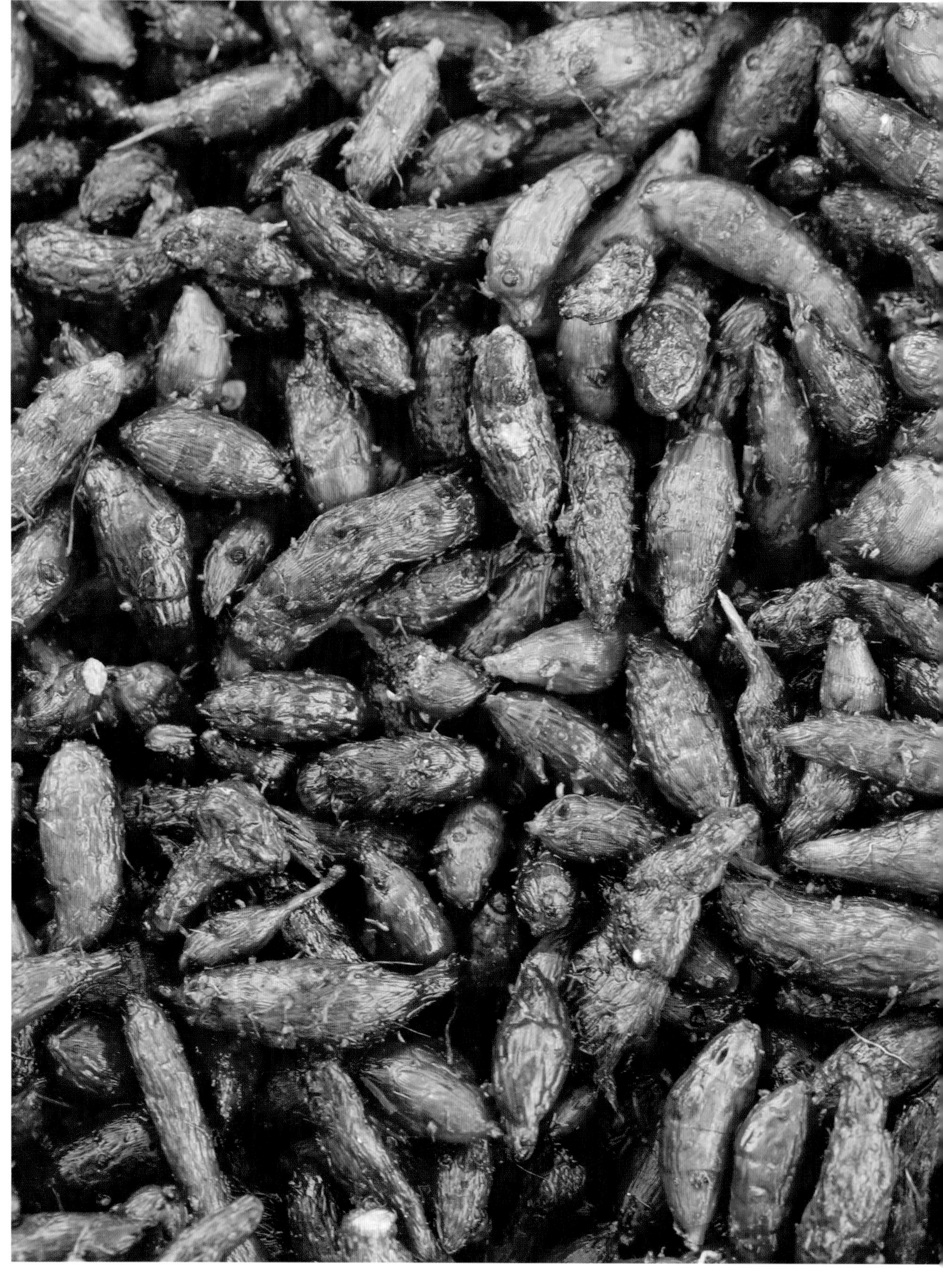

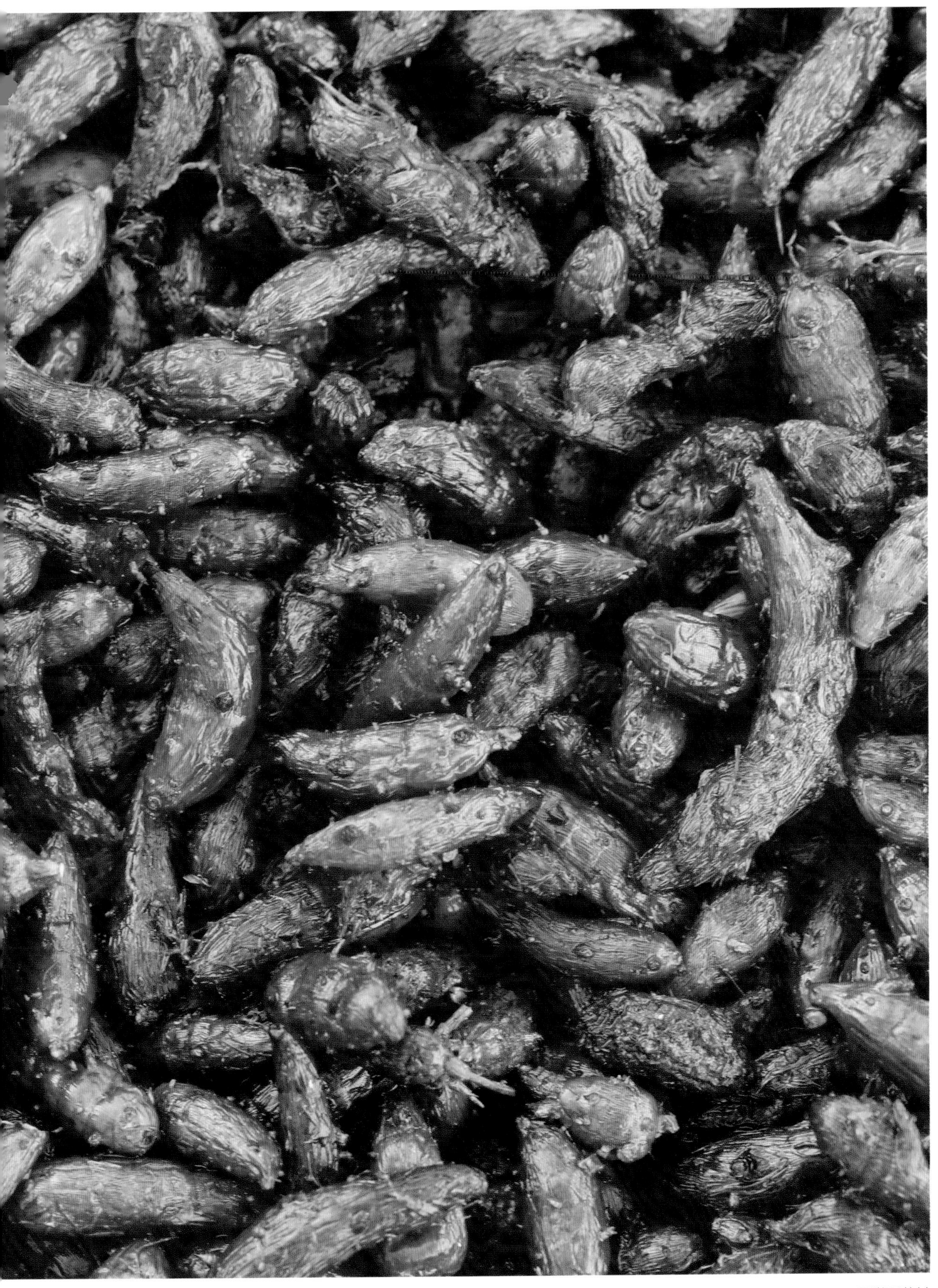

香附子药材

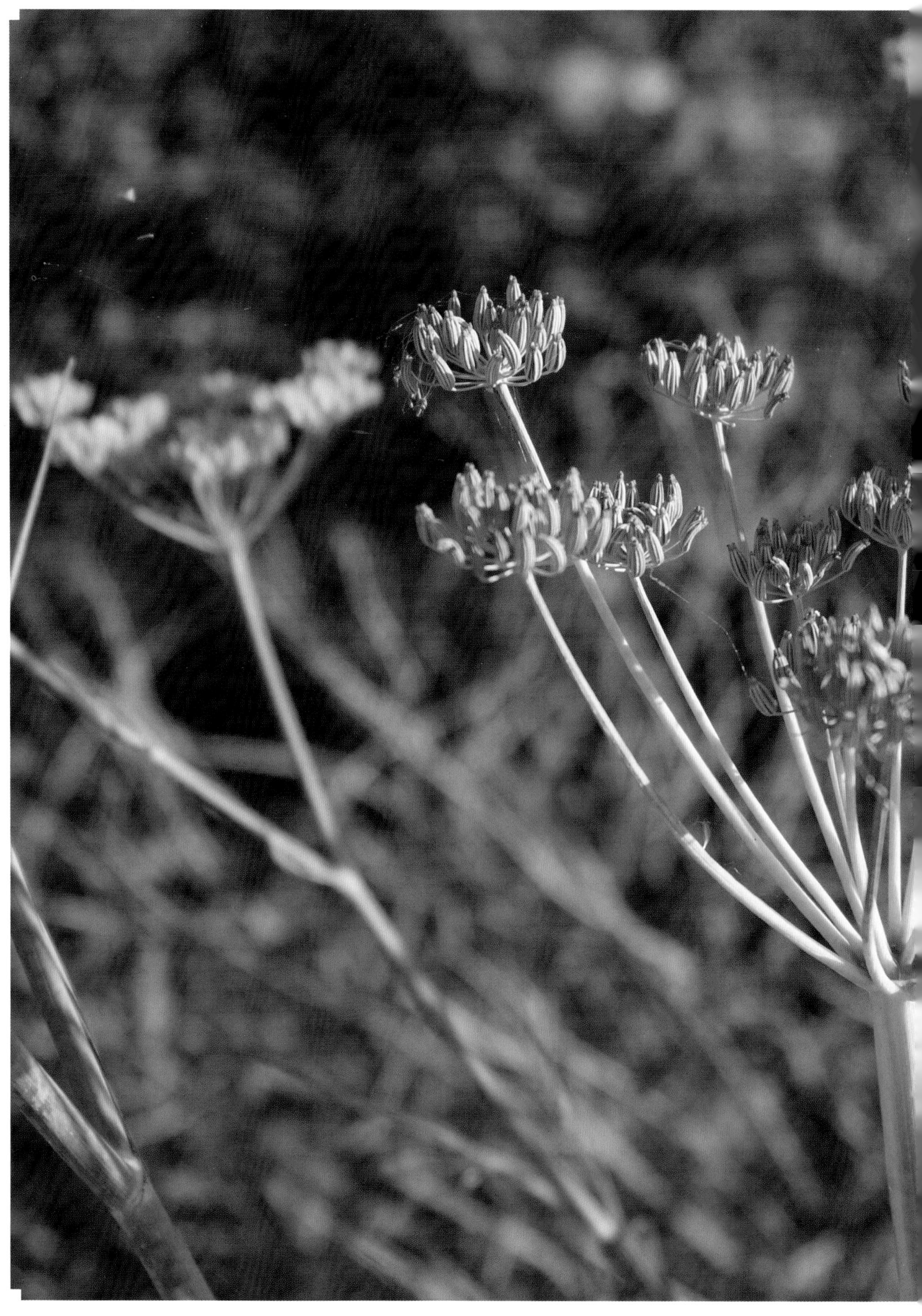

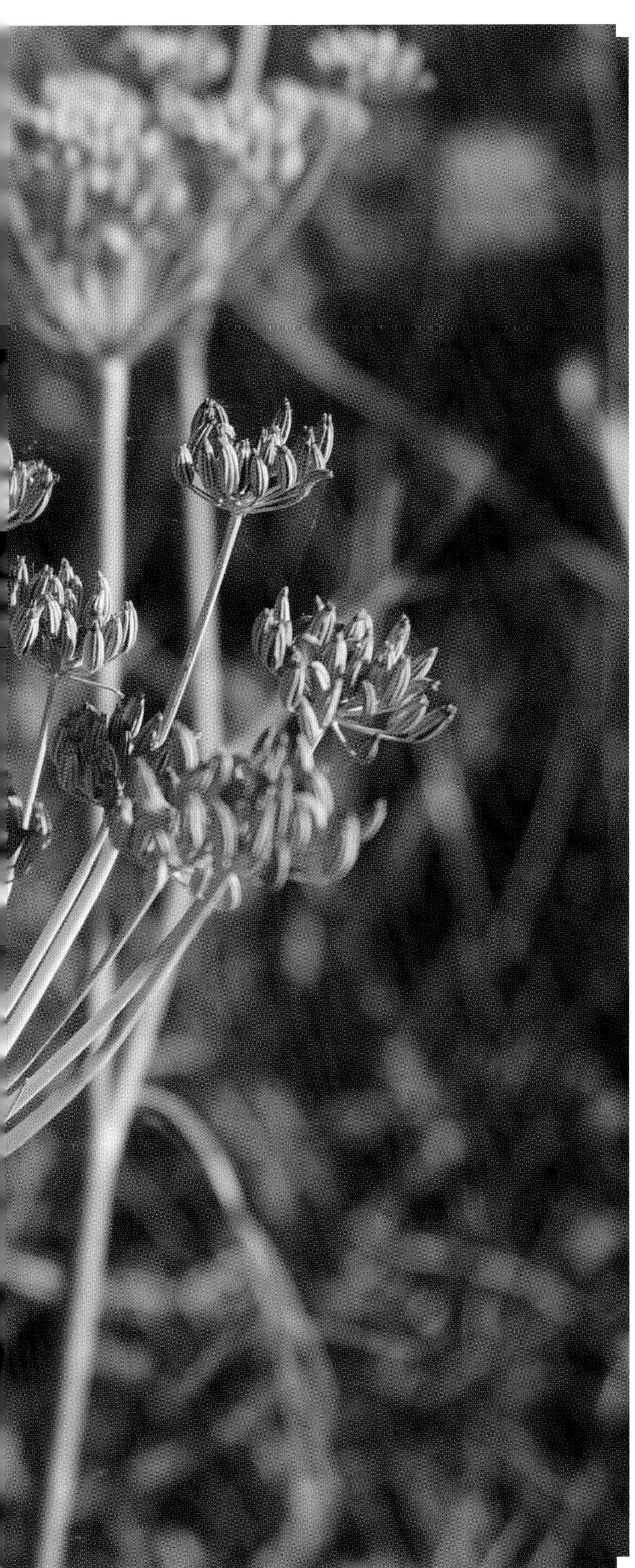

小茴香

【维药名】阿日帕巴地洋。

【别　名】茴香、谷茴香。

【来　源】本品为伞形科植物茴香 *Foeniculum vulgare* Mill. 的干燥成熟果实。

【性味归经】辛，温。归肝、肾、脾、胃经。

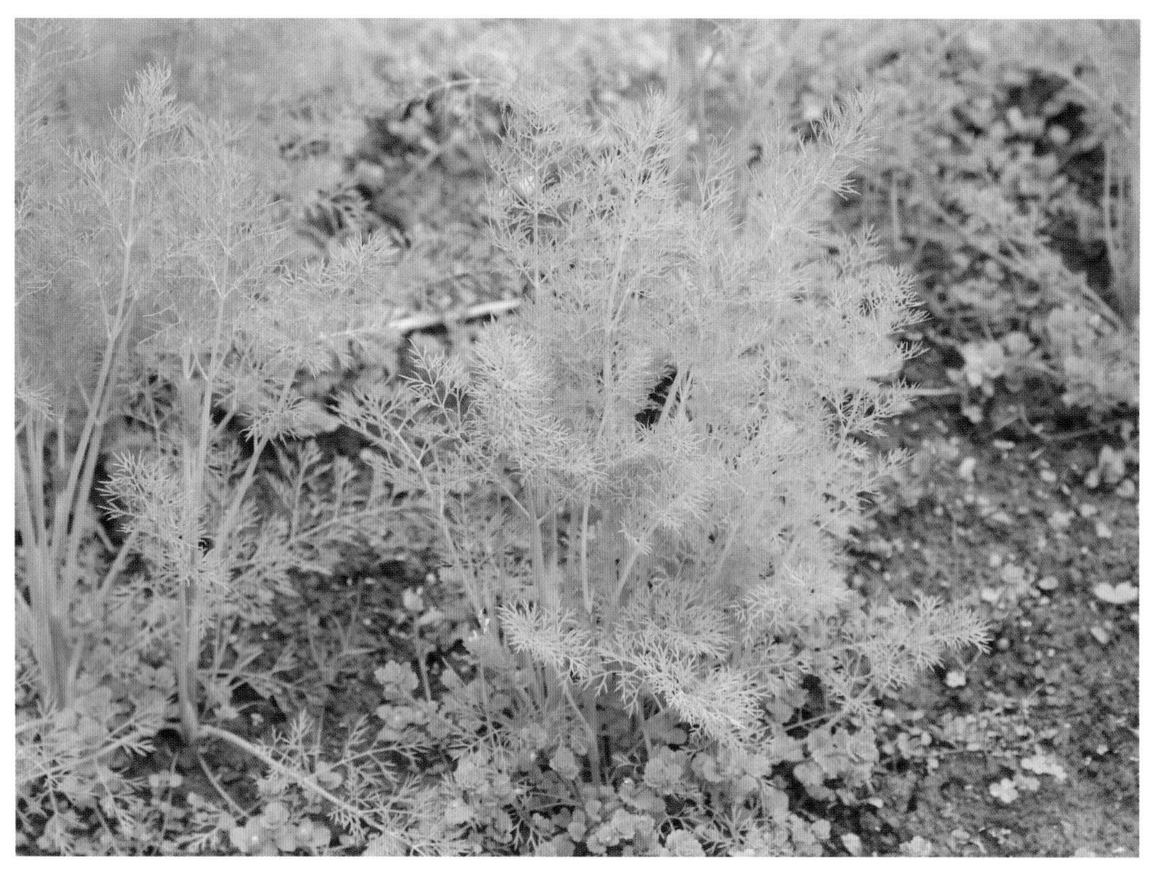
茴香

识别特征

多年生草本，高 1 ~ 2 m，全株有香气。茎直立，有纵棱。叶互生，3 ~ 4 回羽状全裂，裂片丝状线形；叶柄基部鞘状抱茎。复伞形态序顶生；花小、黄色。双悬果，每分果有 5 纵棱。本品呈小圆柱形，两端稍尖，长 3 ~ 5 mm，径 2 mm 左右，基部有时带细长的小果柄，顶端有黄褐色柱头残基，新品黄绿色至棕色，陈品为棕黄色。分果容易分离，背面有 5 条略相等的果棱，腹面稍平；横切面略呈五角形。花期 7—9 月，果期 9 月以后。

生境分布

全国各地均有栽培。

采收加工

秋季果实初熟时采割植株，晒干，打下果实，除去杂质。

药材鉴别

本品为稻谷状小粒。表面黄绿色或淡黄色。背面隆起，有纵棱 5 条。果实易分离成瓣，每瓣呈椭圆形。断面灰白色，有油性。气芳香，味辛而后甘。

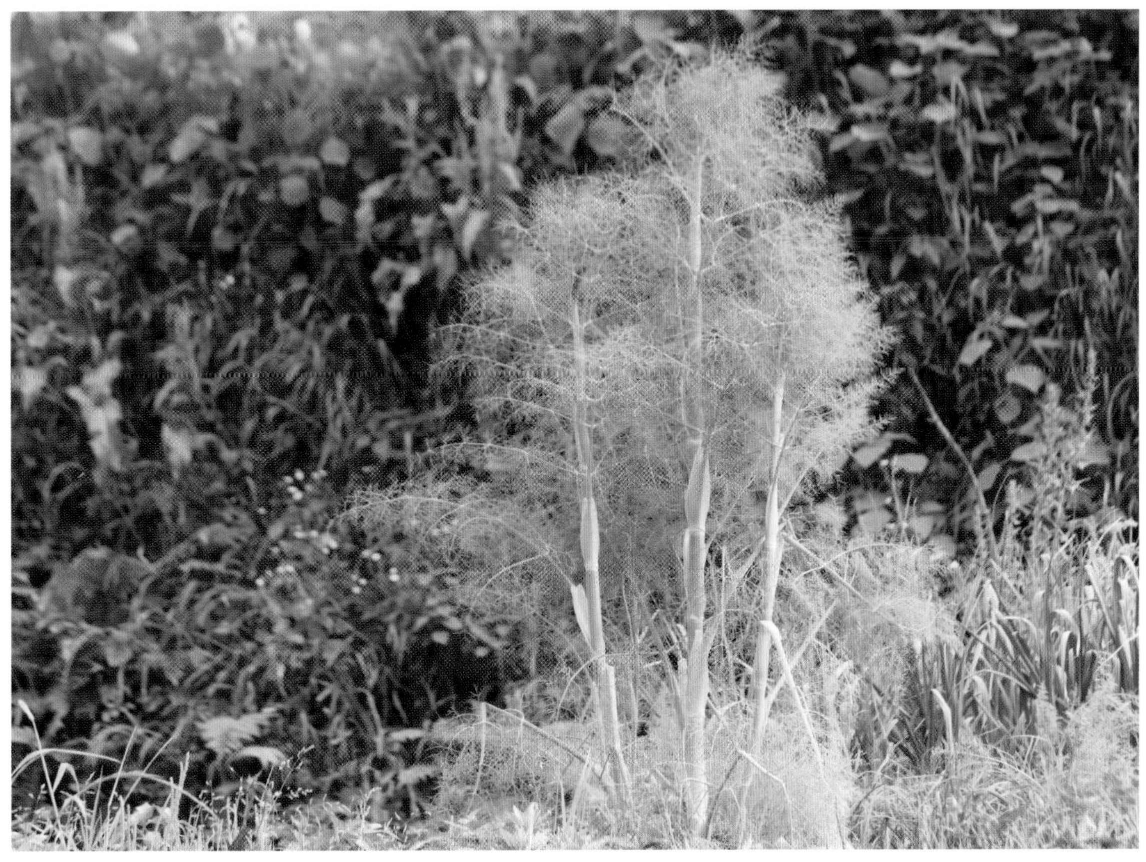

茴香

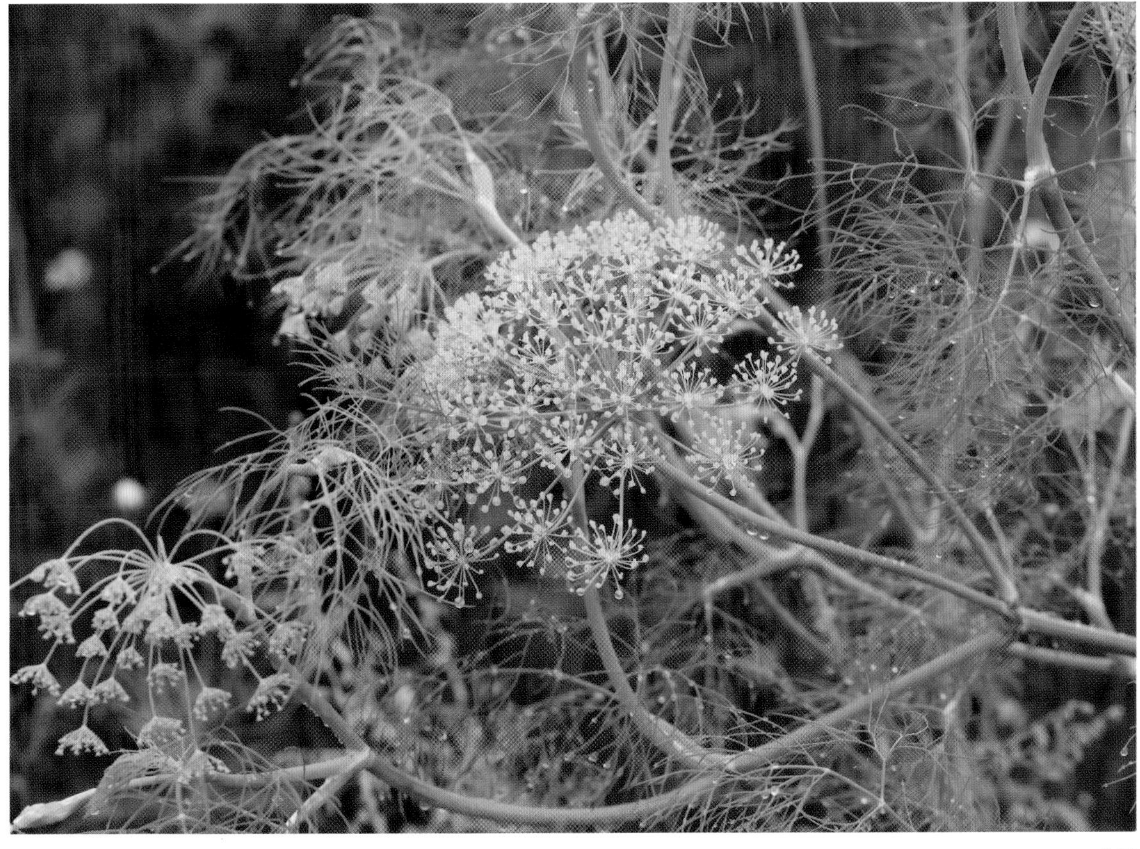

茴香

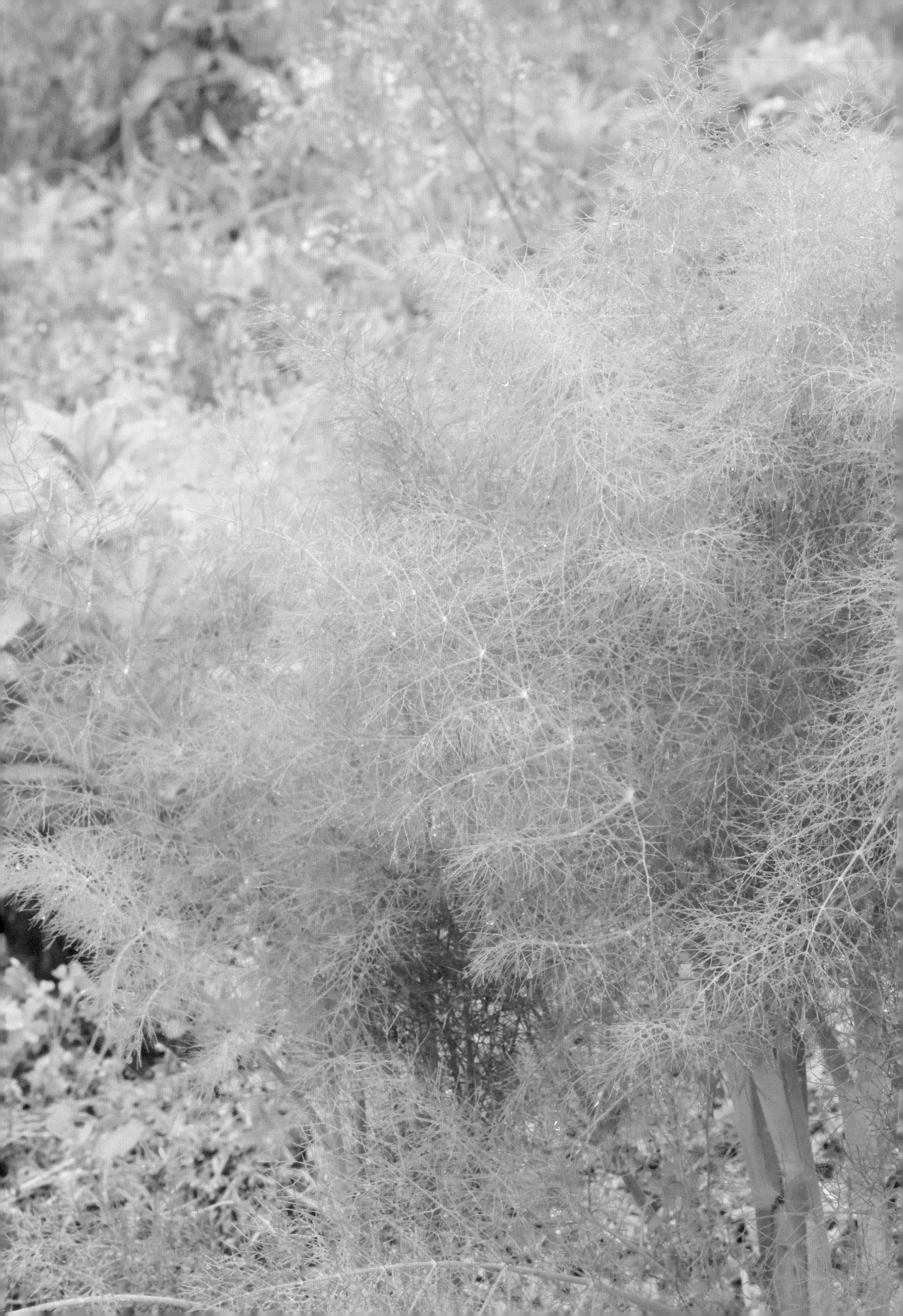

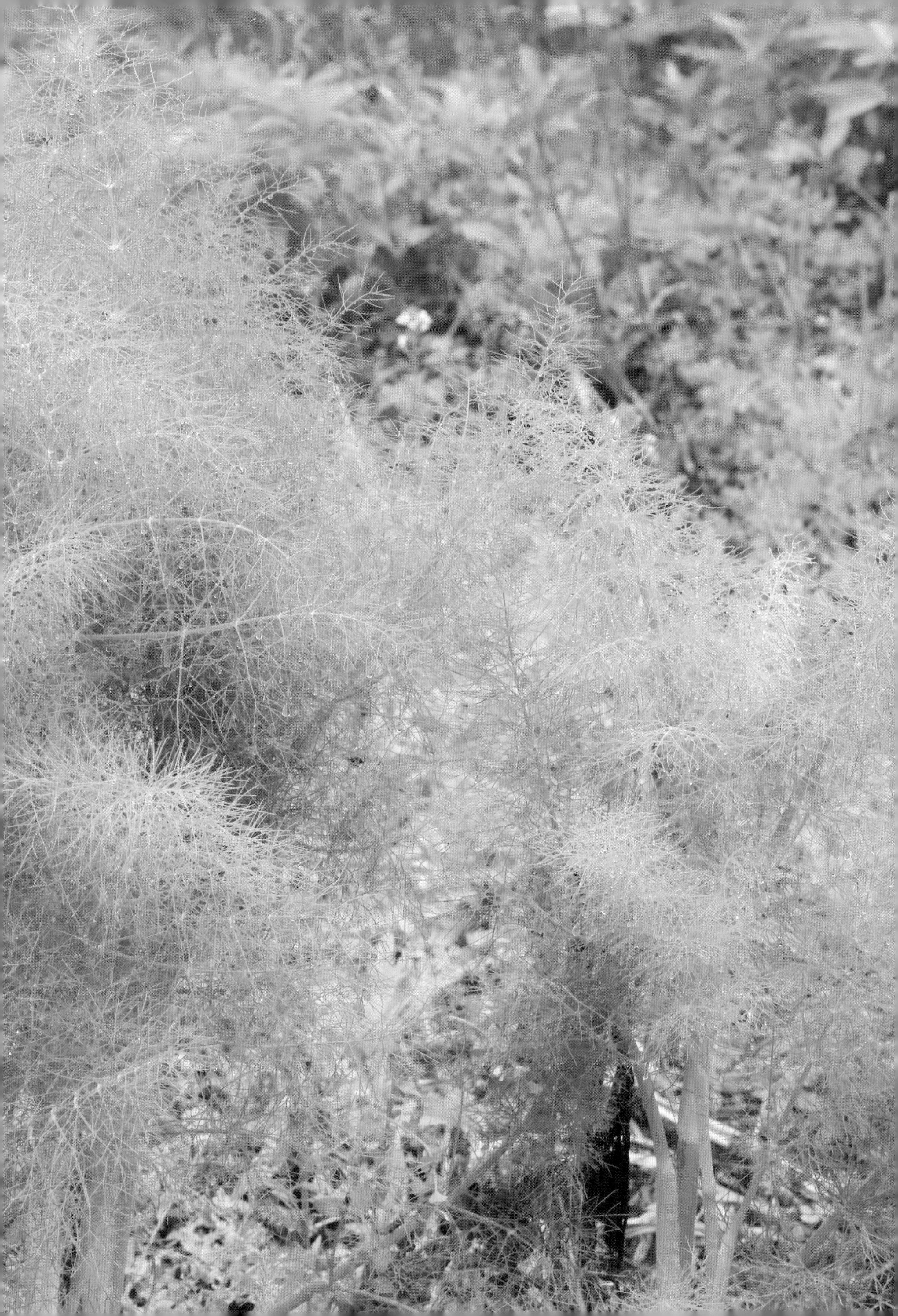

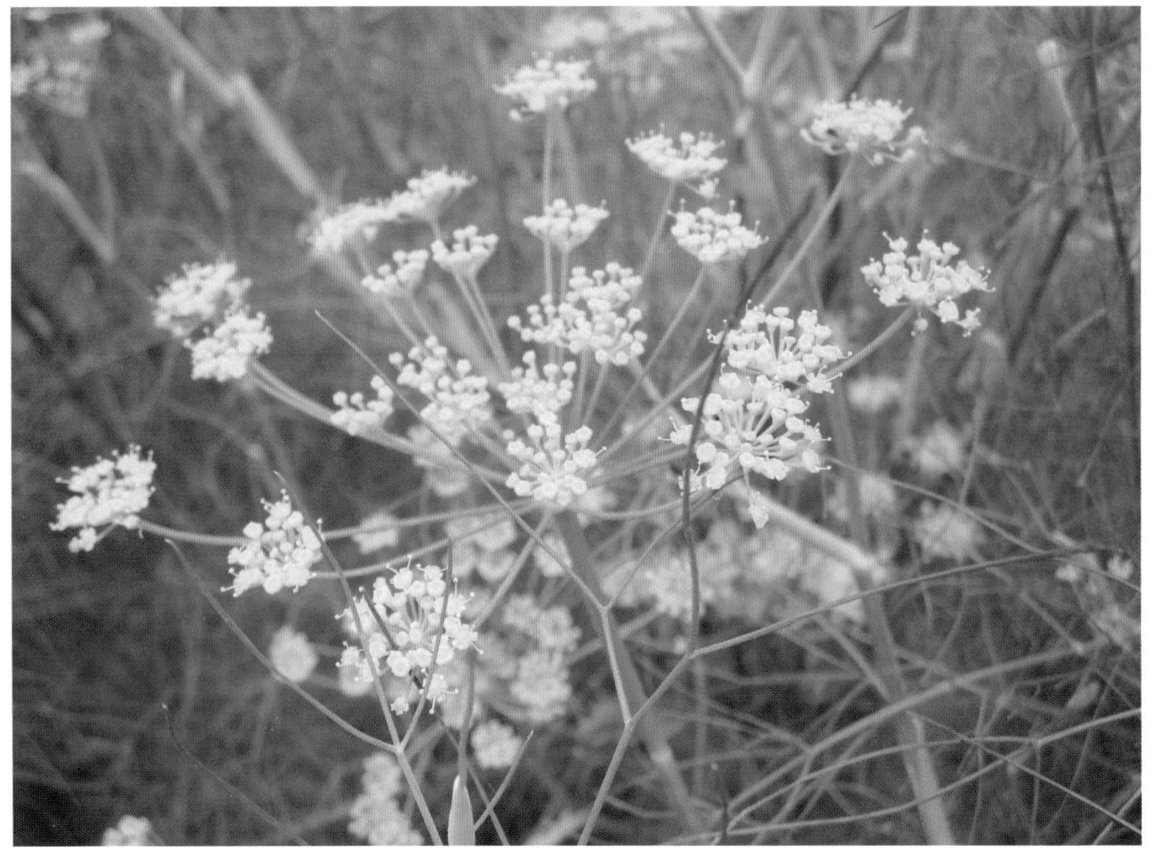
茴香

功效主治

散寒止痛，理气和胃。主治寒疝腹痛，睾丸偏坠，痛经，少腹冷痛，脘腹胀痛，食少吐泻，睾丸鞘膜积液。盐小茴香暖肾散寒止痛。主治寒疝腹痛，睾丸偏坠，经寒腹痛。

药理作用

本品有增强胃肠运动的作用，在胀气时，促进气体排出，减轻疼痛。

用法用量

内服：2 ~ 4 g，煎服；0.5 ~ 1.0 g，研末服。外用：适量。

民族药方

1．闪挫腰痛 小茴香适量。研为细末，酒服 3 ~ 5 g。

2．嵌闭性小肠疝 小茴香适量。成人 10 ~ 15 g（小儿量酌减），开水冲汤，趁热顿服，如 15 ~ 30 分钟后不见效，同量再服 1 次；或成人 3 ~ 6 g（小儿量酌减），开水冲汤服，间隔 10 分钟后，同量再服 1 次，服后仰卧 40 分钟，下肢并拢，膝关节半弯曲。

3．鞘膜积液，阴囊象皮病　小茴香 15 g，盐 4.5 g。同炒焦，研细末，打入青壳鸭蛋 1 ~ 2 个，同煎为饼，临睡前用温米酒送服，4 日为 1 个疗程，间隔 2 ~ 5 日，再服第 2 个疗程。

4．肠绞痛，睾丸和附睾肿痛　小茴香、木香各 3 g，川楝子、白芍各 12 g，黄柏 9 g，槟榔 6 g，生薏苡仁 25 g。水煎服，也可用于睾丸鞘膜积液。

5．阳痿　小茴香、炮姜各 5 g。研细末，加盐少许，用少许人乳汁调和（也可用蜂蜜或鸡血代替）敷于肚脐，外加胶布贴紧，一般 5 ~ 7 日后可去除敷料。

6．肾绞痛　小茴香、干姜、官桂、沉香粉（冲服）各 5 g，延胡索、五灵脂、没药、川芎、当归、蒲黄、赤芍、乌药各 10 g。每日 1 剂，水煎服。

7．慢性痢疾　小茴香 9 g，石榴皮 15 g。水煎服。

使用注意

阴虚火旺者慎服。

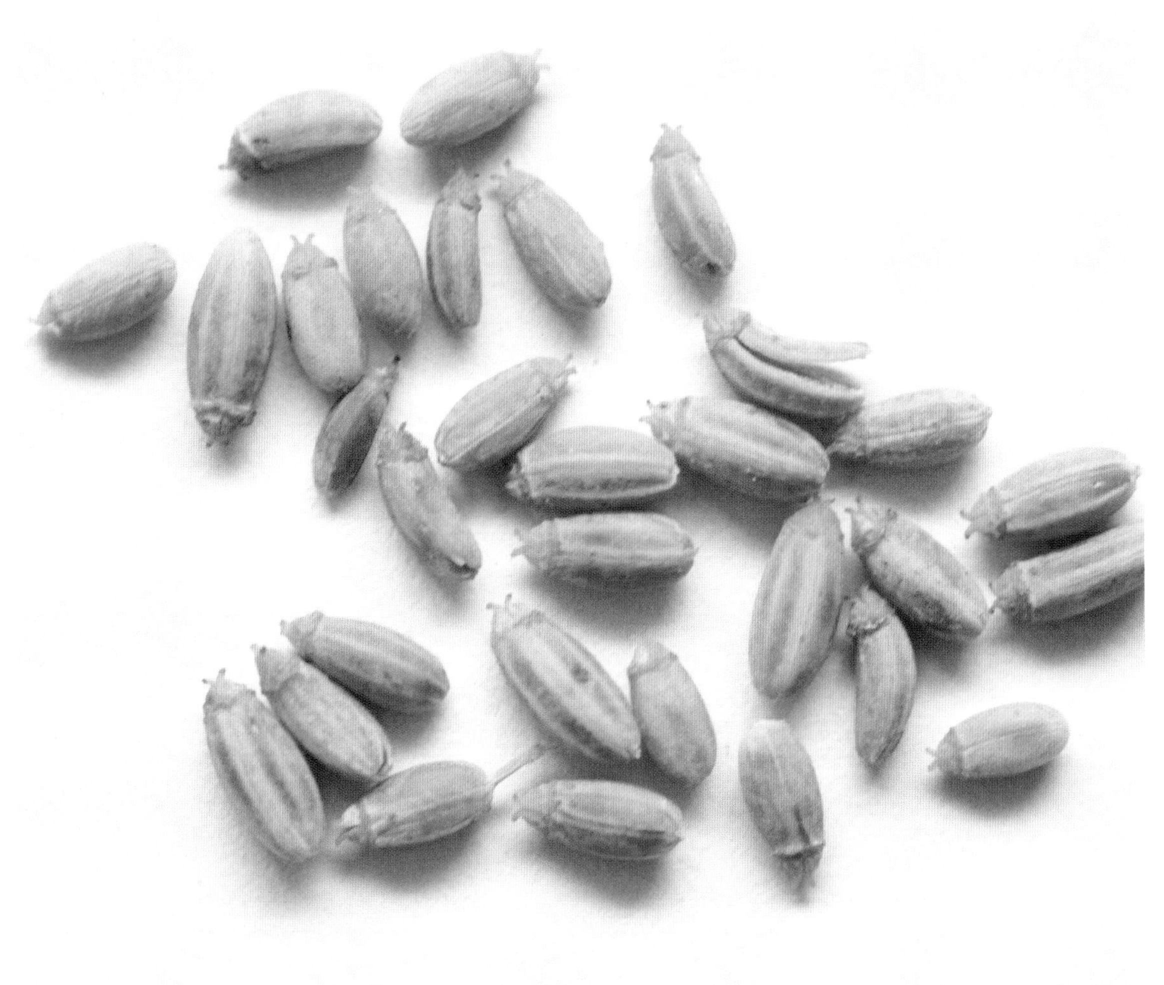

小茴香药材

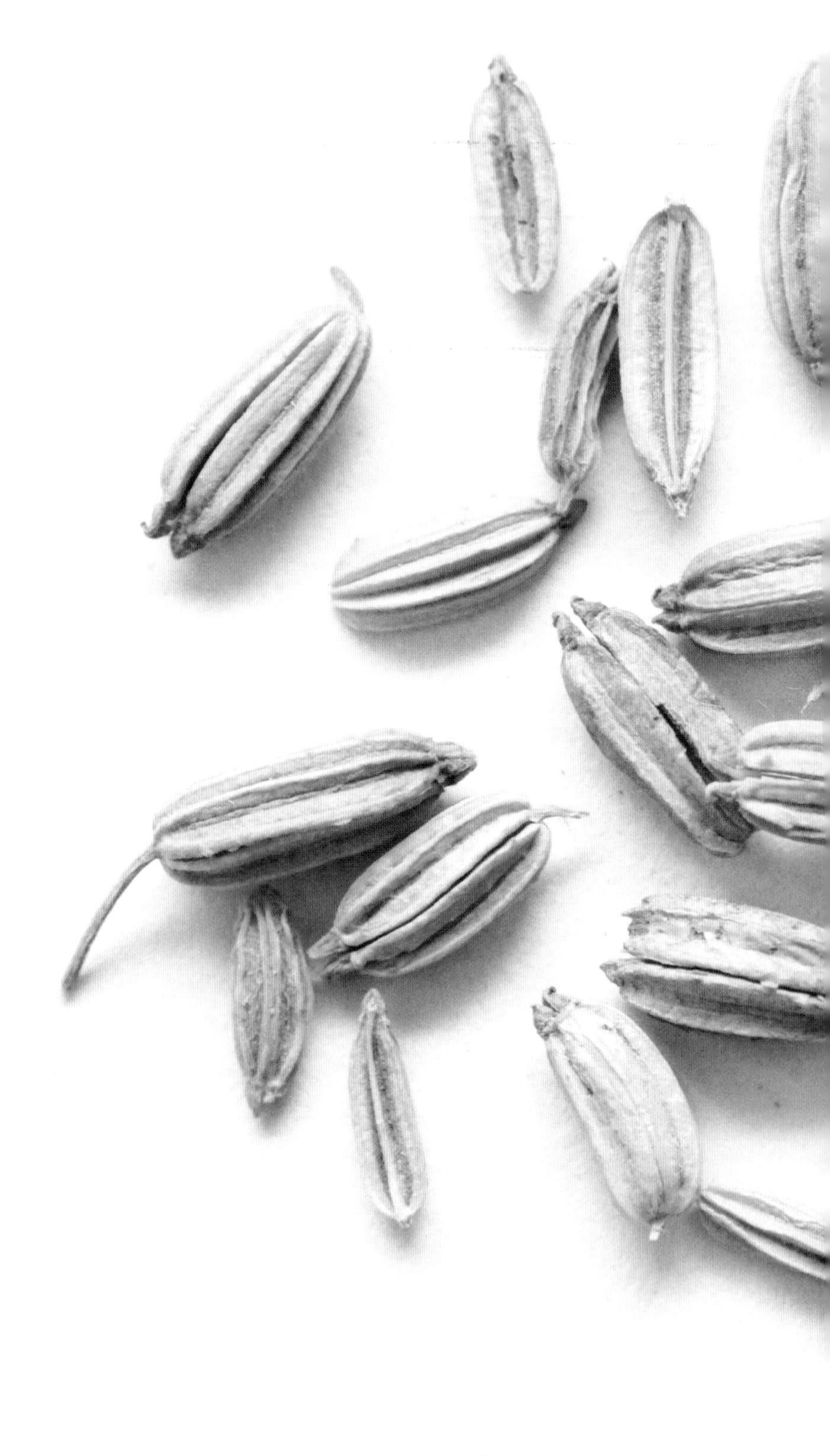

小茴香

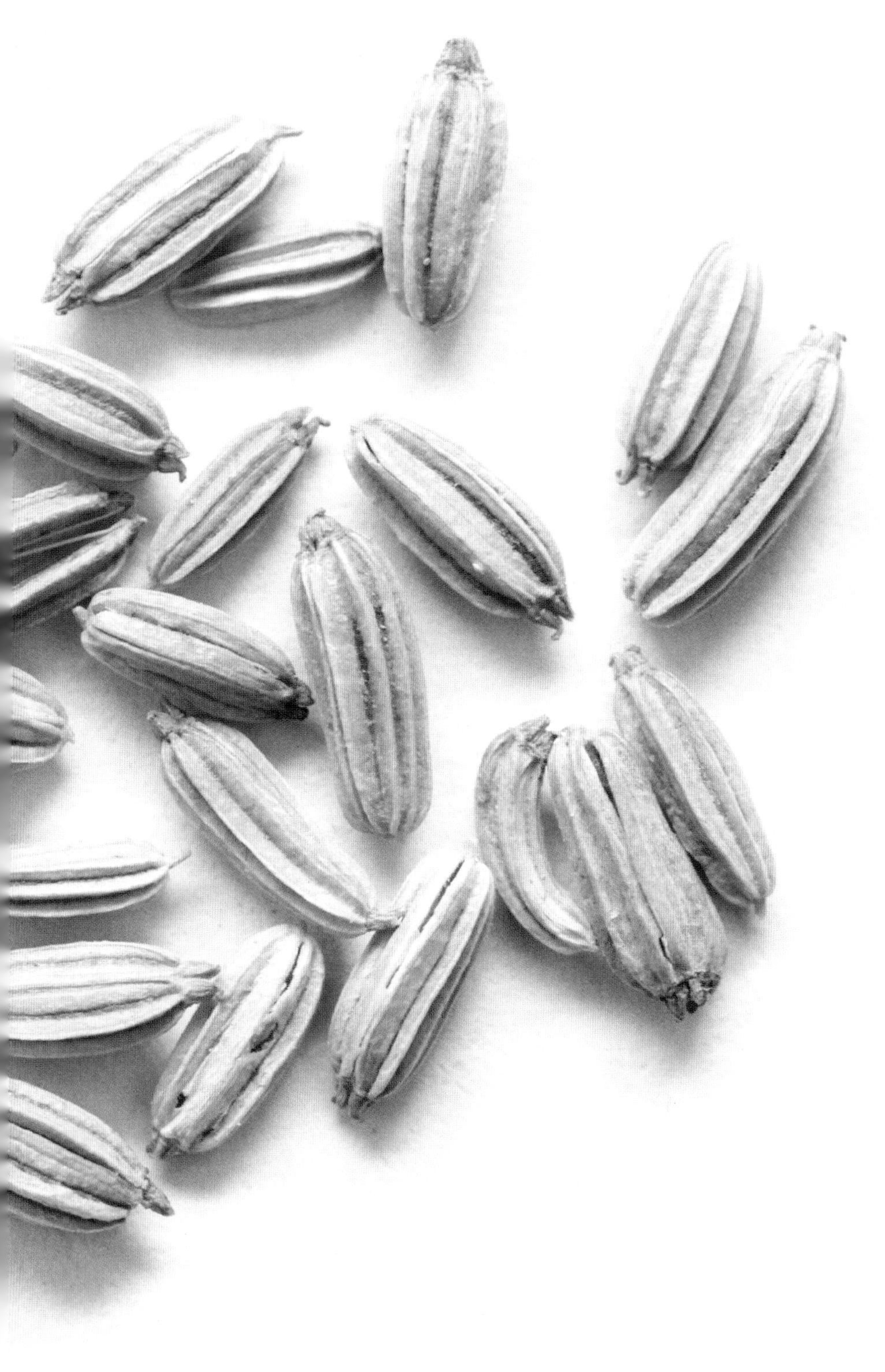

小茴香饮片

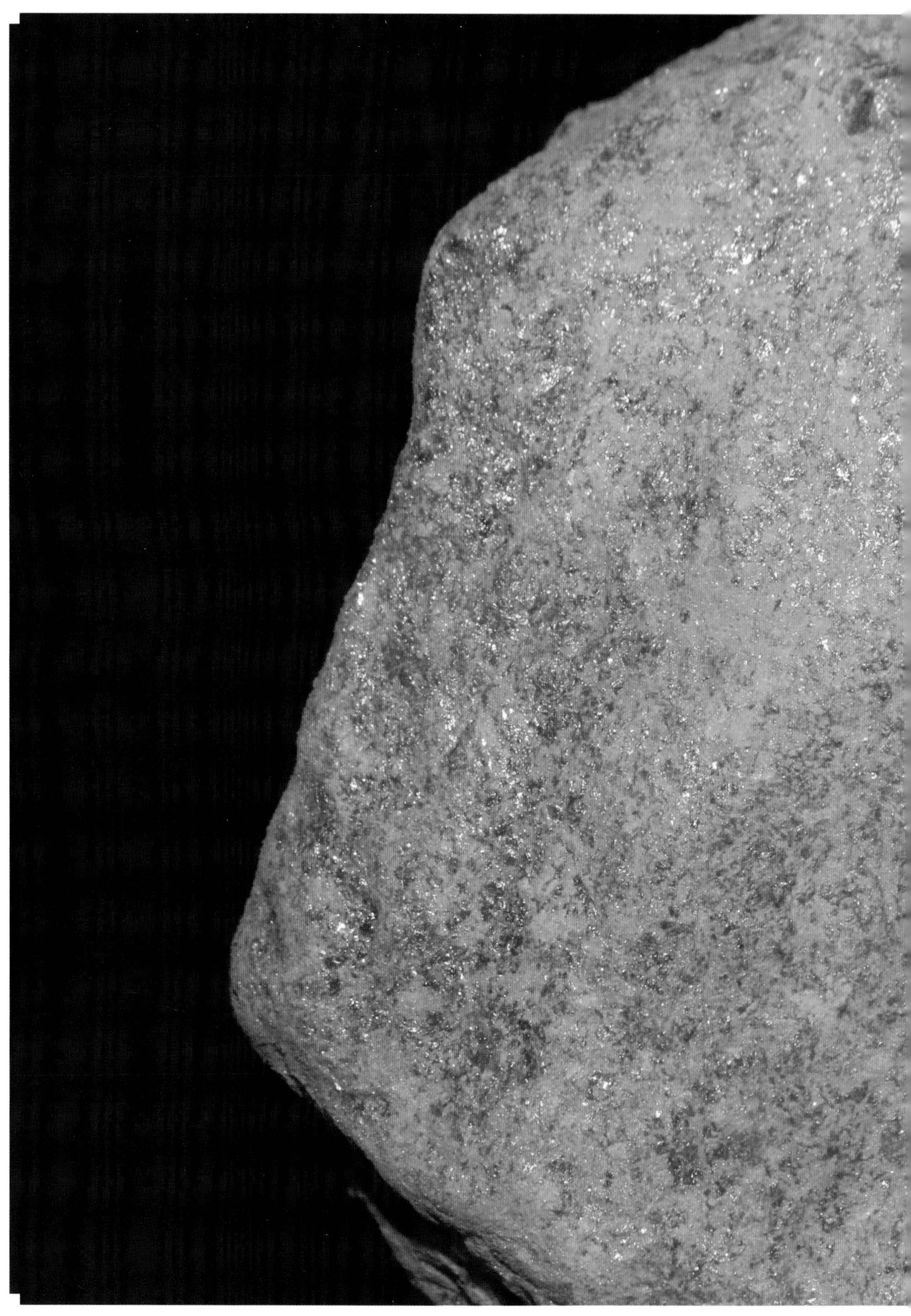

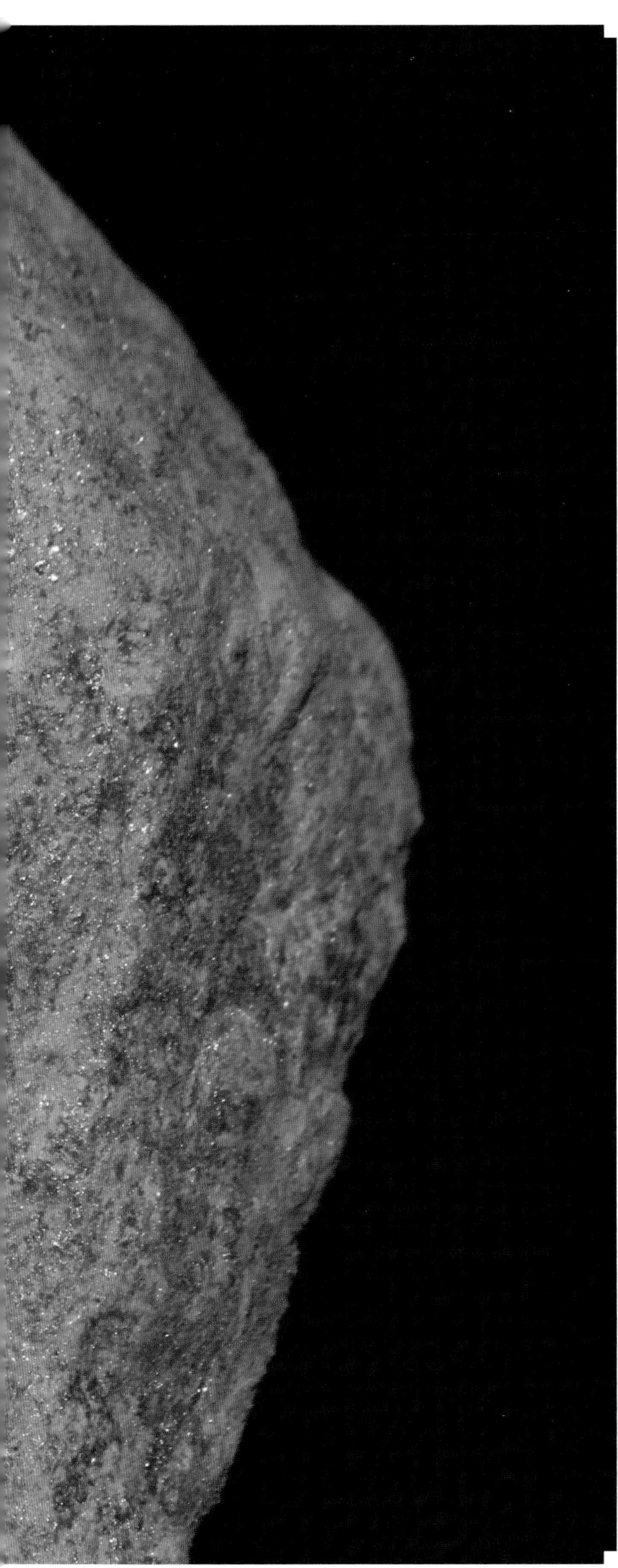

雄黄

【维药名】再尔尼合。

【别　名】雄精、腰黄、明雄黄。

【来　源】本品为硫化物类矿物雄黄 *Realgar* 的矿石。

【性味归经】辛、苦，温；有毒。归心、肝、肾经。

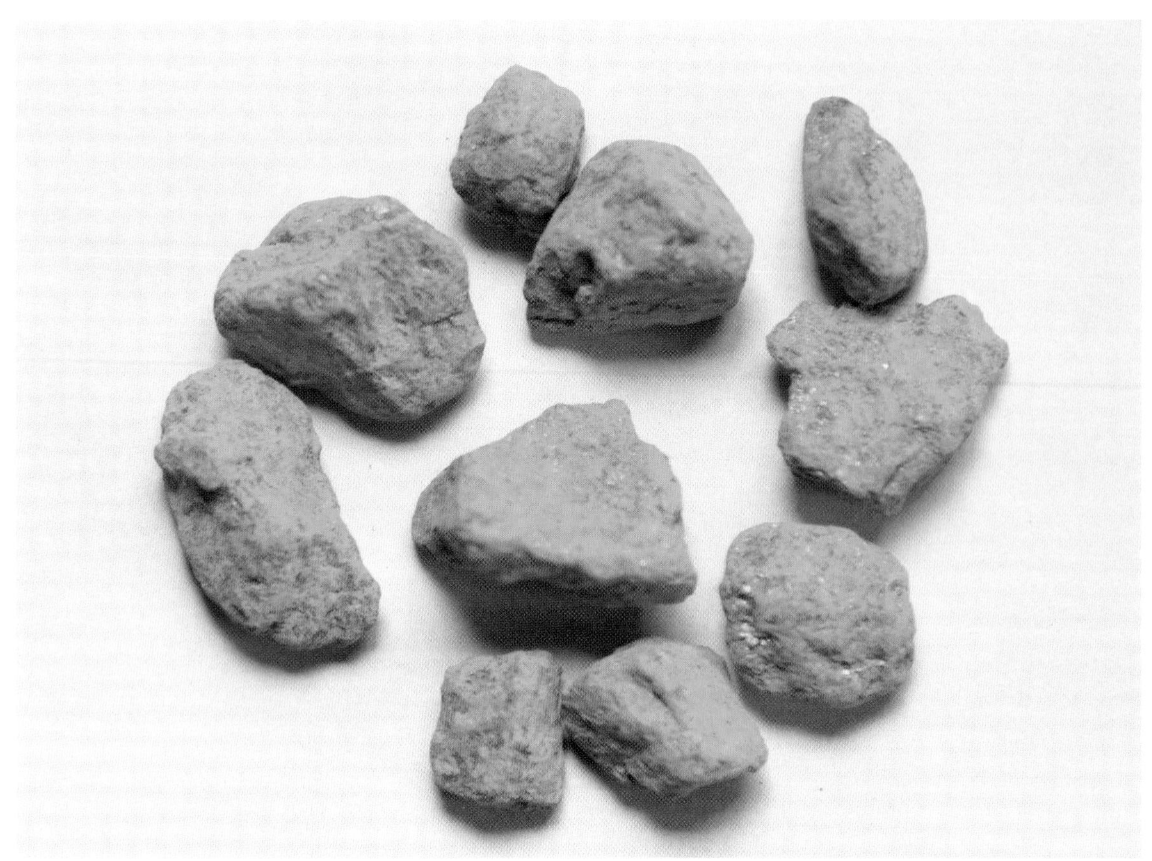

雄黄

识别特征

单斜晶系雄黄矿石，雄黄为主，与雌黄、方解石、石英、辰砂等共生。本品呈柱状、粒柱状单晶呈放射粒状集合体，常为不规则块状或粉末，大小不一，橙红色或深红色。块状的表面覆有橙黄色粉末，手摸染指。具金刚光泽，断面呈树脂光泽或脂肪光泽，半透明至微透明。质松脆，易碎，硬度 1.5 ~ 2.0，比重 3.4 ~ 3.6，条痕橙黄色。断面色更鲜艳，具细砂孔。其中颜色鲜艳、半透明、有光泽、质松脆的习称“明雄”“雄黄精”或“腰黄”。微有特异蒜臭气，味淡。

生境分布

分布于湖南、贵州、云南、四川等省区。

采收加工

随时可采，除去杂质，研成细粉或水飞用。切忌火煅。

药材鉴别

本品为橙黄色或淡橘红色的极细粉末。触之易染手，气臭特异，微有刺鼻感，味淡。

雄黄

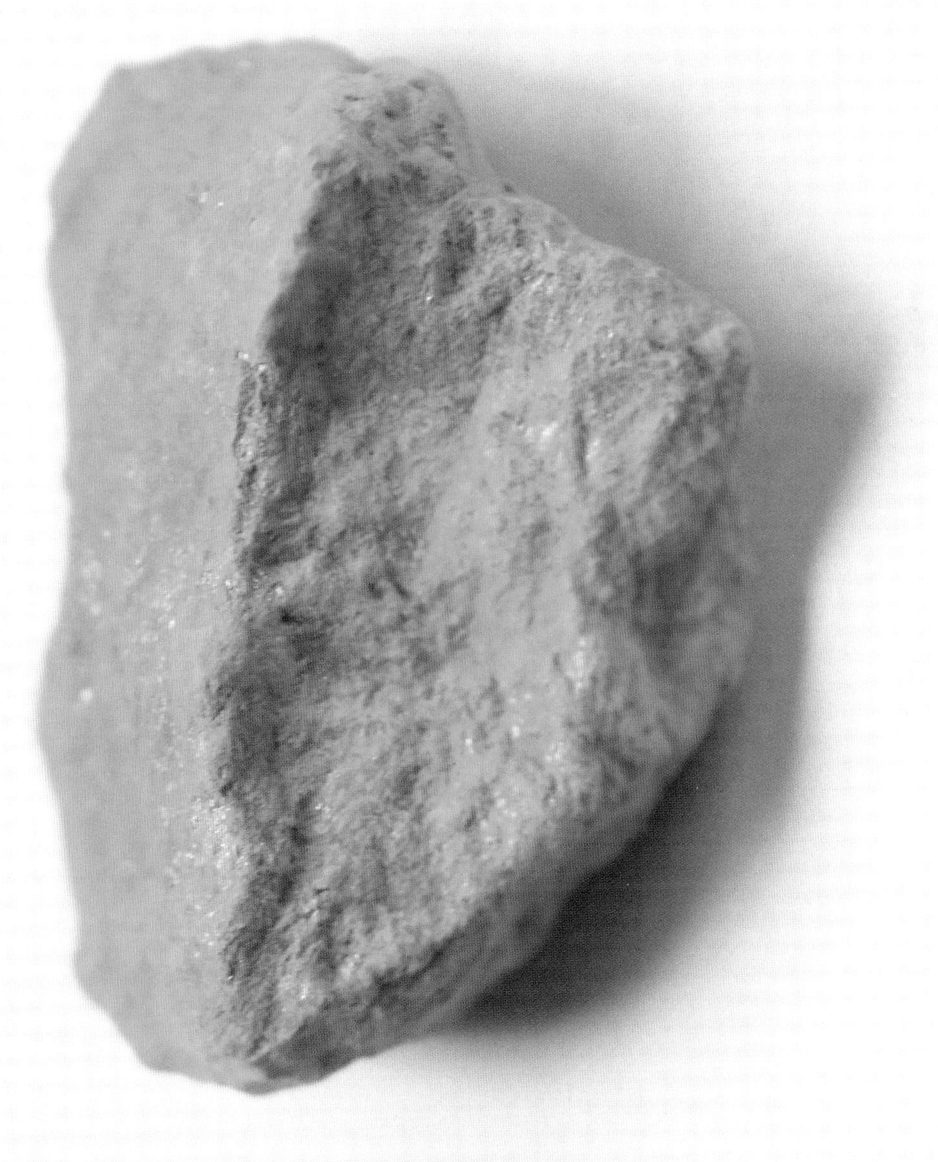

雄黄

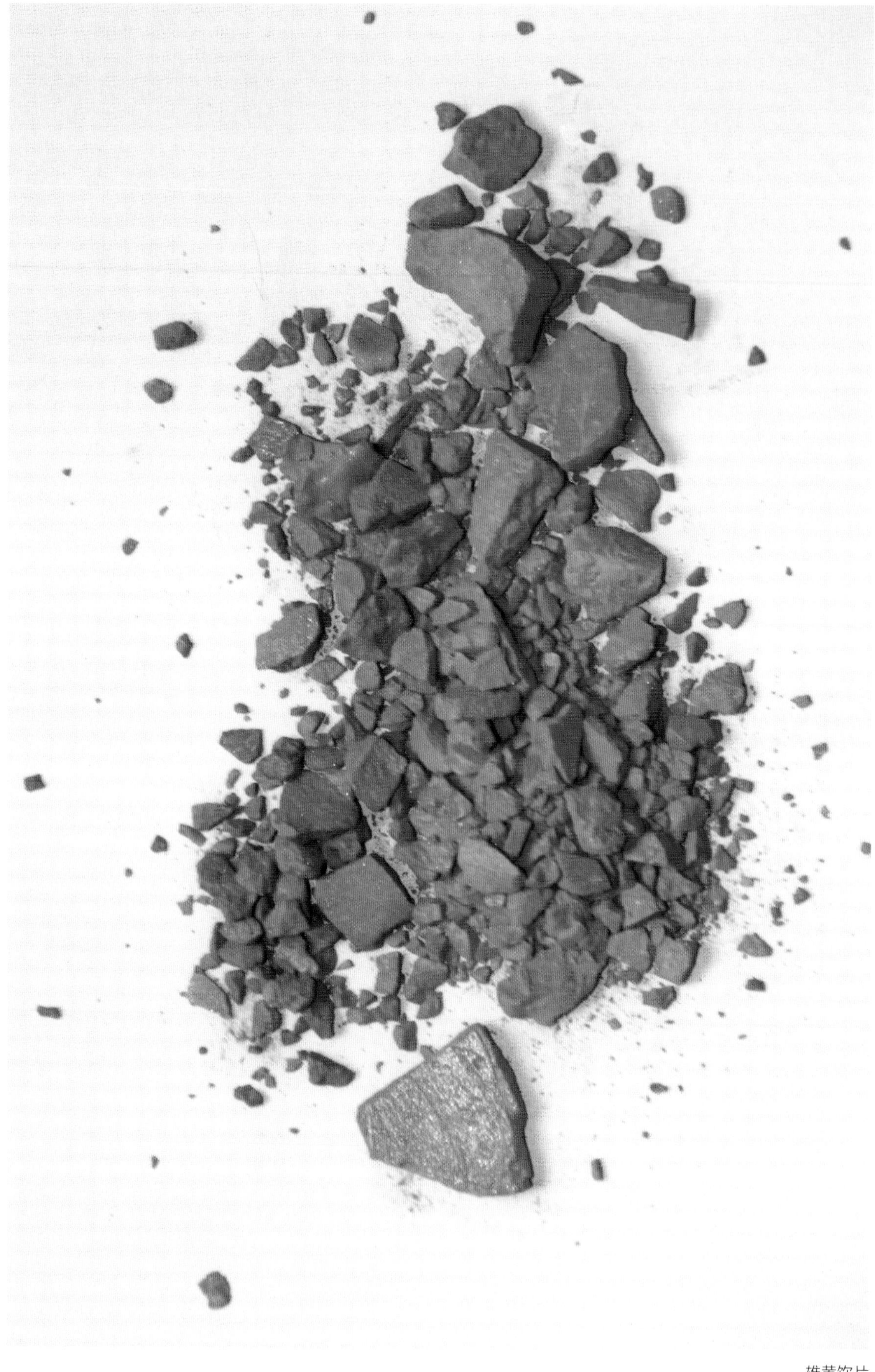

雄黄饮片

功效主治

解毒杀虫，燥湿祛痰。本品辛、苦，温，性燥有毒。外用以毒攻毒而有解毒杀虫之效；内服性燥而有燥湿祛痰之功。

药理作用

本品对多种皮肤真菌有不同程度的抑制作用，对人型、牛型结核分枝杆菌有抑制生长作用，有抗血吸虫及疟原虫作用。

用法用量

内服：0.15 ~ 0.30 g。入丸、散。外用：适量，研末敷，调搽或烧烟熏。

民族药方

1．流行性腮腺炎 雄黄45 g，明矾50 g，冰片3 ~ 5 g。共研细末，每次2 ~ 3 g，以75% 乙醇溶液调成糊状，搽于局部。

2．血吸虫 雄黄6 g，枯矾10 g，雷丸11 g，阿魏25 g。先化阿魏，再将前3味共研细末，放阿魏汁炼为丸，每服4.8 g。

3．疟疾 雄黄粉0.3 g，六一散2 g。二药混匀，分成两包，于疟疾发作前2 小时调服1包，4 ~ 6 小时后再服1包。

4．蛲虫病 雄黄15 g，凡士林油60 g。同调匀，每晚睡前搽肛门内及周围，次日早晨擦去，连用3 ~ 7 日。

5．白血病 雄黄、青黛按1 ：9的质量比混合。研细混匀，装胶囊或压成片剂，每日10 g，分3次口服，配合辨证施治汤药。

6．癫痫 雄黄、双钩藤、制乳香各25 g，琥珀、天麻、天竺黄、全蝎、胆南星、郁金、黄连、木香各19 g，明矾、荆芥穗、甘草各13 g，朱砂5 g，珍珠、冰片各2 g，绿豆200粒。上药除雄黄、朱砂外，余药共研细末，制成水丸如绿豆大，雄黄、朱砂研细末为衣，每日2次，分早、晚温开水冲服，成人每次4 ~ 6 g，1周岁儿童每次1.0 ~ 1.5 g，儿童1个月、成人3个月为1个疗程。

使用注意

孕妇忌服。切忌火煅，煅烧后即分解氧化为三氧化二砷（As_2O_3），有剧毒。雄黄能从皮肤吸收，故局部外用也不能大面积涂搽及长期持续使用。

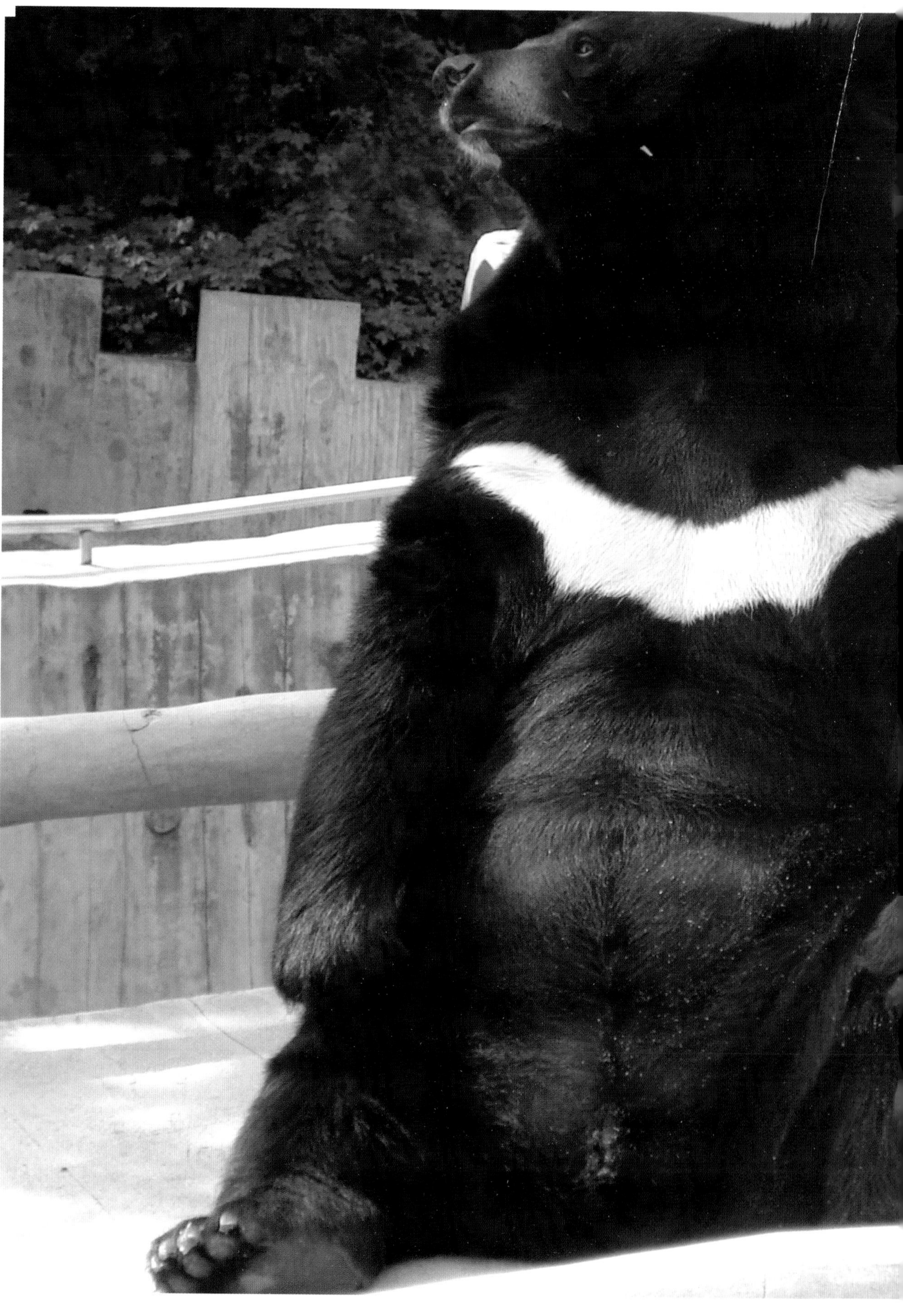

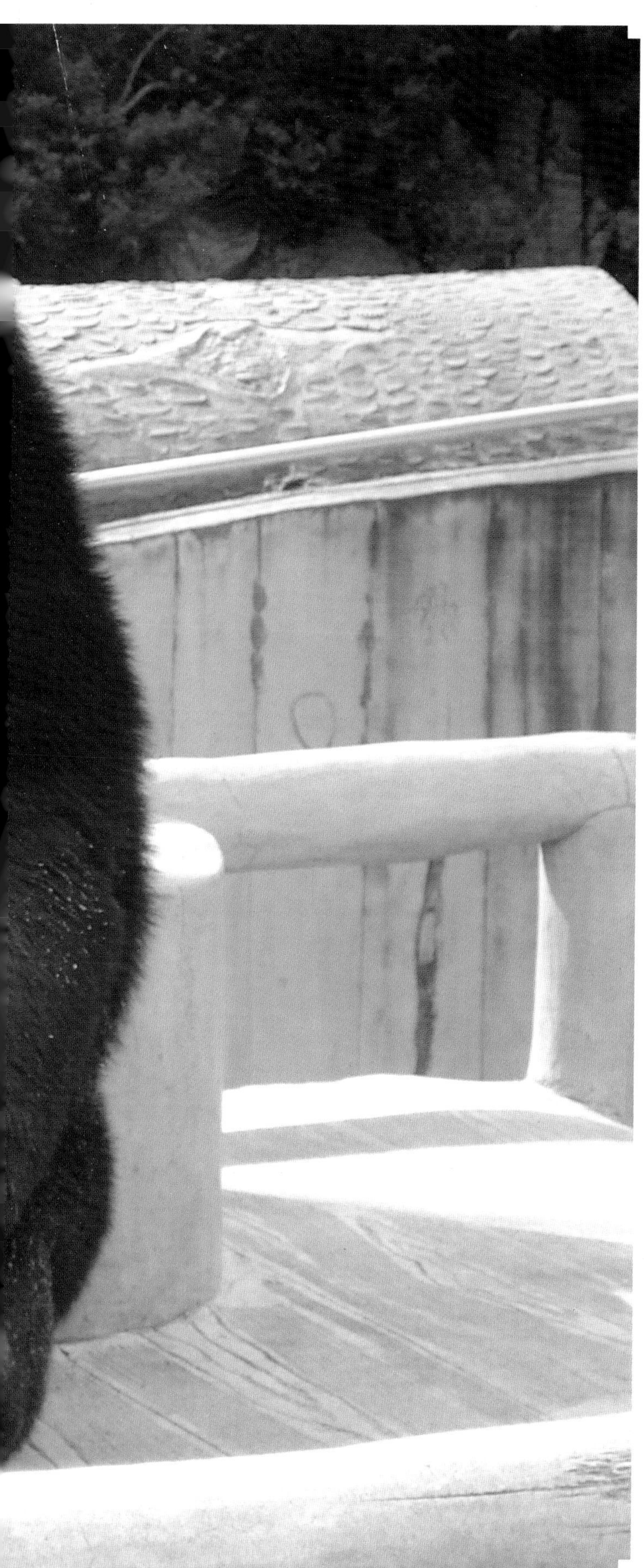

熊胆

【维药名】艾依克欧提。

【别　名】狗熊胆、黑瞎子胆、黑熊胆、棕熊胆。

【来　源】本品为脊椎动物熊科棕熊 *Ursus arctos* L. 和黑熊 *Selenarctos thibetanus* G. Cuvier 的胆囊。

【性味归经】苦，寒。归肝、胆、心经。

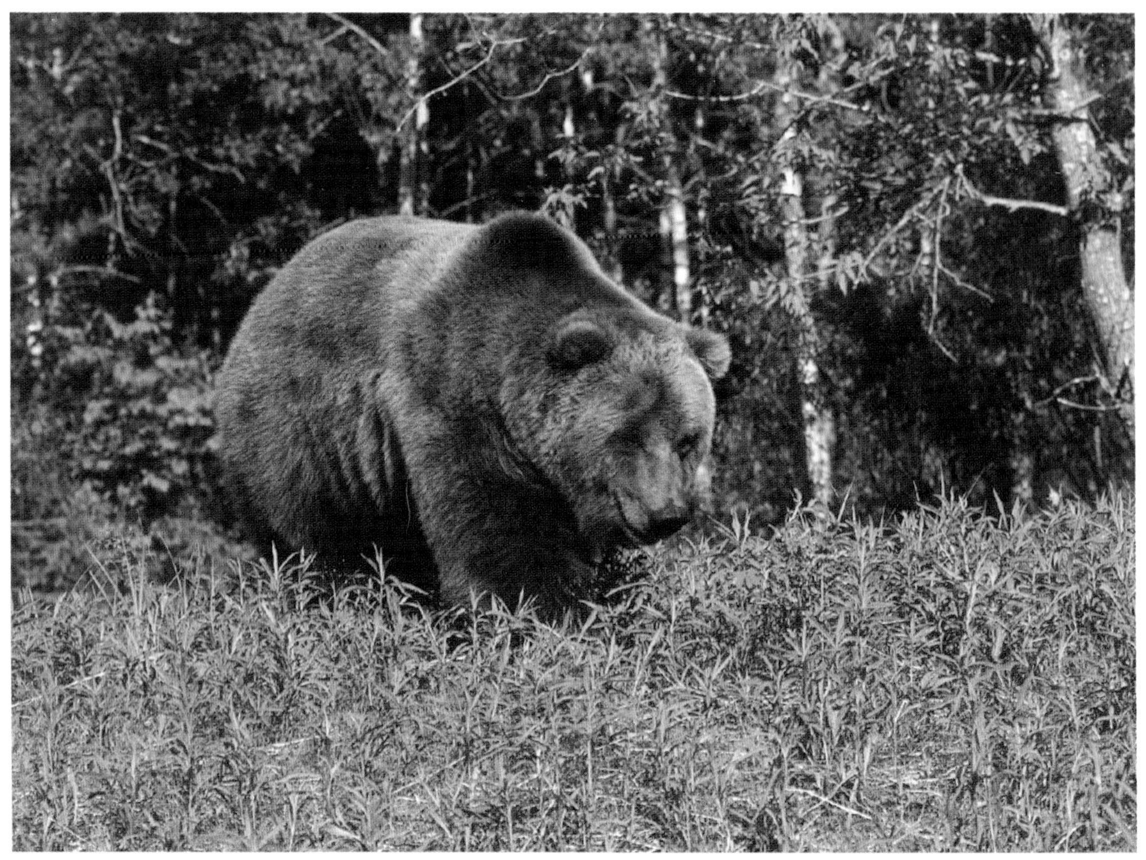

棕熊

识别特征

1. 黑熊 体形较大，长 1.5 ~ 1.7 m，体重约 150 kg。头部宽圆。吻部短而尖；鼻端裸露，眼小；耳较长且被有长毛，伸出头顶两侧。颈部短粗，两侧毛特别长。胸部有一倒“人”字形白斑。尾很短。毛漆黑色，有光泽。四肢粗健，前后足均具 5 趾，前足腕垫宽大与掌垫相连，后足跖垫也宽大且肥厚，前宽后窄，内侧中部无毛间隔。具爪。除其鼻面部棕色、下颌白色、倒“人”字白斑外，全身均为黑色并带有光泽。

2. 棕熊 体形较大，长约 2 m，重 200 ~ 300 kg。头阔而圆，吻部较长鼻也较阔，其端裸出，略侧扁。耳小，能动，内外被毛。肩端隆起，腰粗壮，尾短。四肢粗壮，前后足均具 5 趾，前足的爪长于后足。爪侧扁而弯曲，呈暗褐色。全身为黑棕色，或近黑色以至很淡的银灰色、棕黄色或棕红色。成体胸部无白色斑纹。

生境分布

黑熊栖息于混交林或阔叶林中。一般居于山上的石洞或大树洞中。分布极广泛，东北、华北、西南、华南及陕西、甘肃、青海、安徽、浙江、江西、福建、台湾、西藏等省区均有分布。棕熊栖息于广阔叶林、针叶林或混交林中。有冬眠习性，杂食以植物为主。分布于东北及甘肃、青海、新疆、四川、贵州、西藏等省区。

采收加工

夏、秋二季获取为宜，迅速取出胆囊，干燥。去净胆囊皮膜，研细用。

药材鉴别

本品呈长扁卵形，上部狭细，下部膨大。表面灰黑色或棕黑色，显光泽，有皱褶，囊皮薄，迎光视之，上部常呈半透明。质坚硬，破开后，断面纤维性。

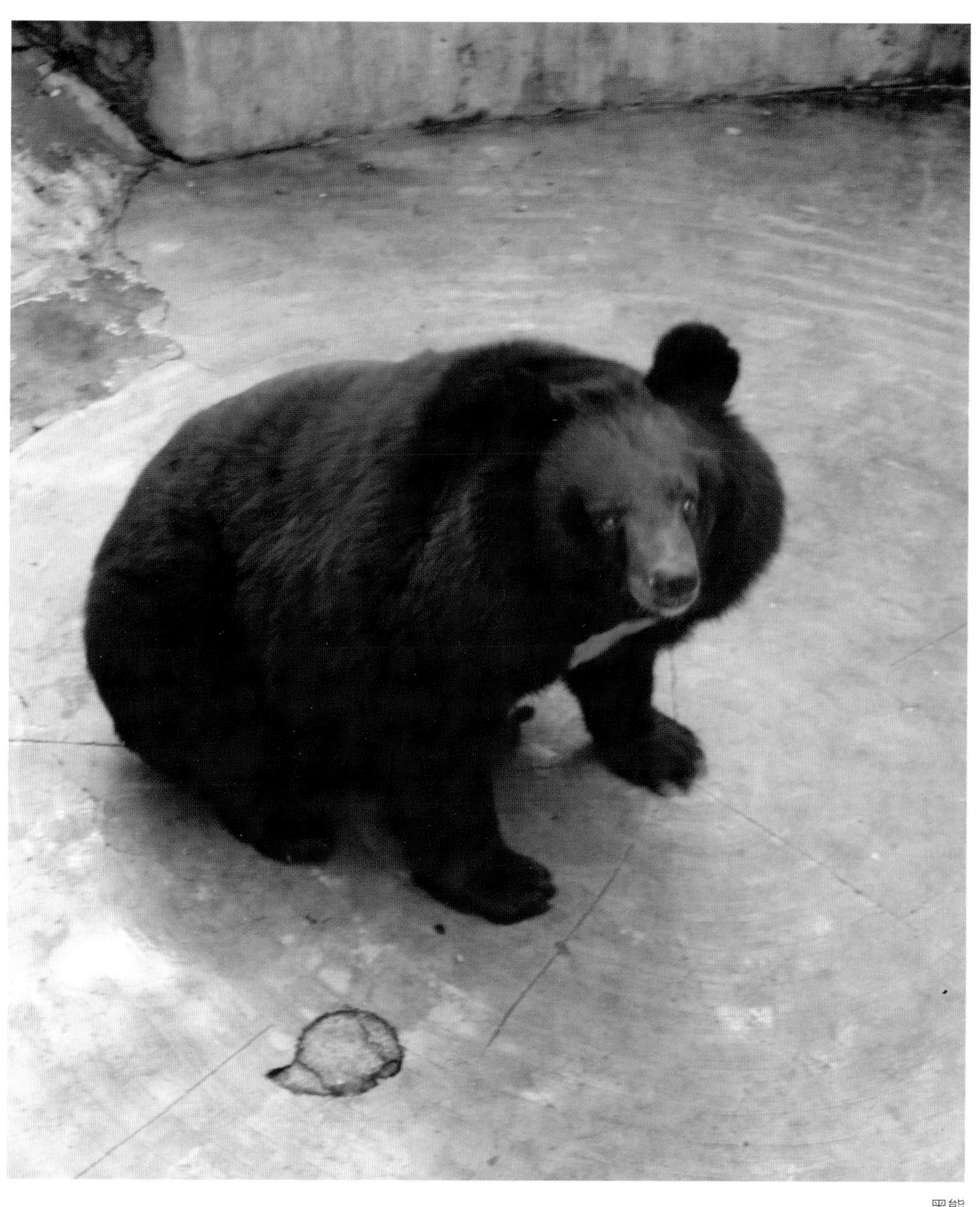

黑熊

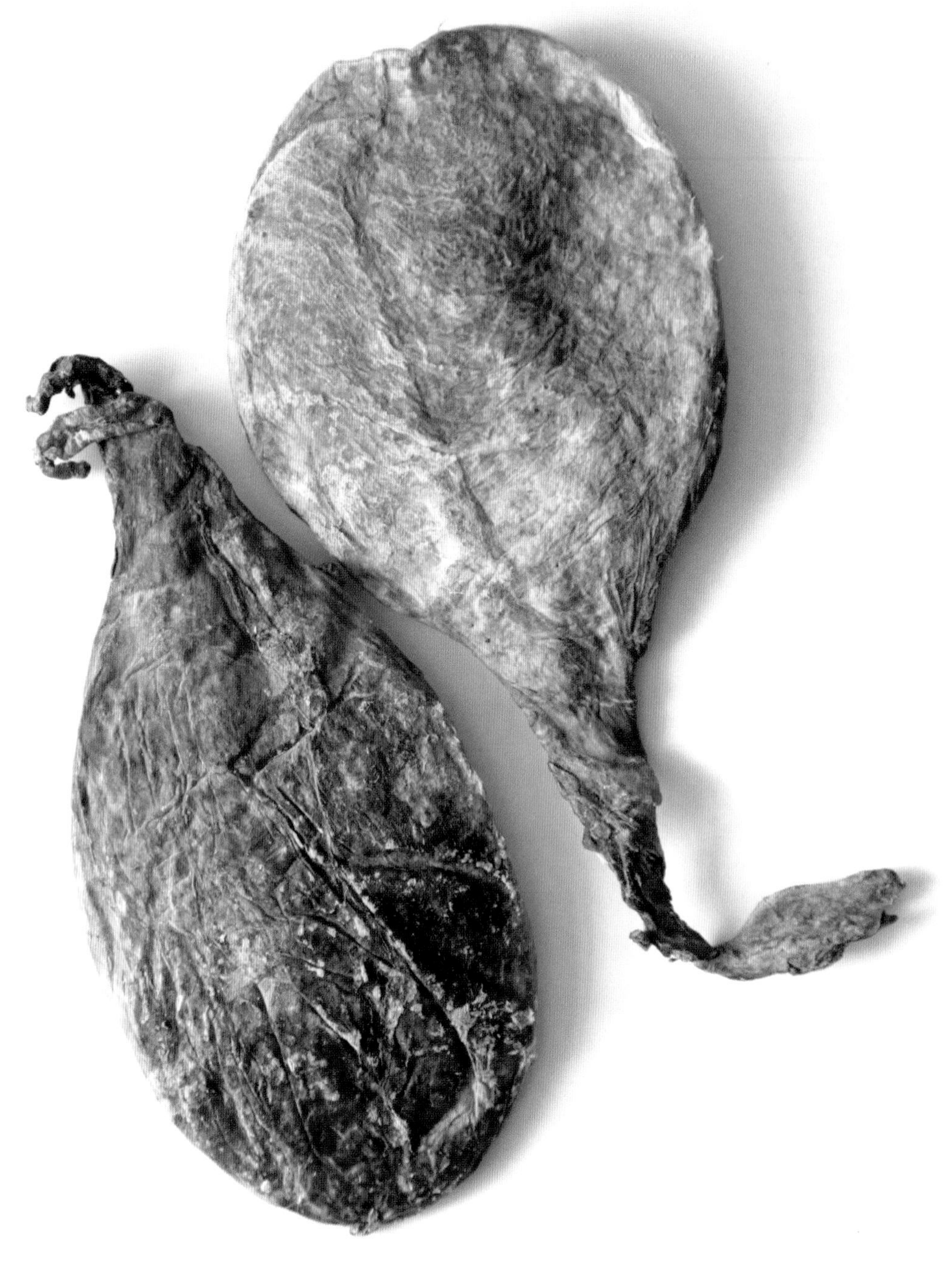

熊胆药材

功效主治

清热，镇痉，明目，杀虫。主治热黄，暑泻，小儿惊痫，疳积，蛔虫痛，目翳，喉痹，鼻蚀，疔痔恶疮。

药理作用

本品有利胆作用，可促进胆汁分泌，显著增加胆汁分泌量，对胆总管、括约肌有松弛作用。本品还有溶解胆结石作用及一定的解毒、抑菌、抗炎、抗过敏、镇咳、祛痰、平喘、助消化、降压作用。

用法用量

内服：1.0 ~ 2.5 g，多作丸、散，不入汤剂。外用：适量。

民族药方

1. 肝胆疾病（患有胆结石、胆道炎和黄疸的患者） 可采用熊胆汁配伍郁金、姜黄和茵陈蒿水煎服。

2. 急性肾性高血压 熊胆汁干粉。每次 0.5 g，每日 2 次。

3. 眼科疾病 取 20% 熊胆注射液结合膜下注射，每次 0.2 ml，对晶体混浊、眼底出血及球后视神经炎有较好疗效。

4. 小儿百日咳 熊胆抑咳散（熊胆、朱砂、姜半夏、橘红、川贝母、款冬花）。1 ~ 2 岁，每次 0.3 ~ 0.5 g；2 ~ 4 岁，每次 0.6 ~ 0.9 g，按年龄大小适当增减，每日 3 次，饭后温开水送服。

5. 慢性肝病 熊胆注射液（2%）。每次 2 ml，每日 2 次，肌内注射，并按中医辨证配以中药治疗，1 个月为 1 个疗程，连续用 3 个疗程，每疗程间休息 3 ~ 4 日。

使用注意

非实热者不可用。

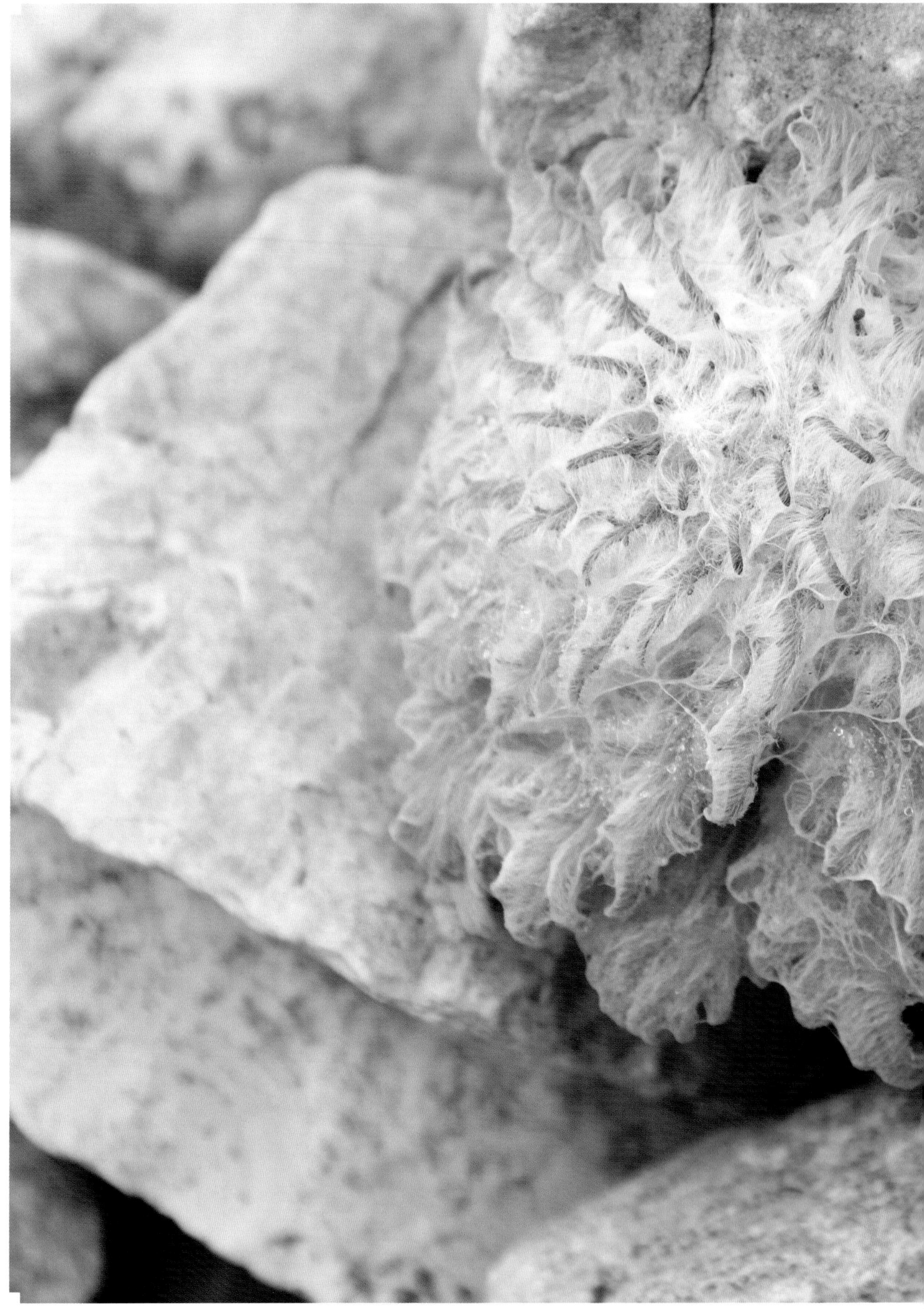

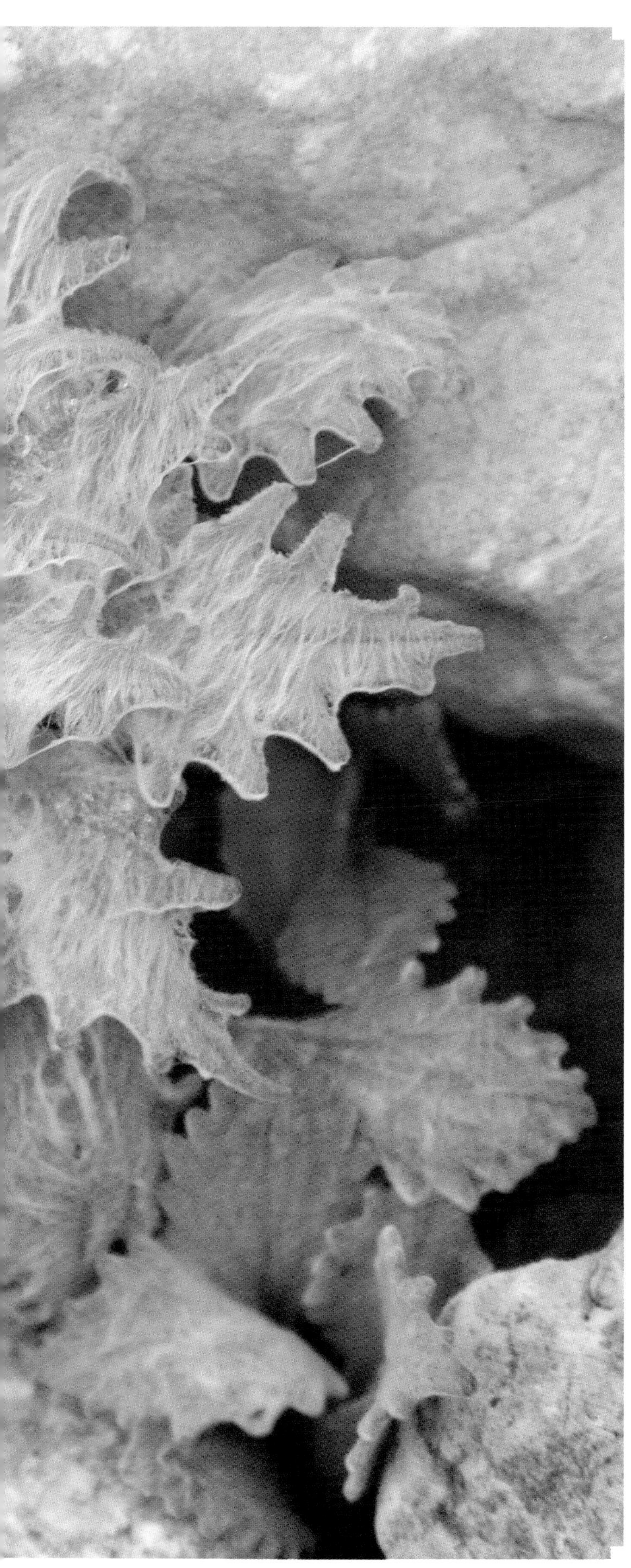

雪莲花

【维药名】卡尔来力斯。

【别　名】雪莲、大木花。

【来　源】本品为菊科植物绵头雪莲花 *Saussurea laniceps* Hand.-Mazz. 及其同属多种植物的全草。

【性味归经】甘、苦，温。归肾、脾、肺、肝经。

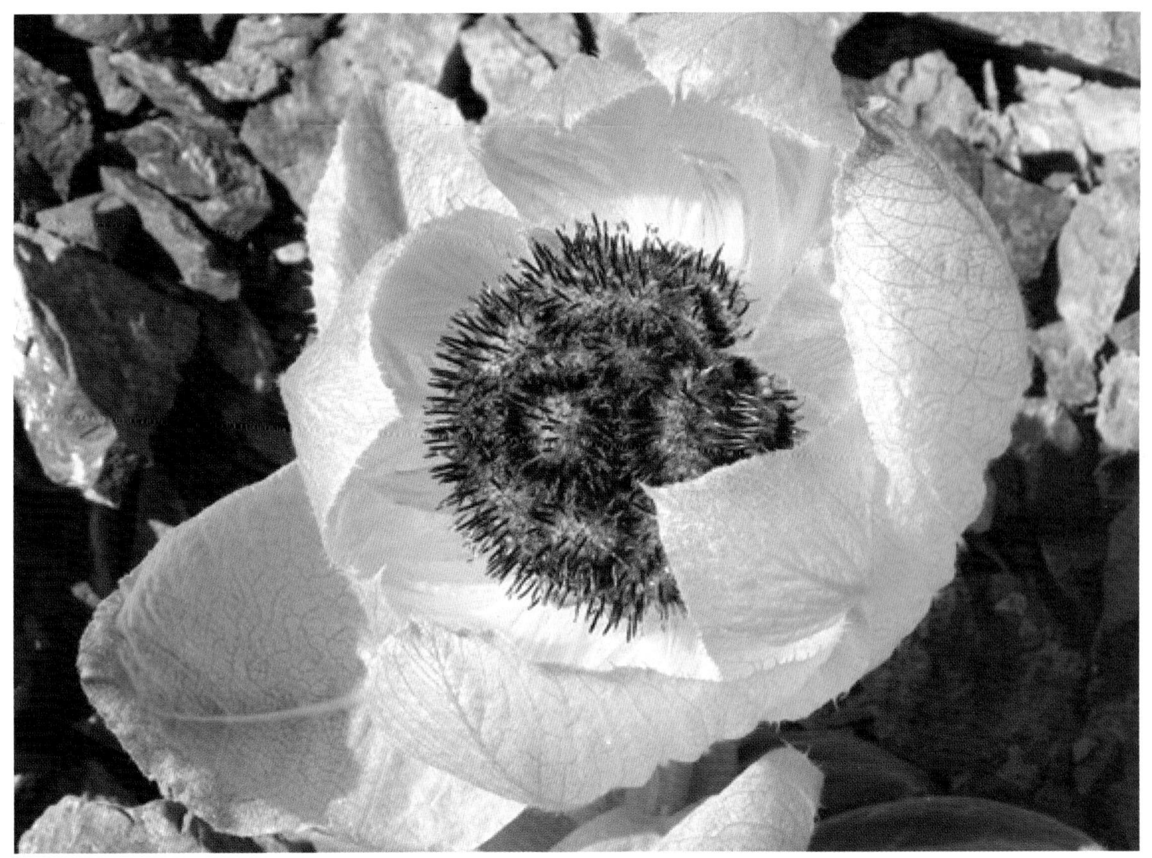

雪莲花

识别特征

多年生草本，全体密被白色或淡黄色长柔毛，高 10 ~ 25 cm。茎常中空，棒状，基部有棕黑色残存叶片。叶互生，密集，无柄，披针形或狭倒卵形，长 2 ~ 10 cm，宽 0.5 ~ 1.5 cm，边缘羽裂或具粗齿，密被白色长茸毛。头状花序多数，密集，每序长 15 ~ 25 mm；总苞片狭长倒披针形，长约 12 mm，宽约 2 mm，无毛，有光泽，中央草质，边缘膜质，有 3 条明显的纵脉；花两性，全为管状花，长约 1 cm，直立，花冠管与檐部等长，裂片披针形；花药基部箭形；花柱线形。瘦果，长约 7 mm，扁平，棕色，有不明显的 4 棱；冠毛 2 层，外层冠毛较短，上具短毛，内层为羽状。花期 6—7 月，果期 7—9 月。

生境分布

生长于高山石缝、砾石和沙质河滩中。分布于四川、云南、西藏等省区。

采收加工

6—7 月间开花时，拔起全株，除去泥沙，晾干。

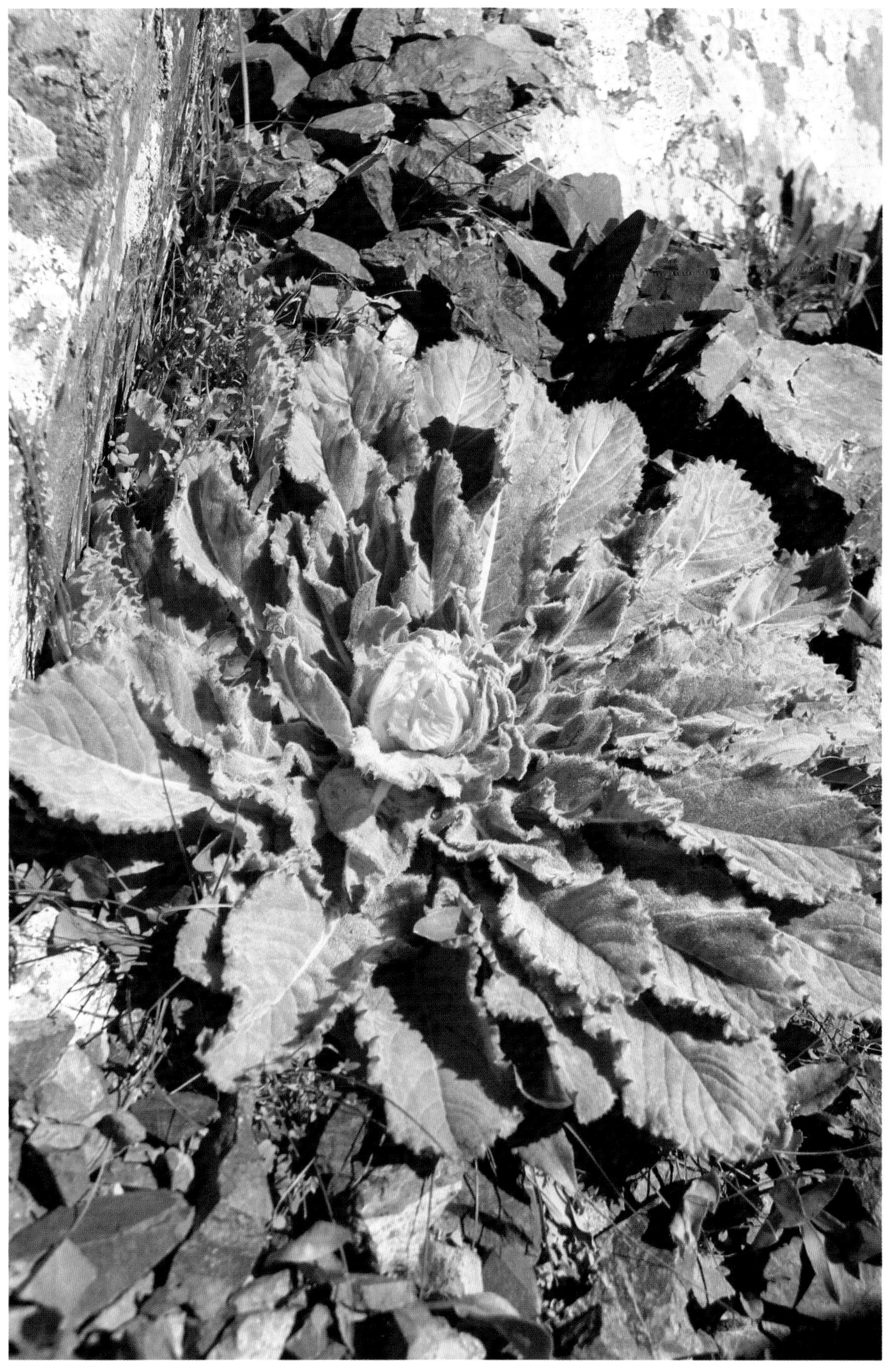

雪莲花

雪莲花饮片

药材鉴别

本品呈段状。茎圆柱形，黄色至黄棕色，表面具纵棱，有的外面有纤维状的残留叶鞘，切面中空。叶片两面被毛，边缘有锯齿，齿间有头状腺毛，主脉明显。苞叶黄白色，膜质，具细密网格状纹理。头状花序无梗。总苞片 3 ~ 4 层，披针形，外层多呈紫褐色，外表面被众多柔毛，内层棕黄色或黄白色，顶端被柔毛。花全为管状花，花冠浅紫色。瘦果圆柱形，具纵棱，羽状冠毛 2 层。体轻，质脆。气微香，味微苦。

功效主治

除寒，壮阳，调经，止血。主治阳萎，腰膝软弱，妇女崩带，月经不调，风湿性关节炎，外伤出血。

药理作用

本品对大鼠关节炎有对抗作用，其强度与水杨酸钠相近。总碱能降低血管通透性，使离体兔耳血管收缩，并可被 α 肾上腺素受体阻断。降低麻醉兔的血压。对离体蛙心有较强的抑制作用，使振幅减低，心率变慢。抑制兔肠平滑肌，并有解痉作用。总碱能对抗离体气管环的收缩作用。

用法用量

内服：煎汤 0.6 ~ 1.5 g；或浸酒。外用：捣敷。

民族药方

1．类风湿关节炎，关节炎引起的关节疼痛、麻木、四肢不温等 雪莲花 5 g。放入茶杯中，冲入沸水适量，浸泡 10 ~ 20 分钟后饮用，每日 1 剂。

2．外伤出血 雪莲花适量。敷患处。

3．风湿性关节炎，妇女小腹冷痛、闭经、胎衣不下 雪莲花 25 g。加白酒或黄酒 100 ml，泡 7 日，每服 10 ml，每日 2 次。

4．雪盲，牙痛 雪莲花 10 ~ 25 g。生吃或水煎服。

使用注意

孕妇，阴虚火旺者忌服。过量可致大汗淋漓。酒剂量宜减少。

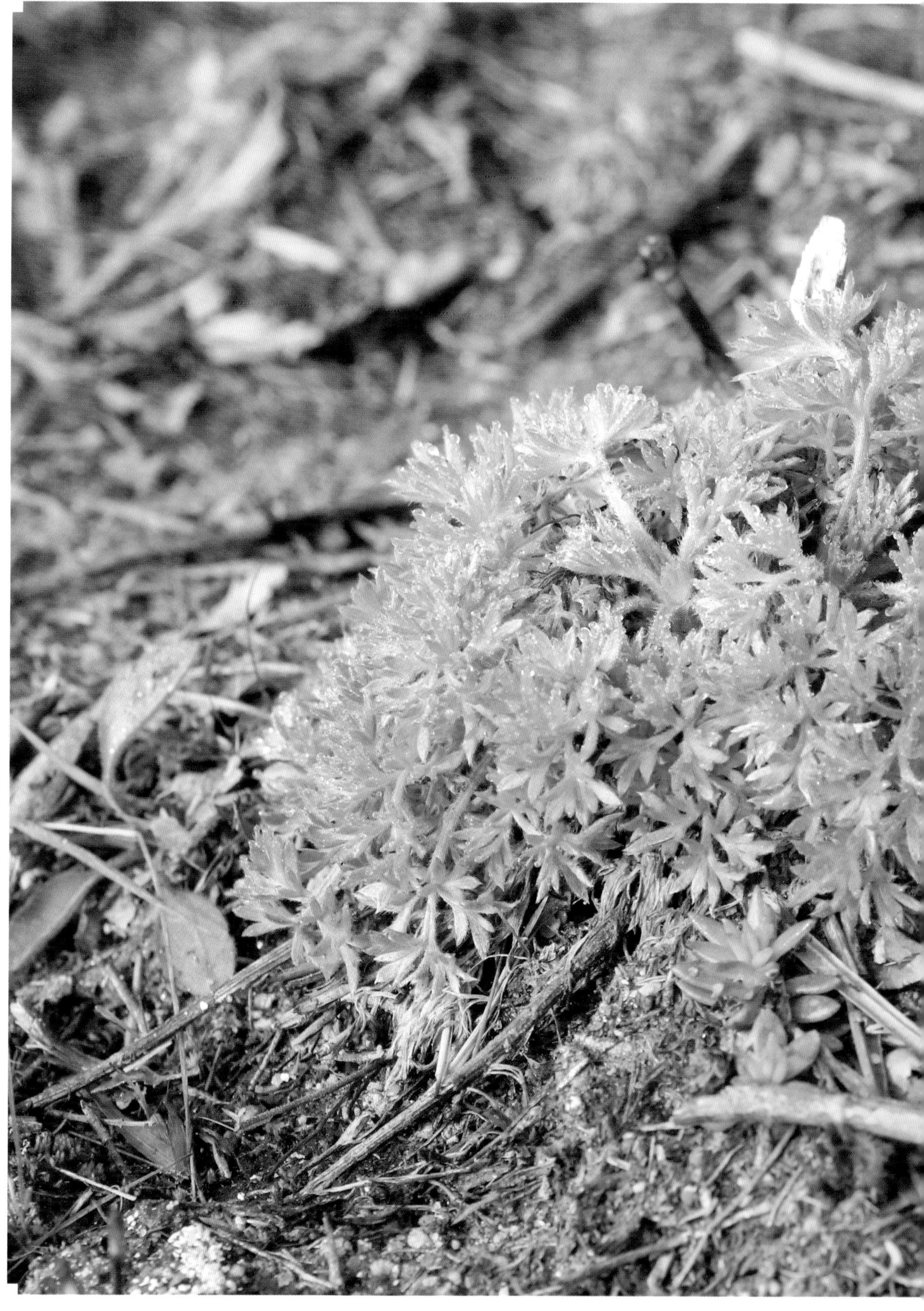

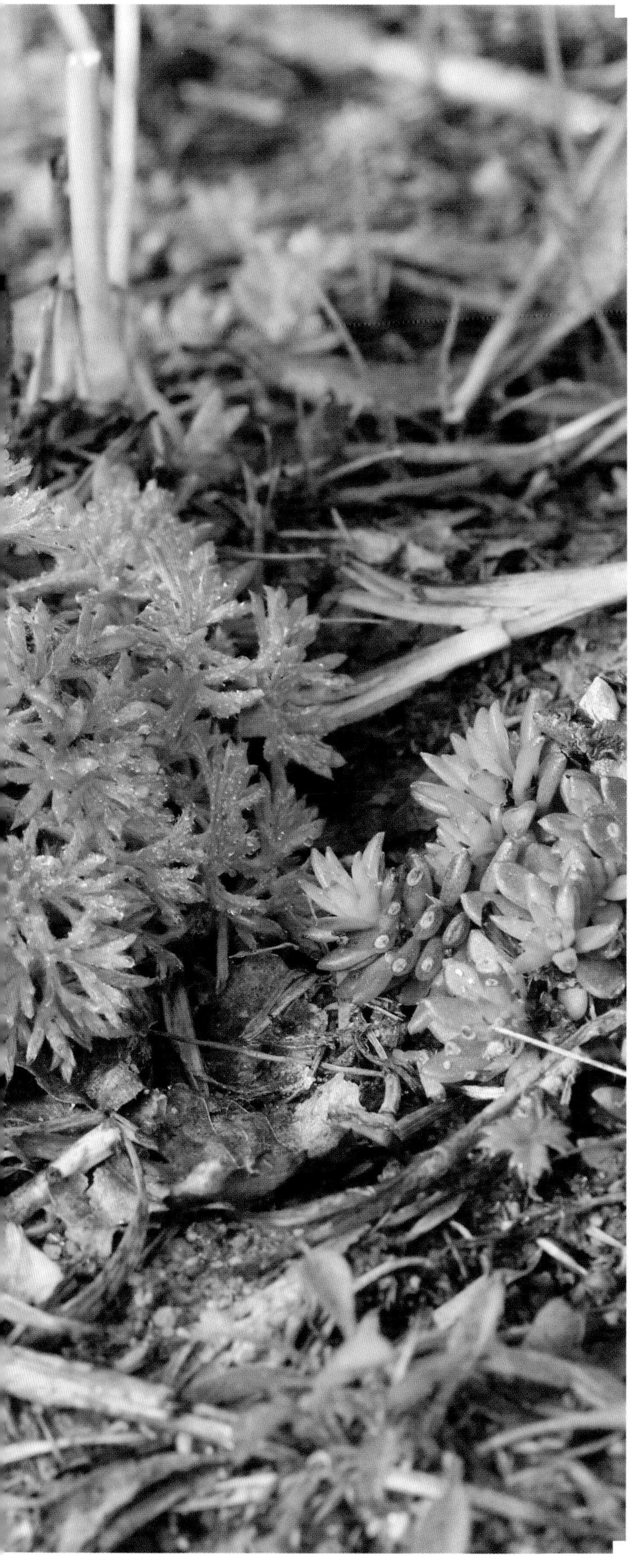

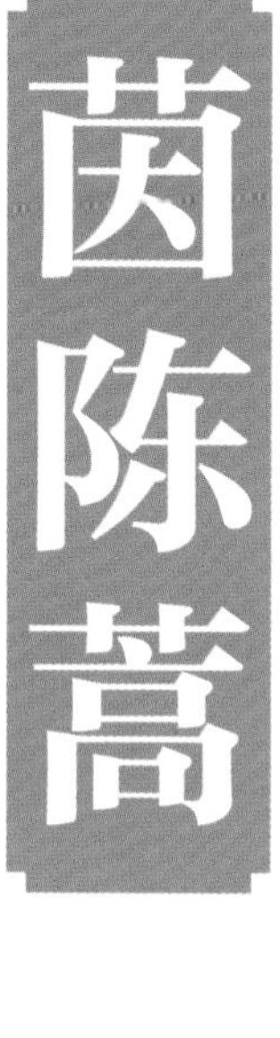

【维药名】西瓦合。

【别　名】茵陈、绵茵陈。

【来　源】本品为菊科多年生草本植物茵陈蒿 *Artemisia capillaris* Thunb. 或滨蒿 *Artemisia scoparia* Waldst. et Kit. 的干燥地上部分。

【性味归经】苦，微寒。归脾、胃、肝、胆经。

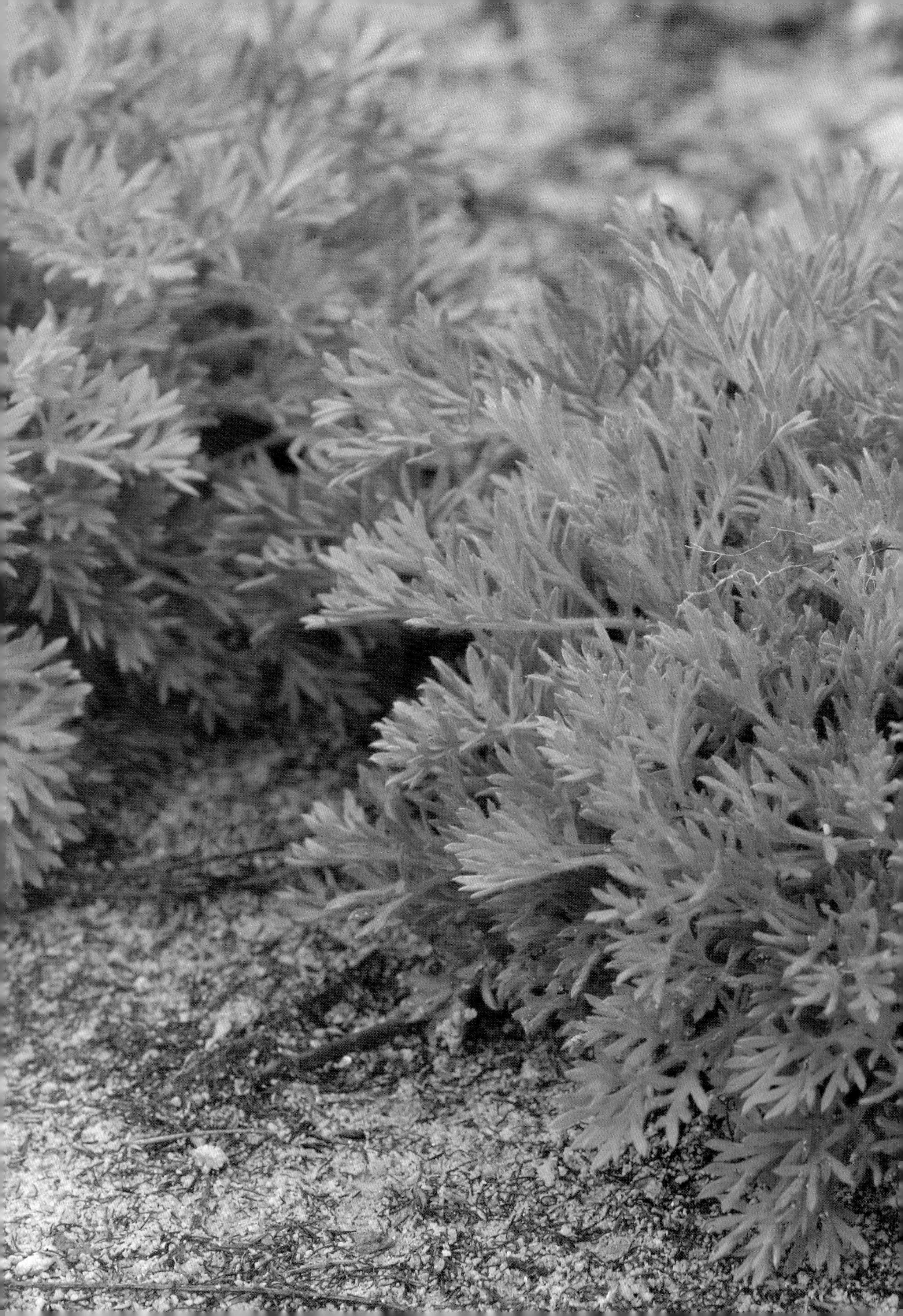

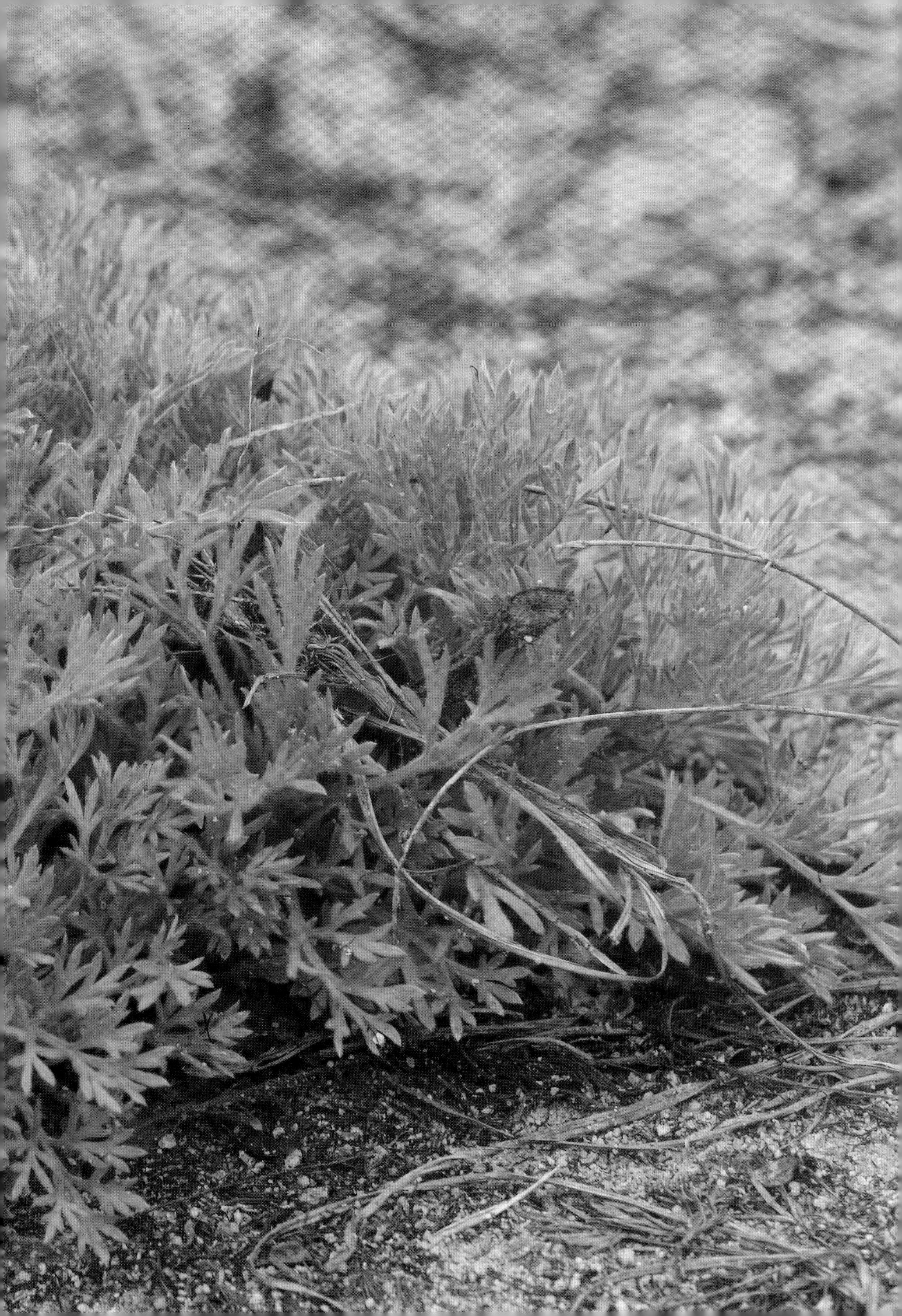

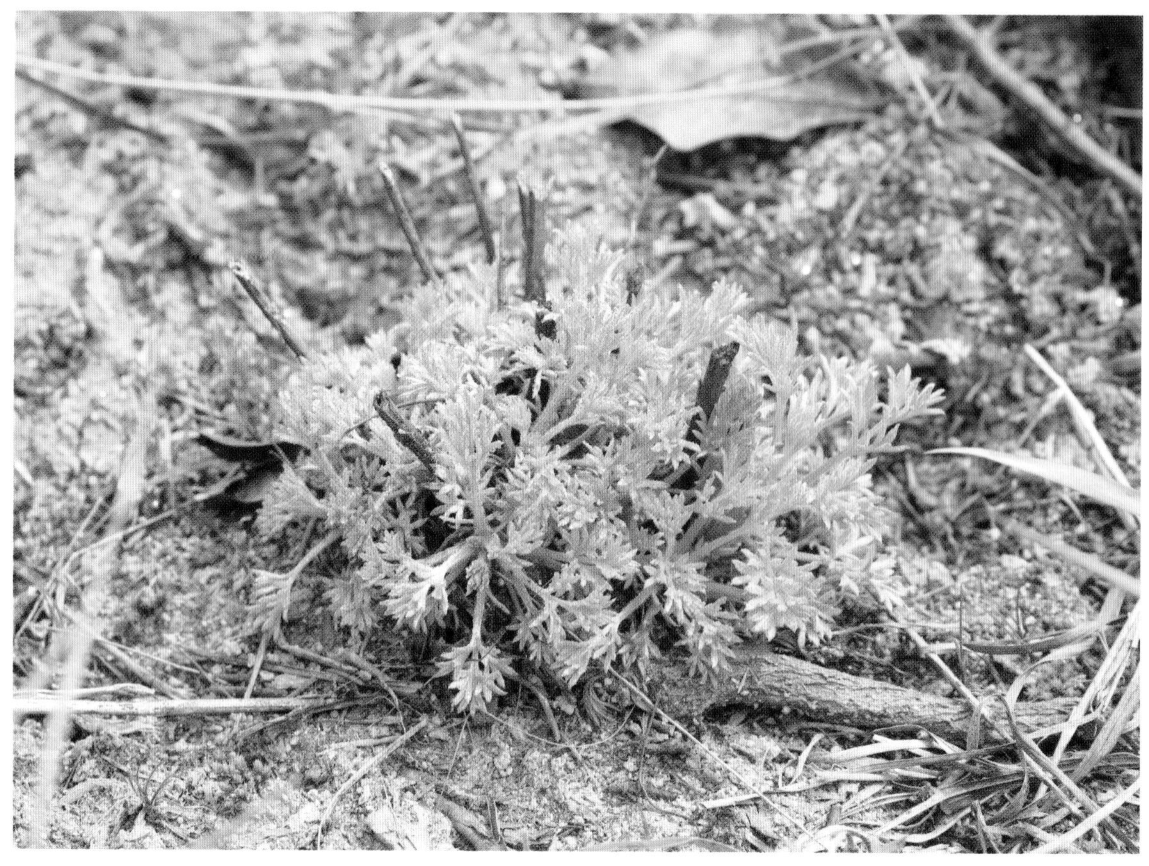

茵陈蒿

识别特征

1．茵陈蒿　多年生草本，幼苗密被灰白色细柔毛，成长后全株光滑无毛。基生叶有柄，2 ~ 3 回羽状全裂或掌状分裂，最终裂片线形；花枝的叶无柄，羽状全裂成丝状。头状花序圆锥状，花序直径 1.5 ~ 2.0 mm；总苞球形，总苞片 3 ~ 4 层；花杂性，每一花托上着生两性花和雌花各约 5 朵，均为淡紫色管状花；雌花较两性花稍长，中央仅有一雌蕊，伸出花冠外，两性花聚药，柱头头状，不分裂。瘦果长圆形，无毛。

2．滨蒿　与茵陈蒿不同点：一年生或二年生草本，基生叶有长柄，较窄，叶片宽卵形，裂片稍卵形，疏离，茎生叶线形，头状花序直径约 1 mm，外层雌花 5 ~ 7 朵，中部两性花约 4 朵。幼苗多收缩卷曲呈团块，灰绿色，全株密被灰白色茸毛，绵软如绒。茎上或由基部着生多数具叶柄的叶，长 0.5 ~ 2.0 cm，叶柔软，皱缩并卷曲，多为 2 ~ 3 回羽状深裂，裂片线形，全缘。茎短细，一般长 3 ~ 8 cm，直径 1.5 ~ 3.0 mm。花、果期 7—10 月。

生境分布

生长于路边或山坡。分布于陕西、山西、安徽等省区。

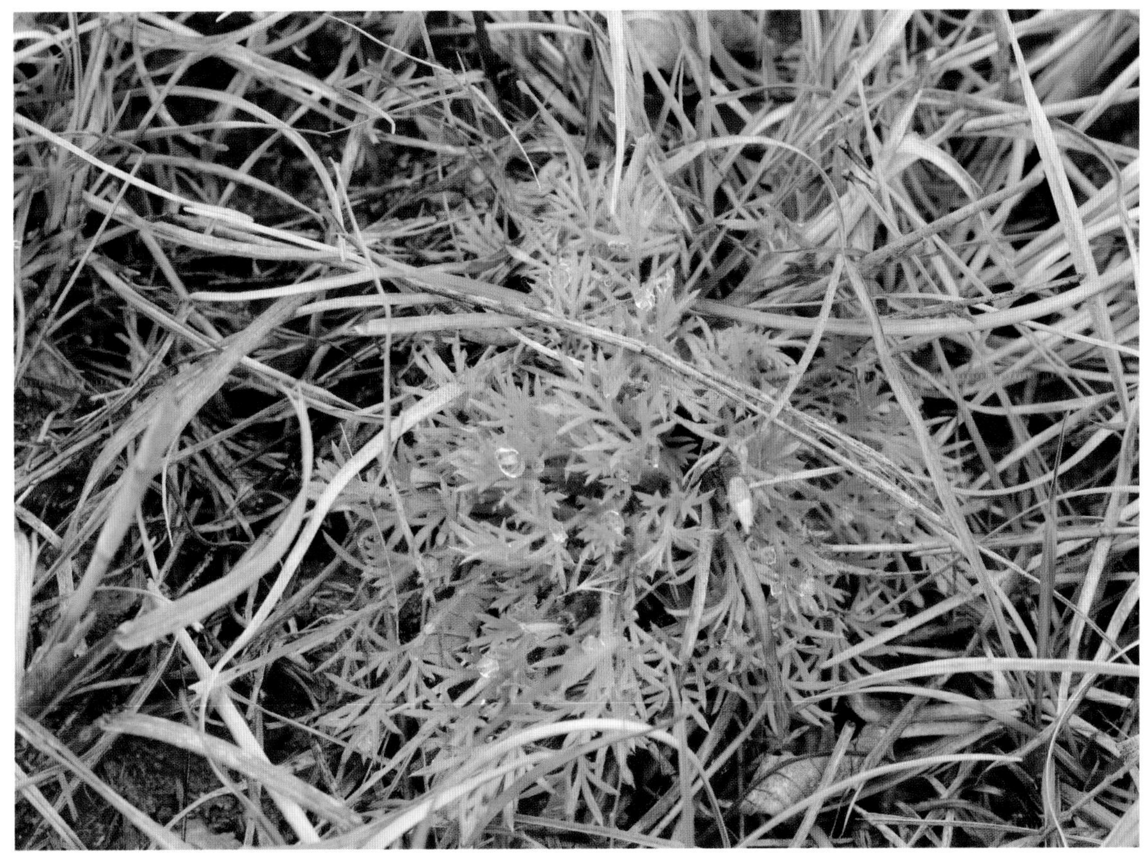

茵陈蒿

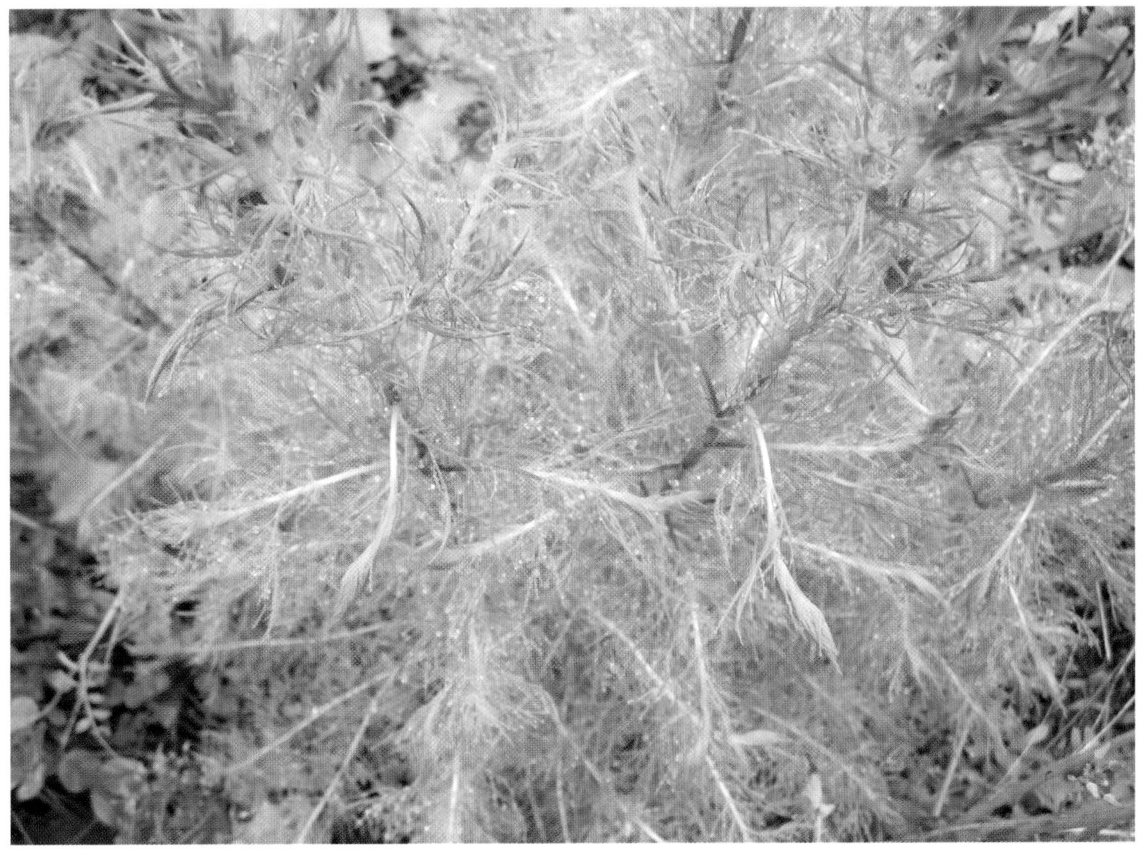

茵陈蒿

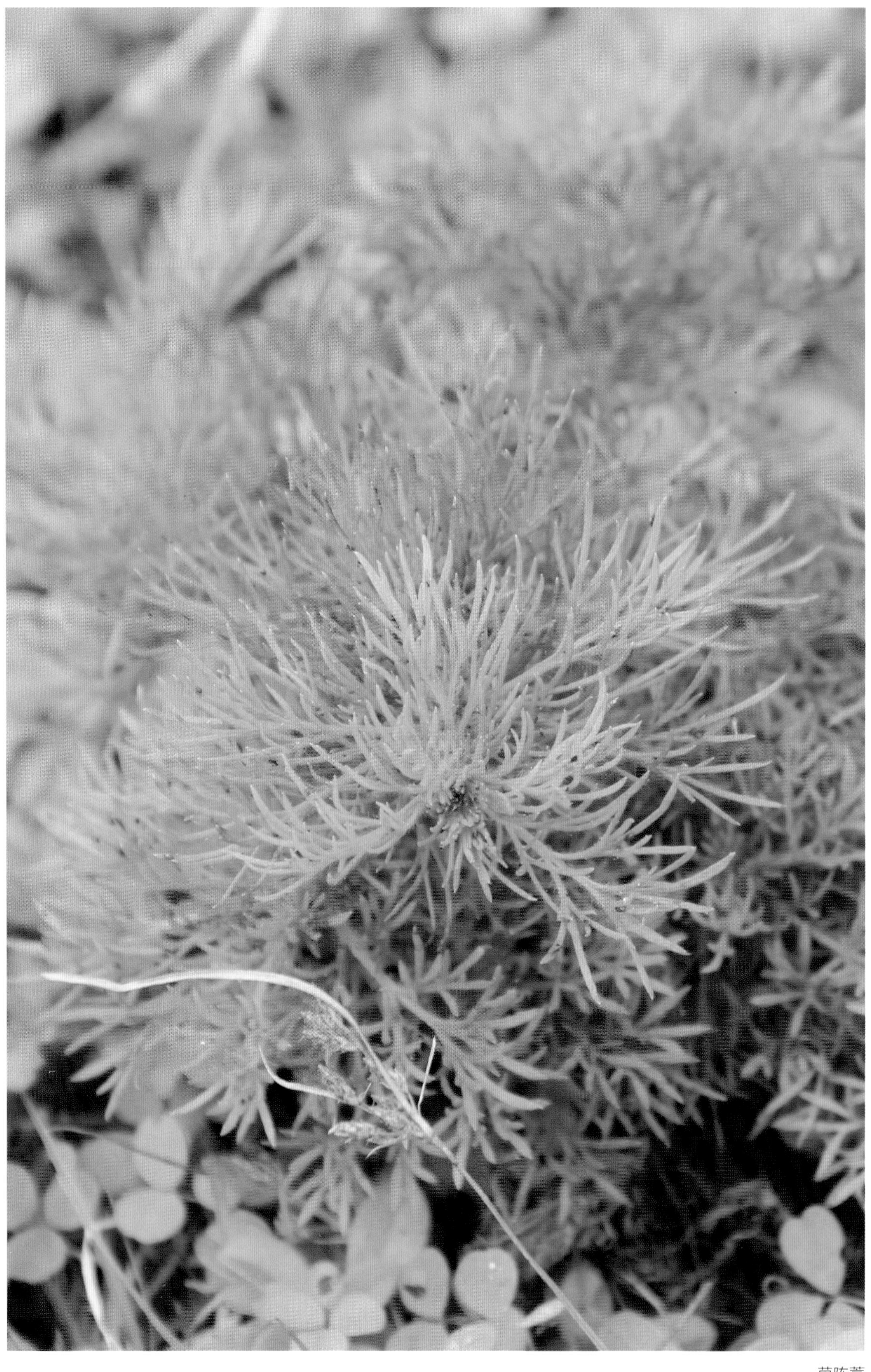

茵陈蒿

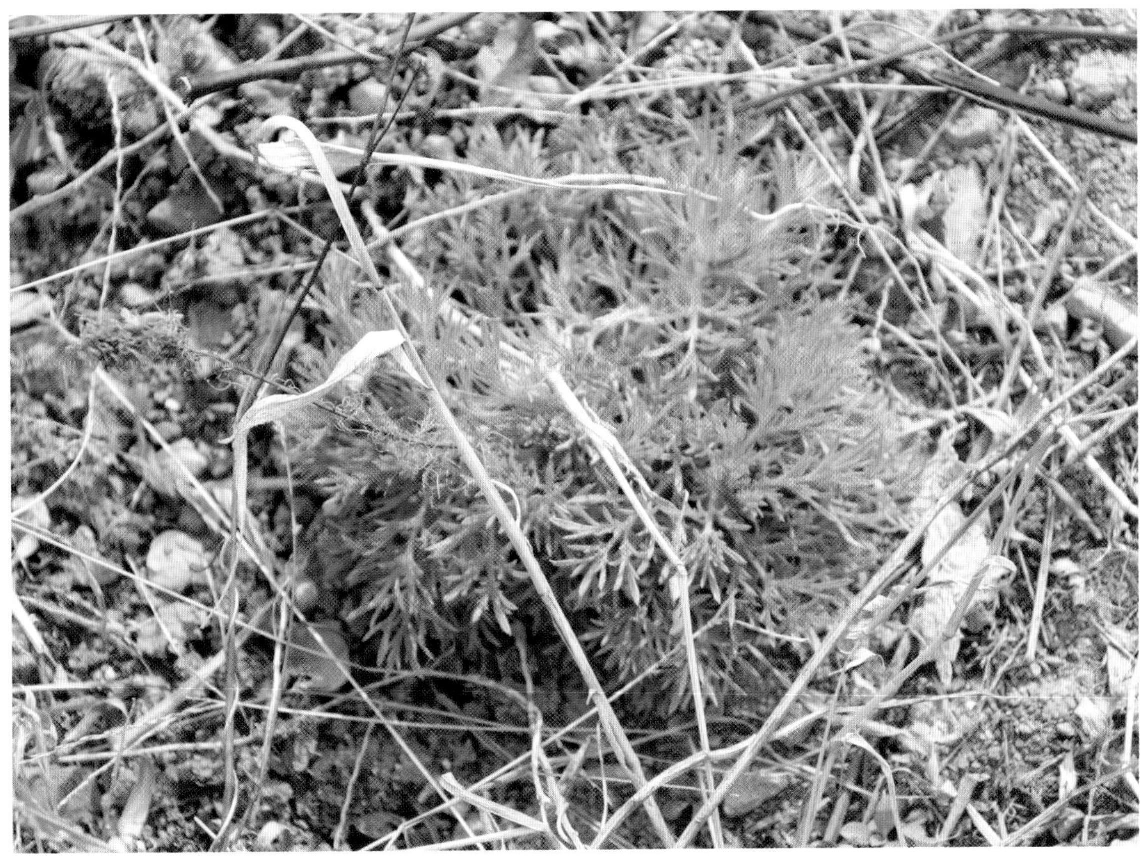

滨蒿

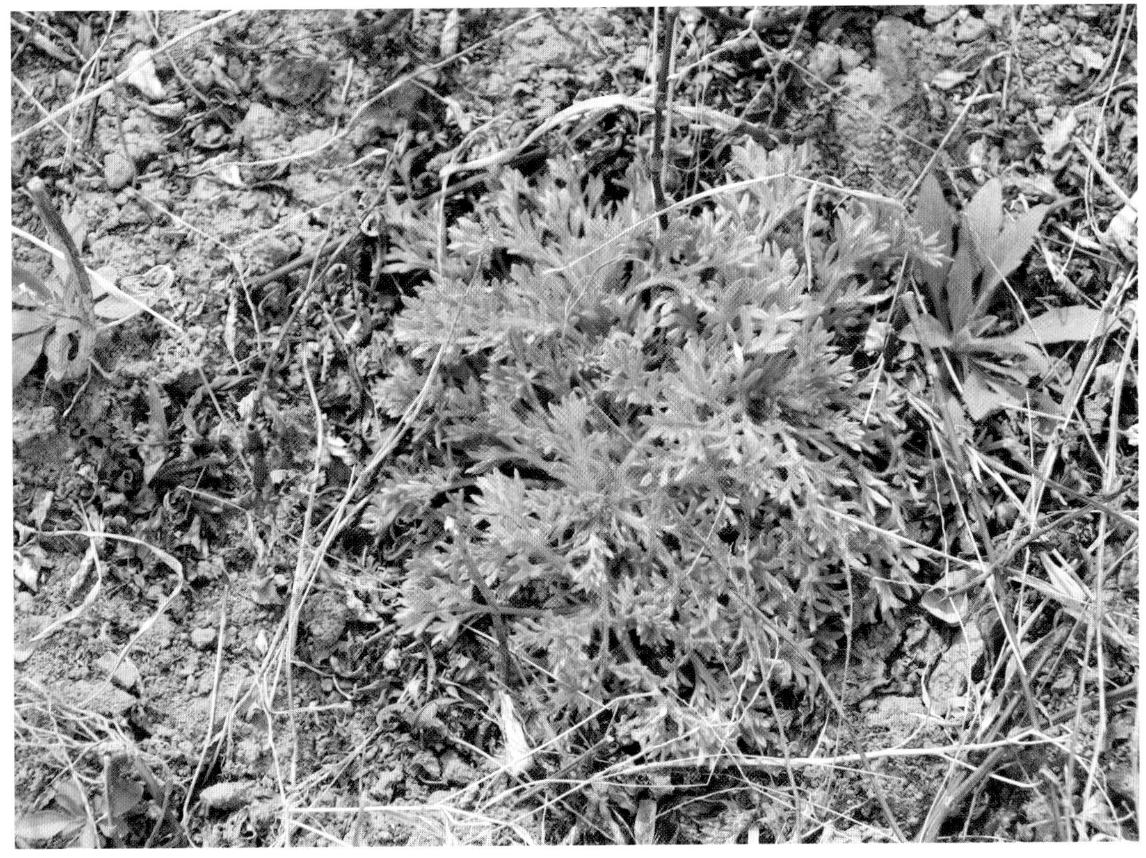

滨蒿

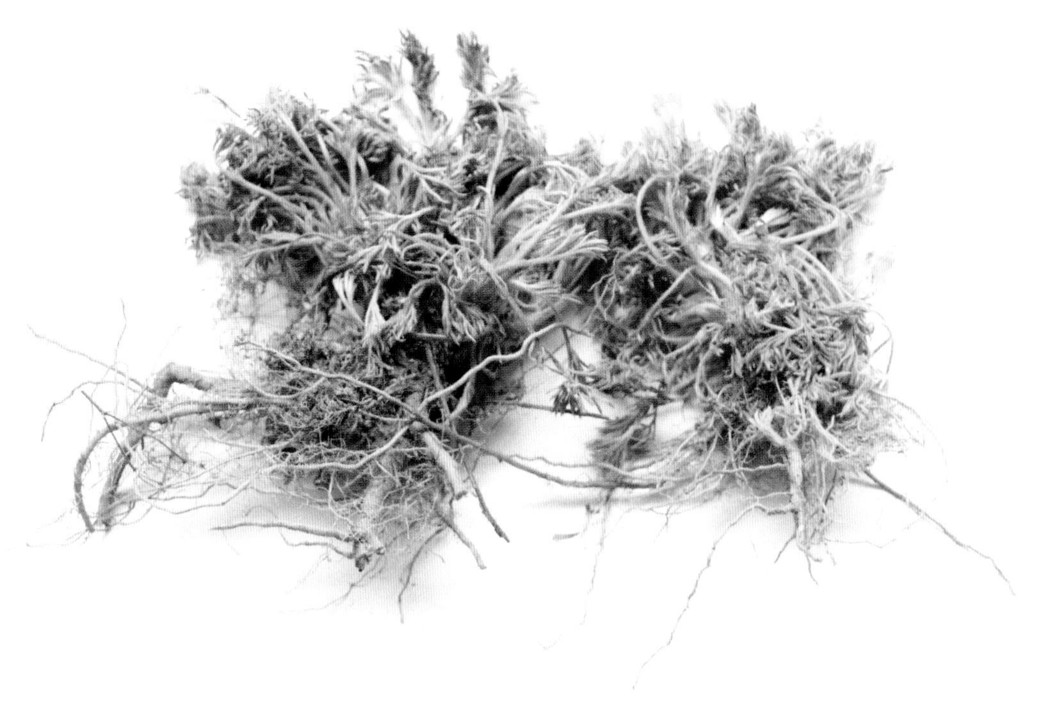

茵陈蒿药材

采收加工

春季幼苗高 6 ~ 10 cm 时采收或秋季花蕾长成时采割，除去杂质及老茎，晒干。春季采收的习称“绵茵陈”，秋季采割的习称“茵陈蒿”。

药材鉴别

本品多收缩卷曲成团状，灰白色或灰绿色，全体密被灰白色茸毛，绵软如绒。叶柔软，具柄，皱缩并卷曲；展平后叶片呈 1 ~ 3 回羽状分裂；小裂片卵形或稍呈倒披针形、条形，先端锐尖。气清香，味微苦。

功效主治

清利湿热，利胆退黄。本品苦泄寒清，能清利肝胆湿热而利胆退黄。

药理作用

本品有显著的利胆作用，在增加胆汁分泌的同时，也增加胆汁中固体物、胆酸和胆红素的排泄量，并能保肝、解热、降压、降血脂、抗菌、抗病毒。

用法用量

内服：10 ~ 30 g，煎服。外用：适量。

民族药方

1．黄疸型肝炎 可用茵陈蒿汤，再配白茅根 30 g。水煎服。

2．病毒性肝炎 茵陈蒿 30 g，丹参 60 g。水煎加红糖 15 g，浓缩为 200 ml，分 2 次服。

3．预防和治疗感冒、流行性感冒 茵陈蒿 6 ~ 10 g。水煎服，每日 1 次，连服 3 ~ 5 日。或用醇浸剂。

4．慢性胆囊炎急性发作 茵陈蒿、蒲公英各 50 g，黄芩、栀子、生大黄、枳壳、海金沙、泽泻各 15 g，郁金 20 g，玄明粉 10 g。水煎服。

5．胆囊炎 茵陈蒿、蒲公英、郁金各 30 g，姜黄 12 g。水煎服。

6．胆道蛔虫病 茵陈蒿适量。煎服，配合针刺内关穴止痛；或再配合其他驱蛔措施。

7．带状疱疹 茵陈蒿、猪苓、鲜仙人掌各 10 g，败酱草、马齿苋各 15 g，金银花、紫草、大黄、木通各 5 g。加水煎 2 次，混合两煎所得药汁，每日 1 剂，分早、晚服。

8．预防肝炎 茵陈蒿 500 g。加水煎煮 3 次，过滤，3 次滤液合并，浓煎成 500 ml，每次 16 ml，每日 2 次，连服 3 日。

使用注意

蓄血发黄及血虚萎黄者慎用。

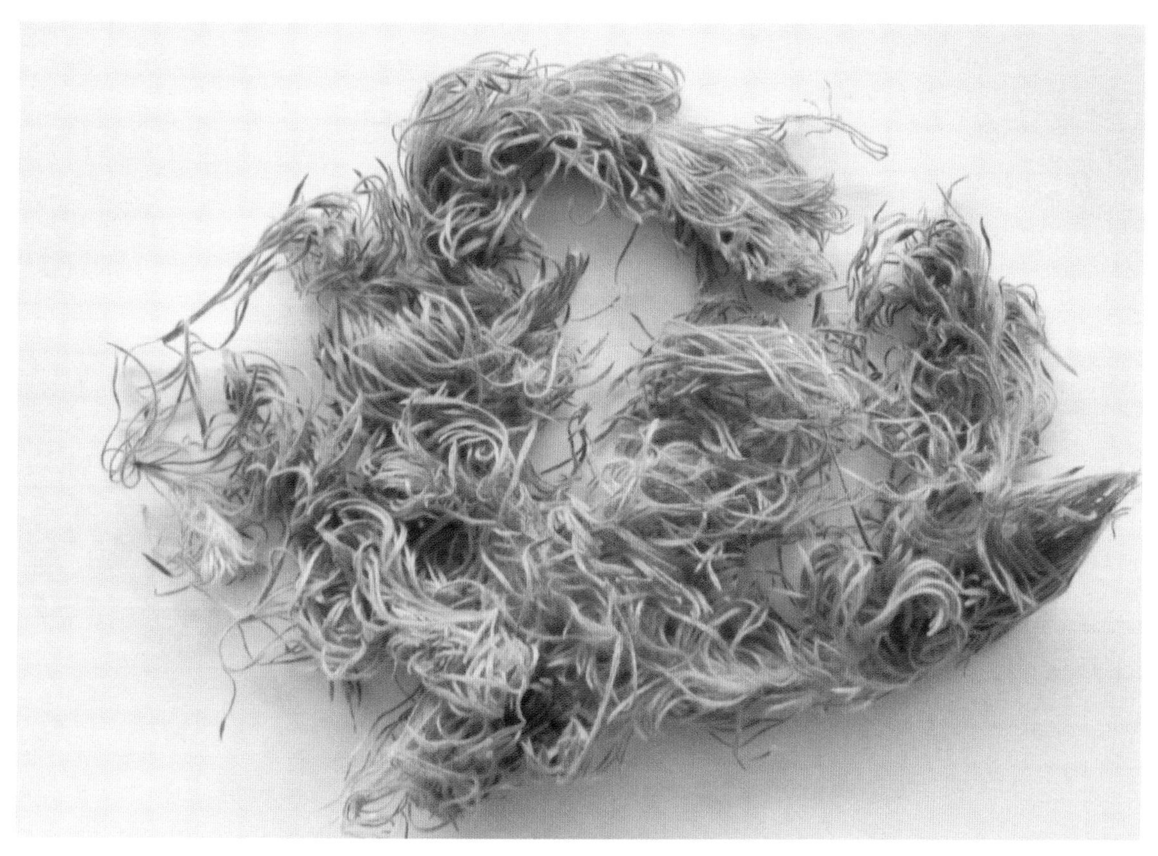

茵陈蒿饮片

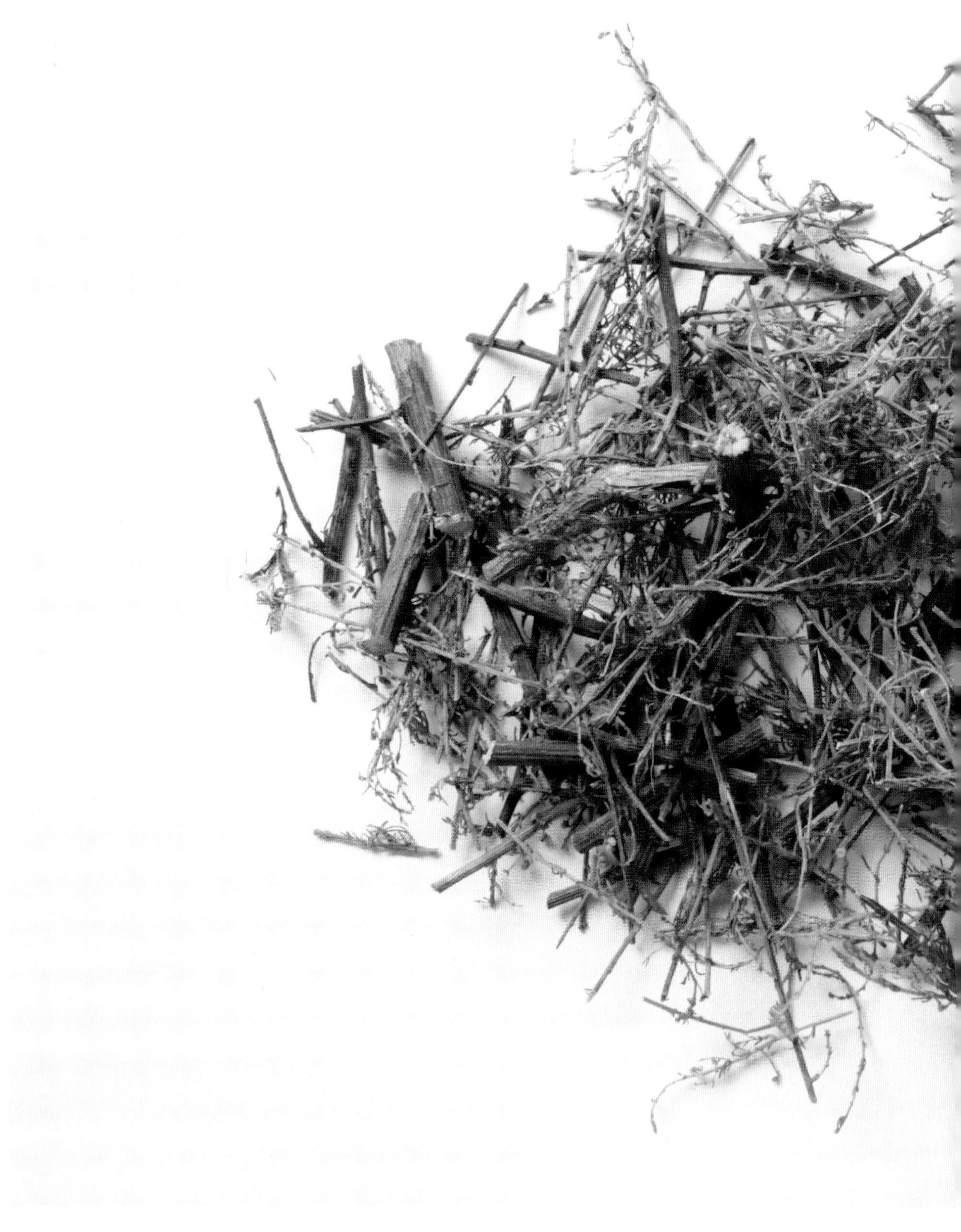

茵陈蒿

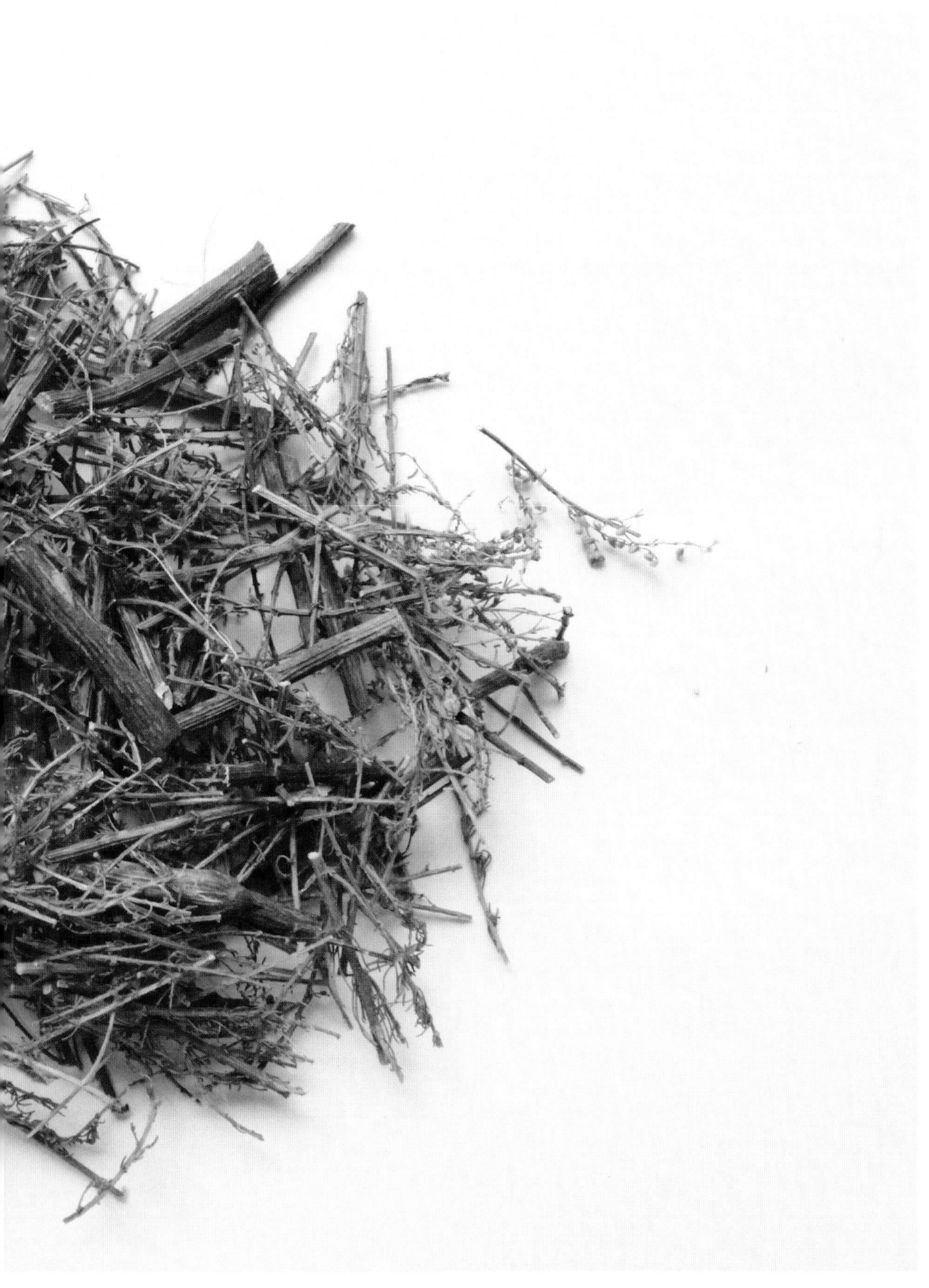

茵陈蒿饮片

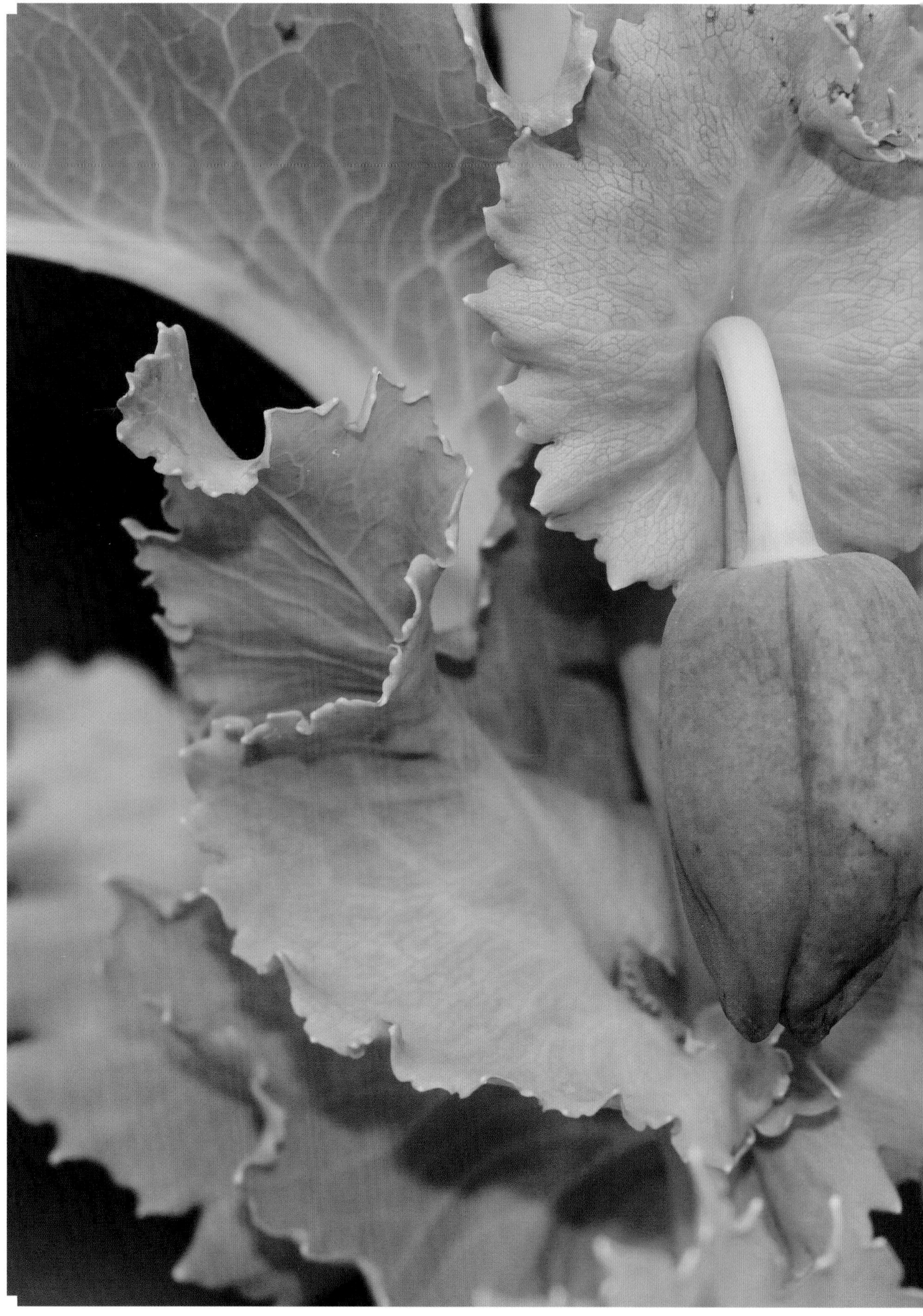

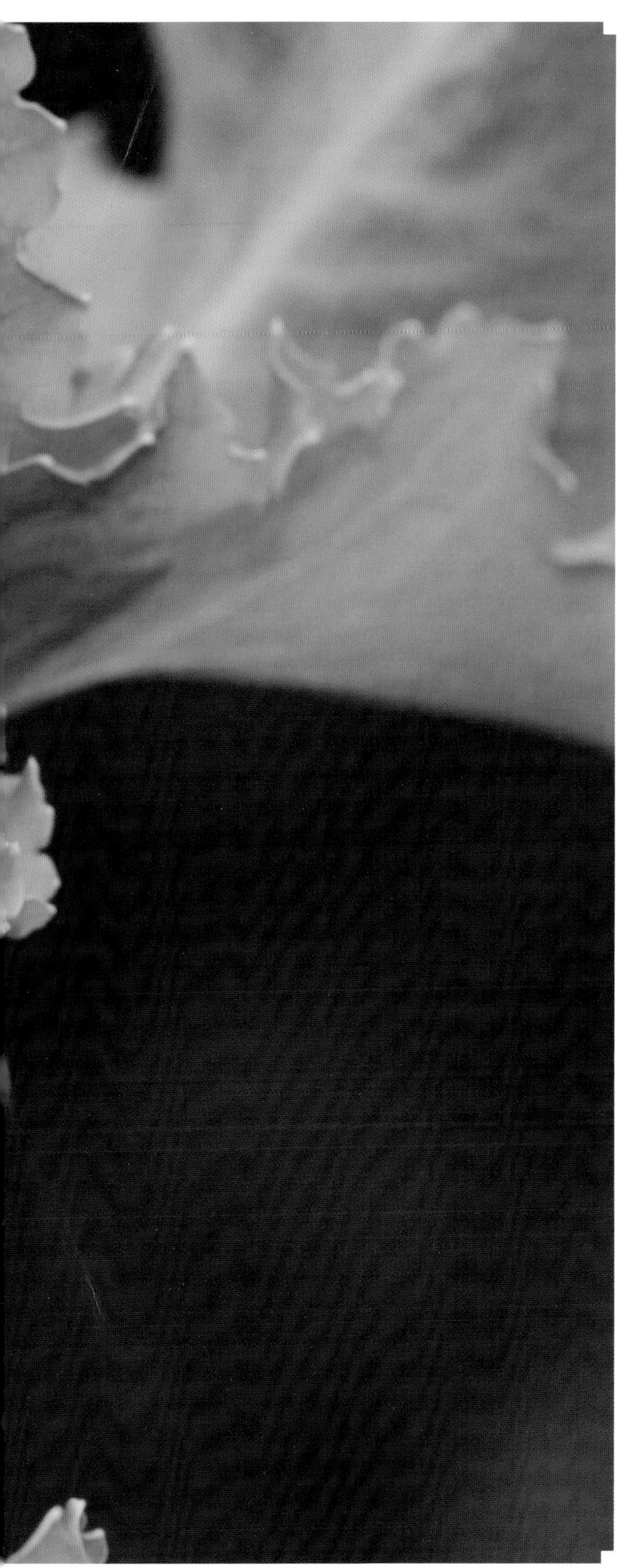

罂粟壳

【维药名】扩克那尔破提斯。

【别　名】御米壳、炙米壳。

【来　源】本品为罂粟科一年生或二年生草本植物罂粟 *Papaver somniferum* L. 的成熟蒴果的外壳。

【性味归经】酸、涩，平。归肺、肾、大肠经。

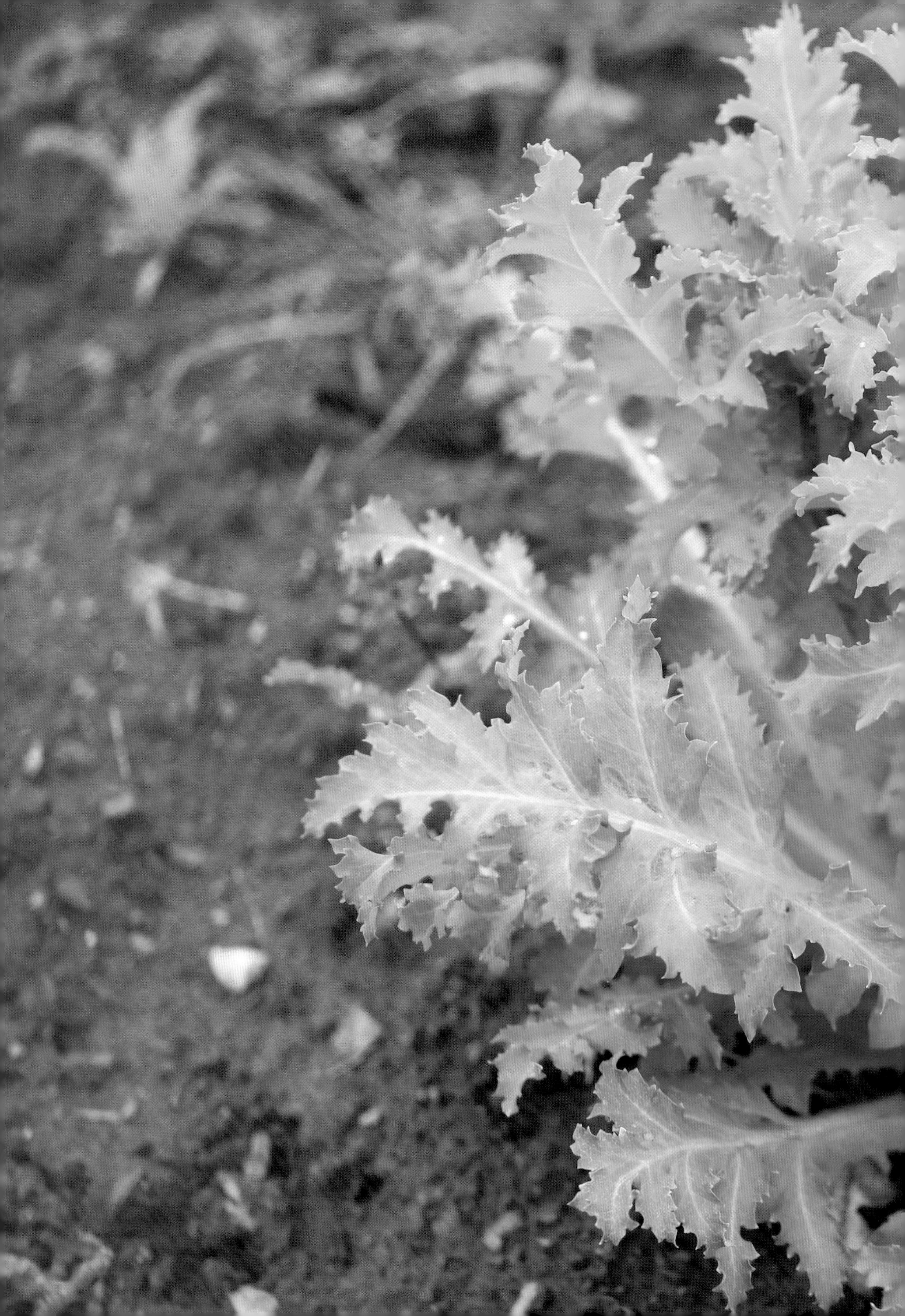

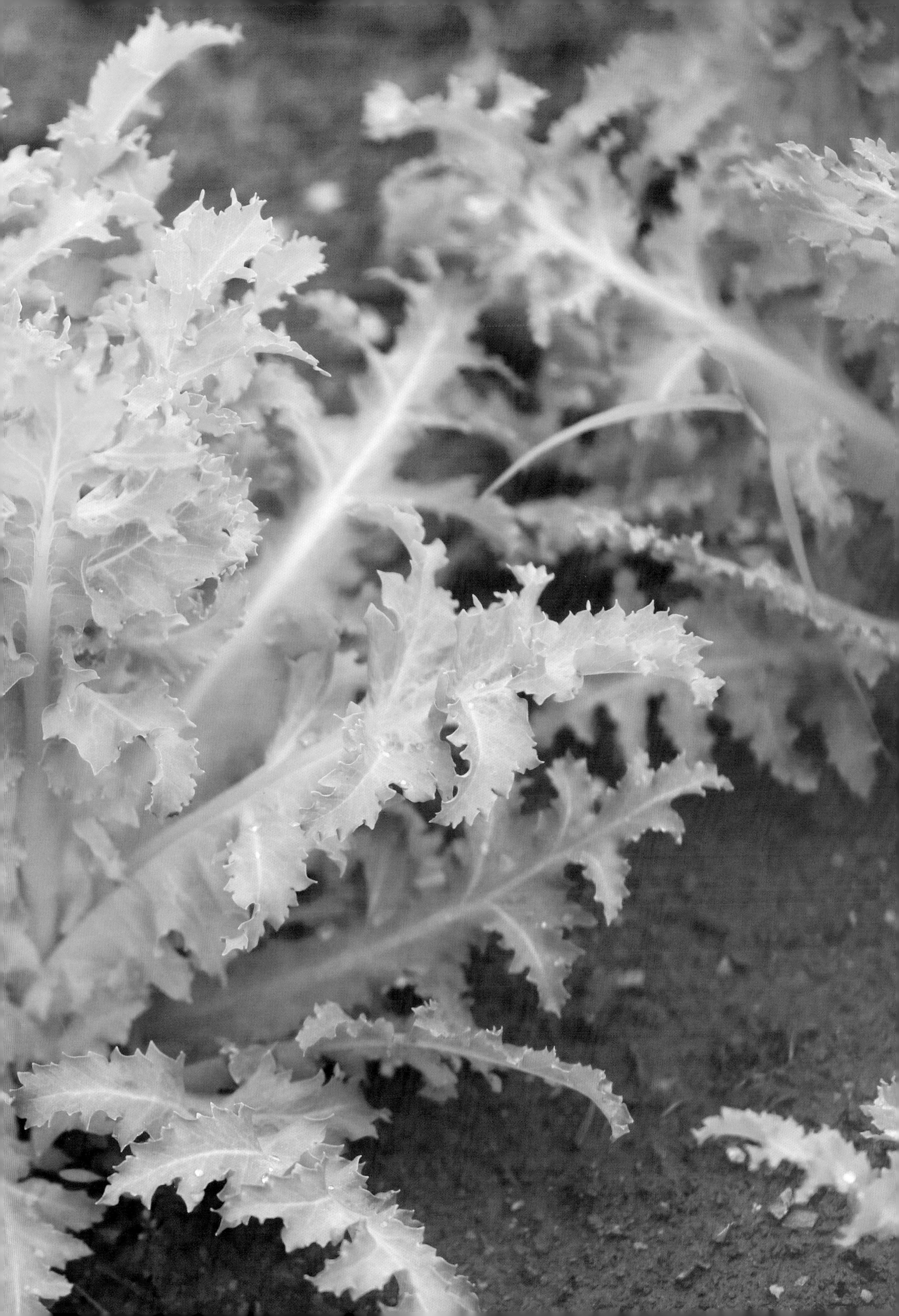

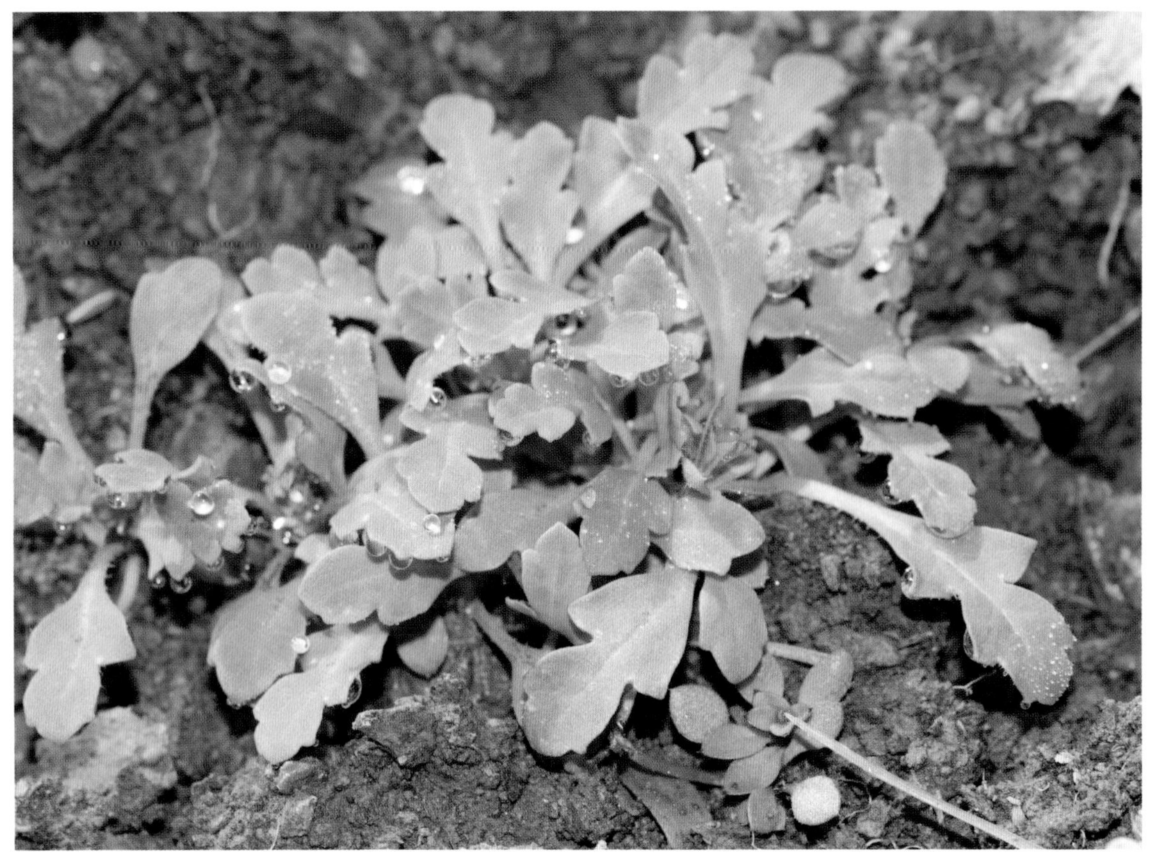

罂粟

识别特征

一年生或二年生草本，株高 60 ~ 100 cm，茎平滑，被有白粉。叶互生，灰绿色，无柄，抱茎，长椭圆形。花芽常下垂，单生，开时直立，花大而美丽，萼片 2 枚，绿色，早落；花瓣 4 枚，白色、粉红色或紫色。果长椭圆形或壶形，约半个拳头大小，黄褐色或淡褐色，平滑，具纵纹。花期 4—6 月，果期 6—8 月。

生境分布

原分布于外国，我国部分地区的药物种植场有少量栽培药用。

采收加工

夏季果实成熟时采收，去蒂、种子、筋膜，切丝晒干，备用。

药材鉴别

本品为不规则的丝或块。外表面黄白色、浅棕色至淡紫色，平滑，偶见残留柱头。内表面淡黄色，有的具棕黄色的假隔膜。气微清香，味微苦。

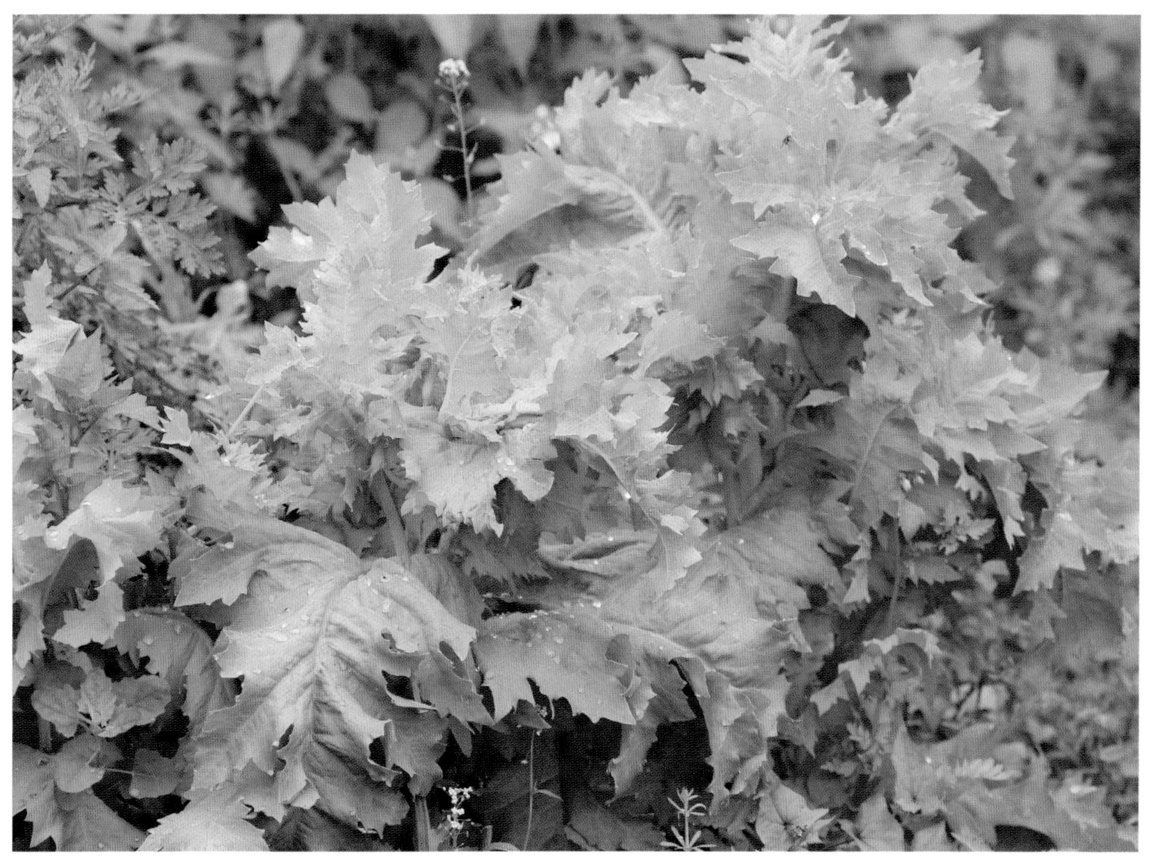

罂粟

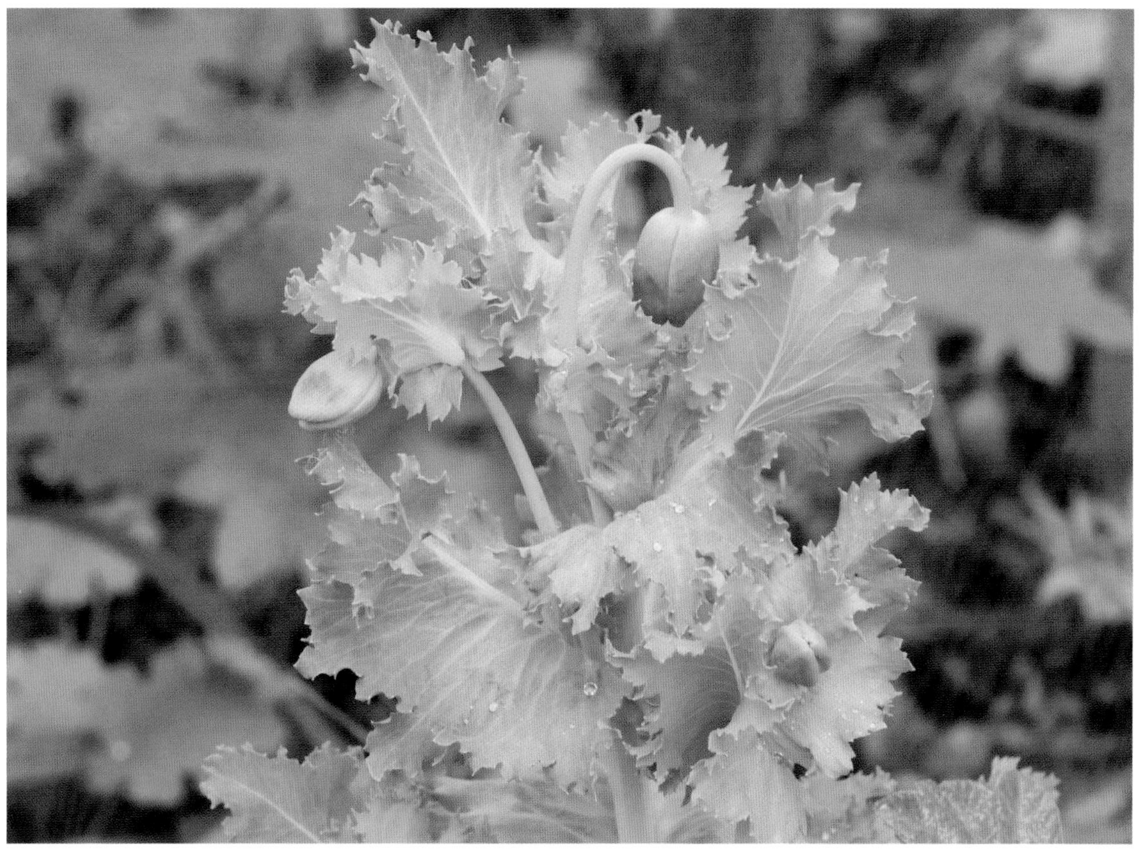

罂粟

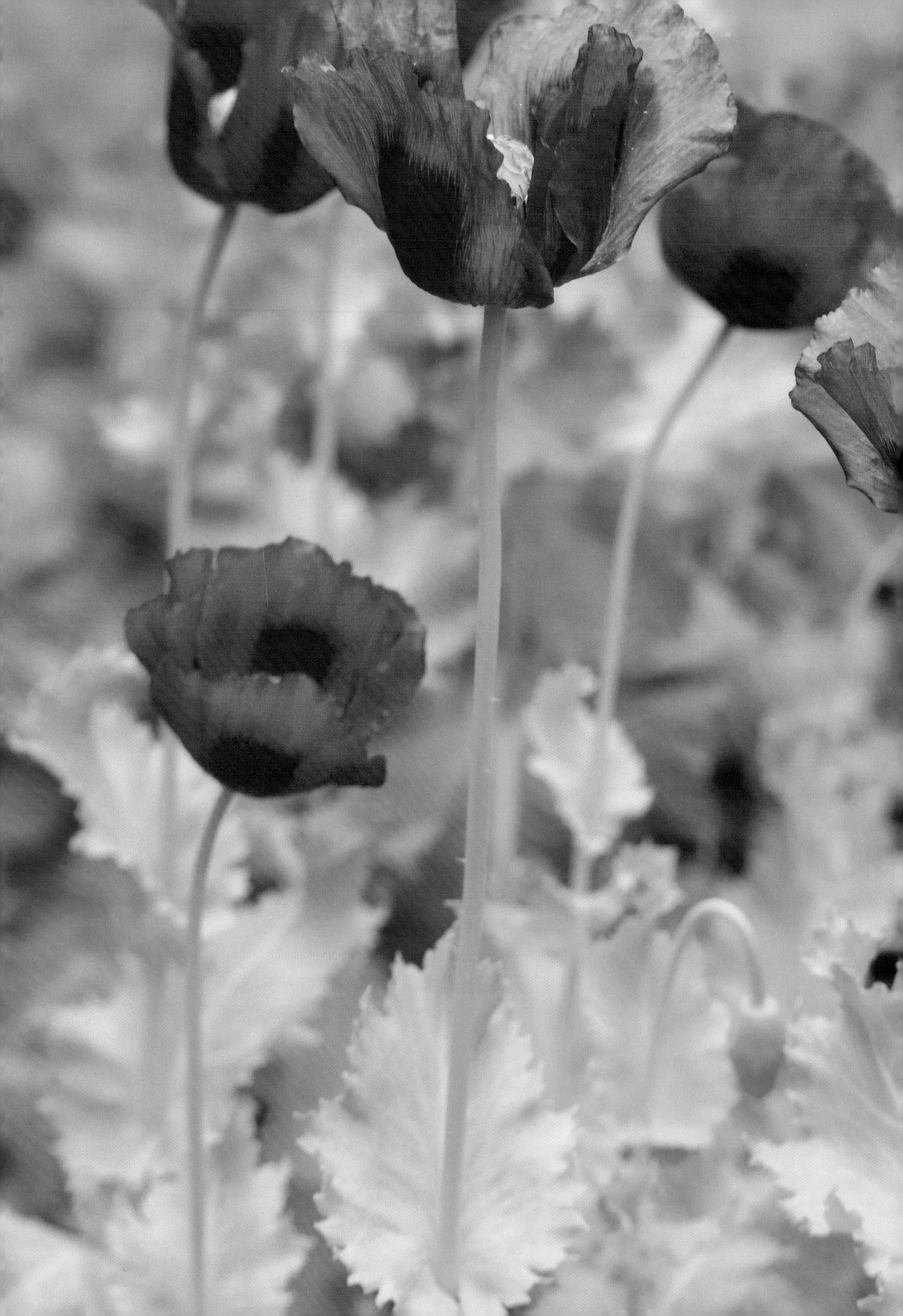

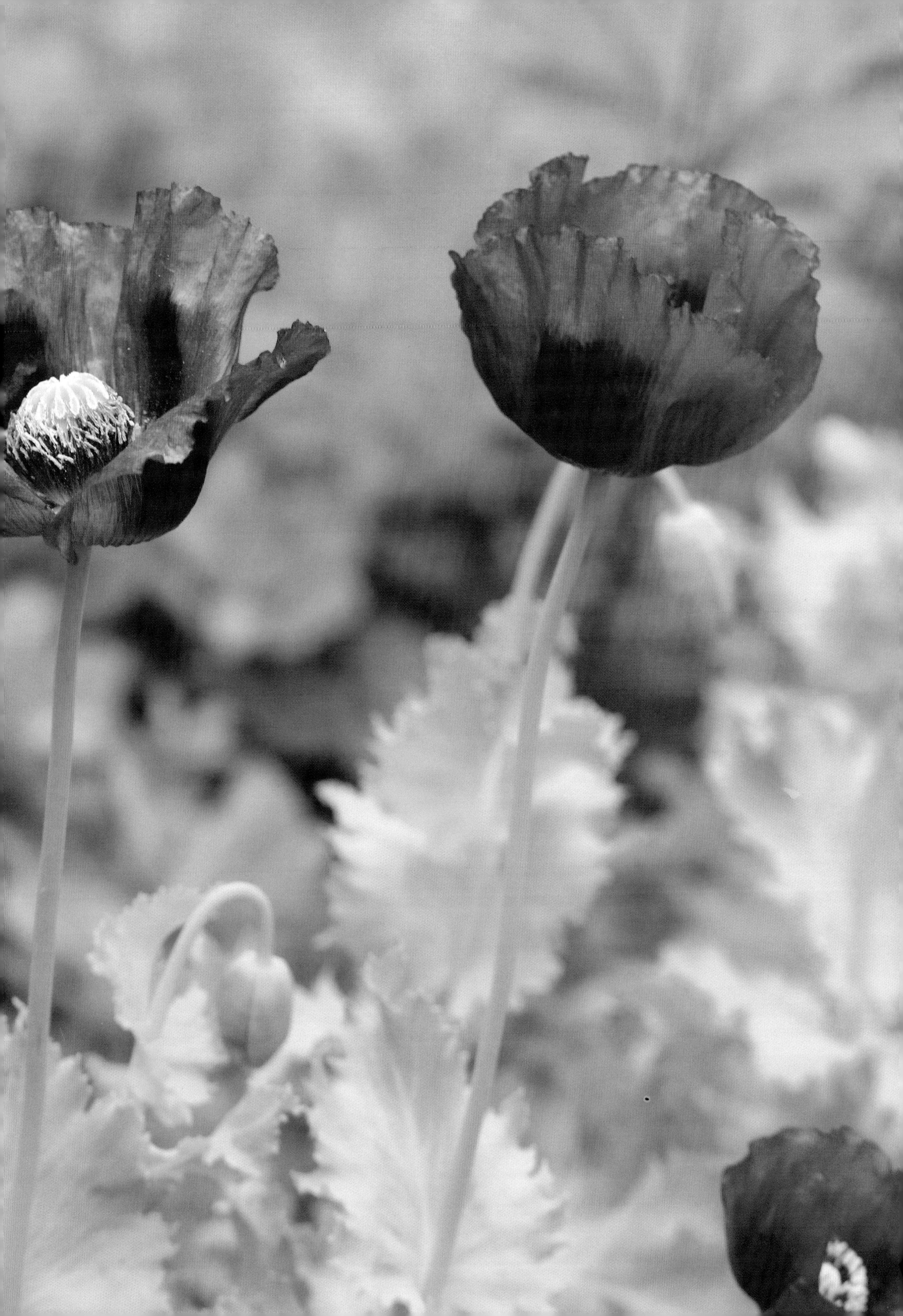

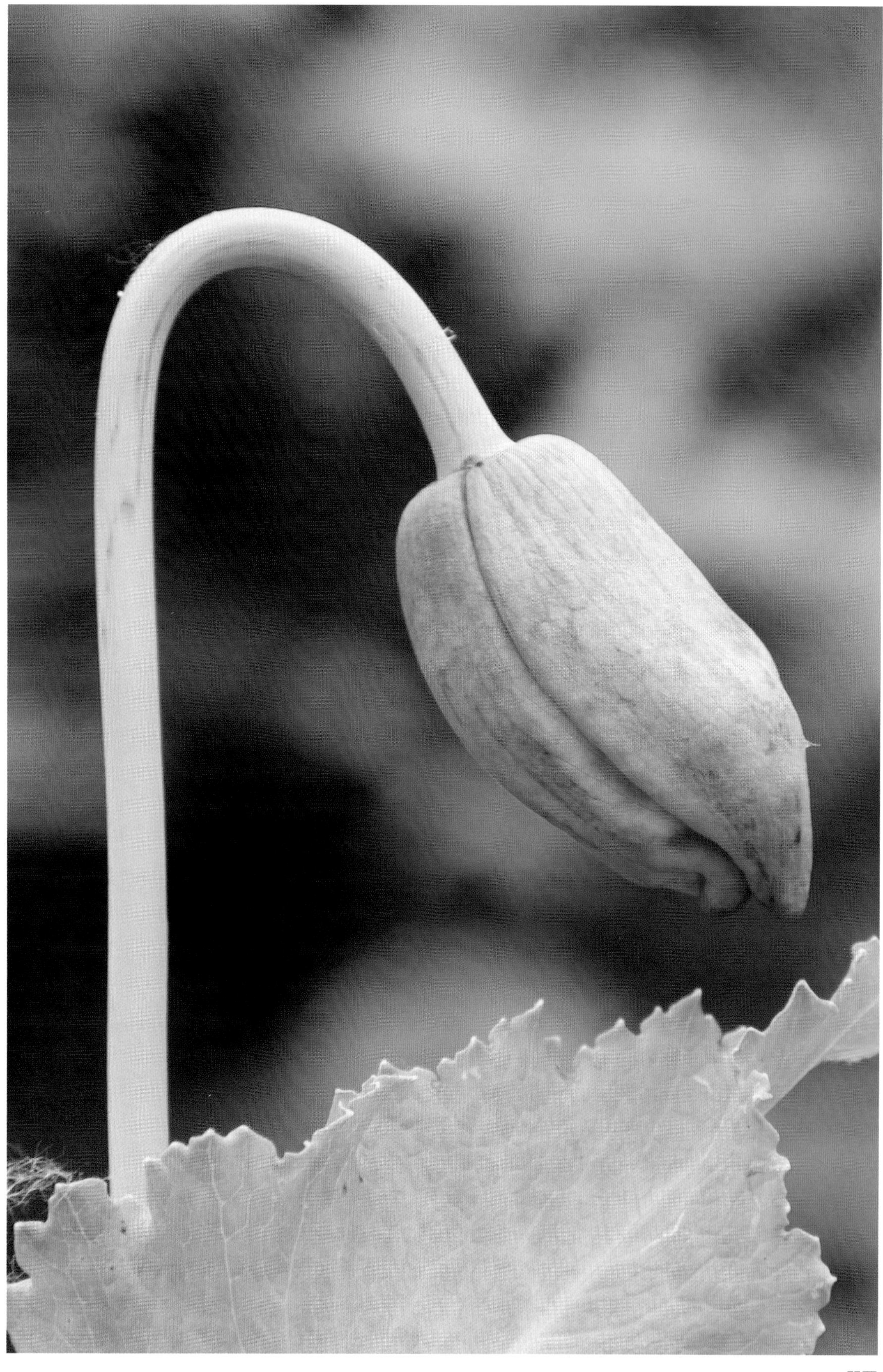

罂粟

功效主治

敛肺止咳，涩肠，定痛。主治久咳，久泻，久痢，脱肛，便血，胸腹筋骨诸痛，滑精，多尿，白带。

药理作用

本品有镇痛、镇咳作用，可使胃肠道及其括约肌张力提高，消化液分泌减少，从而起止泻作用。

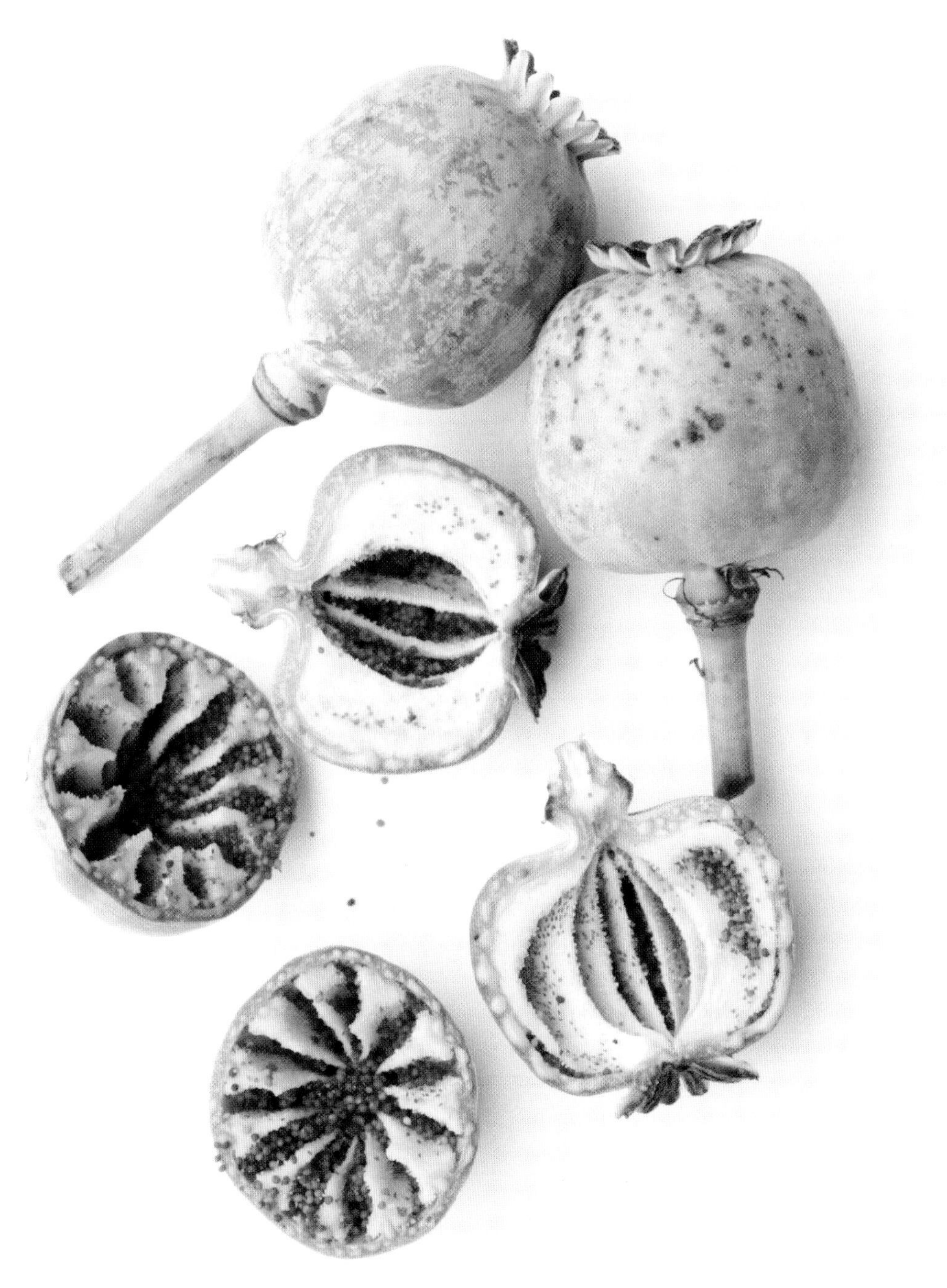

罂粟壳药材

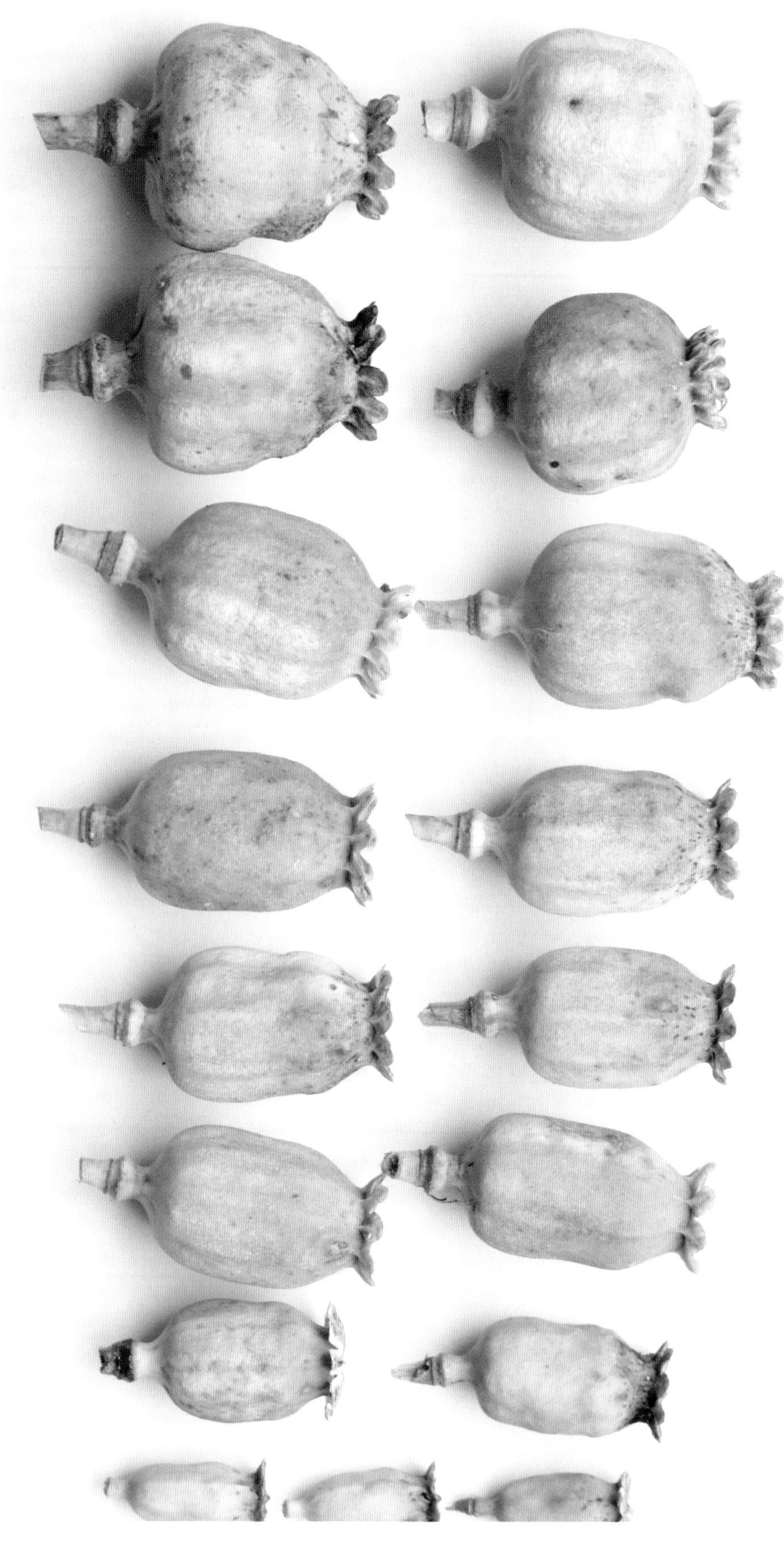

罂粟壳药材

用法用量

内服：3 ~ 9 g，煎服。止咳宜蜜炙用，止泻、止痛宜醋炒。

民族药方

1．久咳不止 罂粟壳适量。研粉，每次 3 g，每日 2 次。

2．水泄不止 罂粟壳（去蒂膜）1 枚，乌梅、大枣各 10 枚。水煎服。

3．肺虚久咳、自汗 罂粟壳 6 g，乌梅 10 g。将罂粟壳研粉，用乌梅水煎，分 2 次服。

4．慢性胃肠炎，结肠炎，消化不良 罂粟壳 5 g，山药、金银花各 15 g。罂粟壳水煎取液，后两种炒焙研粉混匀，入罂粟壳水煎液，每日 1 剂，分 4 次服。

5．白血病 罂粟壳 6 g，川芎、板蓝根、铁扁担各 15 g，猪殃殃 48 g。水煎取药汁，每日 1 剂，分 4 次服。

6．坐骨神经痛 罂粟壳、延胡索各 15 g，生白芍、炙甘草各 50 g。水煎取药汁，每日 1 剂，分 2 次服。

使用注意

本品不可过量或持久使用。

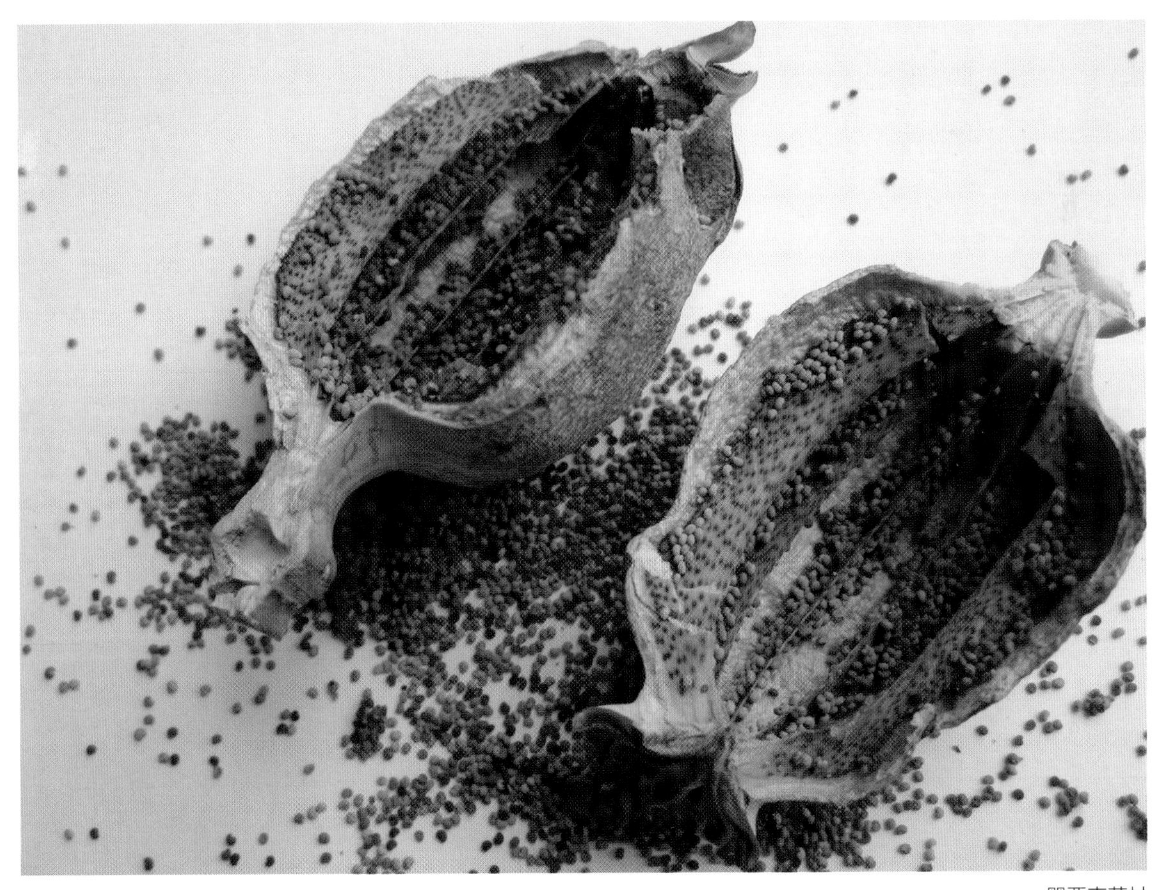

罂粟壳药材

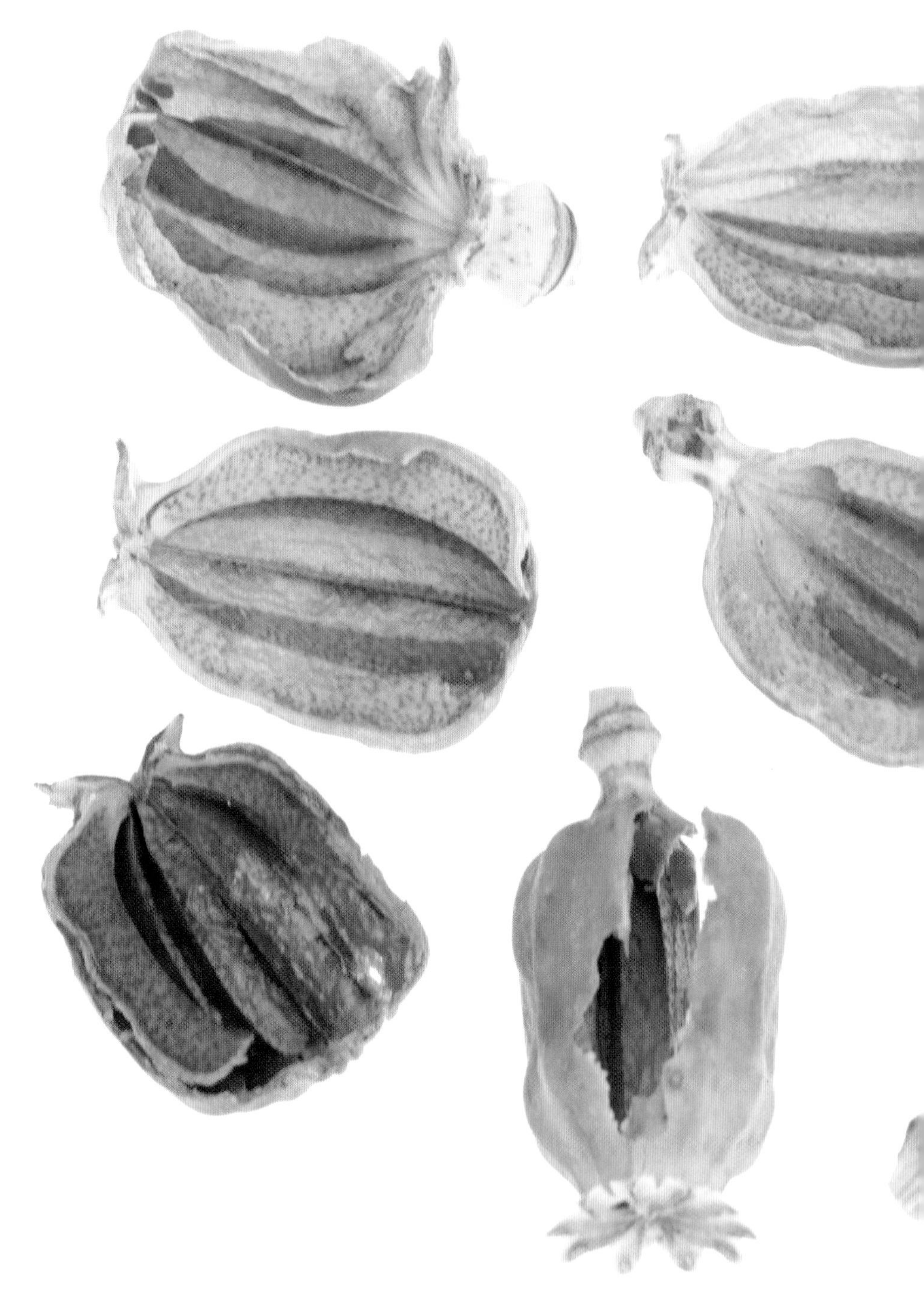

罂粟壳

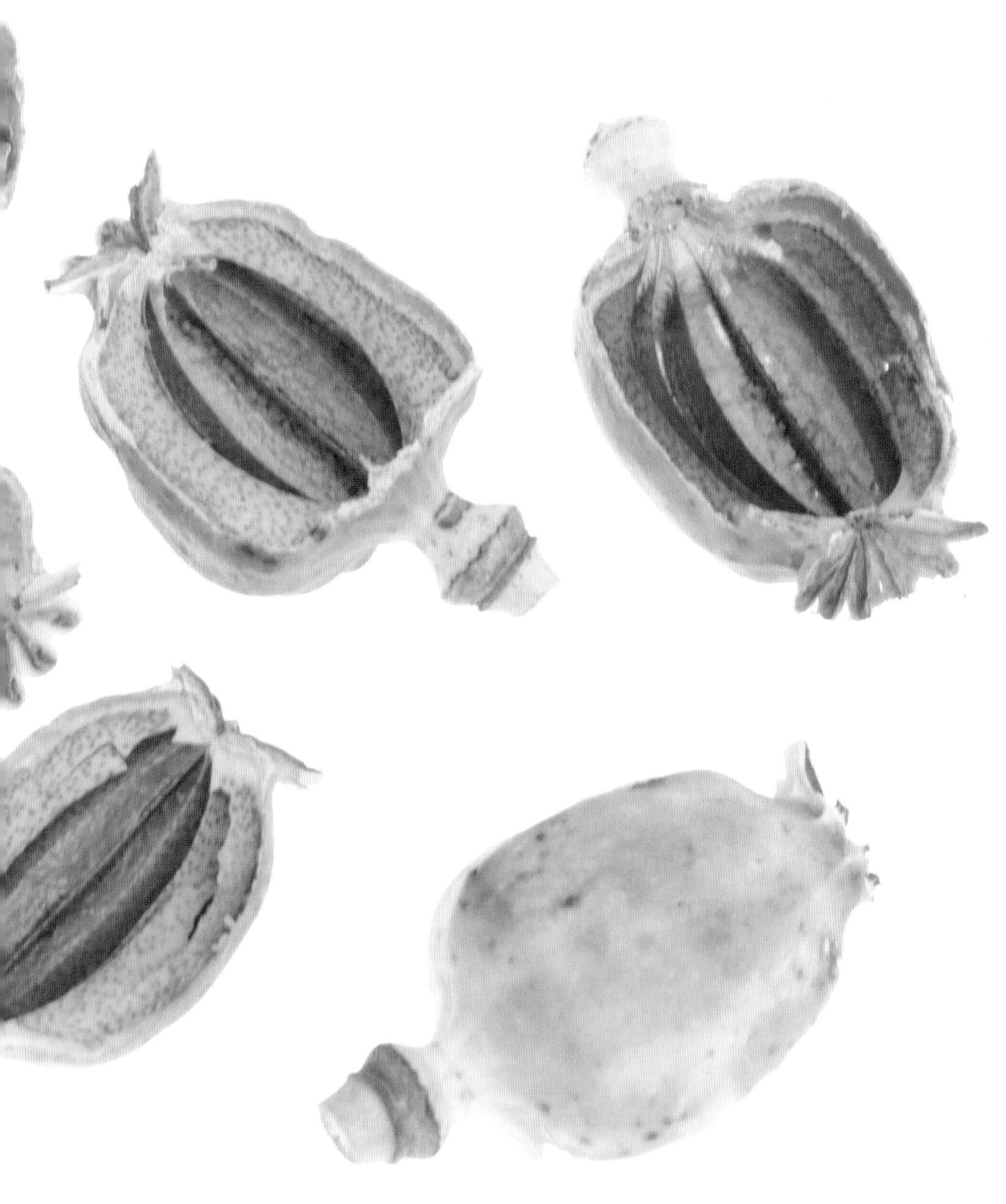

罂粟壳饮片

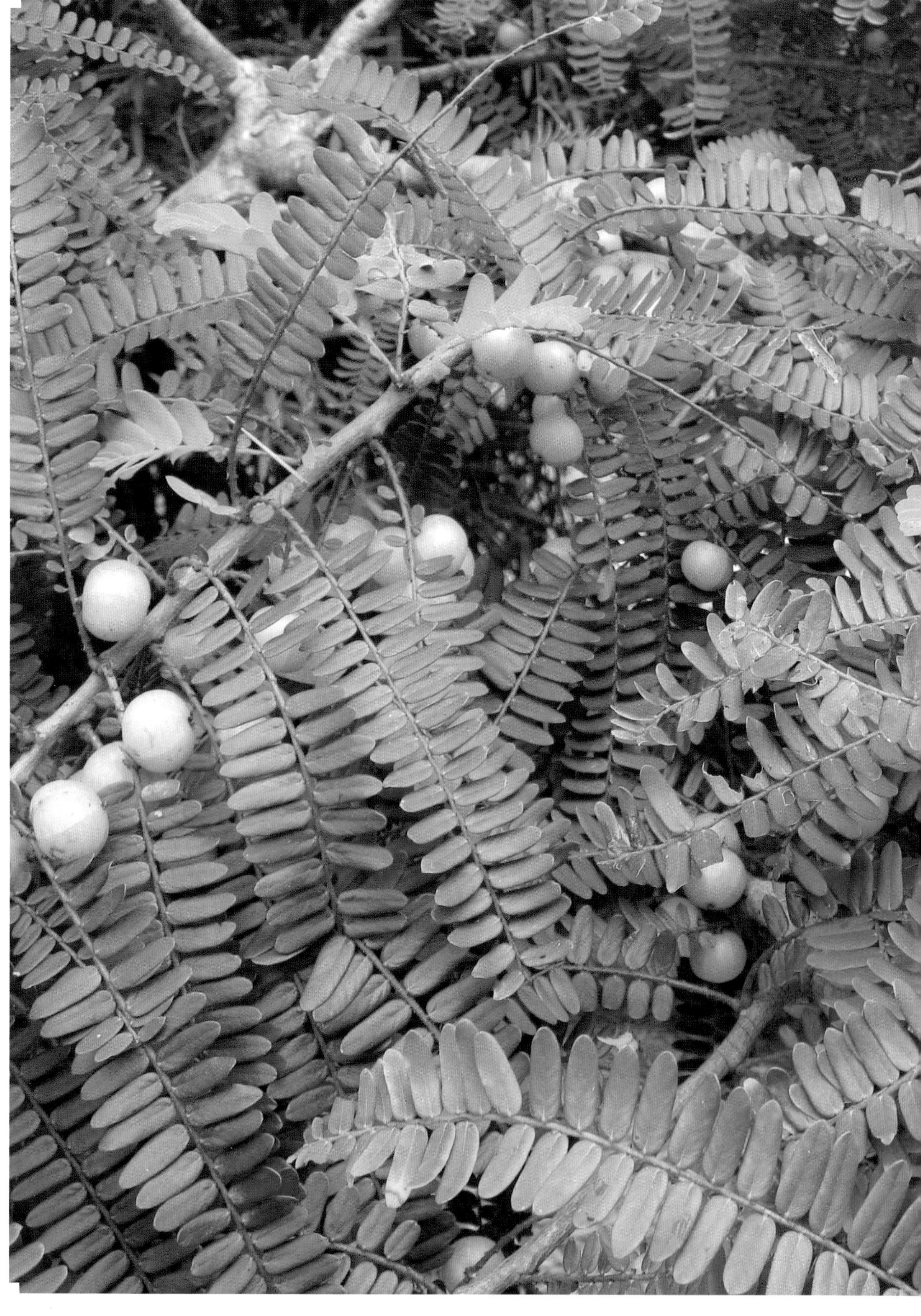

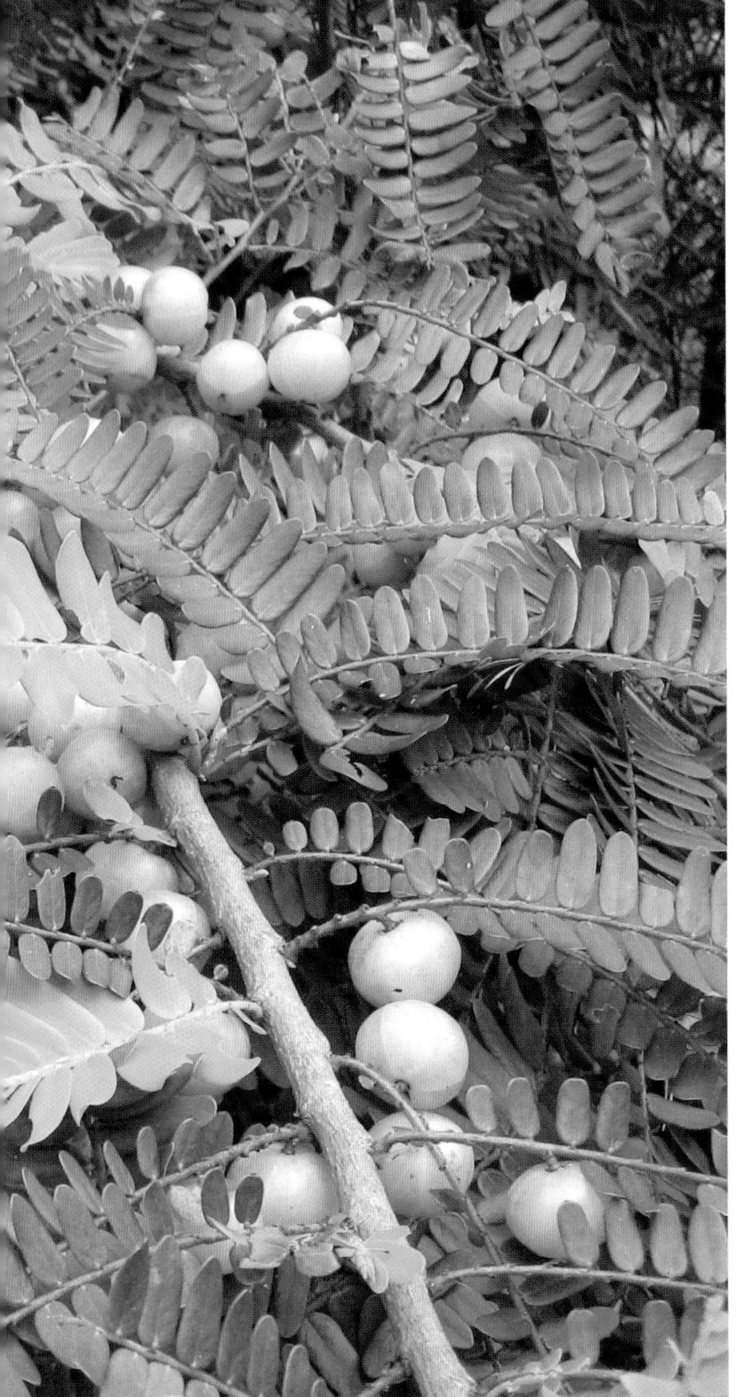

余甘子

【维 药 名】 阿米勒破提斯。

【别　 名】 油甘、牛甘、余甘果、余柑子、油柑子、油甘果、油甘子。

【来　 源】 本品为大戟科植物余甘子 *Phyllanthus emblica* L. 的干燥成熟果实。

【性味归经】 甘、酸、涩，凉。归肺、胃经。

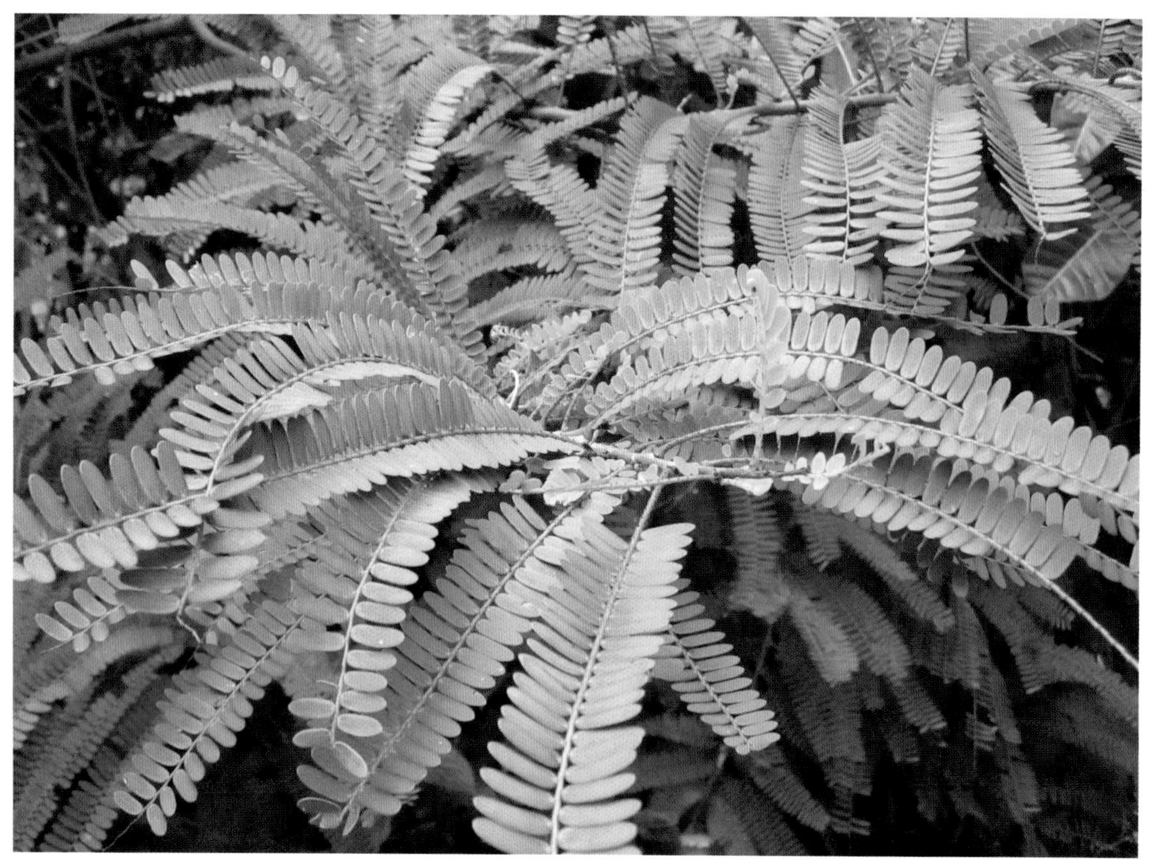

余甘子

识别特征

小枝被锈色短柔毛。叶互生，2列，条状长圆形，革质，全缘。花小，黄色，有短梗，簇生长于下部的叶腋。蒴果肉质，扁球形。种子稍带红色。花期3—4月，果期8—9月。

生境分布

一般在年平均气温20 ℃生长良好，0 ℃左右即有受冻现象。野生余甘子分布在云南、广西、福建、海南、台湾、四川、贵州等省区，江西、湖南、浙江等省区部分地区也有分布。

采收加工

冬季至次春果实成熟时采收，除去杂质，干燥。

药材鉴别

本品呈球形或扁球形。表面棕褐色至墨绿色，有浅黄色突起，呈颗粒状。外果皮质硬而脆。内果皮黄白色，表面略具6棱。种子近三棱形，棕色。气微，味酸涩，微甜。

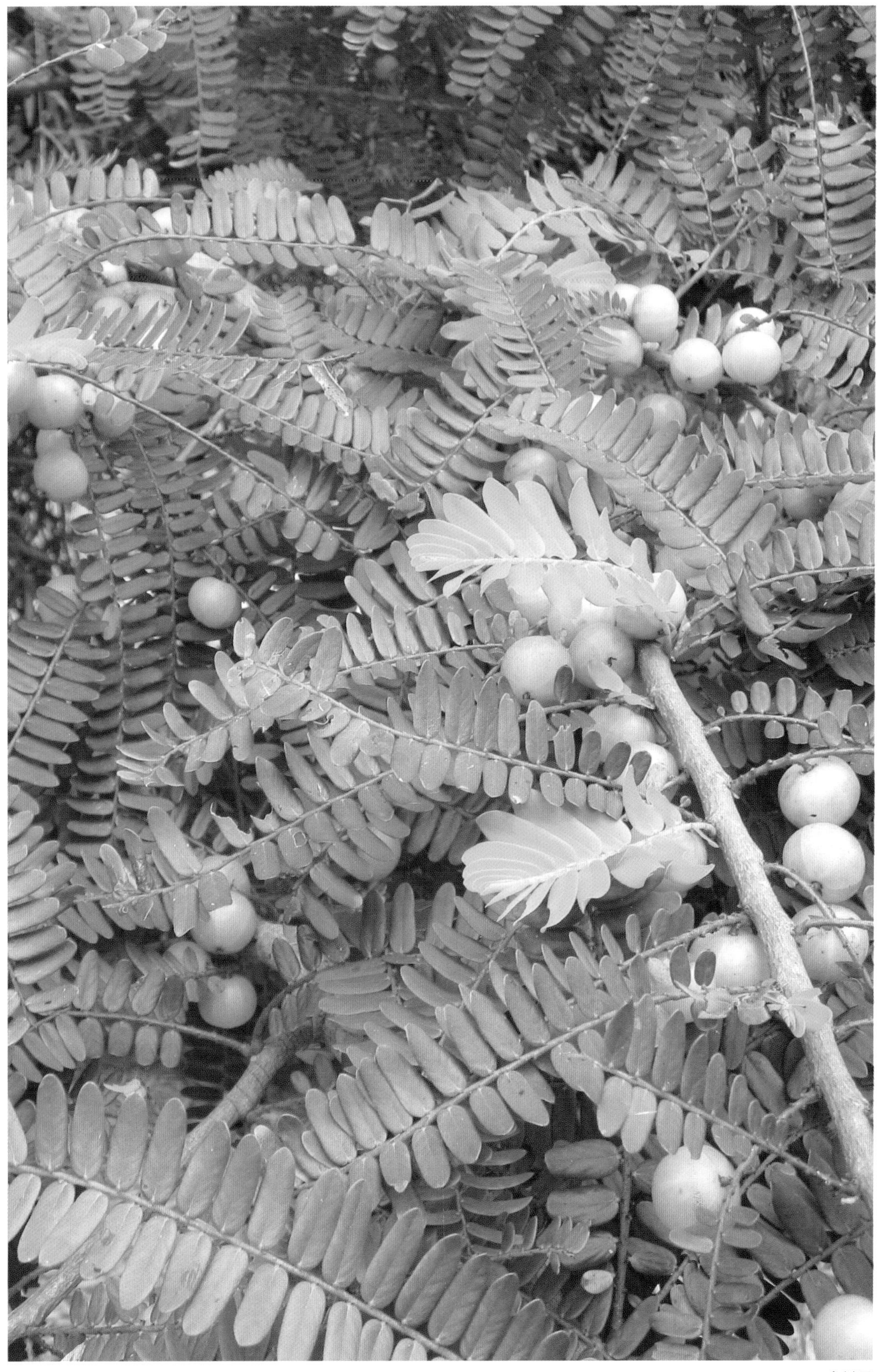

余甘子

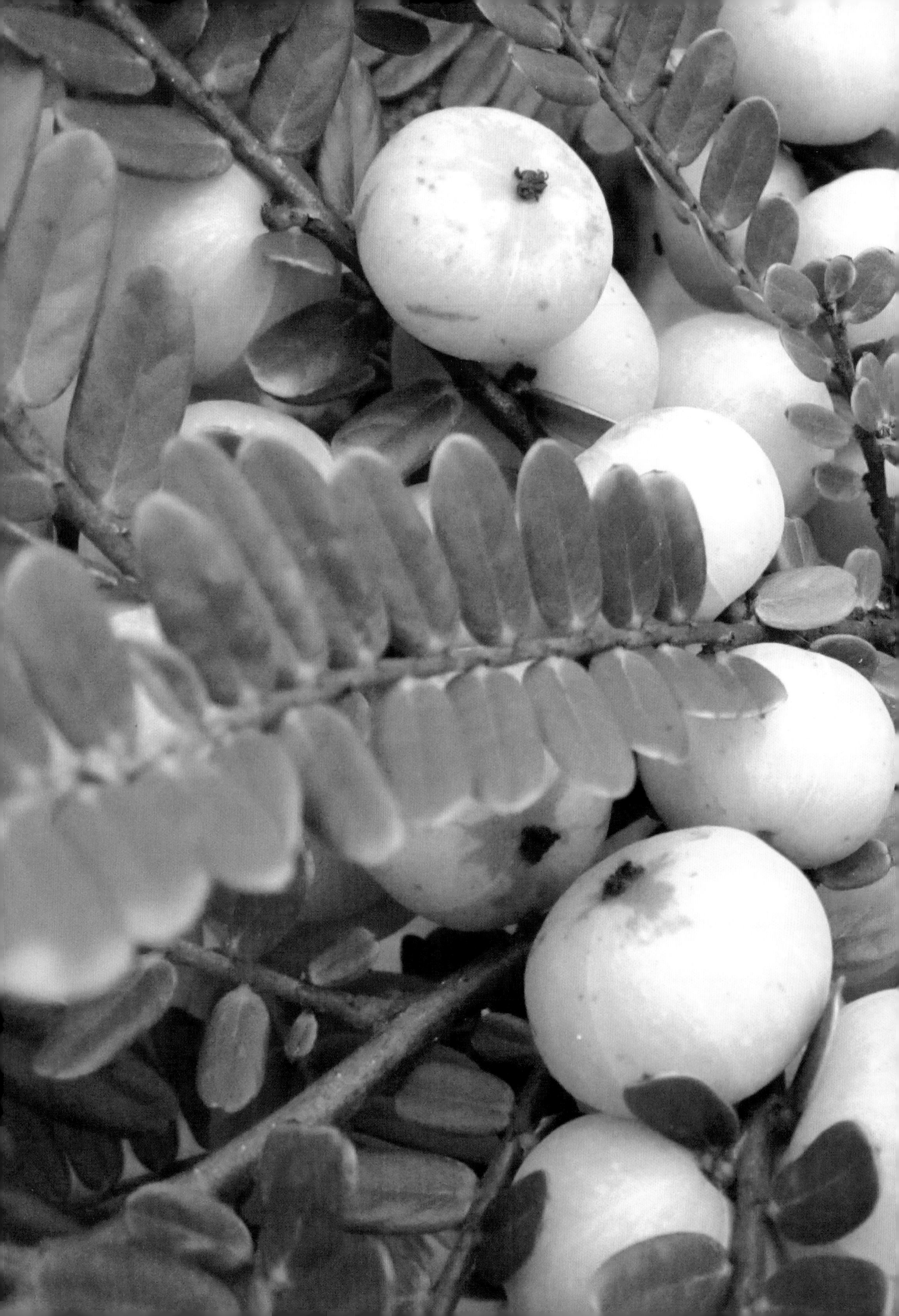

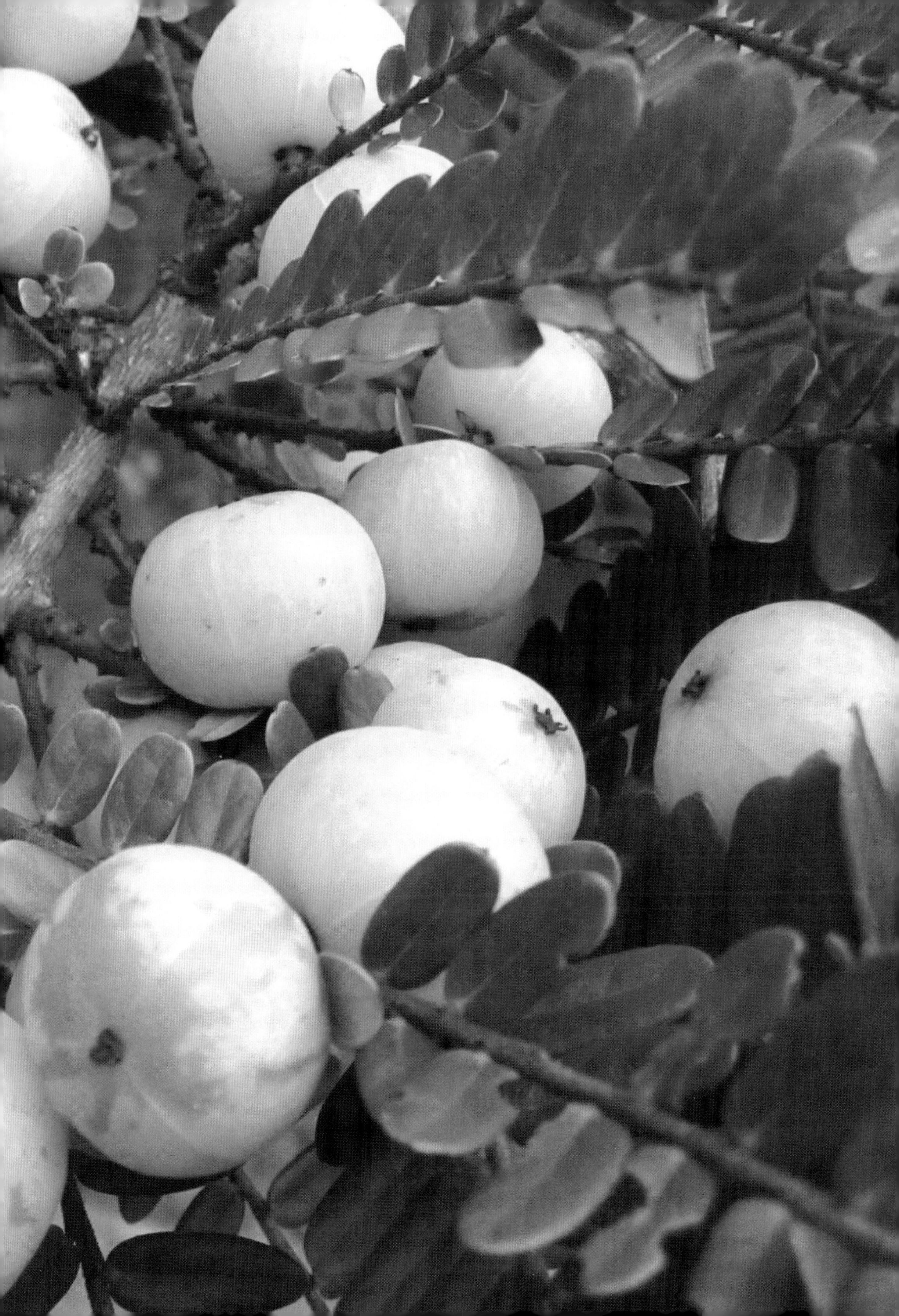

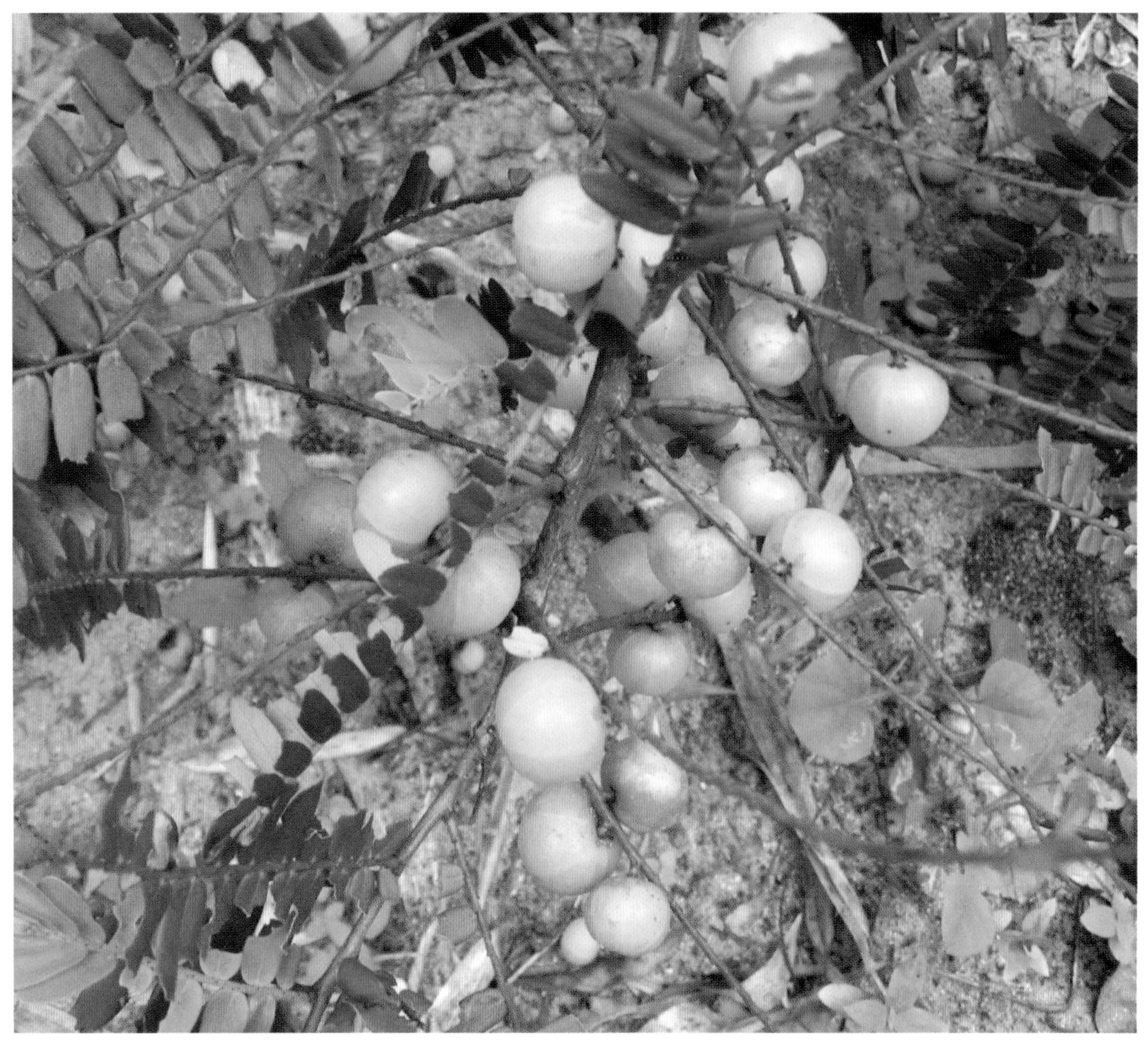

余甘子

功效主治

清热凉血，消食健胃，生津止咳。用于血热血瘀、消化不良、腹胀、咳嗽、喉痛、口干。

药理作用

本品有抑菌，降血脂作用。

用法用量

内服：3 ~ 9 g，多入丸、散服。

民族药方

1．感冒发热，咳嗽，咽喉痛，口干烦渴，维生素 C 缺乏症　鲜余甘子果 10 ~ 30 个。水煎服。

2．白喉　余甘子 500 g，玄参、甘草各 50 g。冷开水泡至起霜花，取霜用棉纸铺开晒干后，加马尾龙胆粉 6 g，冰片 0.5 g，炒白果仁粉 15 g，吹喉用。

3．哮喘　余甘子 20 个。先煮猪心肺，去浮沫，再加橄榄煮熟连汤吃。

4．河豚中毒　余甘子适量。生吃吞汁，并可治鱼骨哽喉。

使用注意

脾胃虚寒者慎服。

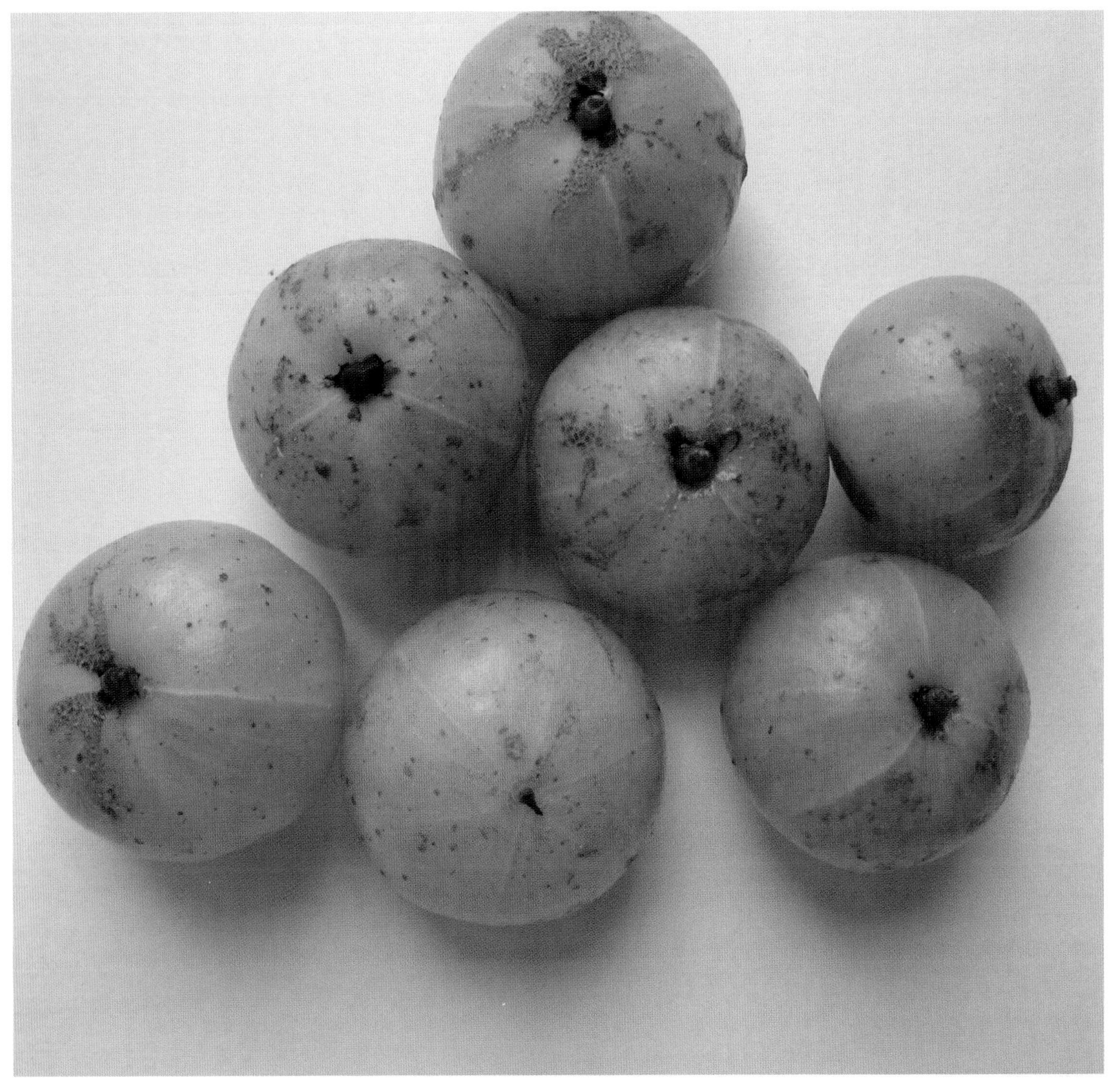

余甘子药材

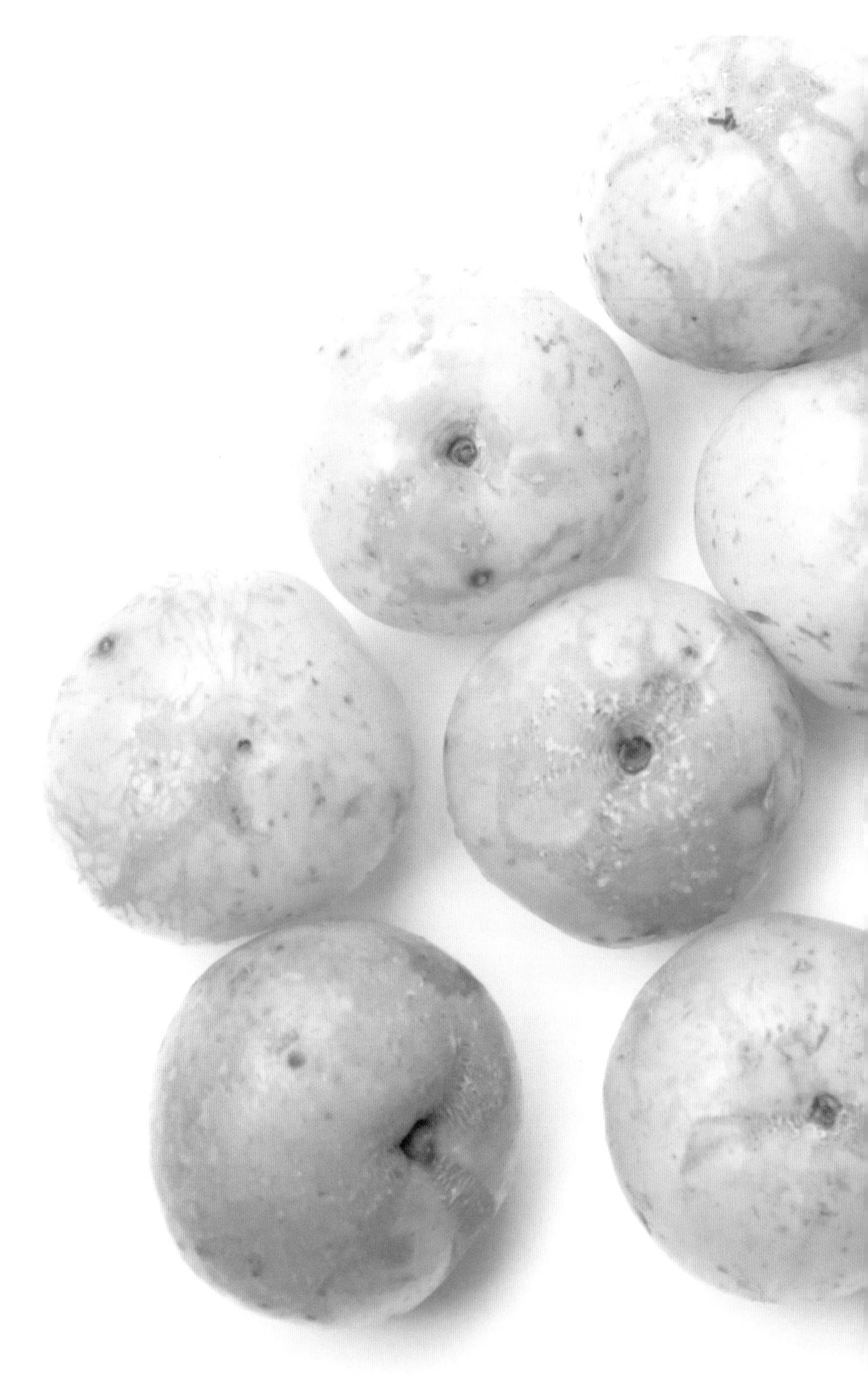

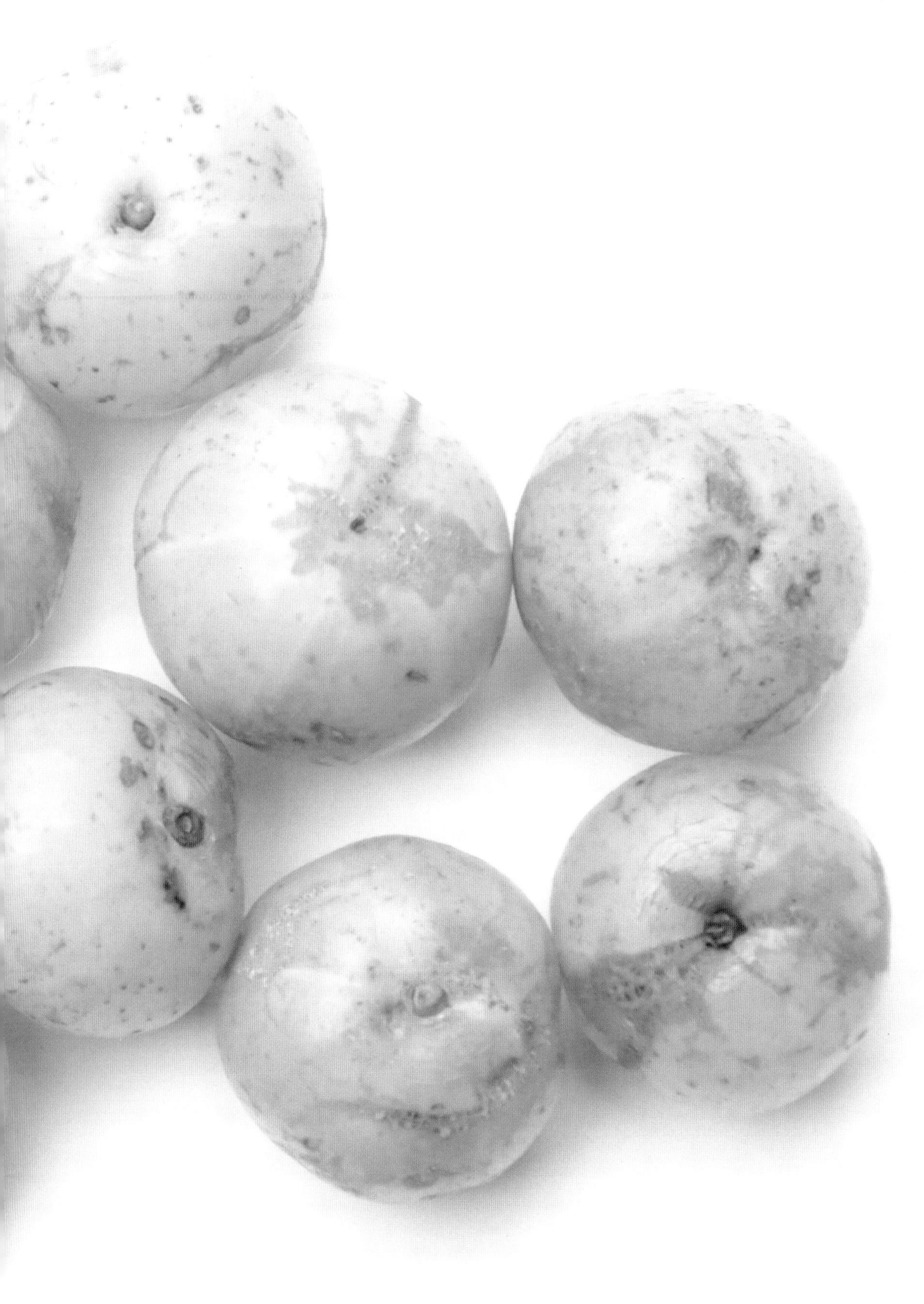

余甘子药材

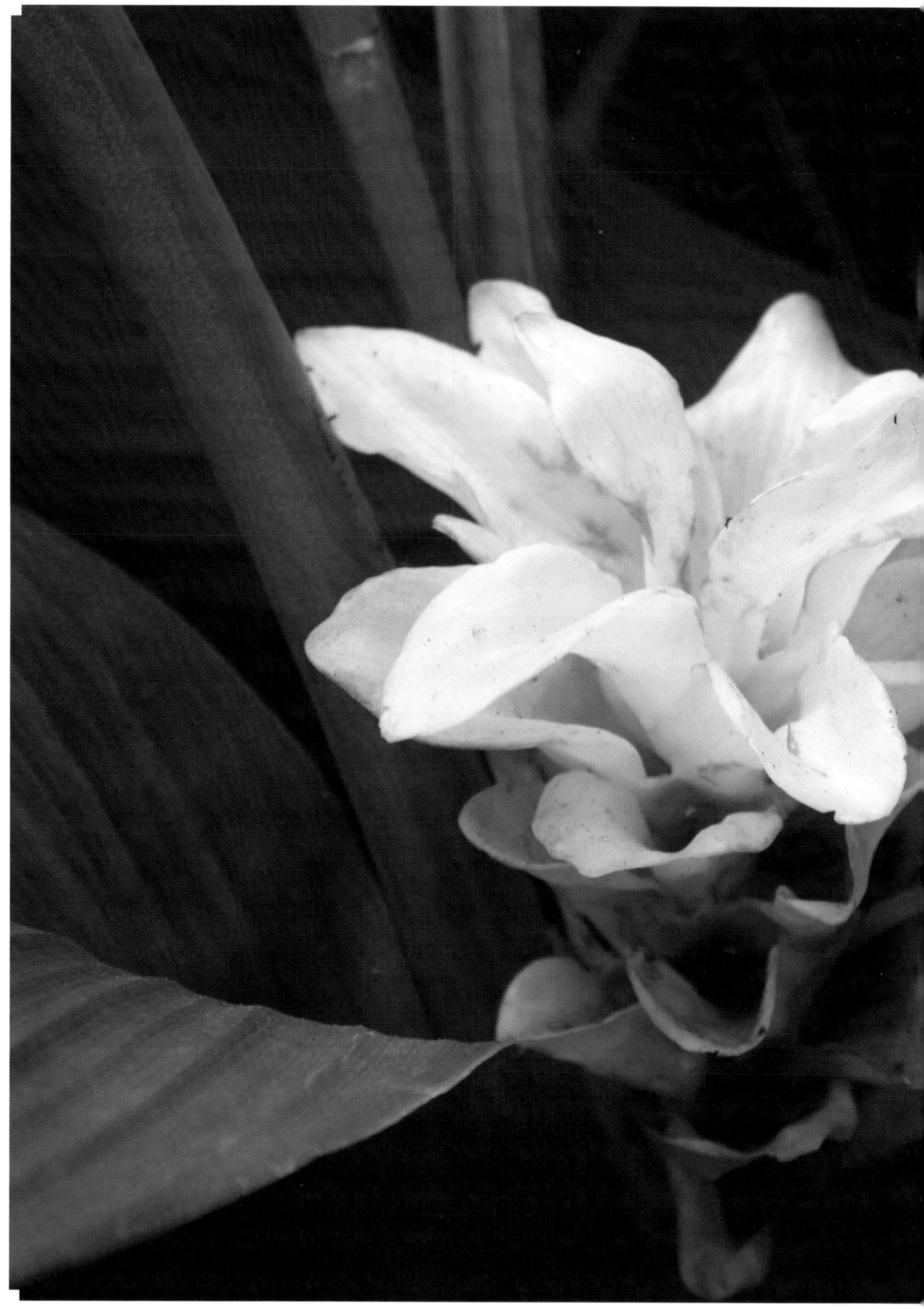

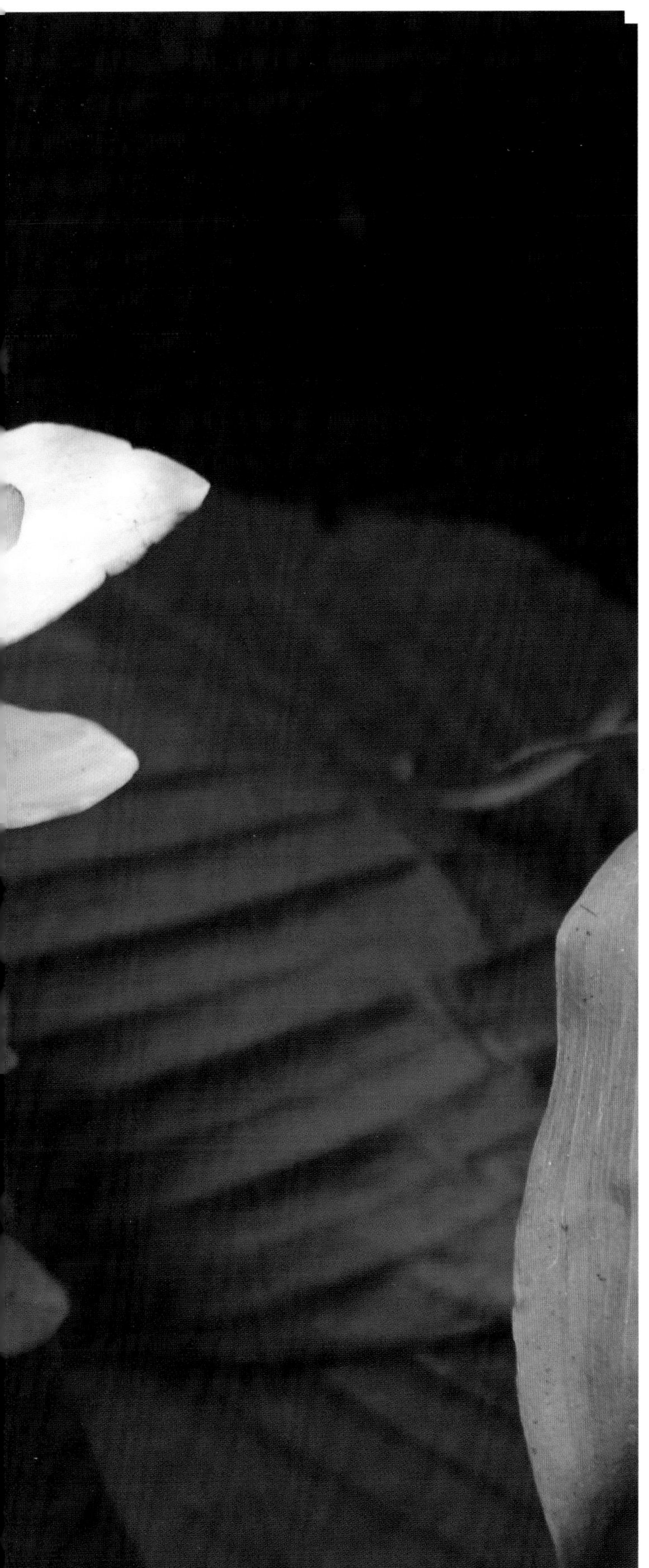

郁金

【维药名】祖然巴德。

【别　名】玉金、川郁金、广郁金。

【来　源】本品为姜科多年生草本植物温郁金 *Curcuma wenyujin* Y. H. Chen et C. Ling、姜黄 *Curcuma longa* L.、广西莪术 *Curcuma kwangsiensis* S. G. Lee et C. F. Liang 或蓬莪术 *Curcuma phaeocaulis* Val. 的干燥块根。

【性味归经】辛、苦，寒。归肝、胆、心经。

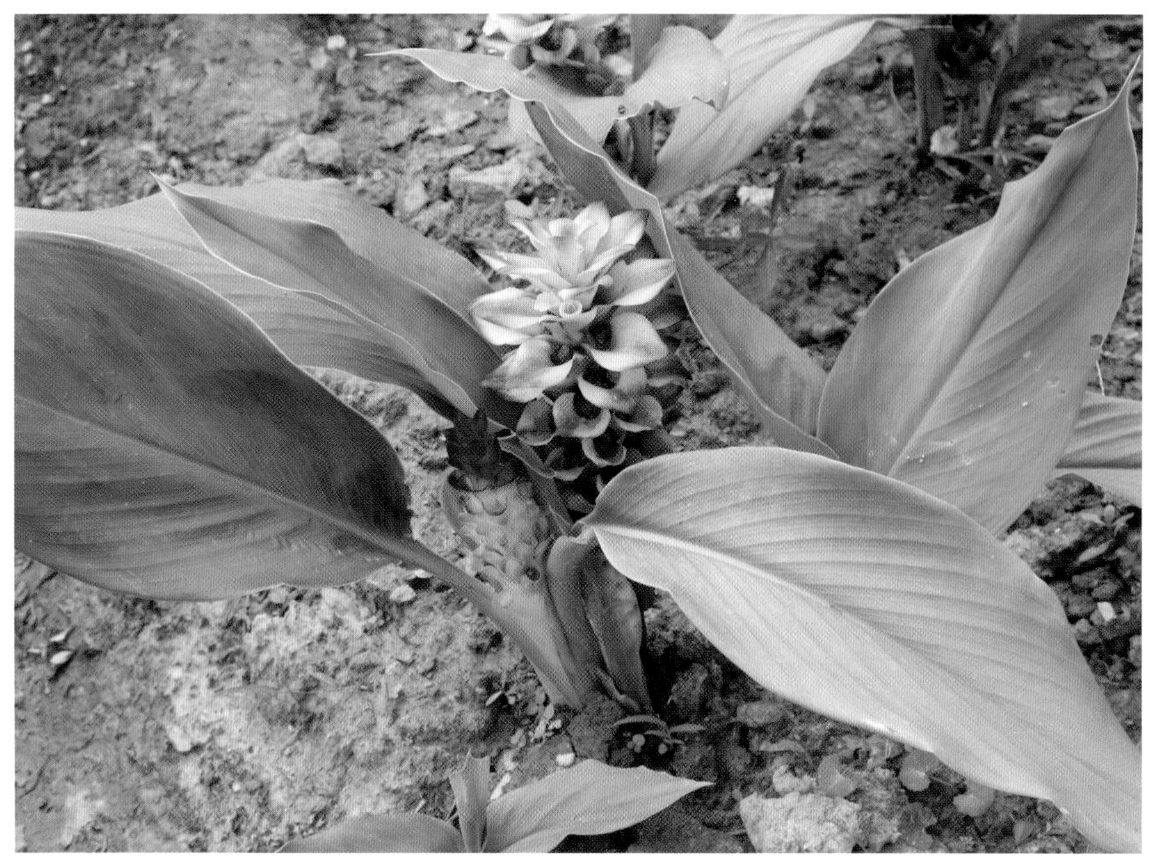

温郁金

识别特征

多年生宿根草本。根粗壮，末端膨大呈长卵形块根。块茎卵圆状，侧生，根茎圆柱状，断面黄色。叶基生，叶柄长约5 cm，基部的叶柄短，或近于无柄，具叶耳；叶片长圆形，长15 ~ 37 cm，宽7 ~ 10 cm，先端尾尖，基部圆形或三角形。穗状花序，长约13 cm；总花梗长7 ~ 15 cm；具鞘状叶，基部苞片阔卵圆形，小花数朵，生于苞片内，顶端苞片较狭，腋内无花；花萼白色筒状，不规则3齿裂；花冠管呈漏斗状，裂片3，粉白色，上面一枚较大，两侧裂片长圆形；侧生退化雄蕊长圆形，药隔距形，花丝扁阔；子房被伏毛，花柱丝状，光滑或被疏毛，基部有2棒状附属物，柱头略呈2唇形，具缘毛。花期4—6月，极少秋季开花。

生境分布

生长于林下或栽培。分布于浙江、四川等省区。

采收加工

冬季茎叶枯萎后采挖，摘取块根，除去细根，蒸或煮至透心，干燥。切片或打碎，生用，或矾水炒用。

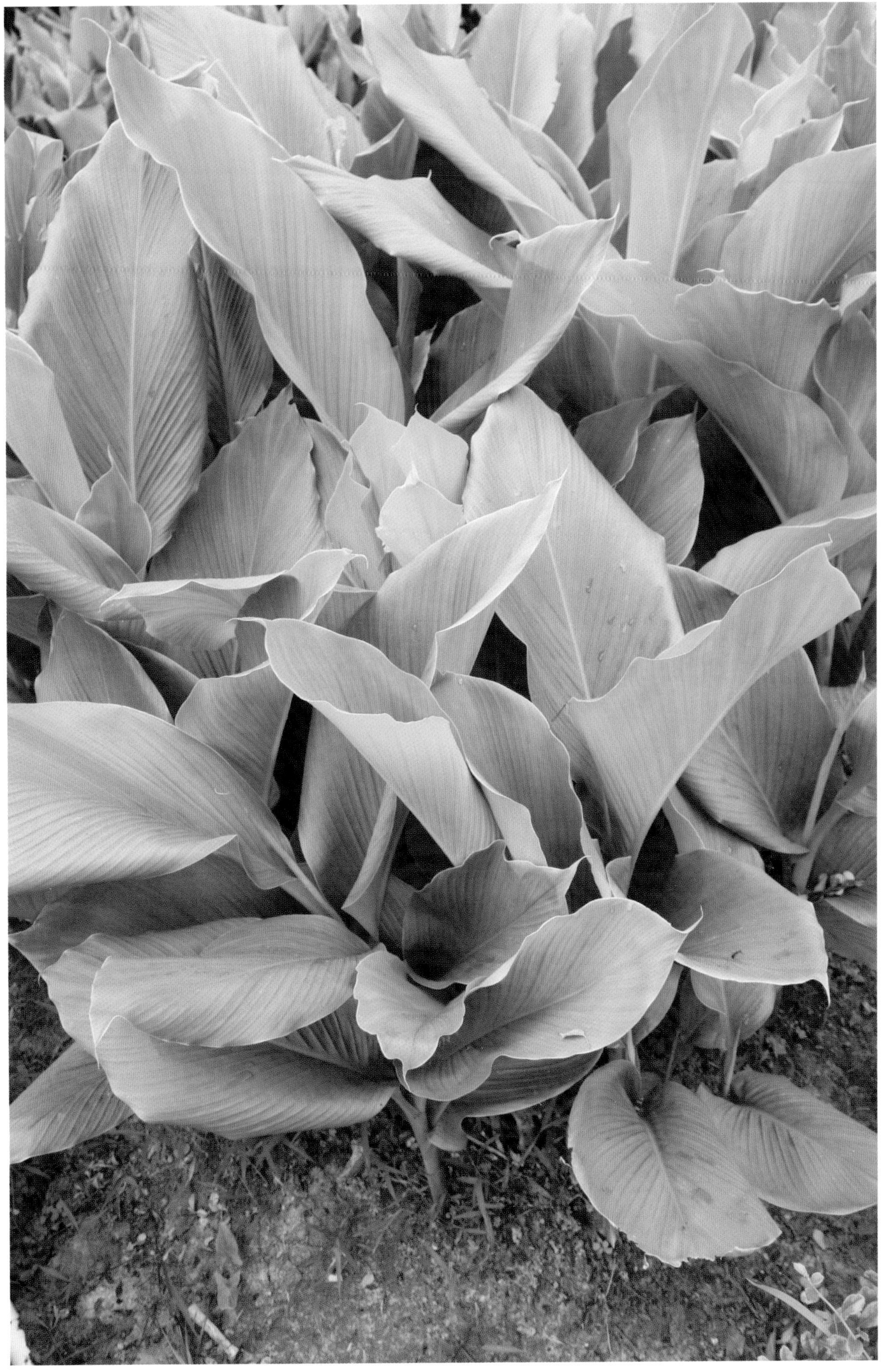

温郁金

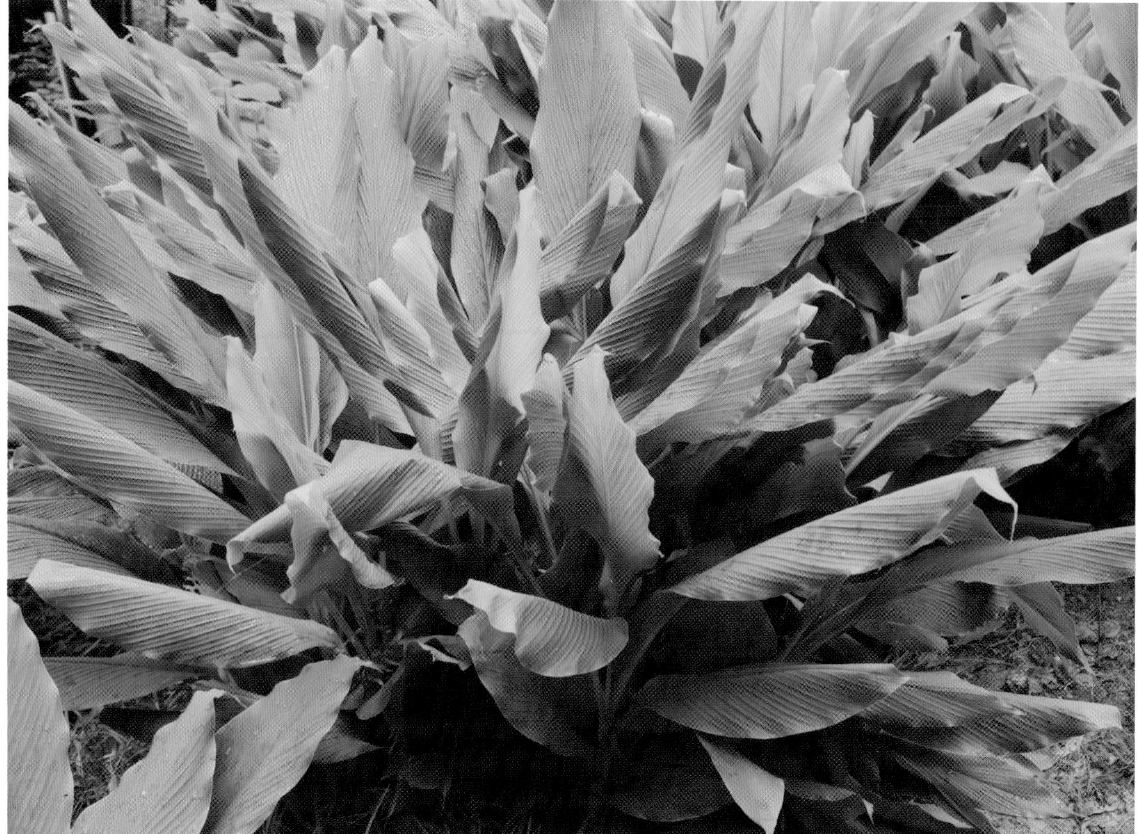

温郁金

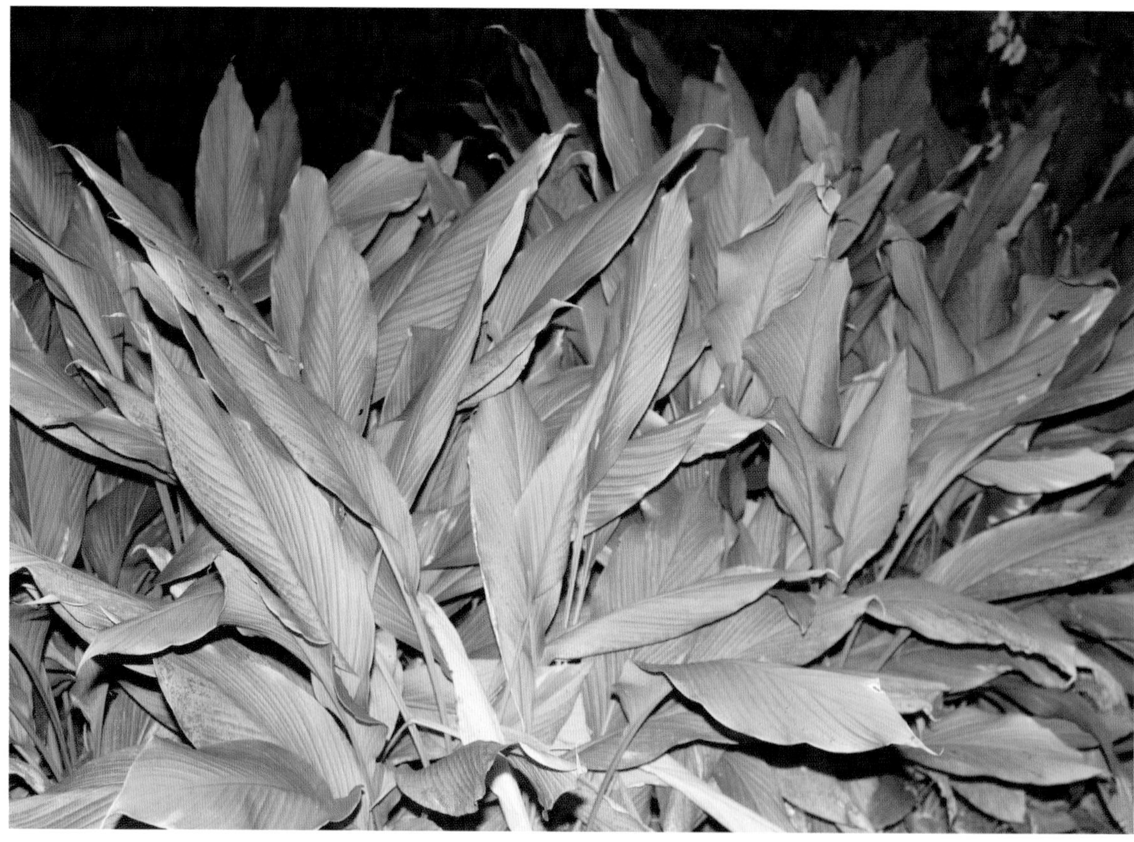

姜黄

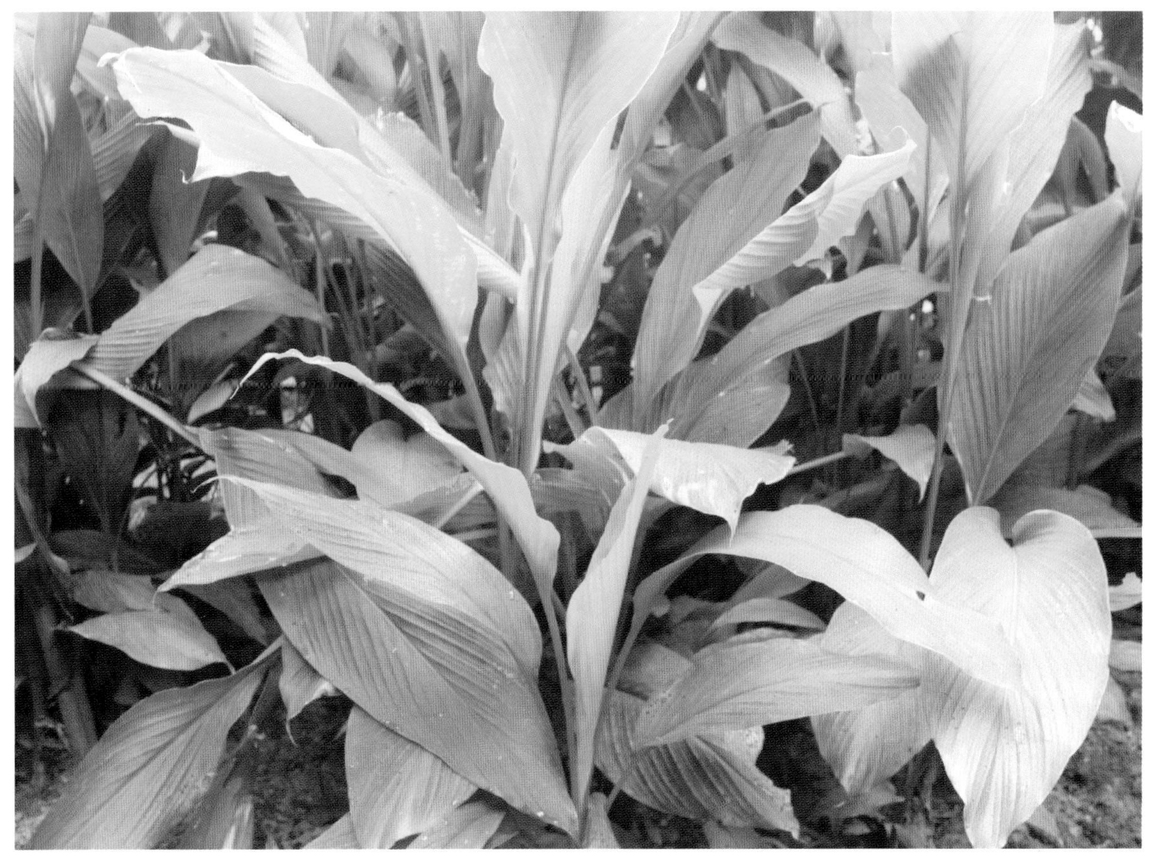

姜黄

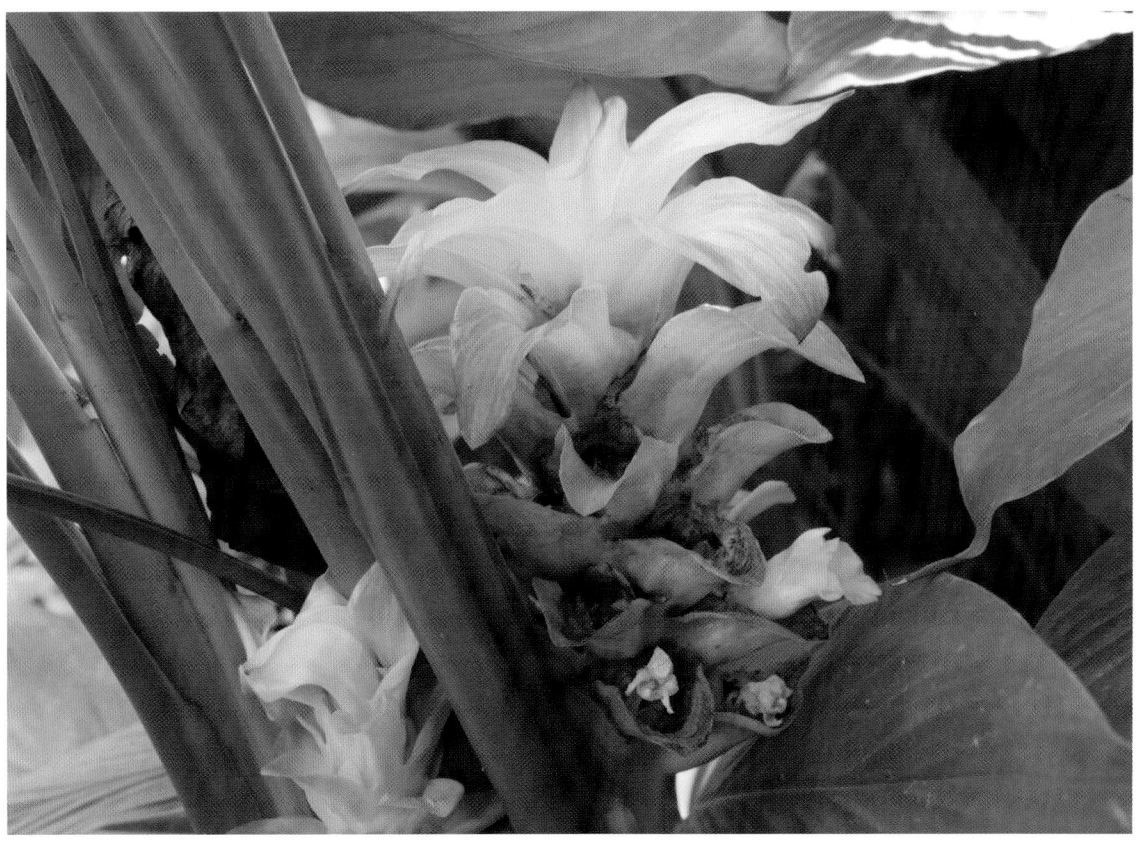

姜黄

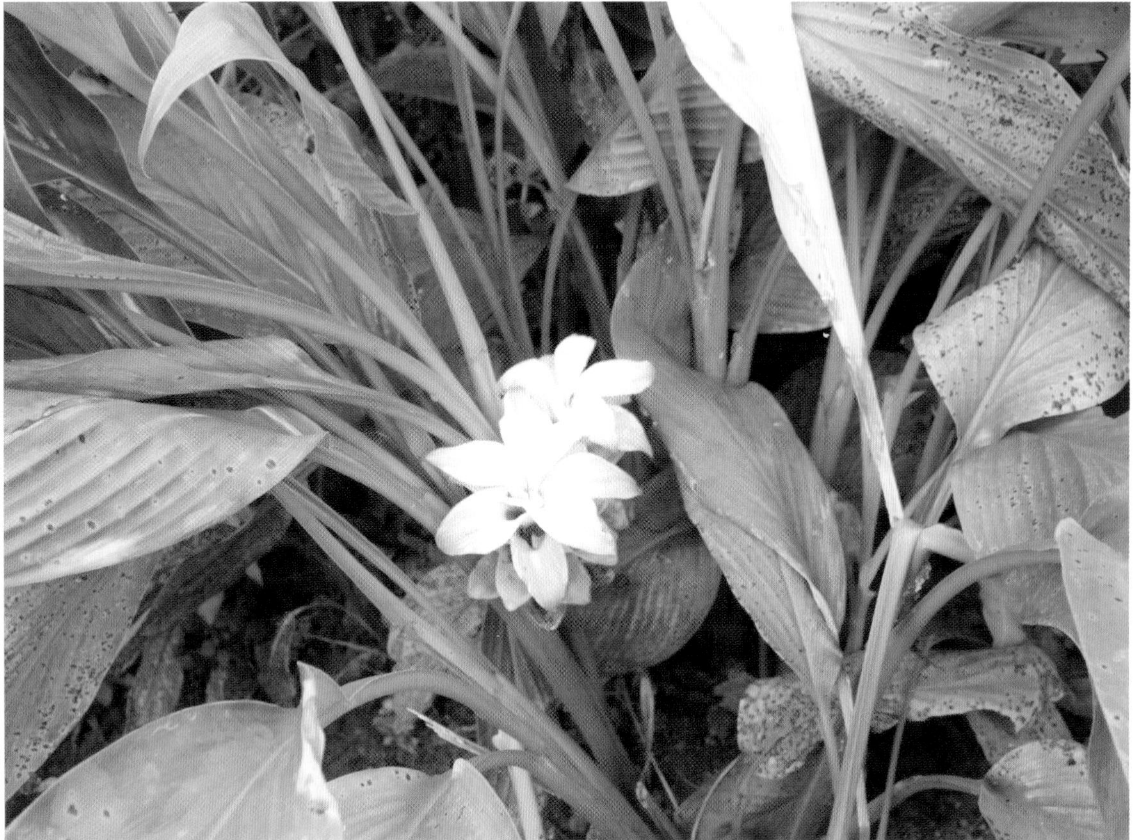

姜黄

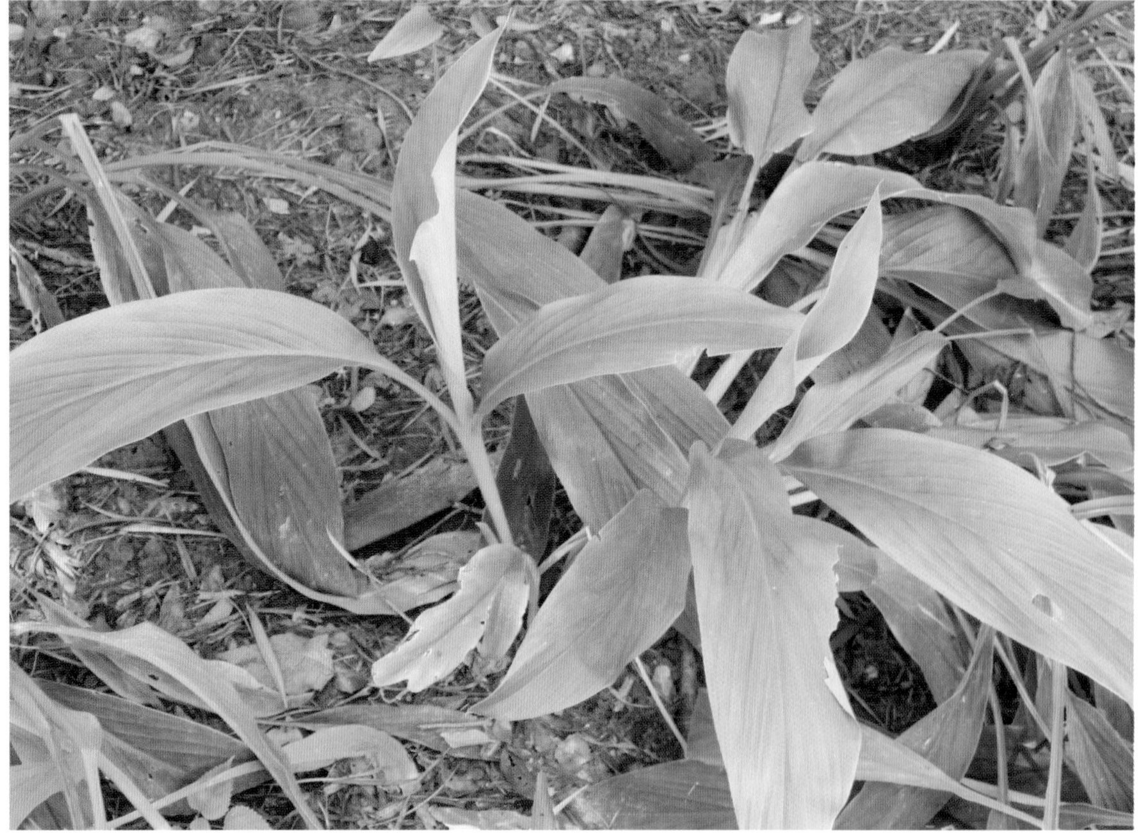

广西莪术

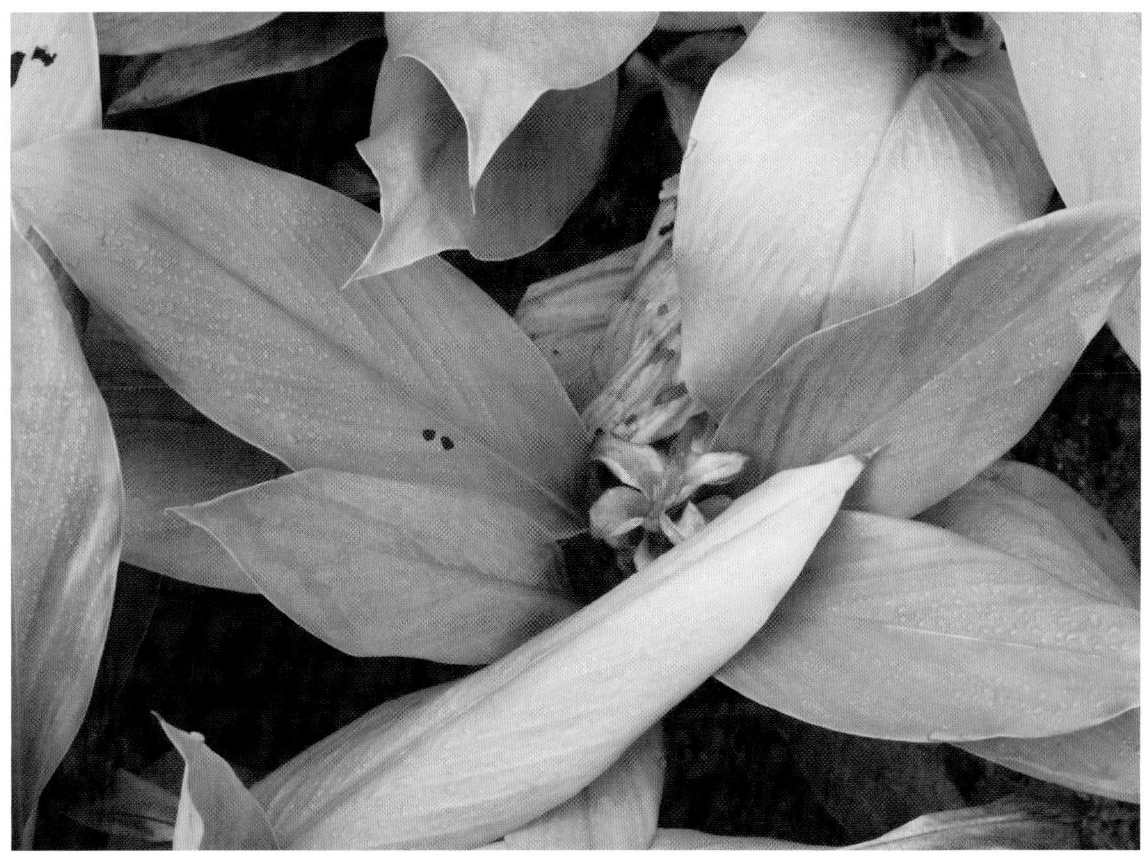

广西莪术

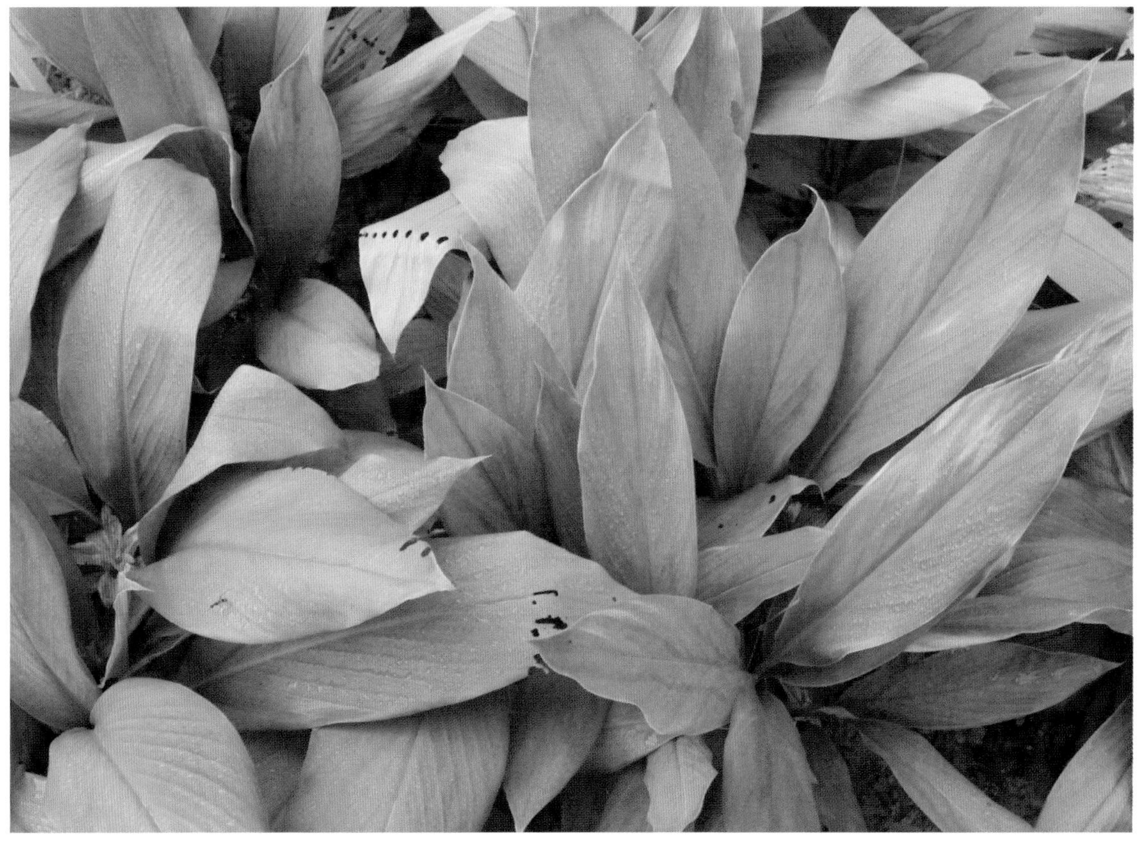

广西莪术

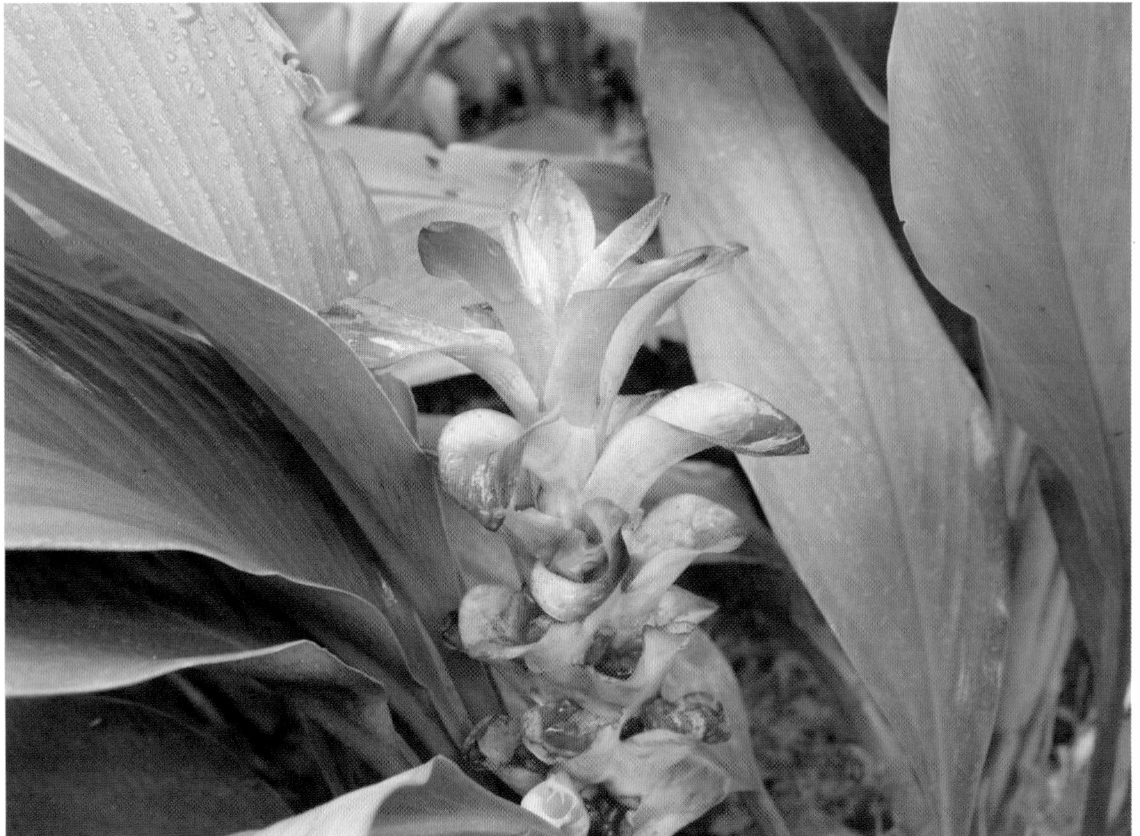

广西莪术

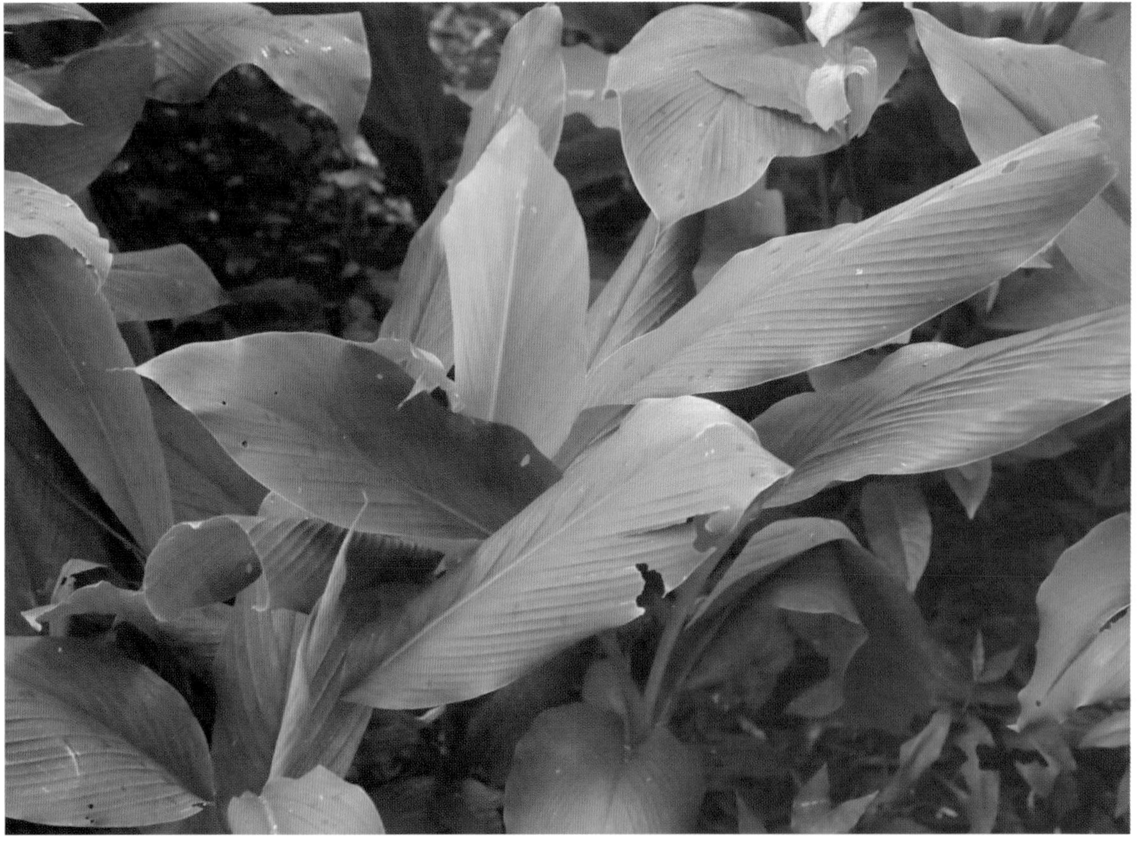

蓬莪术

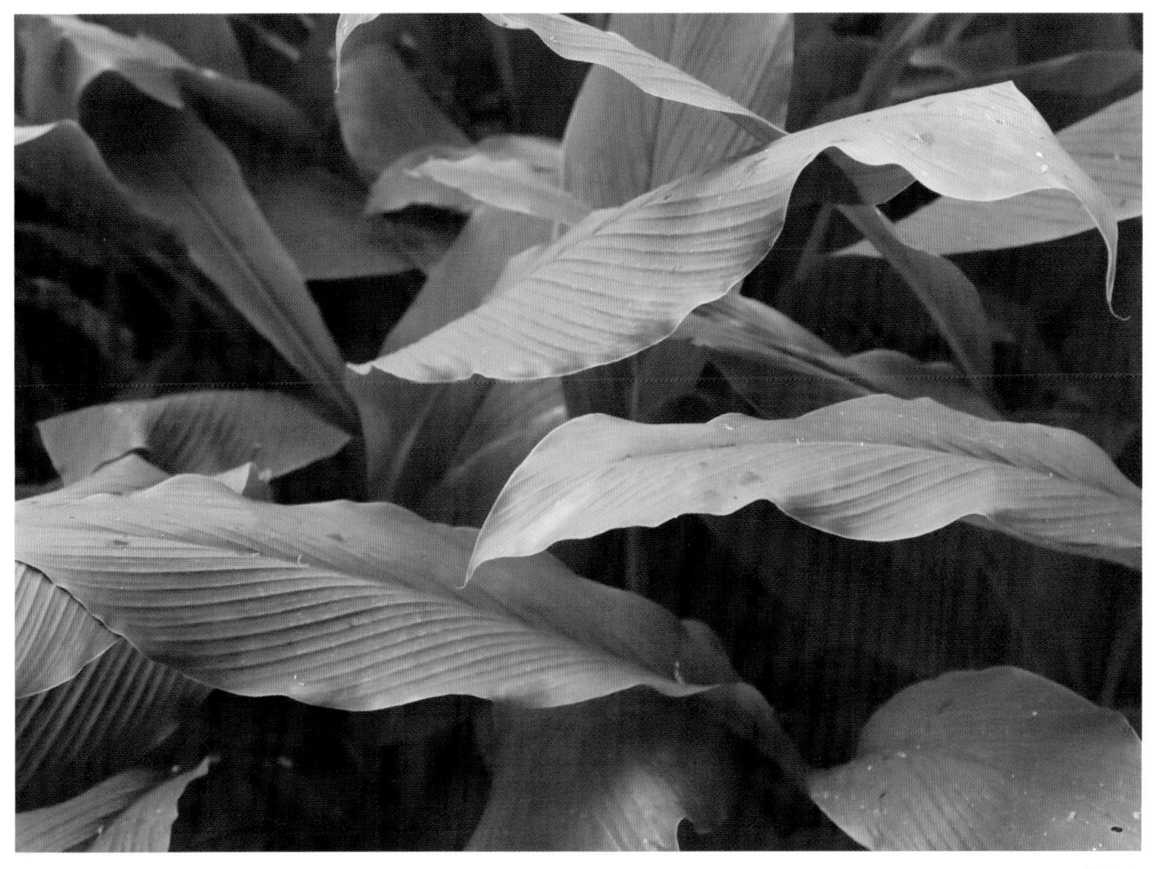

蓬莪术

药材鉴别

本品呈椭圆形、卵圆形或长条形薄片。外表皮灰黄色、灰褐色至浅棕色，带白色丝状纹理。切面灰棕色、橙黄色至灰黑色，光滑，半透明，正中有 1 环纹，角质样。气微香，味微苦。

功效主治

活血行气，解郁止痛，清心凉血，利胆退黄。本品味辛能散能行，既活血又行气解郁而止痛。性寒归肝、胆、心经，能清热利胆退黄，顺气降火而凉血止血，解郁开窍而有清心之功。

药理作用

本品所含姜黄素能促进胆汁分泌与排泄，对肝脏损伤有保护作用；对实验动物的主动脉、冠状动脉及分支内膜斑块的形成有减轻作用。本品可抑制存在胆囊中的微生物，有镇痛、抗炎作用。

用法用量

内服：5 ~ 12 g，煎服；研末服，2 ~ 5 g。

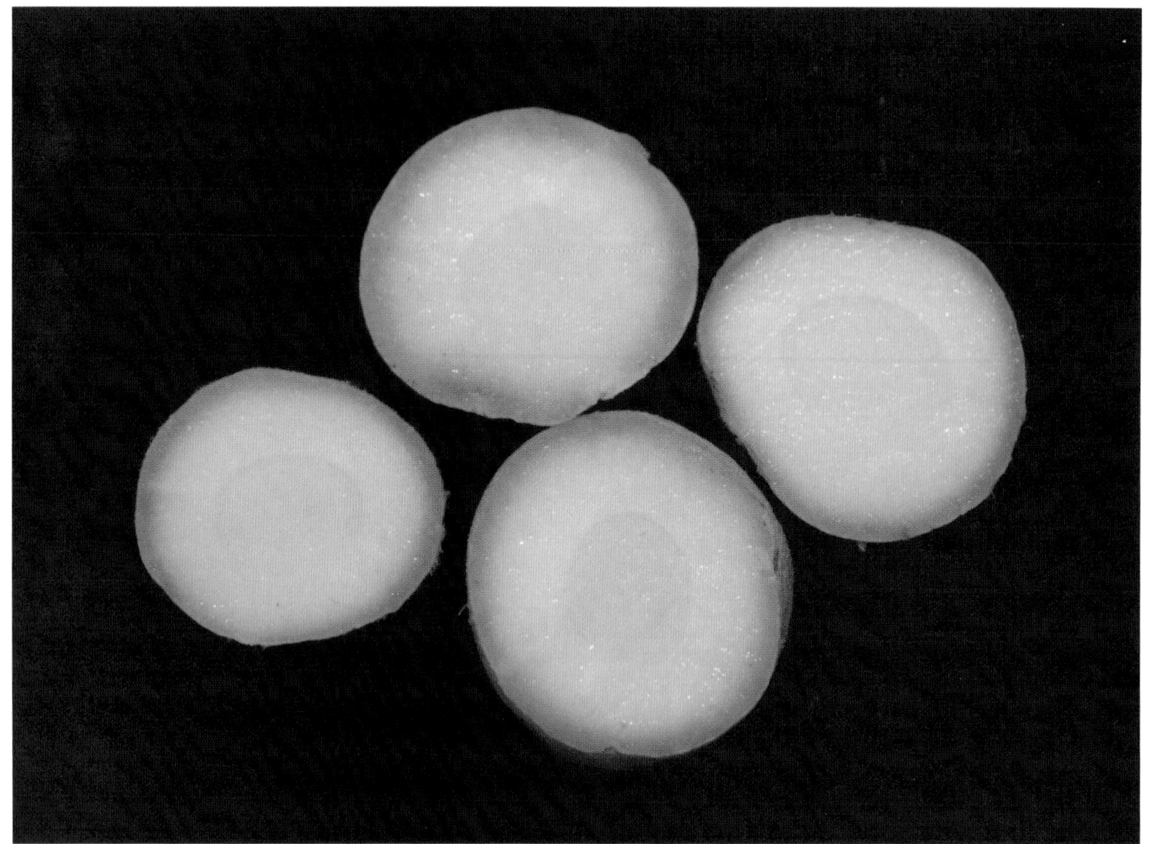

郁金药材

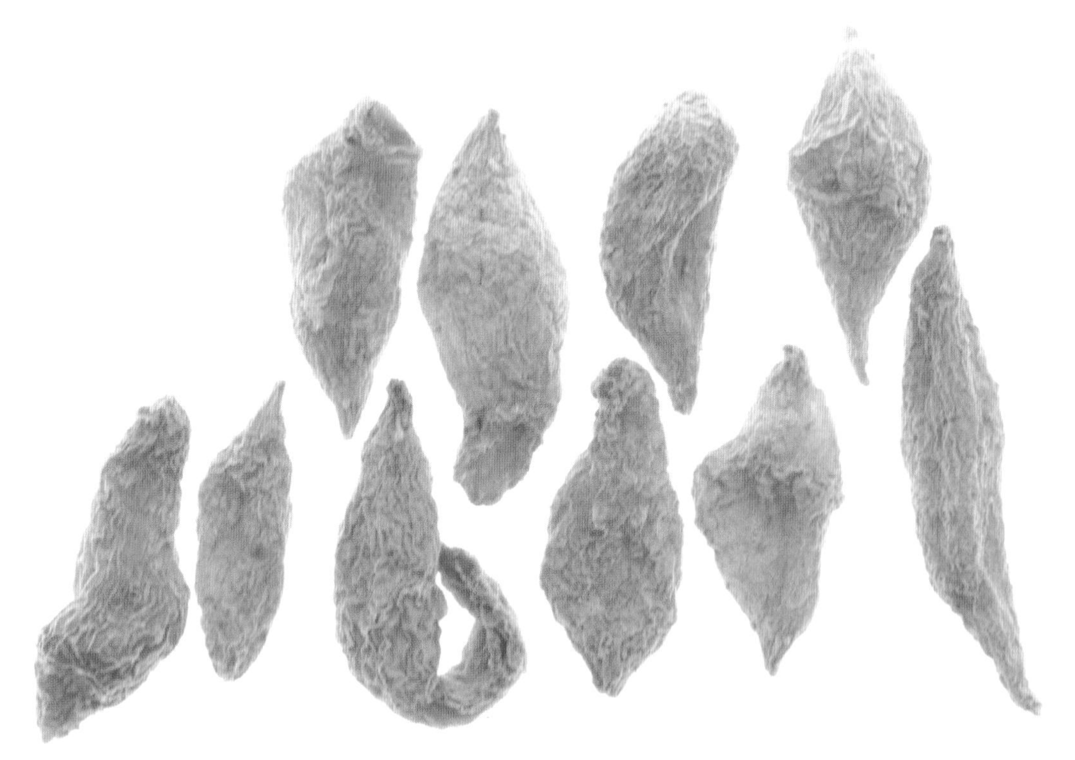

郁金药材

民族药方

1．冠心病，心绞痛 郁金、薤白、茯苓、白芍、延胡索、甘草各 15 g，木香 5 g，枳实、桂枝、厚朴、川芎各 12 g。水煎 3 次，每日 2 次。

2．低蛋白血症 郁金、丹参、黄芪各 20 ~ 60 g，大枣、当归、五味子、连翘、木香各 15 g，三七 10 g，鳖甲 15 ~ 45 g。随证加减，水煎或制蜜丸，每次 10 g。

3．脑外伤综合征 郁金、陈皮、当归、桃仁、牛膝各 10 g，赤芍、生地黄各 15 g，川芎、柴胡各 7 g，红花 2 g。随症加减，每日 1 剂，水煎服。

4．脑卒中 郁金、菖蒲、远志各 15 g，丹参 30 g。鼻饲、灌肠、口服等多种途径给药。

5．癫痫 郁金 21 g，白矾 9 g，天竺黄、琥珀各 6 g，朱砂、薄荷各 3 g。研细末过 100 目筛，装胶囊，成人每服 3 g，小儿 1.5 ~ 2.0 g，每日 3 次，3 周见效者继用，直至不发病，然后渐减药量再服 1 个月左右。

6．自汗症 广郁金 30 g，五倍子 9 g。共研细末，每次 10 ~ 15 g，蜂蜜调成药饼 2 块，贴两乳头，纱布固定，每日换药 1 次。

7．中耳炎 广郁金 1 枚。蘸麻油少许，磨取浓汁，再放冰片 0.03 g 调匀，拭净患耳内脓液后滴之，每日 3 次，一般用广郁金 1 枚即愈。

8．脑血栓形成 郁金、水蛭、川芎各适量。按 2 ∶ 1.5 ∶ 3 的比例混合粉碎制片，每片重 0.3 g，每日 6 片分 3 次服，7 日为 1 个疗程，连服 8 个疗程。

使用注意

畏丁香。

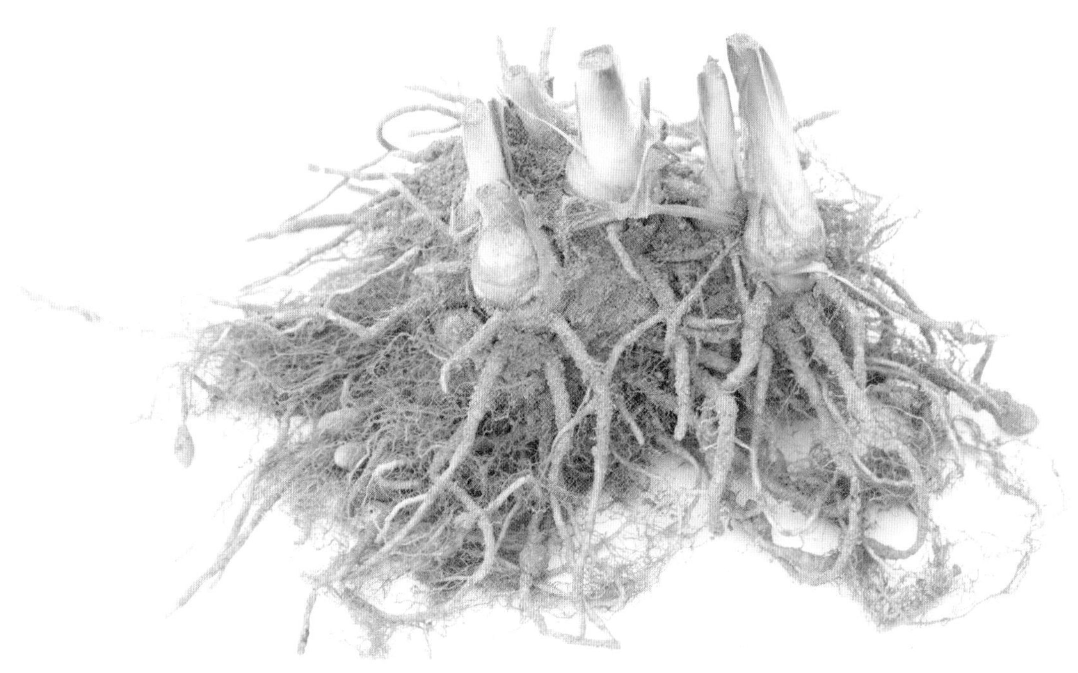

郁金药材

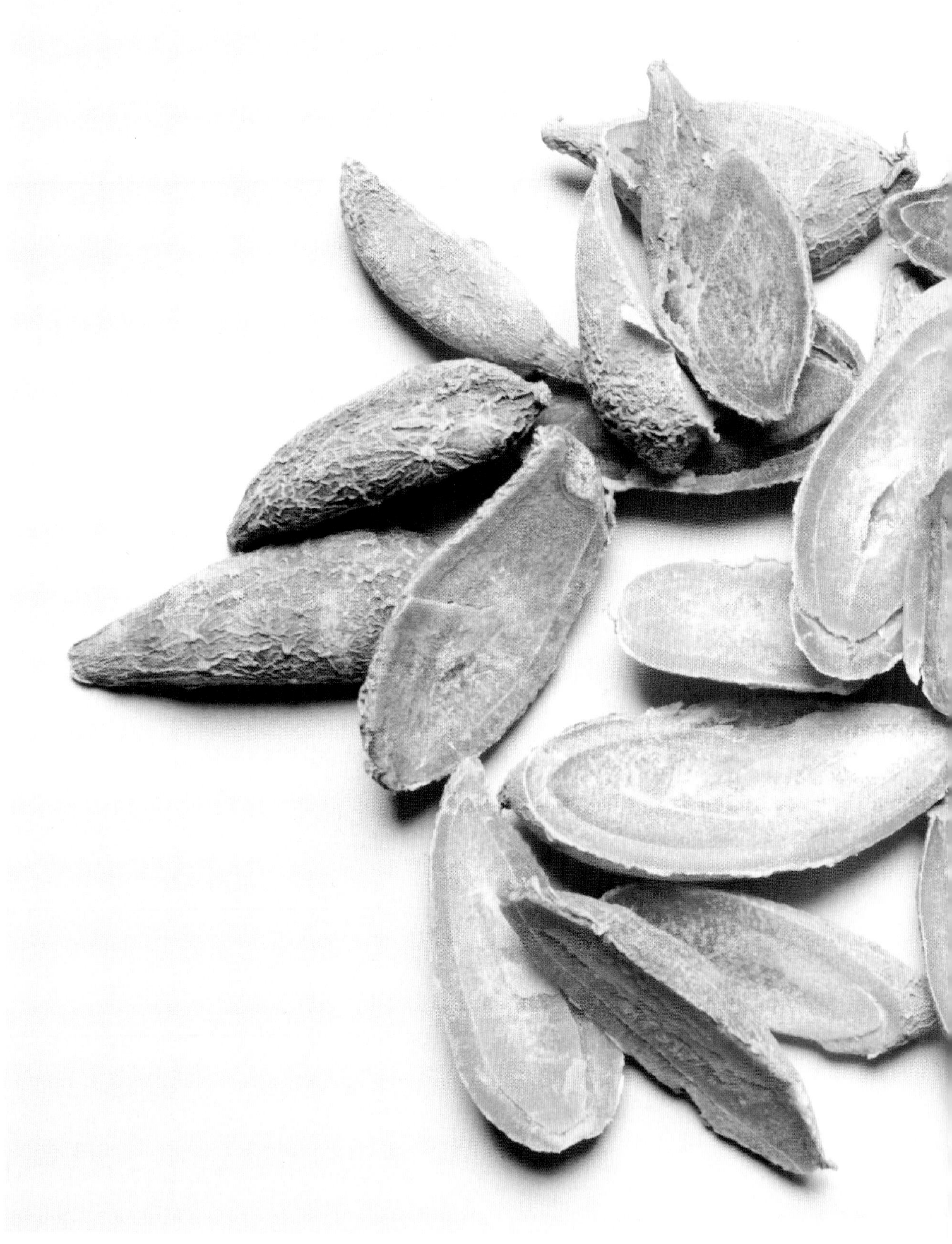

郁金

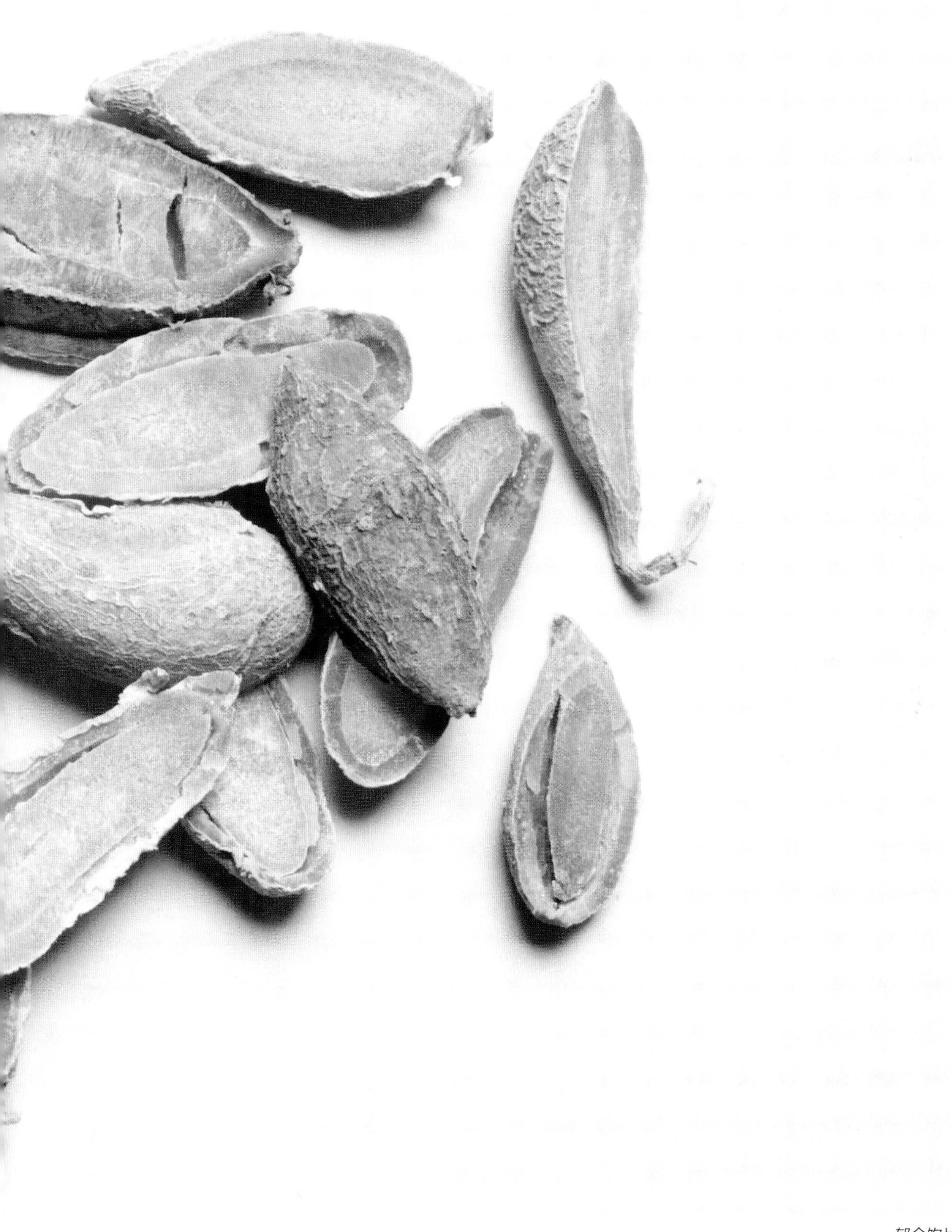

郁金饮片

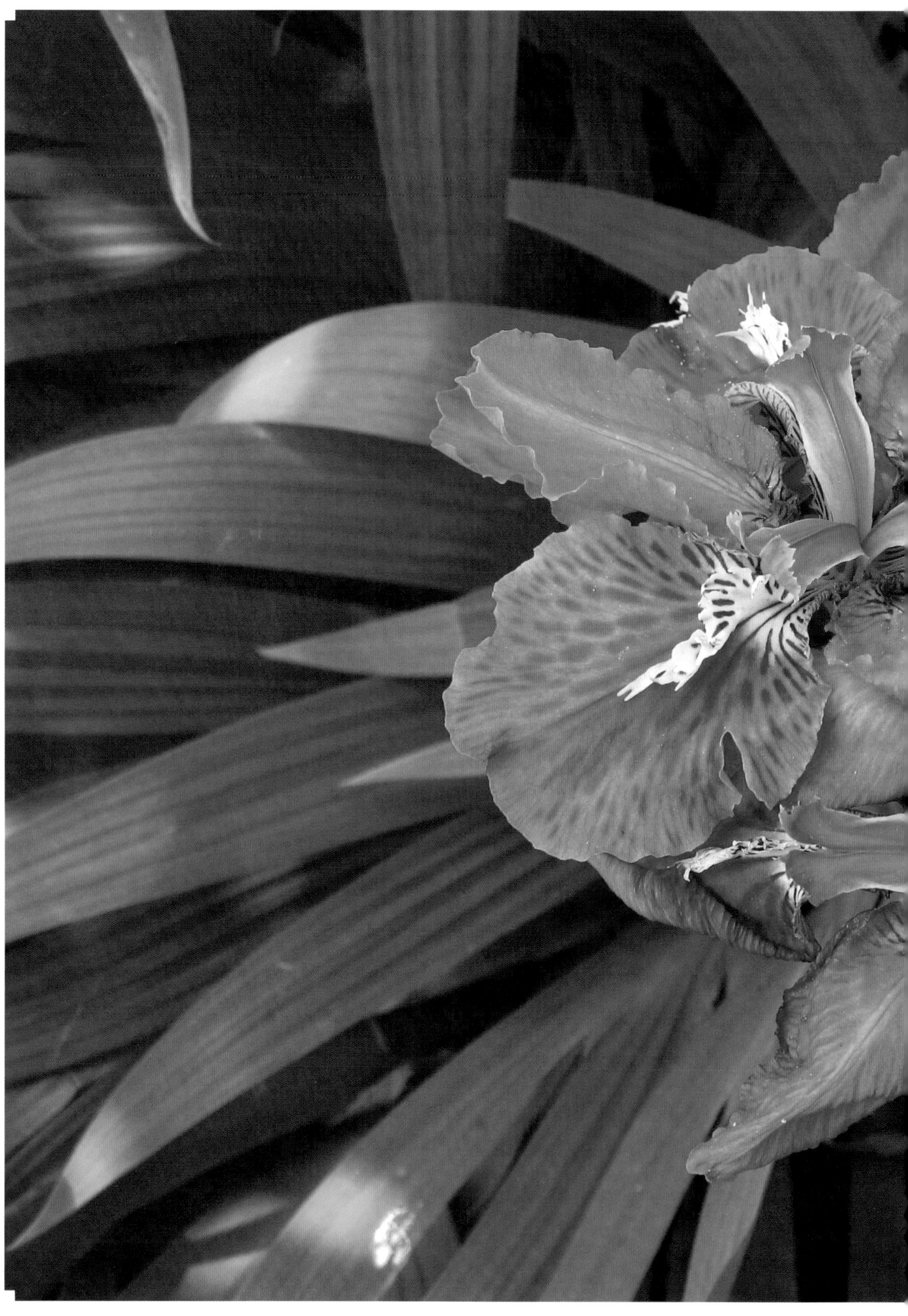

鸢尾

【维药名】苏维散依力提孜。

【别　名】土知母、鸢尾根、扁竹根。

【来　源】本品为多年生草本鸢尾科植物鸢尾 *Iris tectorum* Maxim. 的根状茎。

【性味归经】辛、苦，寒；有毒。归肺、肝、脾经。

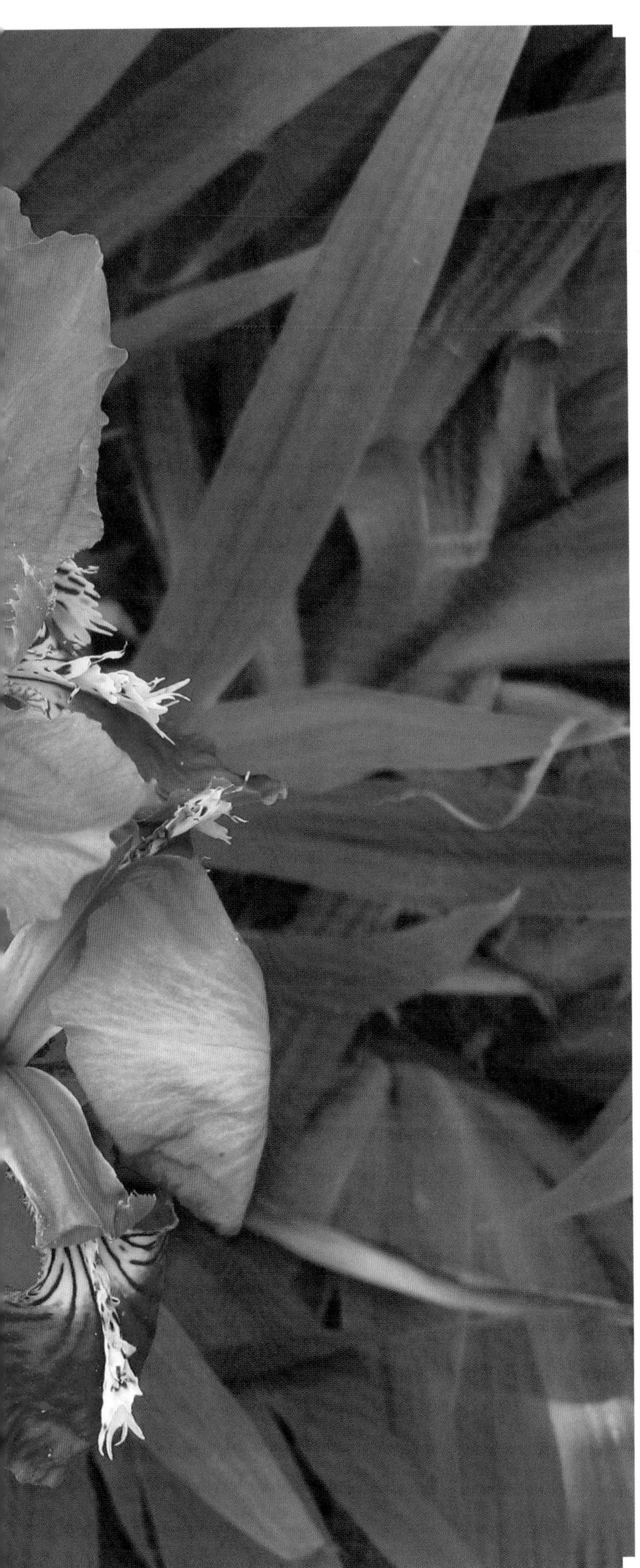

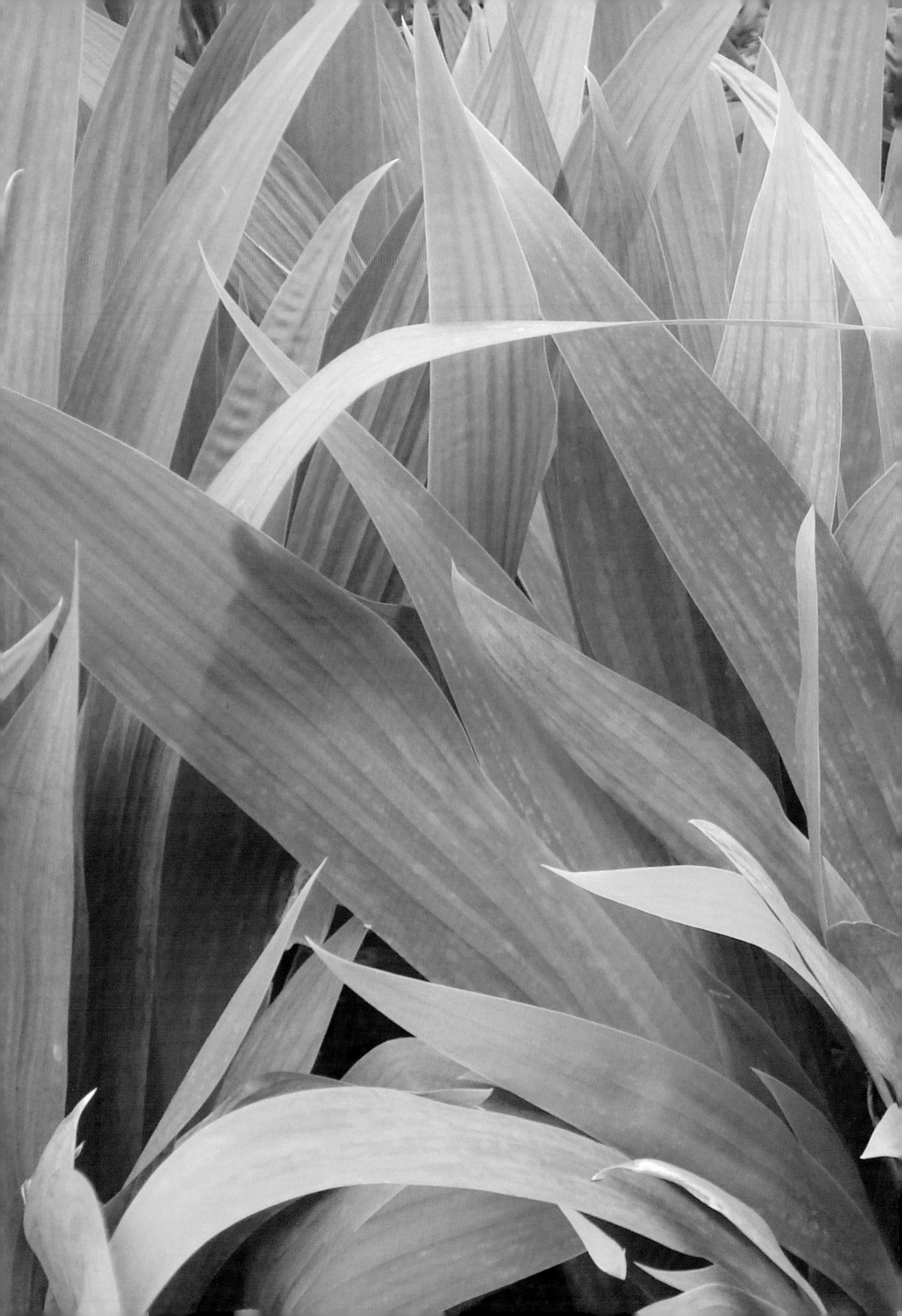

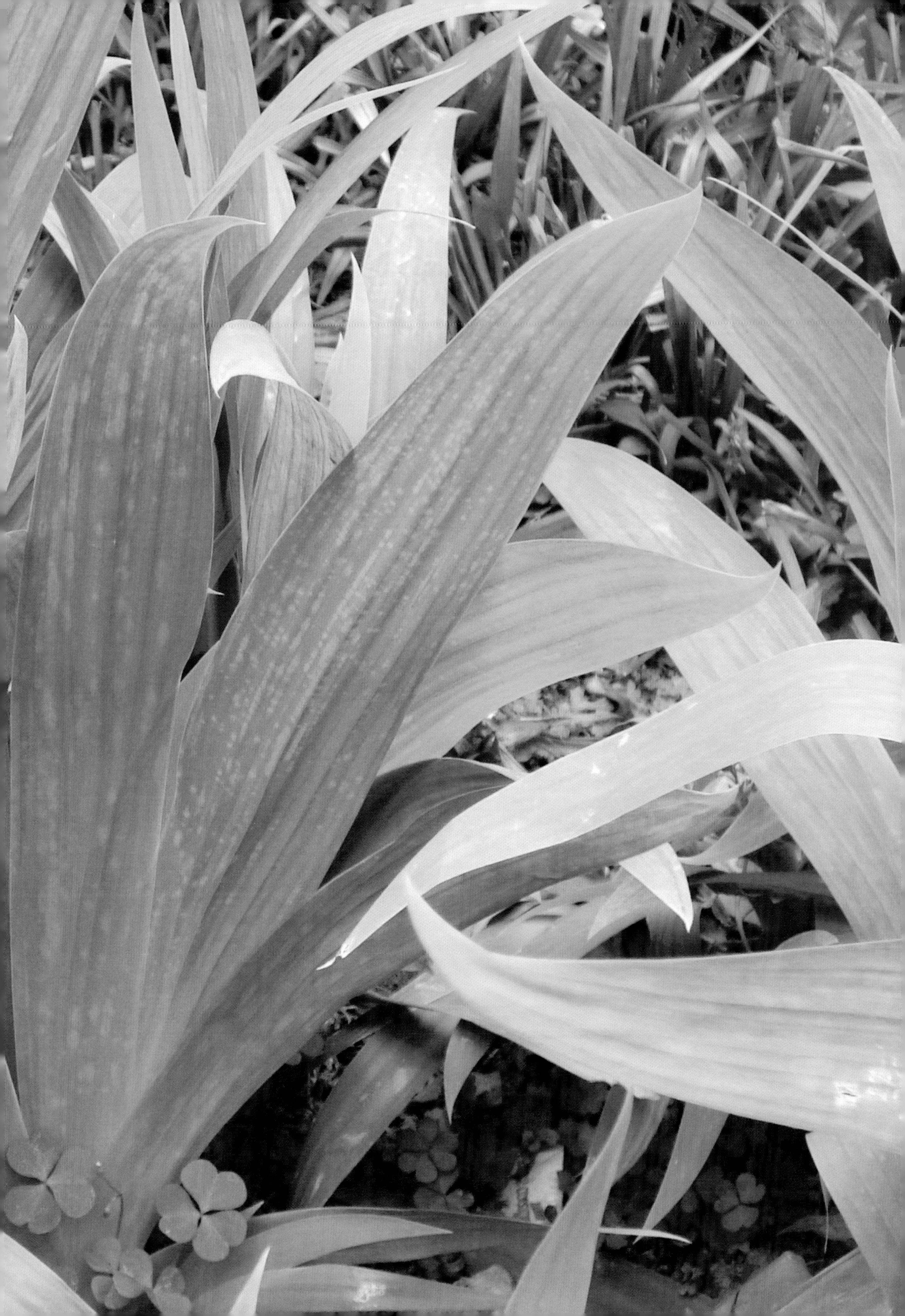

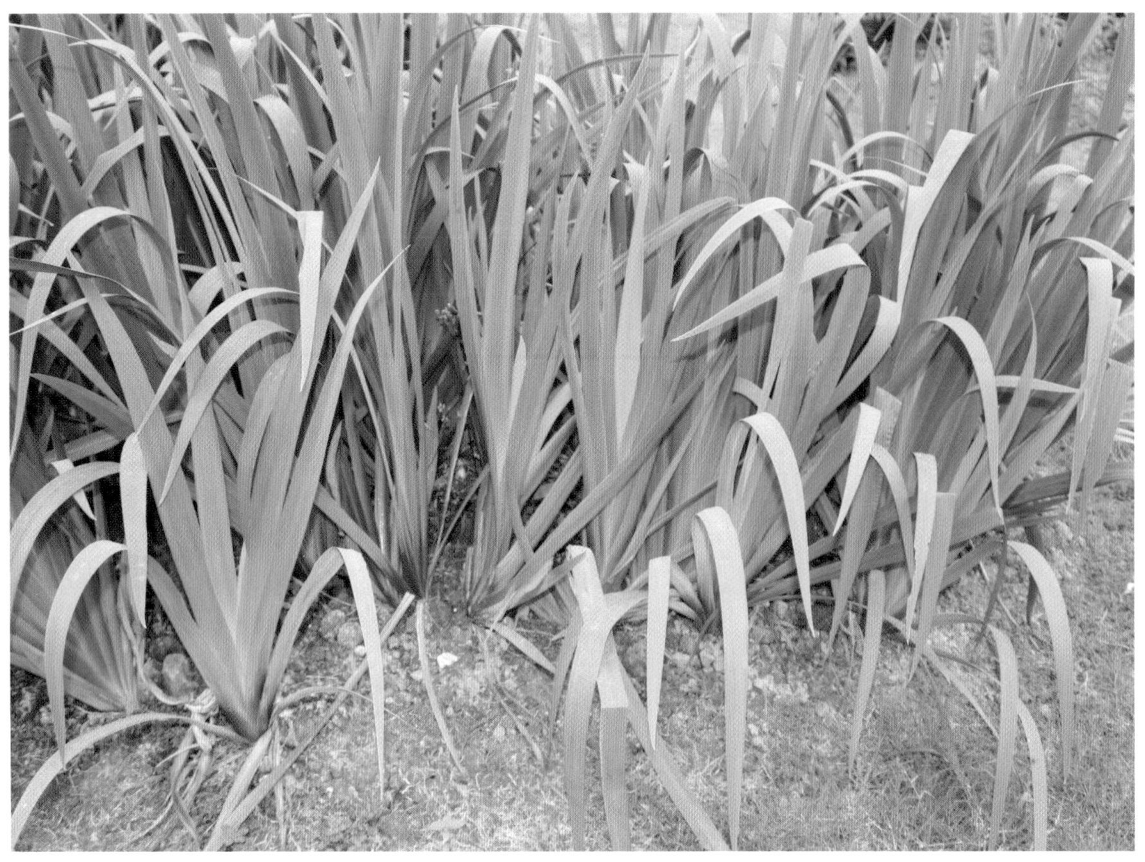

鸢尾

识别特征

多年生宿根性直立草本，高 30 ~ 50 cm。根状茎匍匐多节，粗而节间短，浅黄色。叶为渐尖状剑形，宽 2 ~ 4 cm，长 30 ~ 45 cm，质薄，淡绿色，呈 2 纵列交互排列，基部互相包叠。春至初夏开花，总状花序 1 ~ 2 枝，每枝有花 2 ~ 3 朵；花蝶形，花冠蓝紫色或紫白色，径约 10 cm，外 3 枚较大，圆形下垂；内 3 枚较小，倒圆形；外列花被有深紫斑点，中央面有 1 行鸡冠状白色带紫纹突起。花期 4—6 月，果期 6—8 月。

生境分布

生长于沼泽土壤或浅水层中。全国各地均产。

采收加工

全年可采，挖出根状茎，除去茎及须根，洗净晒干。

药材鉴别

本品呈段状。根茎表面灰棕色，有节。上常有分歧，节间部分一端缩小，另一端膨大，膨大部分密生同心环纹，愈靠近顶端愈密集。

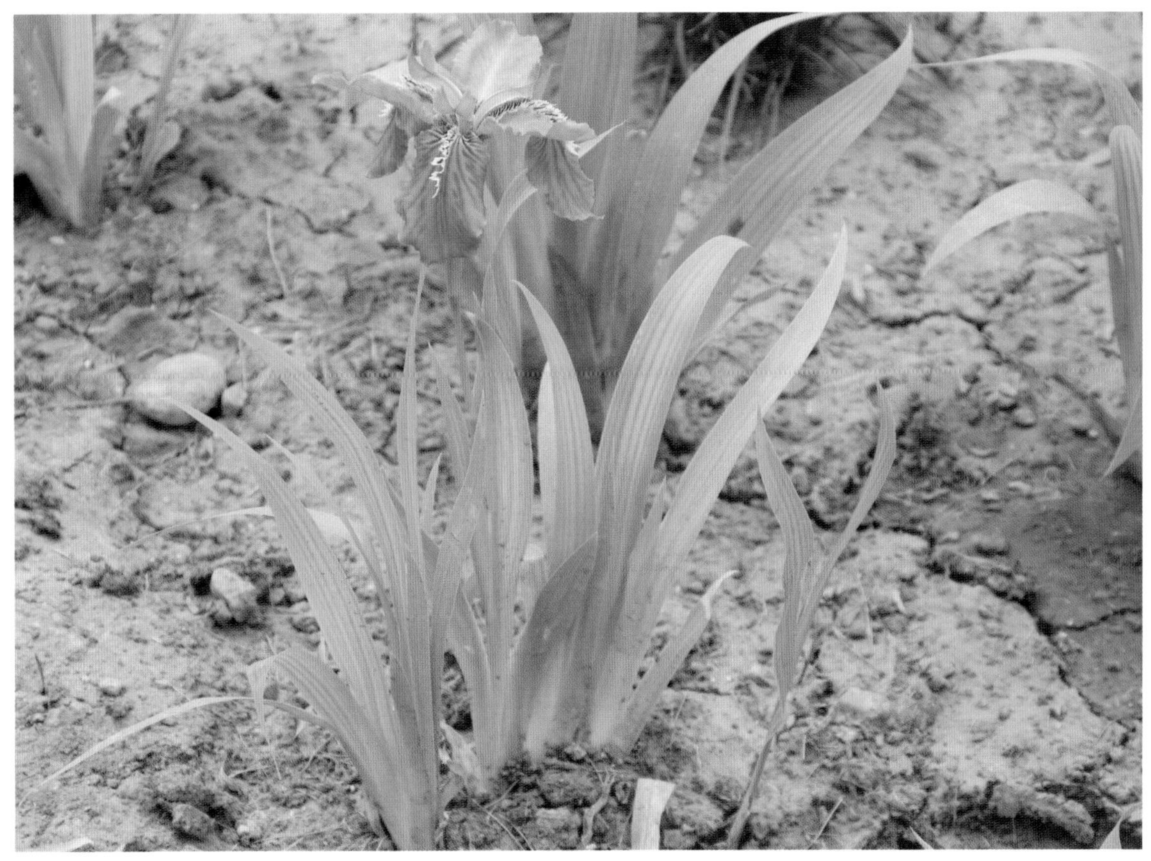

鸢尾

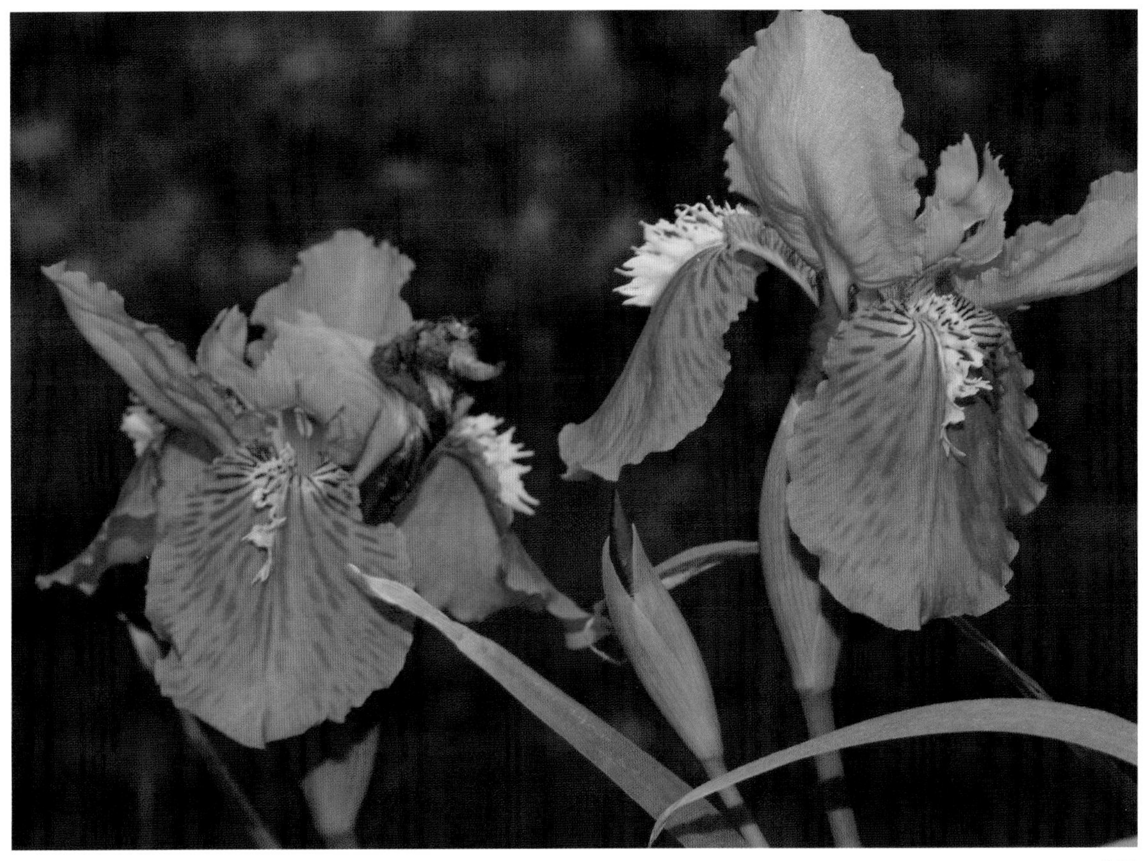

鸢尾

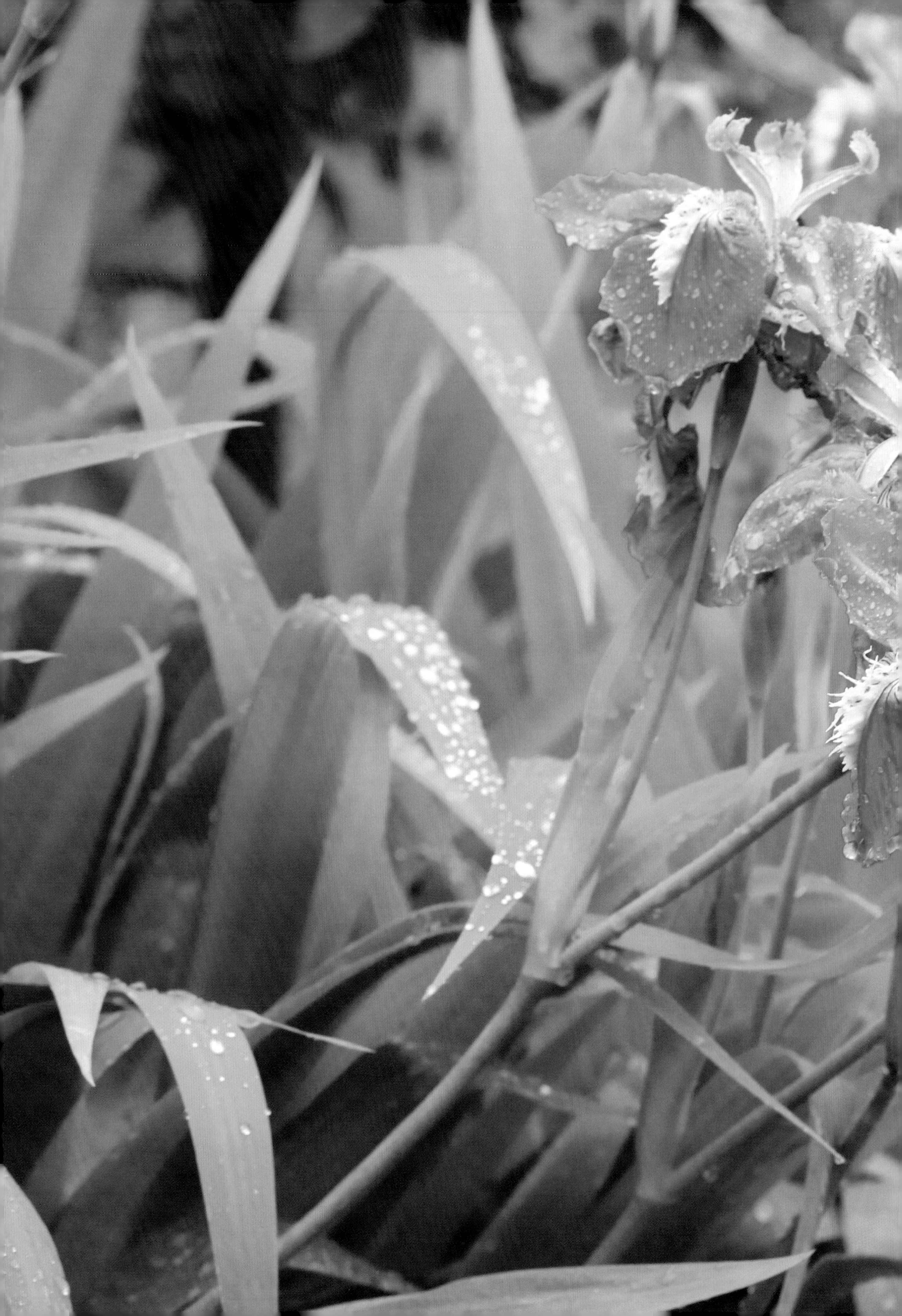

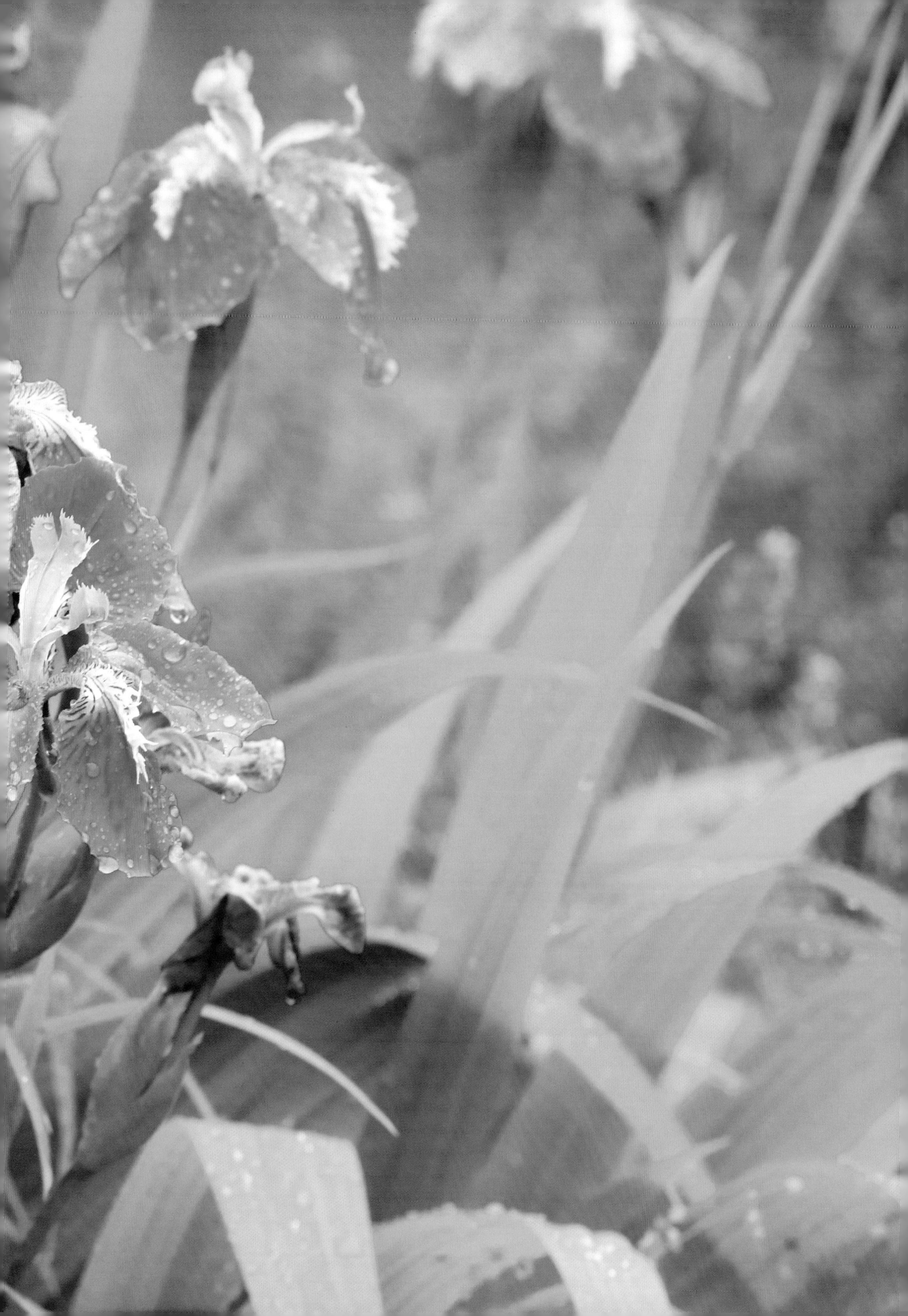

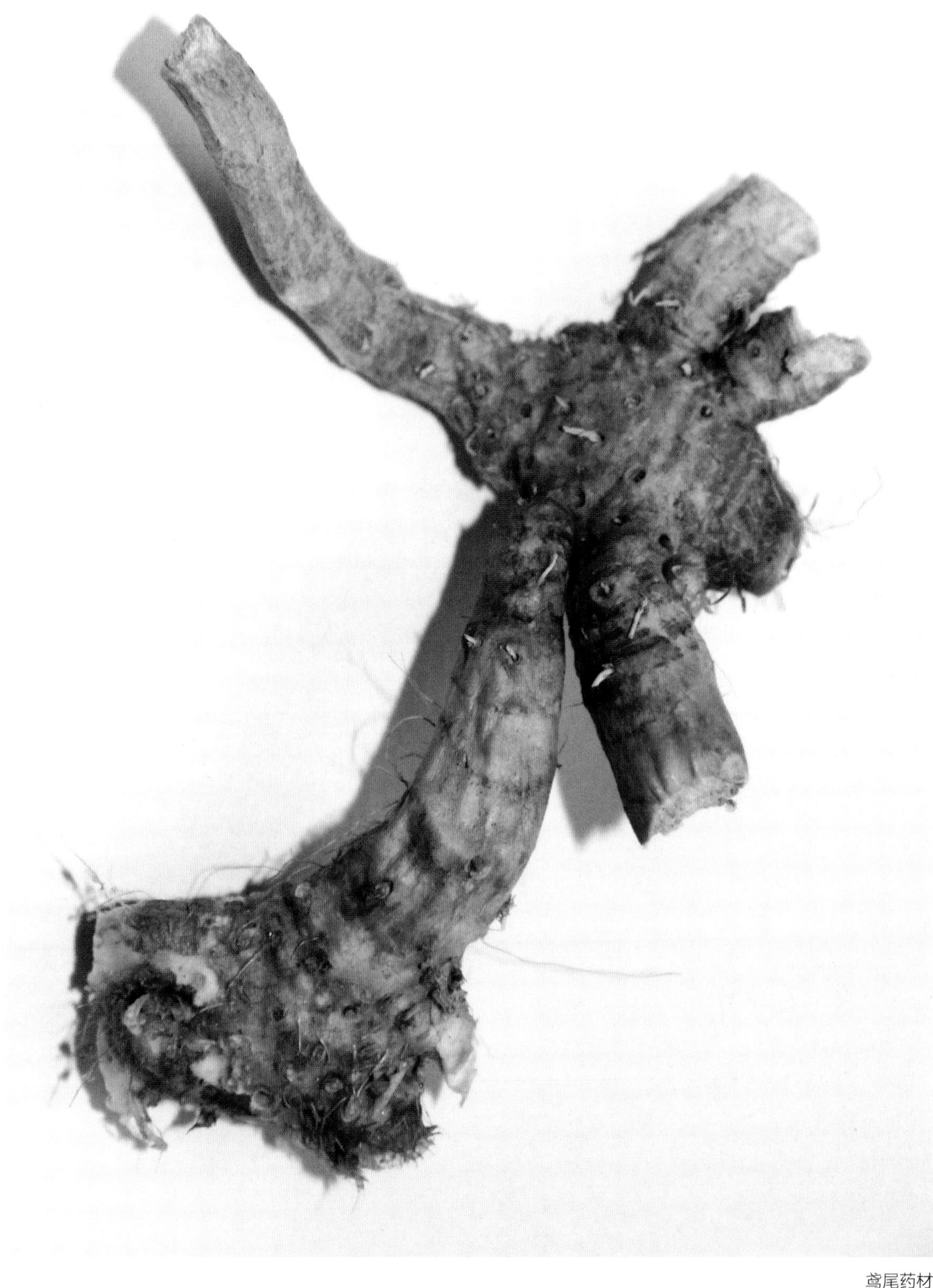

鸢尾药材

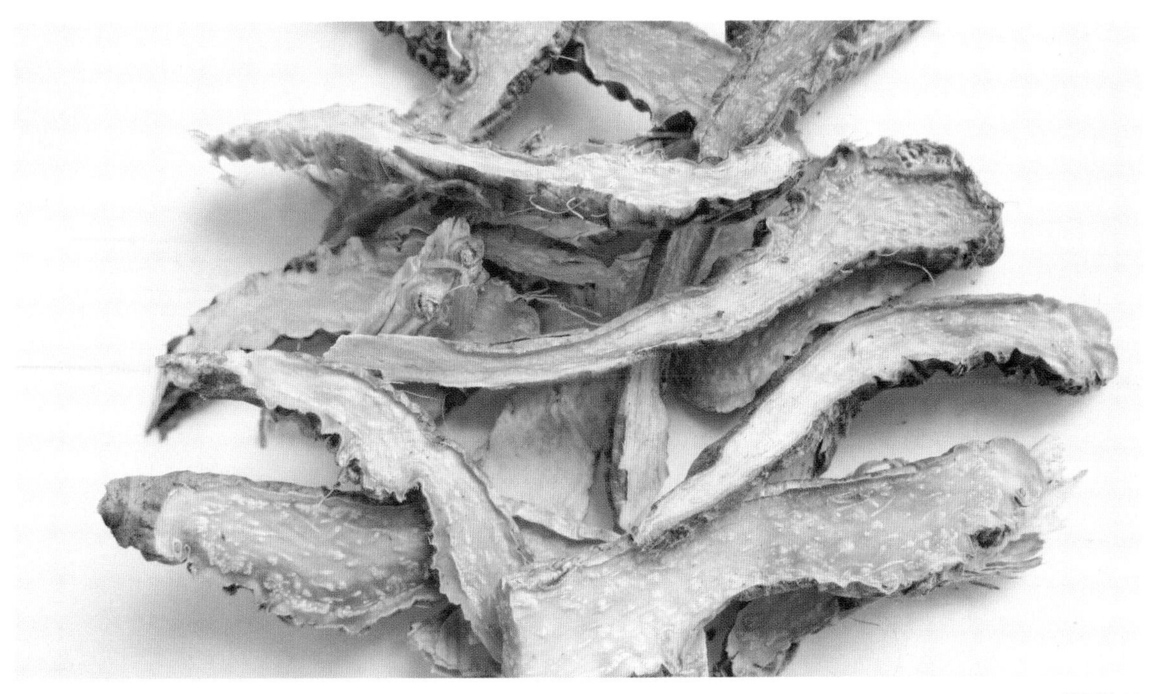

鸢尾饮片

功效主治

消食化积，活血化瘀，行水消肿，清热解毒。本品味辛、苦，性寒，辛能行散，入脾经能消积行滞，行水消肿，归肝经血分能活血化瘀。其苦寒之性可清热解毒泻火。

药理作用

本品有促进胃液分泌作用。有消炎作用，对腹水有抑制作用。

用法用量

内服：0.9 ~ 3.0 g，水煎。

民族药方

1．食积饱胀　鸢尾 3 g。研细末，用白开水或兑酒吞服。

2．喉症，食积，血积　鸢尾根 3 ~ 10 g。水煎服。

3．水道不通　鸢尾适量。研自然汁 10 ml 服，通即止药。

4．跌打损伤　鸢尾根 3 ~ 10 g。研末或磨汁，冷水送服。

5．痈疖肿毒，外伤出血　鲜鸢尾根状茎适量。捣烂外敷；或干品研末，敷患处。

使用注意

体虚者慎服。

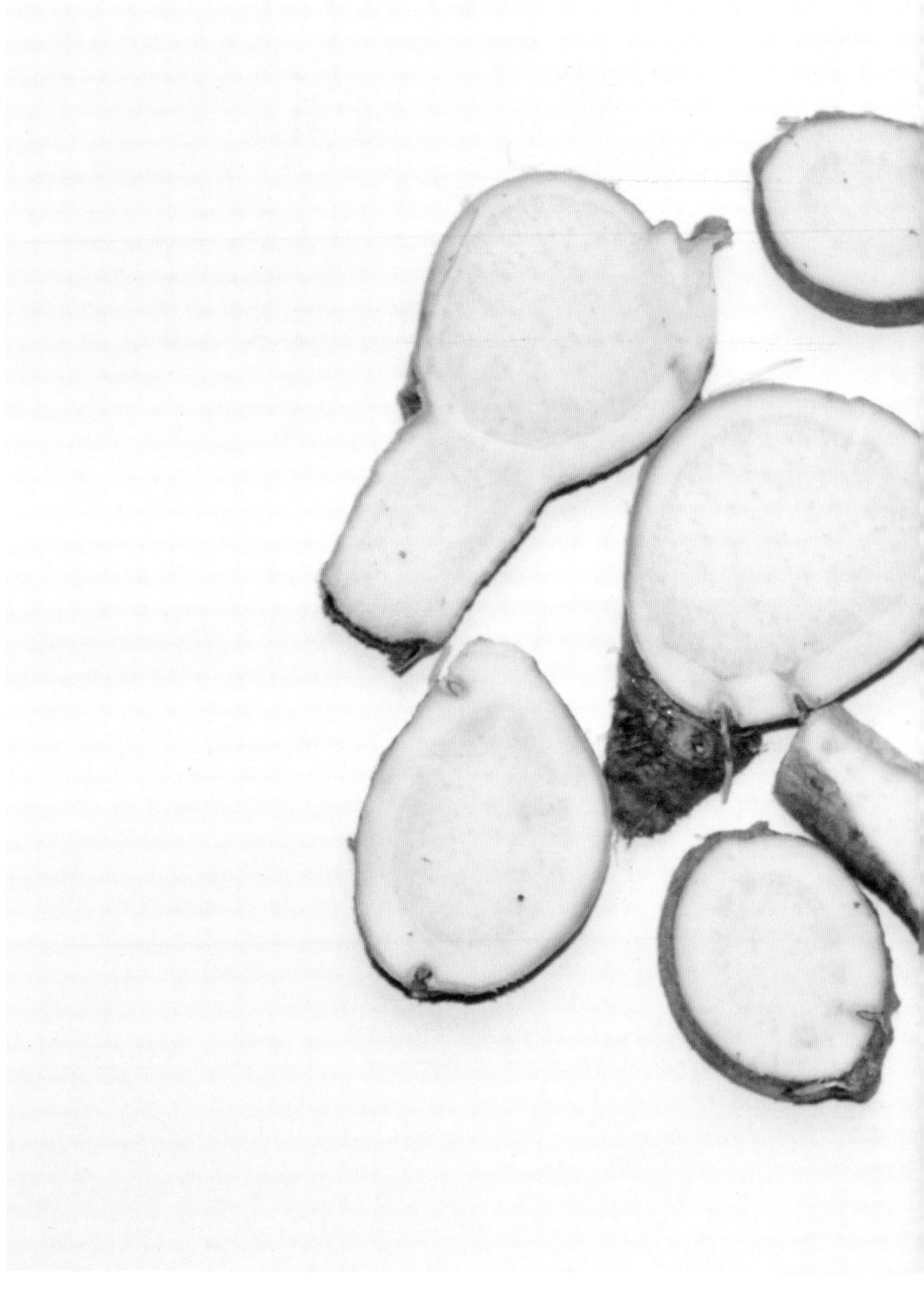

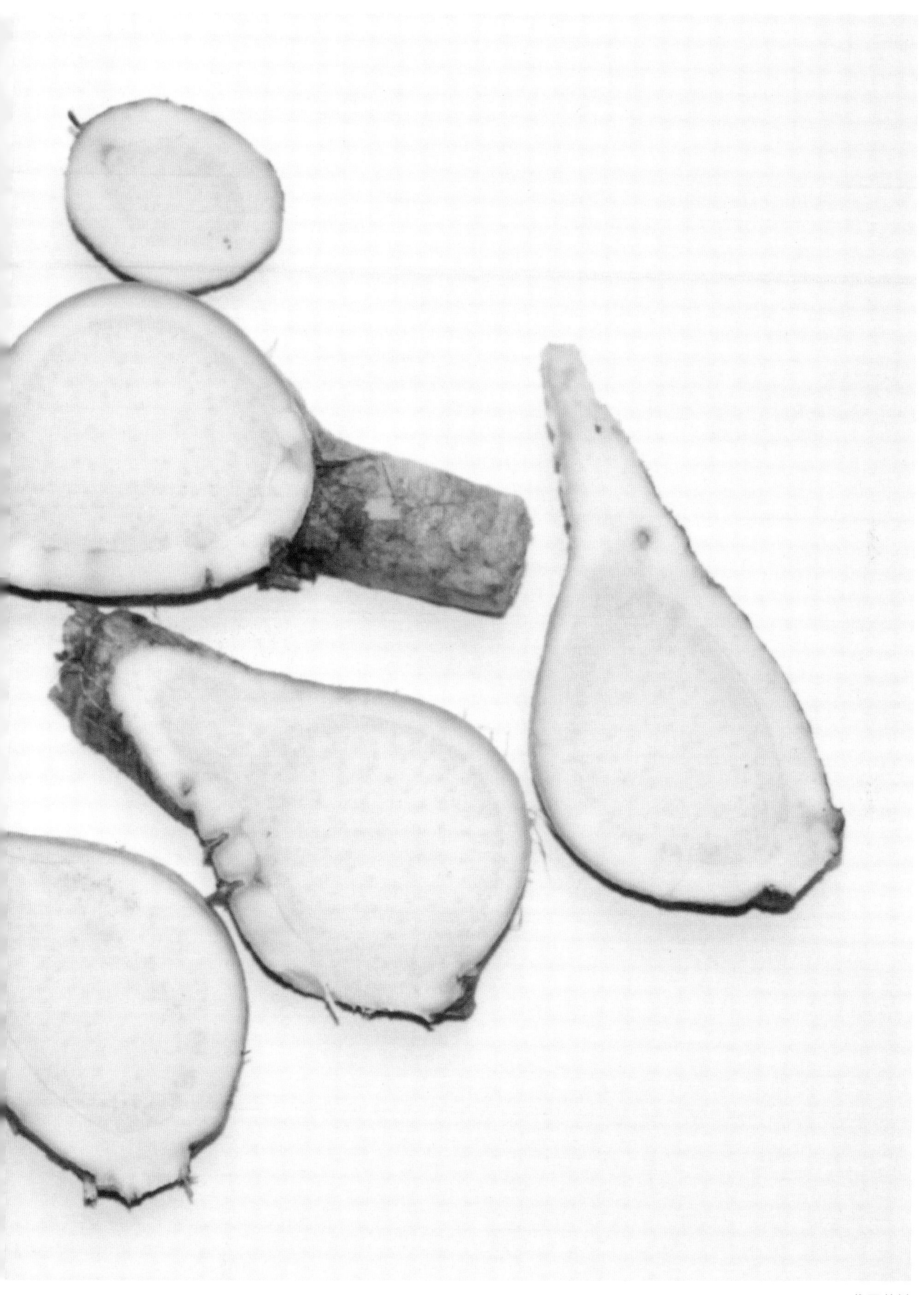

鸢尾药材

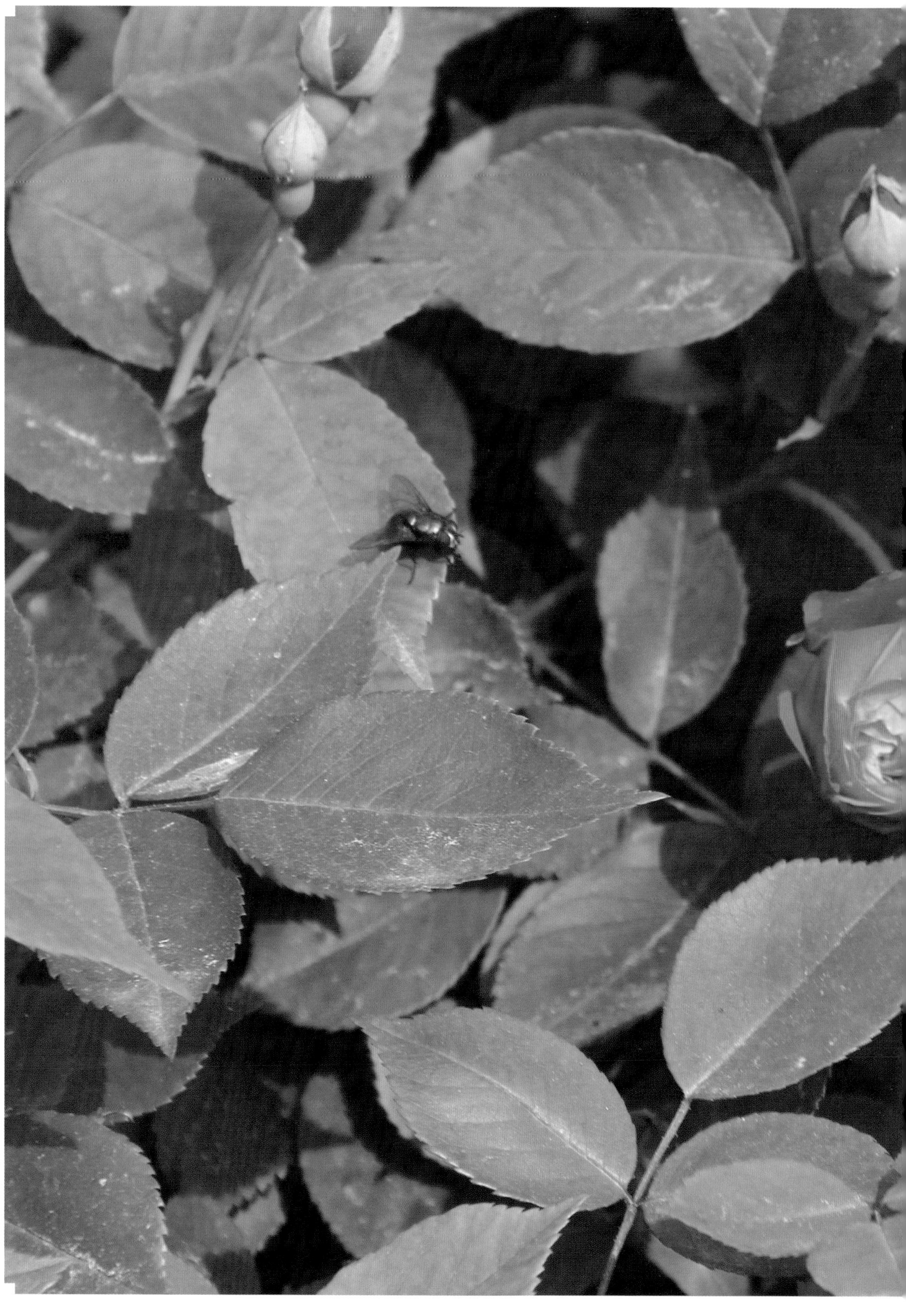

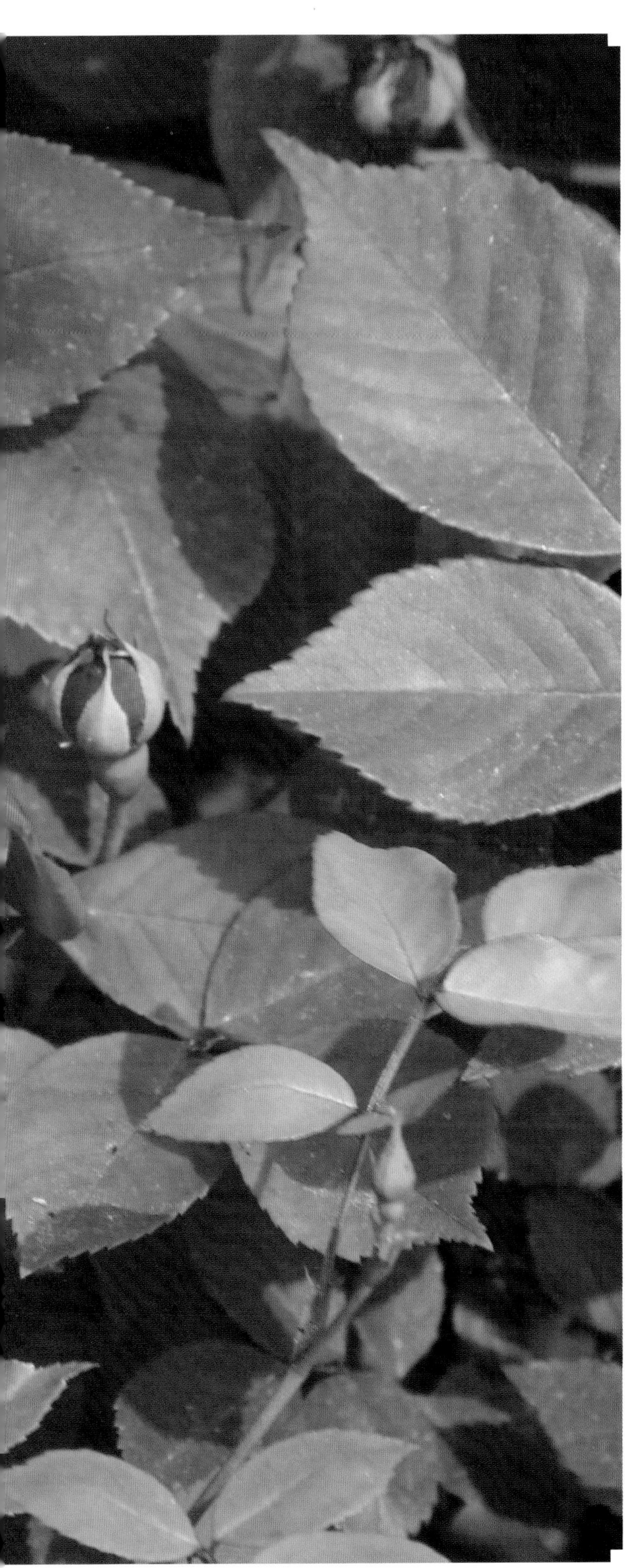

月季花

【维药名】艾提日古丽。

【别　名】月月红。

【来　源】本品为蔷薇科植物月季 *Rosa chinensis* Jacq. 的干燥花。

【性味归经】甘，温。归肝经。

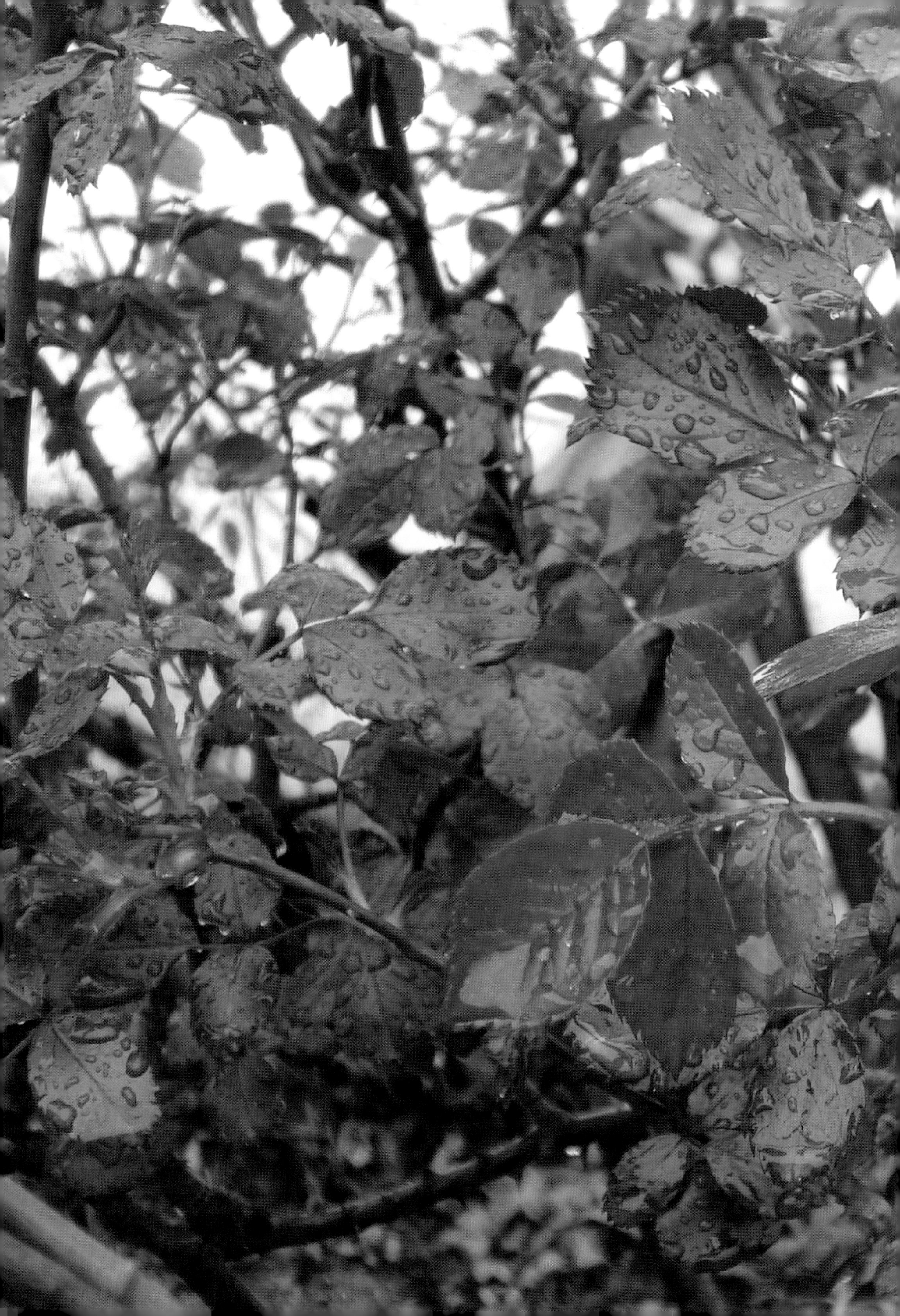

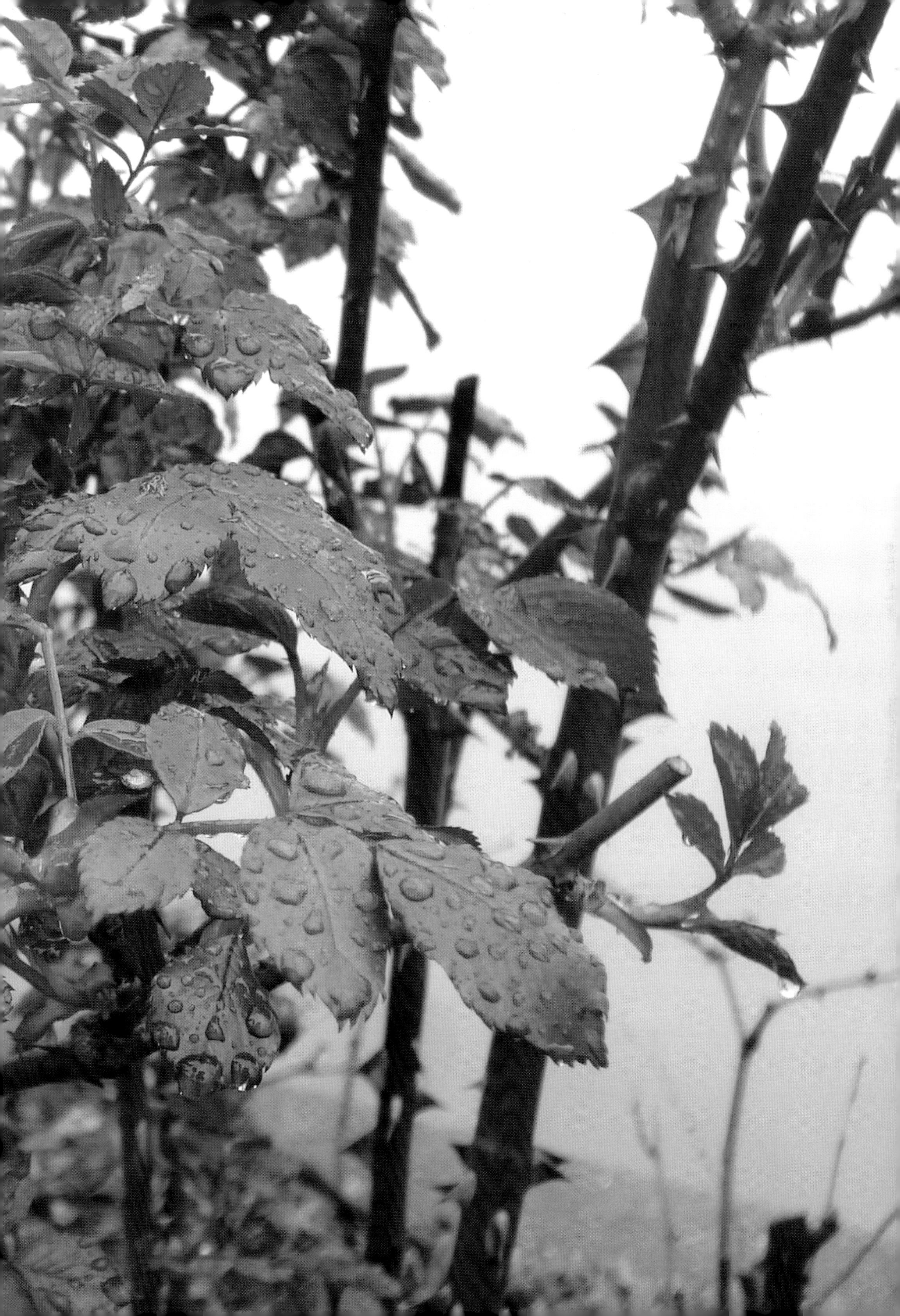

月季花

识别特征

常绿直立灌木。枝圆柱形，有三棱形钩状皮刺。单数羽状复叶互生；小叶 3 ~ 5，稀为 7 枚；小叶有柄，柄上有腺毛及刺；小叶片阔卵形至卵状长椭圆形，长 2 ~ 7 cm，宽 1 ~ 4 cm，先端渐尖或急尖，基部阔楔形或圆形，边缘有尖锯齿；总叶柄基部有托叶，边缘具腺毛。花通常数朵簇生，稀单生，红色或玫瑰色，重瓣；总苞 2，披针形，先端长尾状，表面有毛，边缘有腺毛；花萼 5，向下反卷，有长尾状锐尖头，常羽状裂，外面光滑，内面密被白色绵毛；花瓣倒卵形，先端圆形，脉纹明显，呈覆瓦状排列；雄蕊多数，着生于花萼筒边缘的花盘上；雌蕊多数，包于壶状花托的底部，子房有毛。果实卵形或陀螺形。花期 5—9 月，果期 6—11 月。

生境分布

生长于山坡或路旁。全国各地大多有栽培。分布于江苏、山东、山西、湖北等省区。

采收加工

全年均可采收，花微开时采摘，阴干或低温干燥入药。

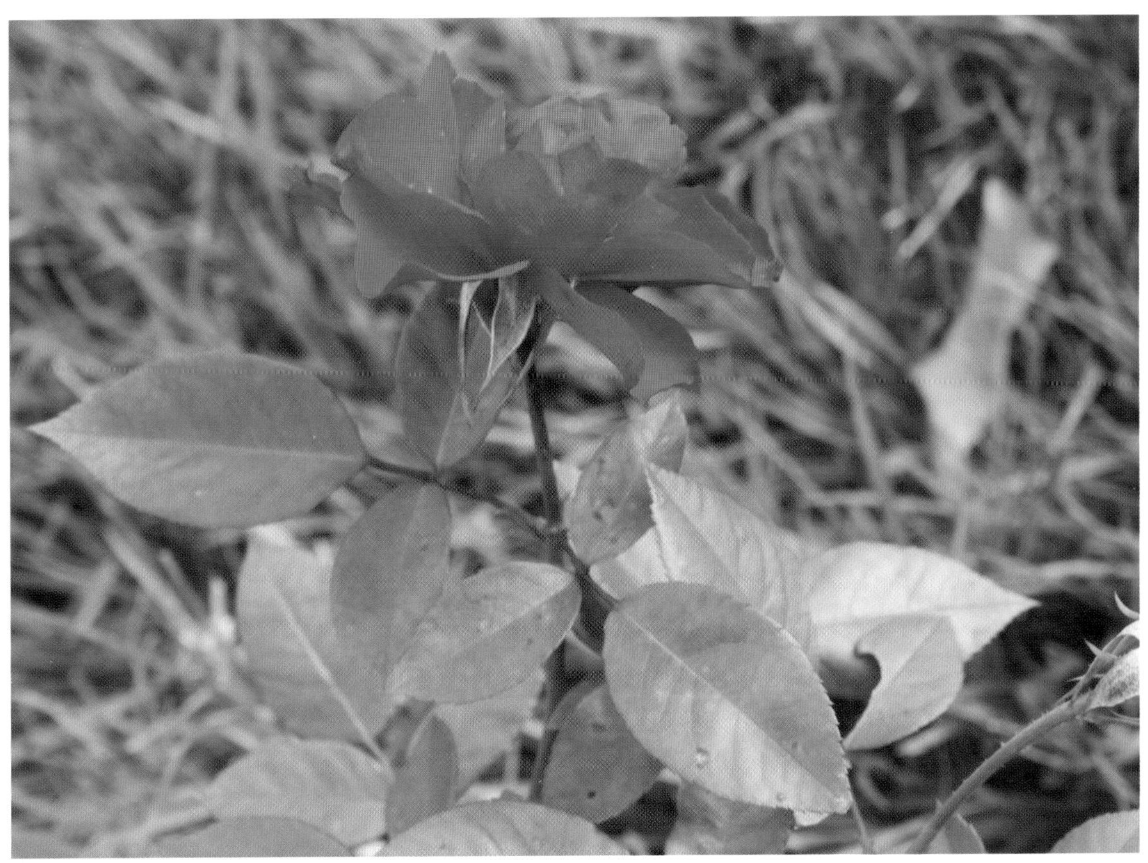

月季花

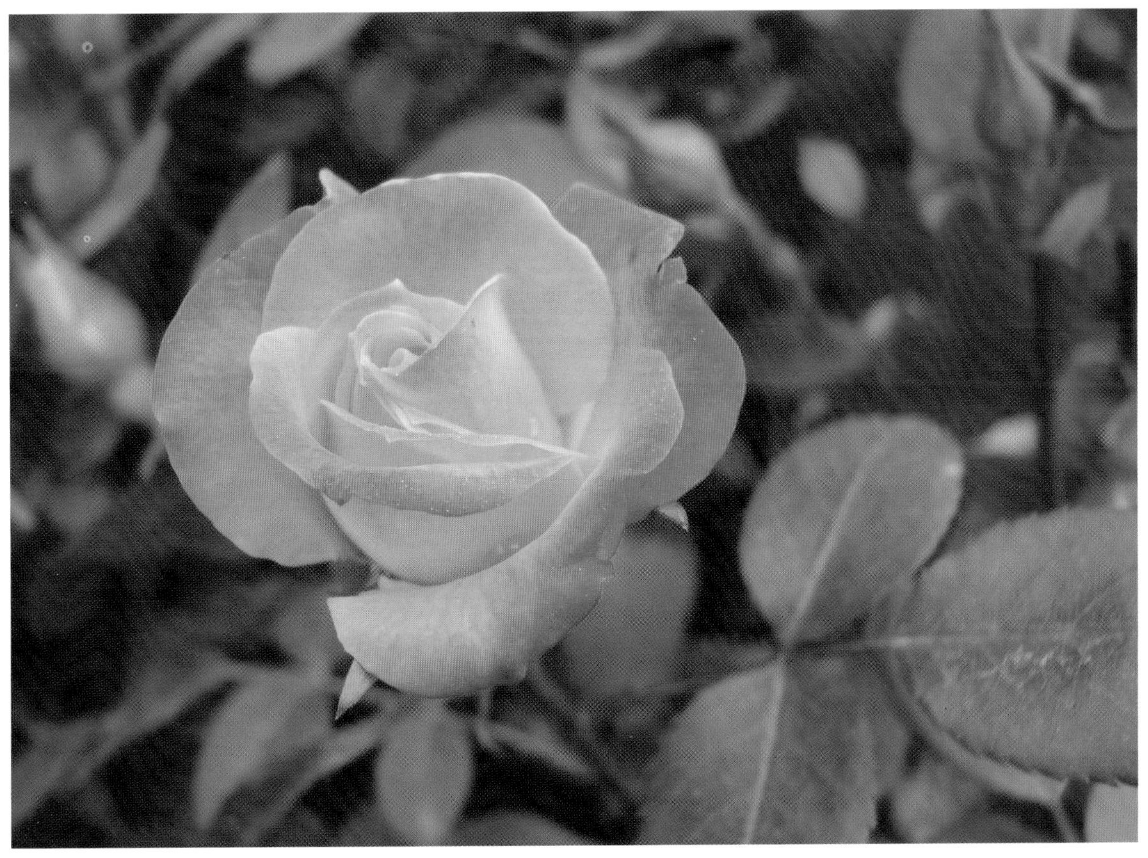

月季花

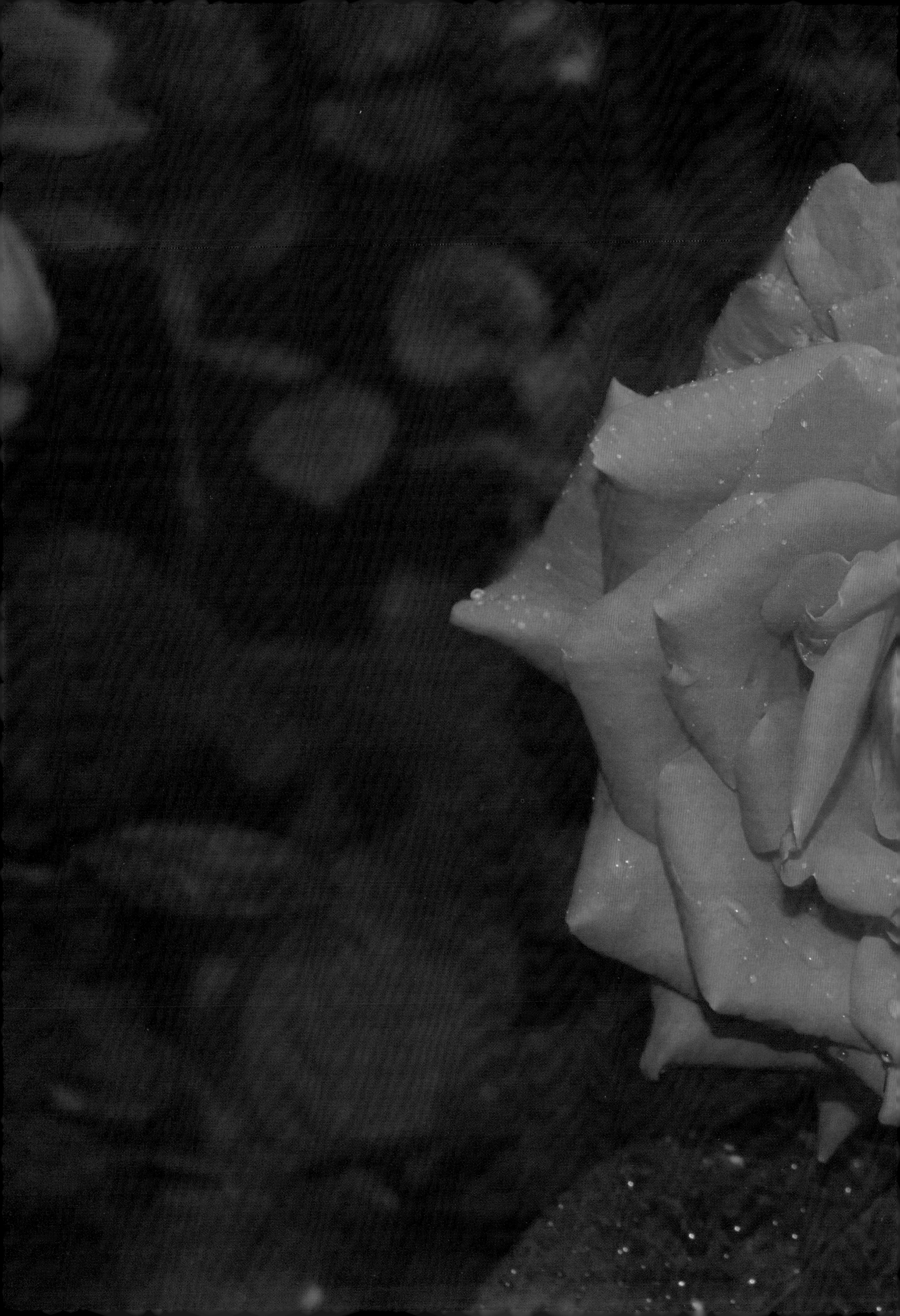

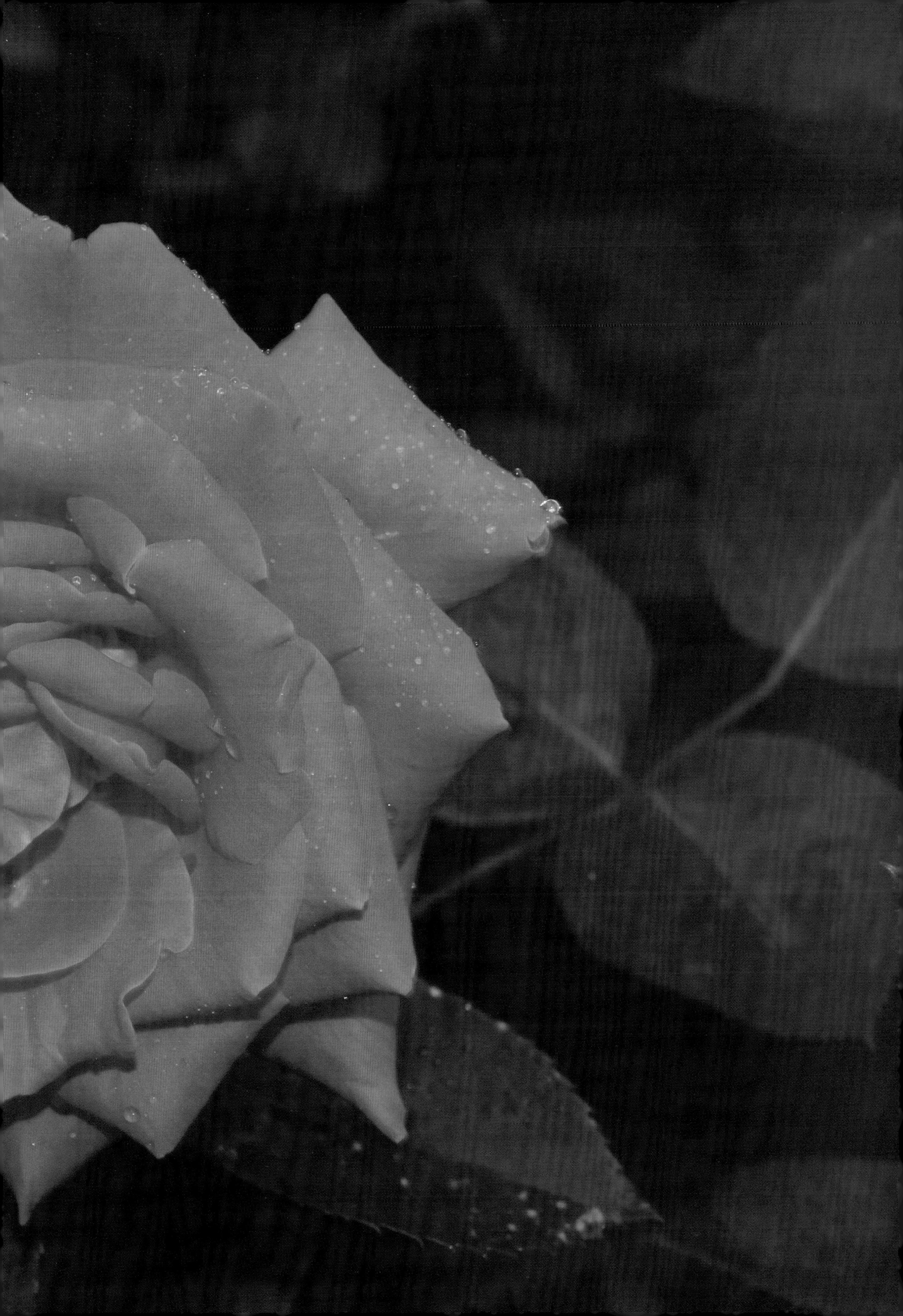

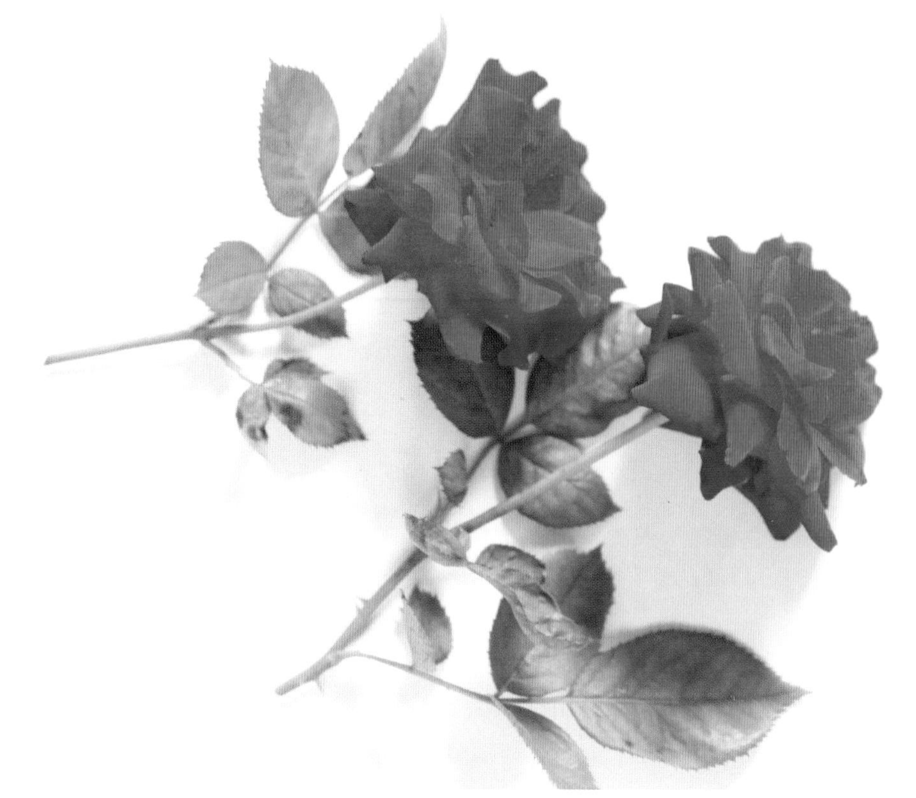

月季花药材

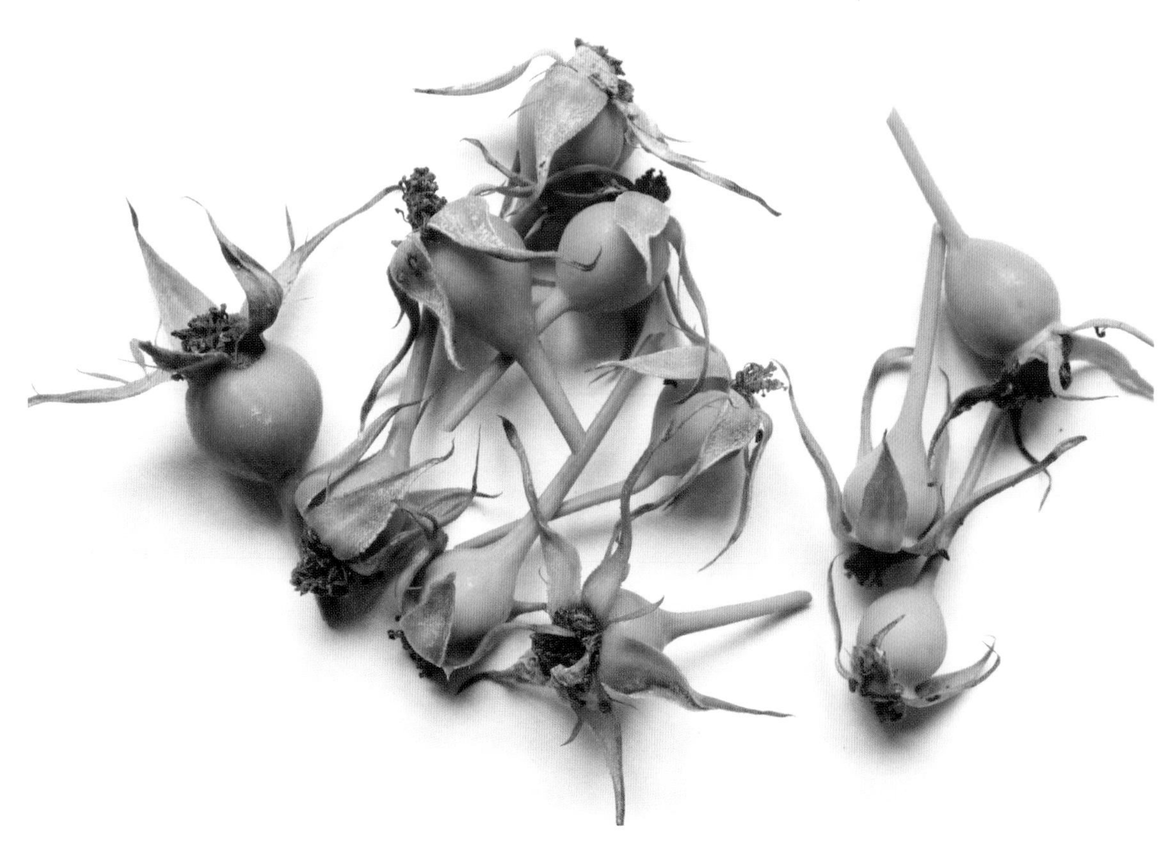

月季花药材

药材鉴别

本品呈类球形。花托长圆形，暗绿色，先端尾尖；花瓣呈覆瓦状排列，长圆形，紫红色或淡紫红色；雄蕊黄色。体轻质脆。气清香，味淡、微苦。

功效主治

活血调经，消肿止痛。本品性味甘温，气清香，入肝经血分，能温通行滞，调畅气血，疏肝经瘀滞，故有活血通经、消肿止痛之功。

药理作用

本品所含的没食子酸有很强的抗真菌作用。

用法用量

内服：3 ~ 5 g，煎服；也可泡服，或研末服。外用：适量。

民族药方

1．月经不调，痛经　月季花、益母草各 9 g。水煎服。

2．肺虚咳嗽咯血　月季花、冰糖各适量。同炖服。

3．气滞血瘀型大便燥结　月季花 3 g，当归、丹参各 9 g。水煎服。

4．跌打瘀肿　月季花适量。捣烂，外敷。

5．赤白带下　月季花根 15 ~ 25 g。水煎服。

6．痛经　月季花3 ~ 5 g，红茶1.0 ~ 1.5 g，红糖 25 g。将红茶、月季花加水 300 ml，煎沸 5 分钟后加入红糖即成，分 3 次饭后服，每日 1 剂，可于每次月经前 5 日起服，至月经量最多时止，连服 3 ~ 4 个月。孕妇忌服。

使用注意

便溏腹泻、脾胃虚弱者及孕妇慎用。

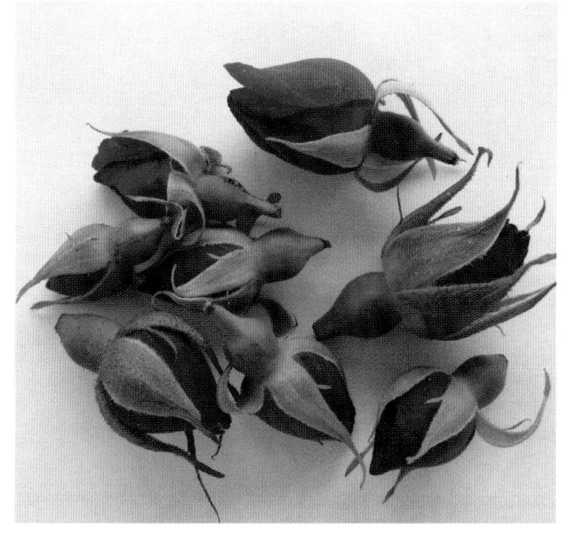

月季花药材

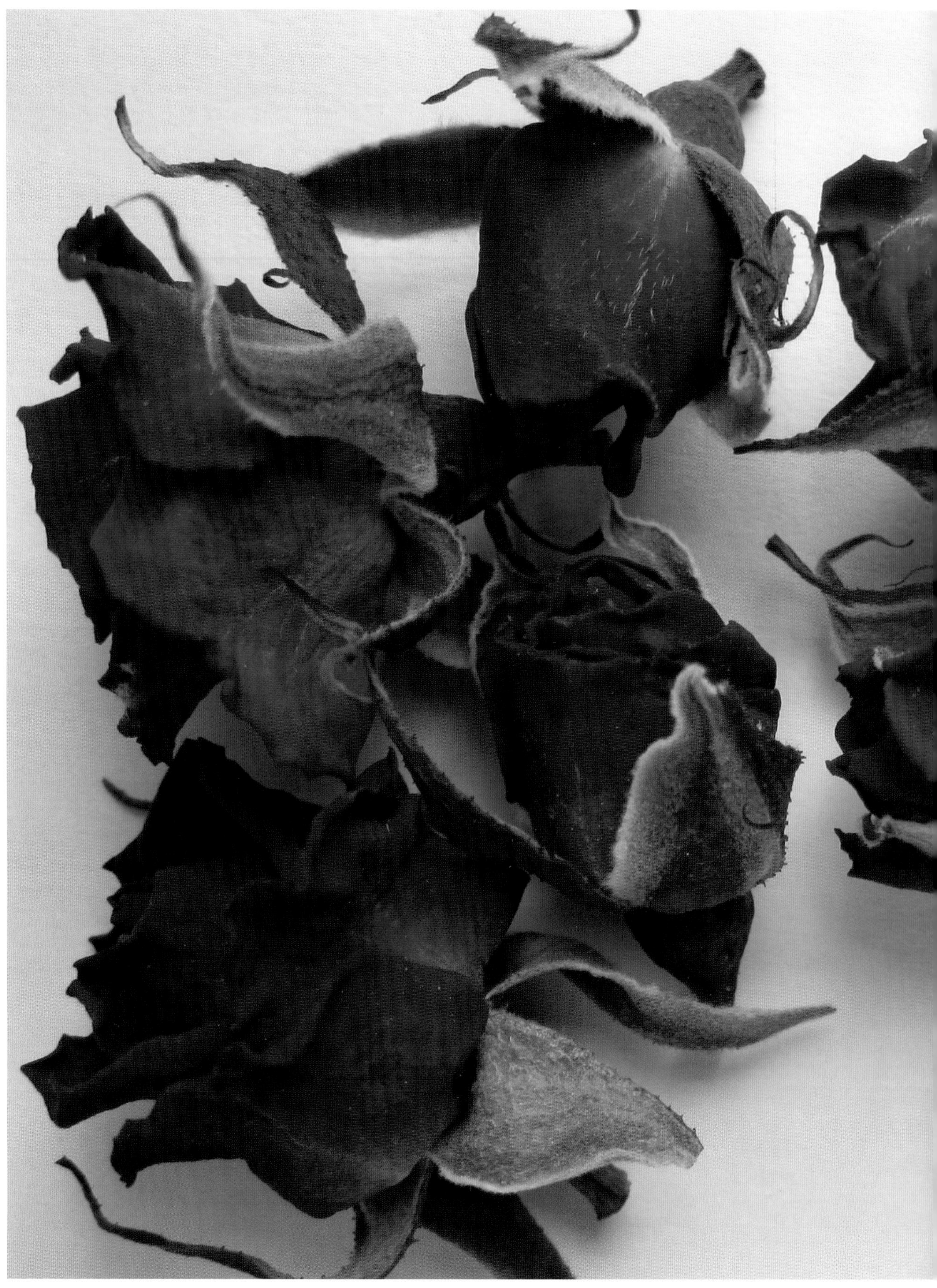

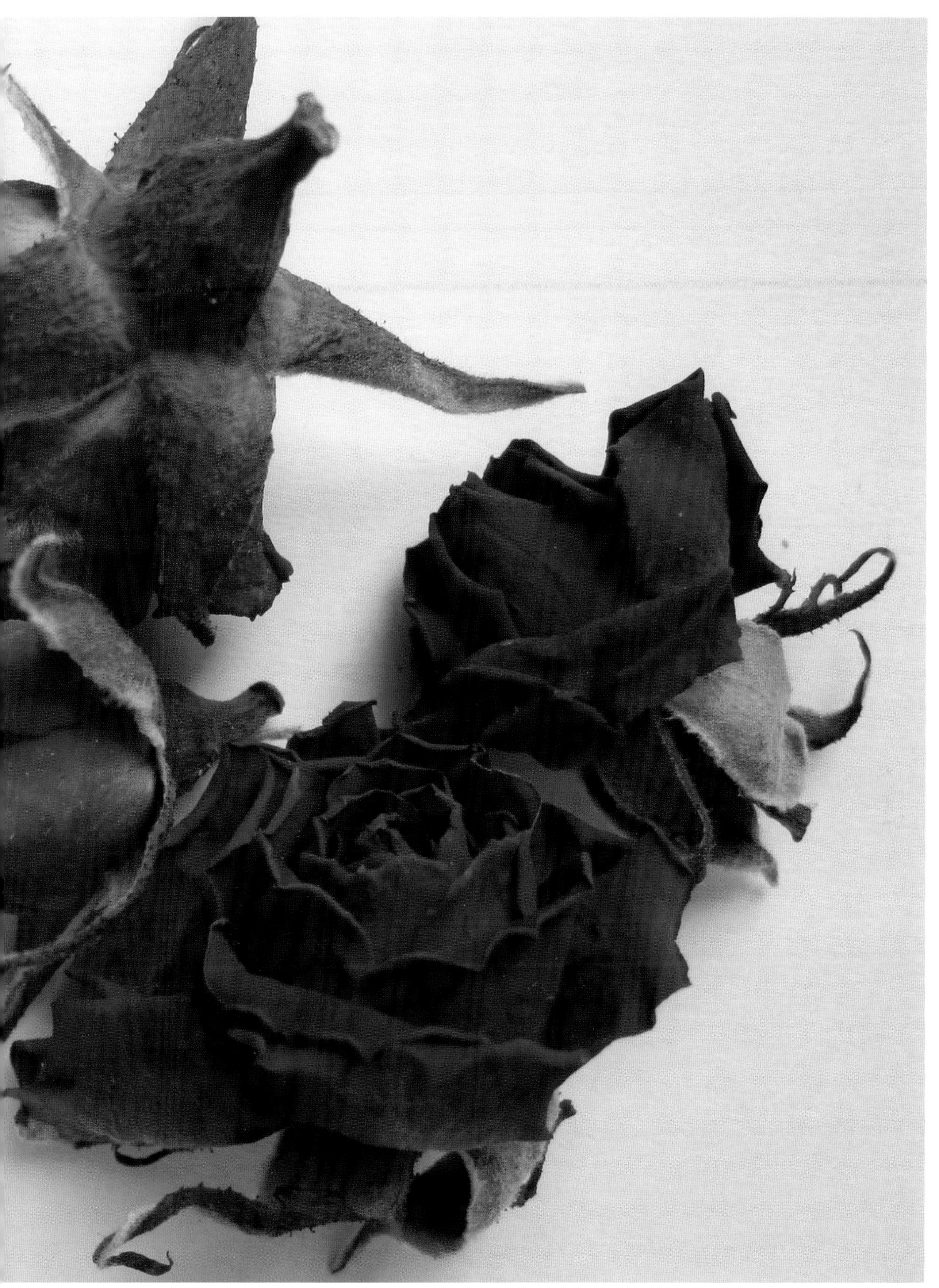

月季花饮片

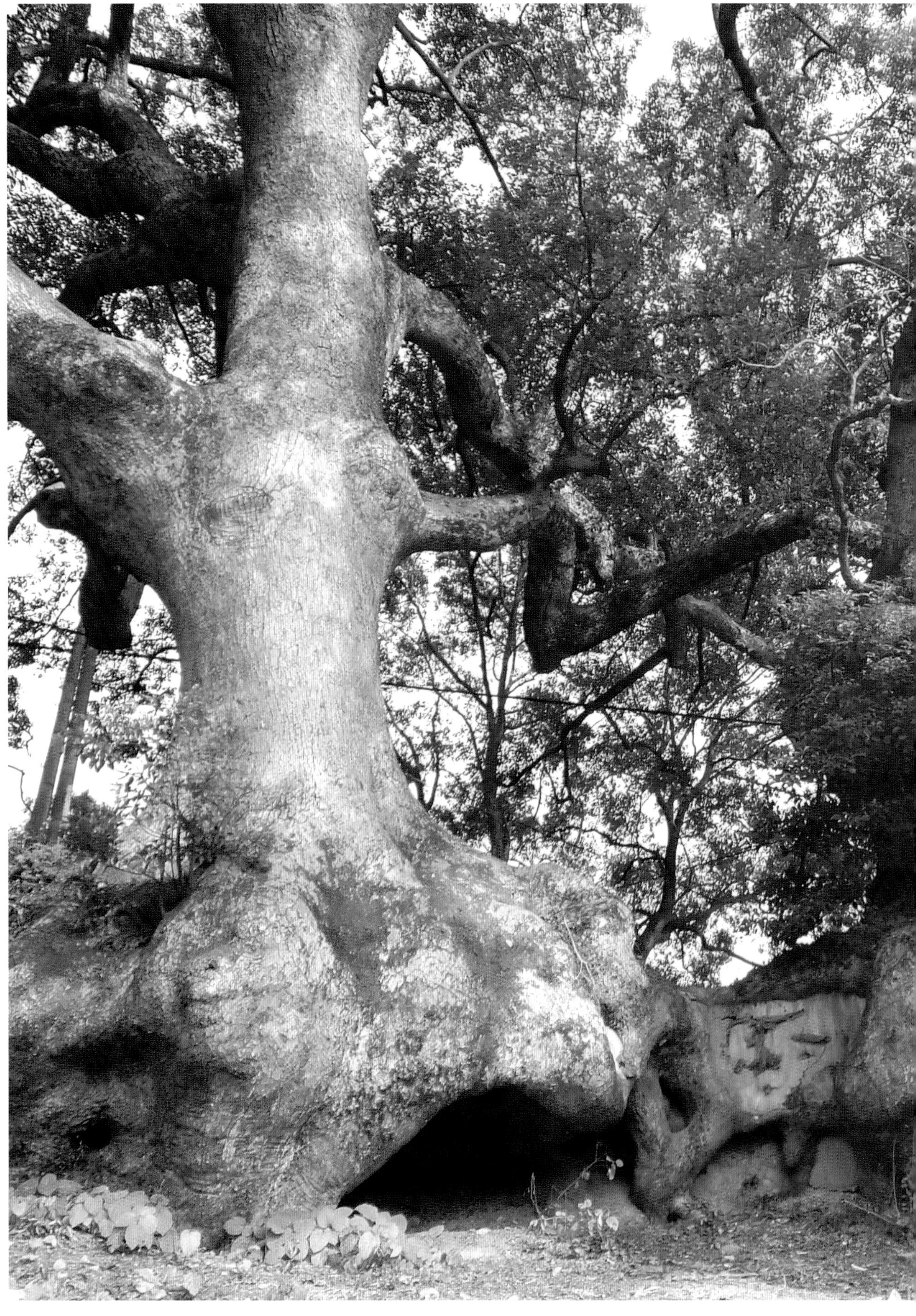

樟脑

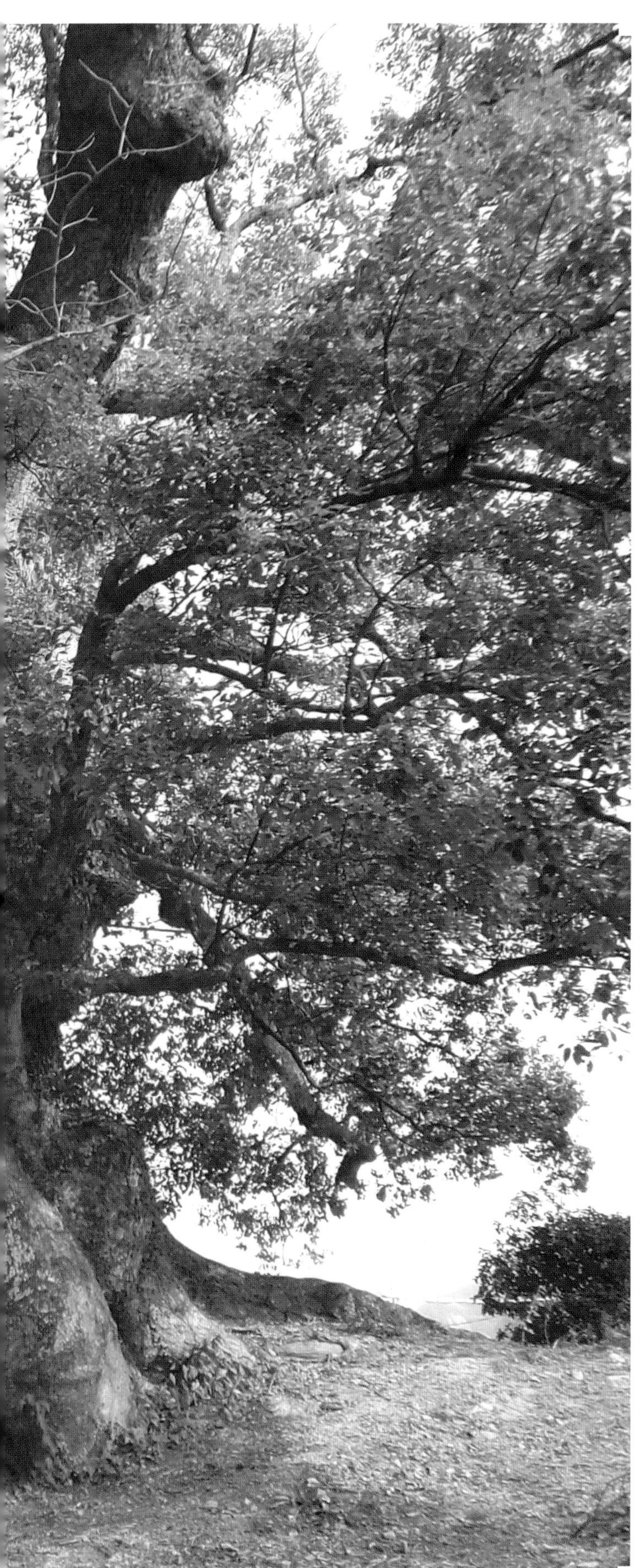

【维药名】卡福尔。

【别　名】潮脑、脑子、樟冰。

【来　源】本品为樟科常绿乔木樟 *Cinnamomum camphora* (L.) Presl. 的枝、干、根、叶经提炼制成的颗粒状结晶。

【性味归经】辛，热；有毒。归心、脾经。

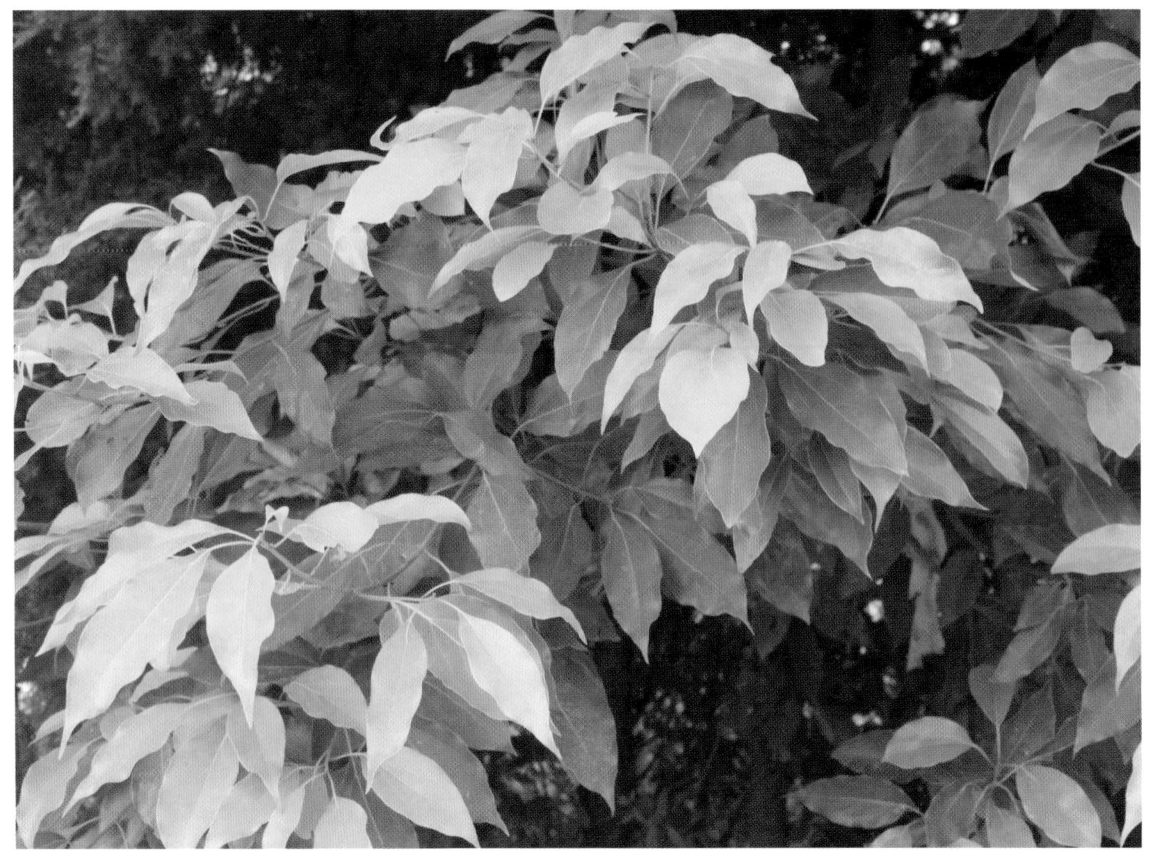

樟

识别特征

常绿乔木，高 20 ~ 30 m。树皮灰褐色或黄褐色，纵裂；小枝淡褐色，光滑；枝和叶均有樟脑味。叶互生，革质，卵状椭圆形至卵形，长 6 ~ 12 cm，宽 3 ~ 6 cm，先端渐尖，基部钝或阔楔形，全缘或呈波状，上面深绿色有光泽，下面灰绿色或粉白色，无毛，幼叶淡红色，脉在基部以上 3 出，脉腋内有隆起的腺体；叶柄长 2 ~ 3 cm。圆锥花序腋生；花小，绿白色或淡黄色，长约 2 mm；花被 6 裂，椭圆形，长约 2 mm，内面密生细柔毛；雄蕊 9，花药 4 室；子房卵形，光滑无毛，花柱短；柱头头状。核果球形，宽约 1 cm，熟时紫黑色，基部为宿存、扩大的花被管所包围。花期 4—6 月，果期 8—11 月。

生境分布

栽培或野生于河旁，或生于较为湿润的平地。分布于长江以南地区，贵州、广西、福建、江西、四川、广东、浙江、安徽、云南、湖南等省区均产。

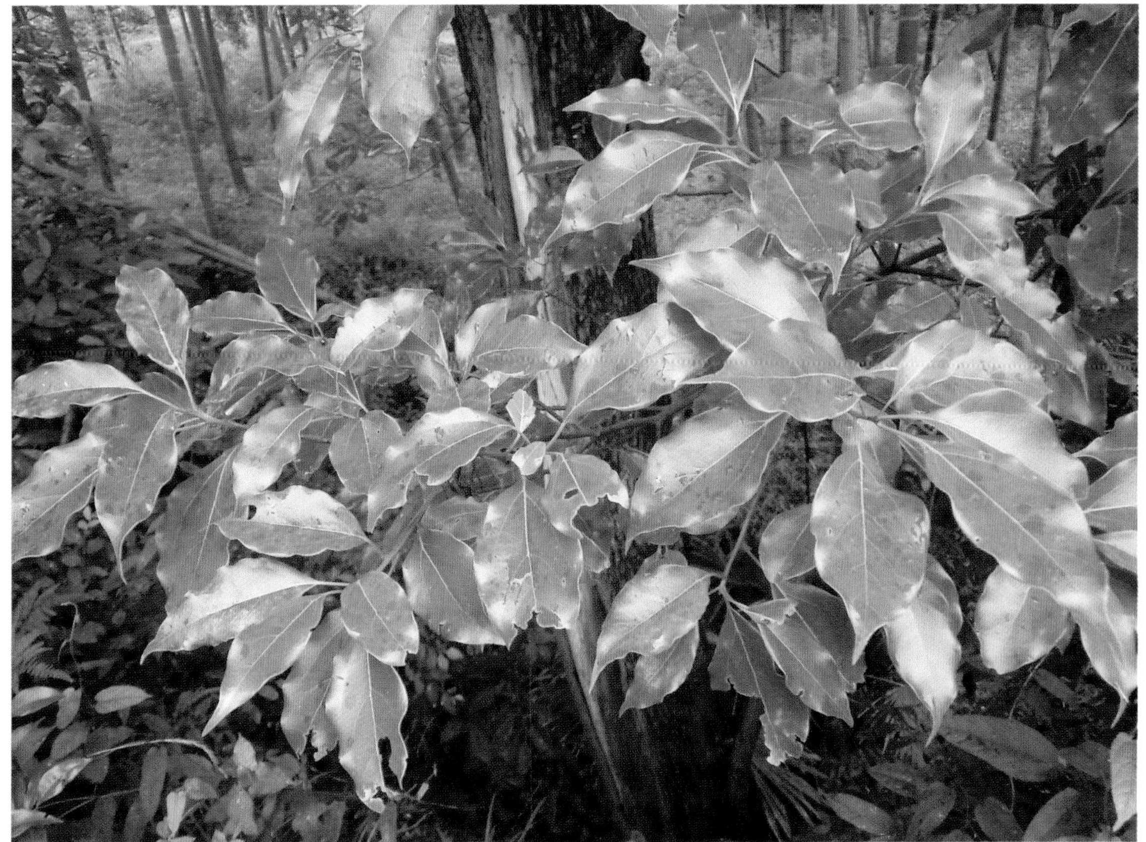

樟

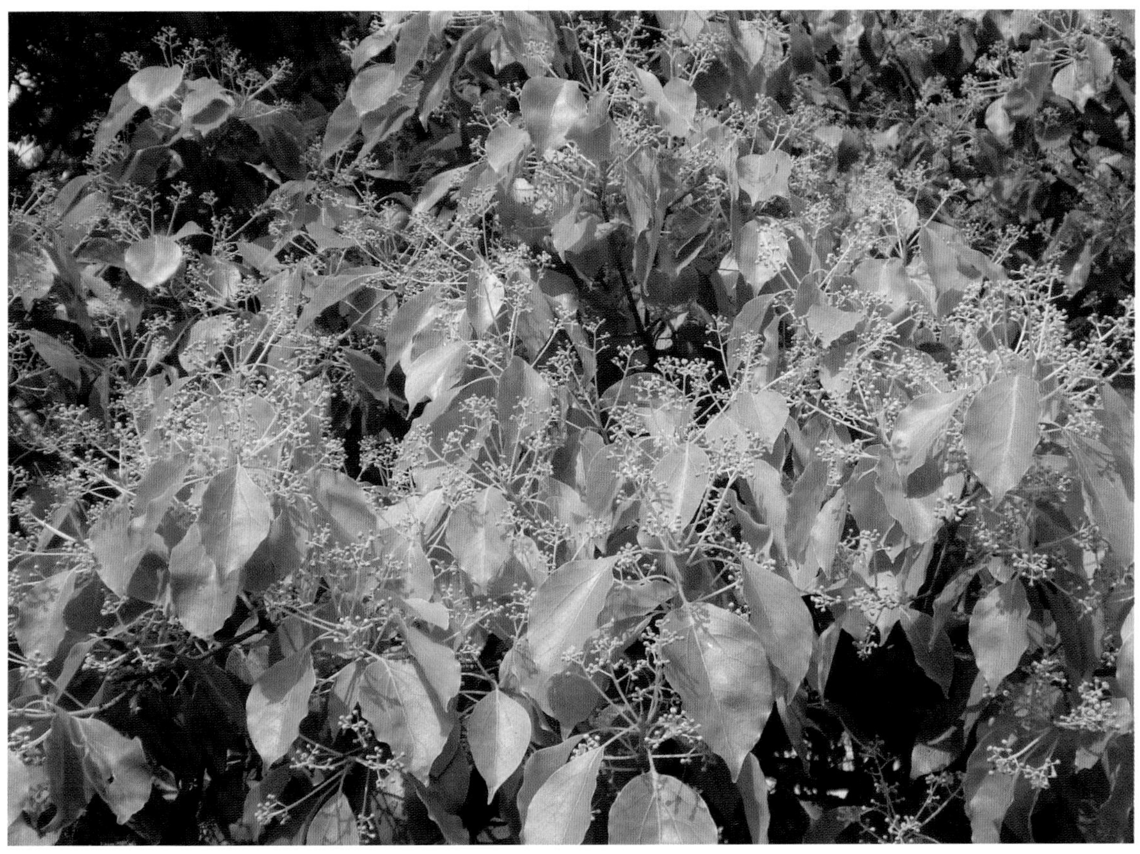

樟

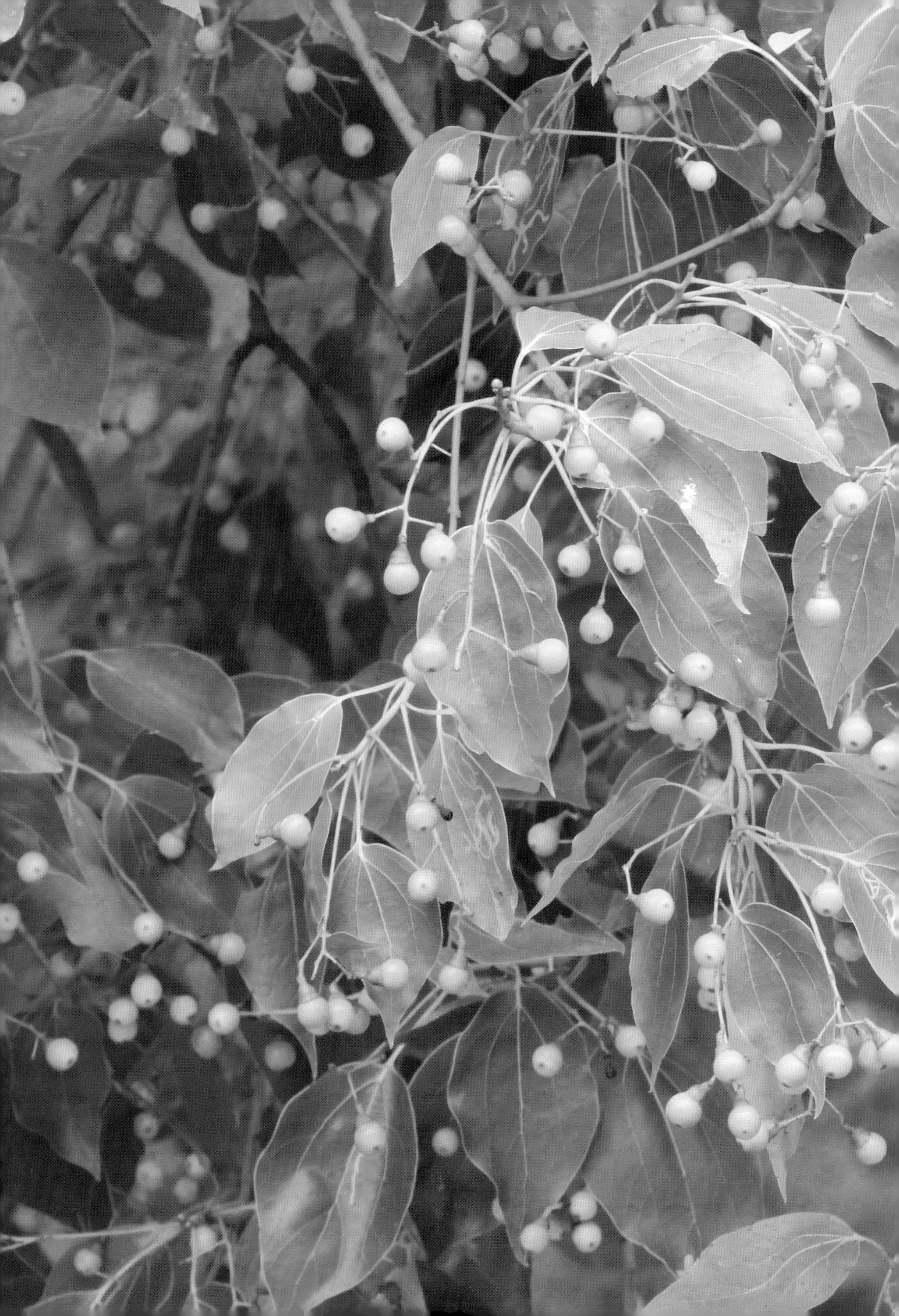

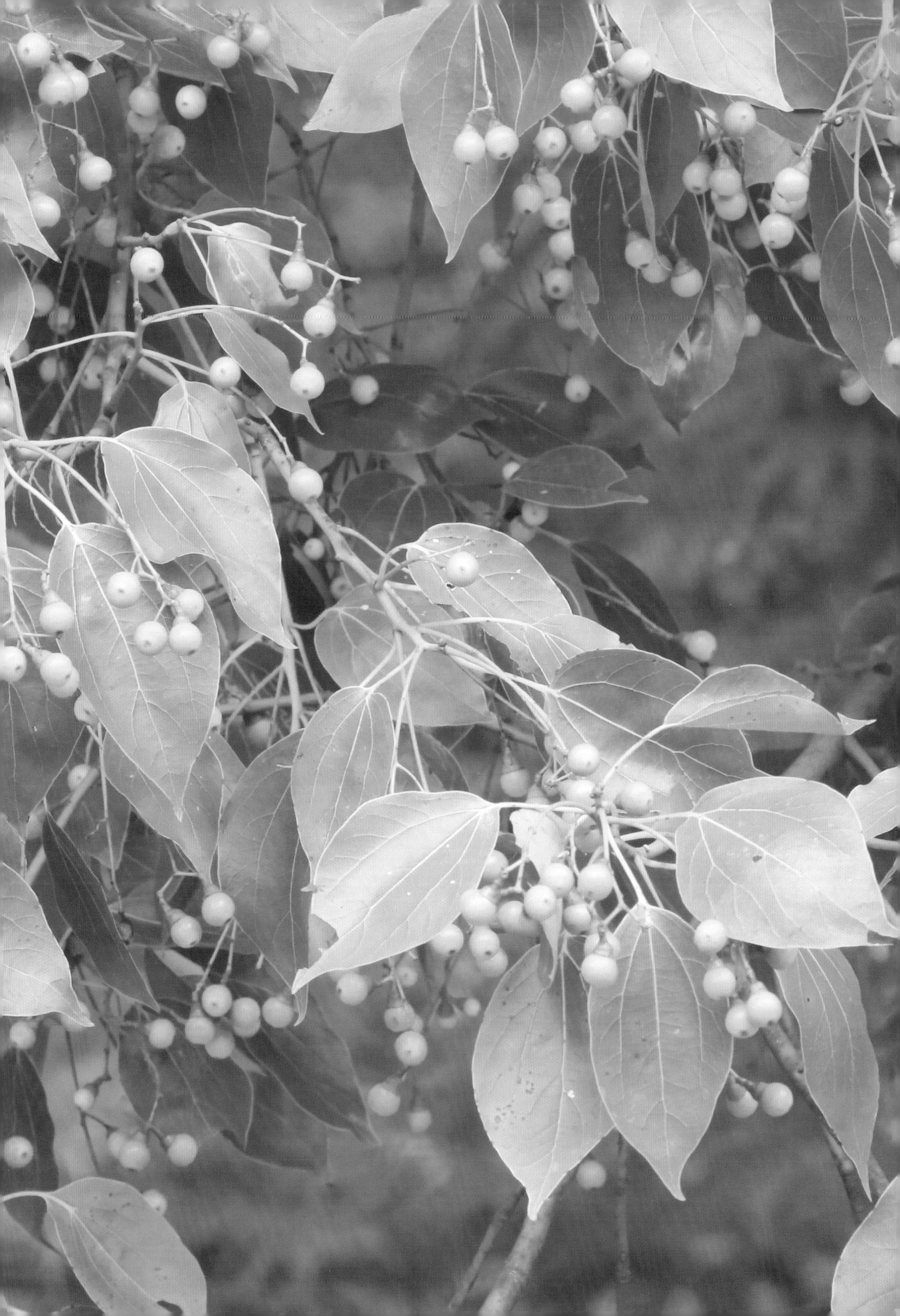

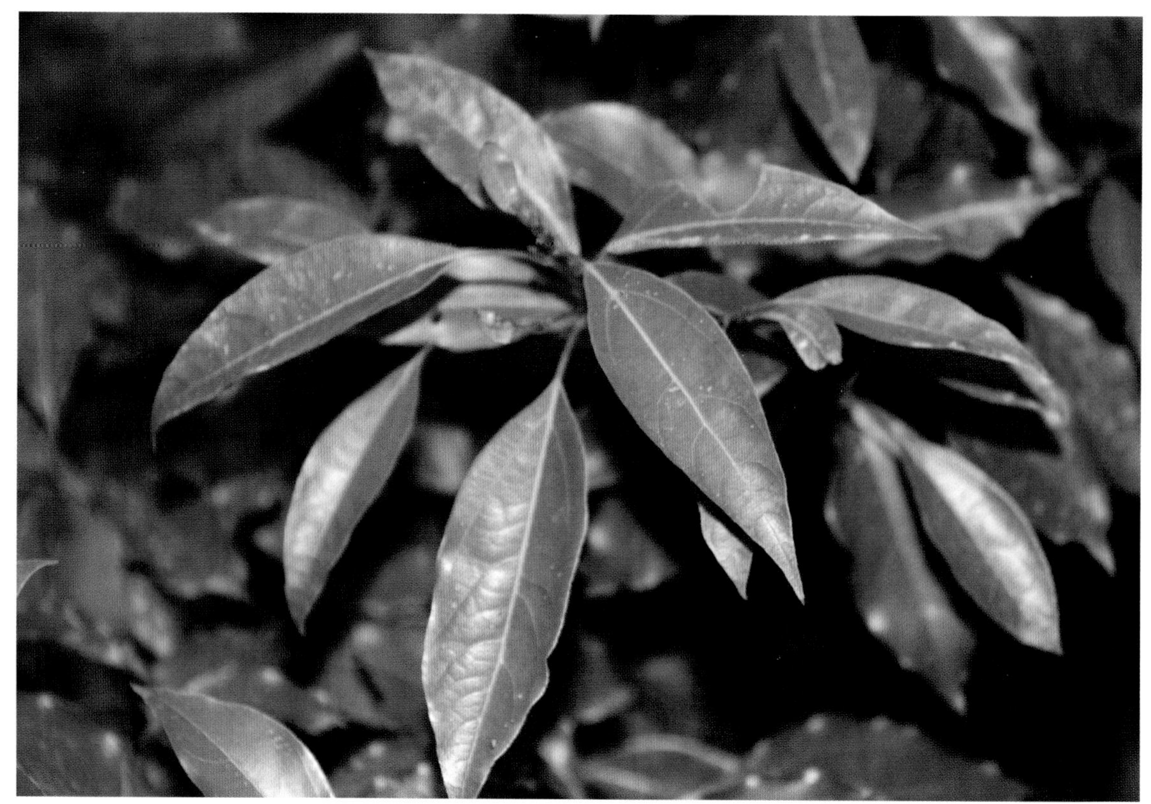

樟

采收加工

一般在 9—12 月砍伐老树，取其树根、树干、树枝，锯劈成碎片（树叶也可用），置蒸馏器中进行蒸馏，樟木中含有的樟脑及挥发油随水蒸气馏出，冷却后，即得粗制樟脑。粗制樟脑再经升华精制，即得精制樟脑粉。将此樟脑粉入模型中压榨，则成透明的樟脑块。

药材鉴别

纯品为雪白的结晶性粉末，或无色透明的硬块。粗制的略带黄色，有光亮。在常温下容易挥发，点火能发出多烟且有光的火焰，气芳香浓烈刺鼻，味初辛辣，后清凉。

功效主治

通窍，杀虫，止痛，辟秽。主治心腹胀痛，脚气，疮疡疥癣，牙痛，跌打损伤。

药理作用

本品能兴奋中枢神经系统。对正常心肌无作用，高浓度抑制。涂于皮肤有清凉感，为刺激冷觉感受器所致，并有止痛、止痒及微弱局部麻醉和防腐作用。对胃肠道黏膜有刺激作用，使胃感到温暖及舒适，大量则能产生恶心及呕吐反应。

用法用量

内服：0.1 ~ 0.2 g，入散剂，或用酒溶化服。外用：适量研末撒或调敷。

民族药方

1．感受秽浊疫疠或暑湿之邪，而致腹痛闷乱、吐泻昏厥诸证 樟脑与乳香、没药（1∶3∶2）配合。共研为细末，每次以茶水调服 0.1 g。

2．龋齿牙痛 樟脑、皂角（去皮、核）、黄丹各等份。研为末，蜜丸，塞孔中。

3．瘰疬溃烂 樟脑、雄黄各等份。研为末，用时先以荆芥煎汤洗患处，再用麻油调涂。

4．跌打伤痛、肌肤完好者 樟脑适量。泡酒外擦。

5．酒渣鼻 樟脑粉、大枫子、木鳖子、核桃仁、蓖麻子、水银各等份。共研成细末，以水银调成糊状，药膏即成。先清洗鼻患处，然后取三子水银膏薄薄涂上一层。晚上用药，第 2 日早晨洗去。隔日 1 次，连用 2 周为 1 个疗程。

6．小儿支气管炎 樟脑 3 g，白芥子 20 g，延胡索 12 g，甘遂、细辛各 6 g，鸡蛋 1 个。共研细末，再与鸡蛋清调匀，敷于肺俞穴和中府穴。

使用注意

本品有毒，内服宜慎，适当控制剂量，以防中毒。孕妇忌服。

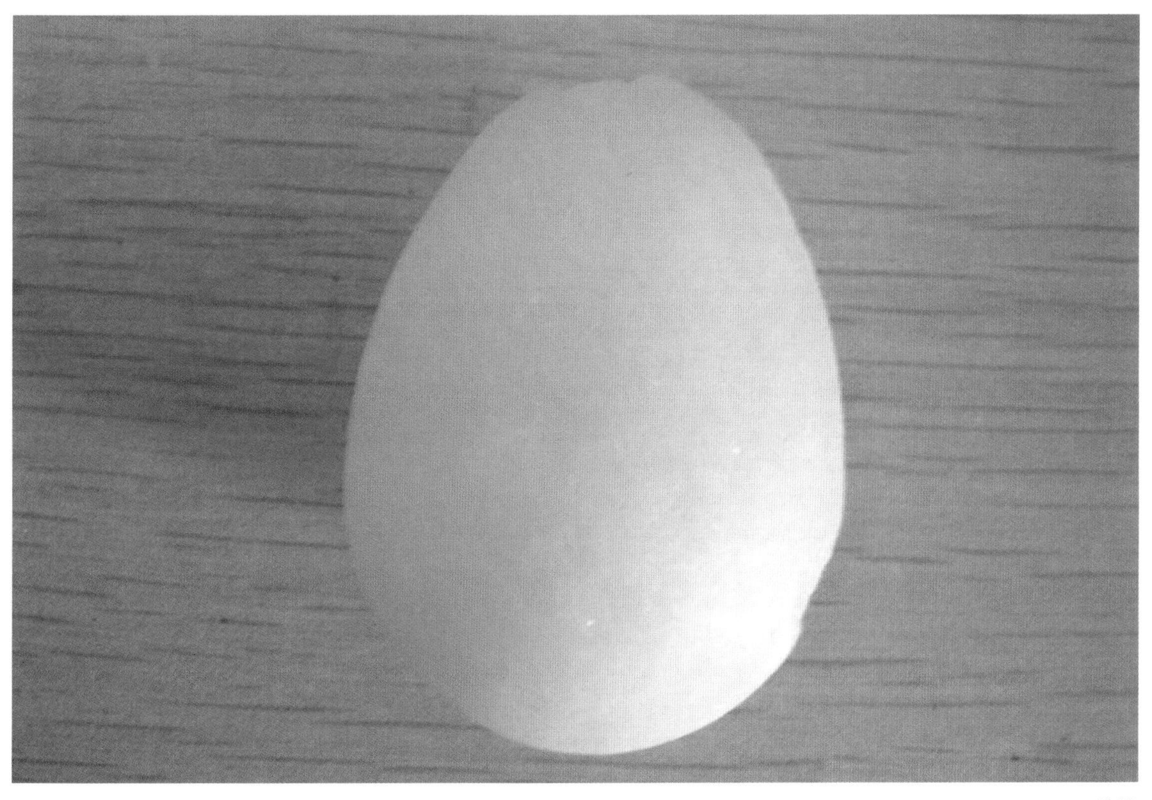

樟脑

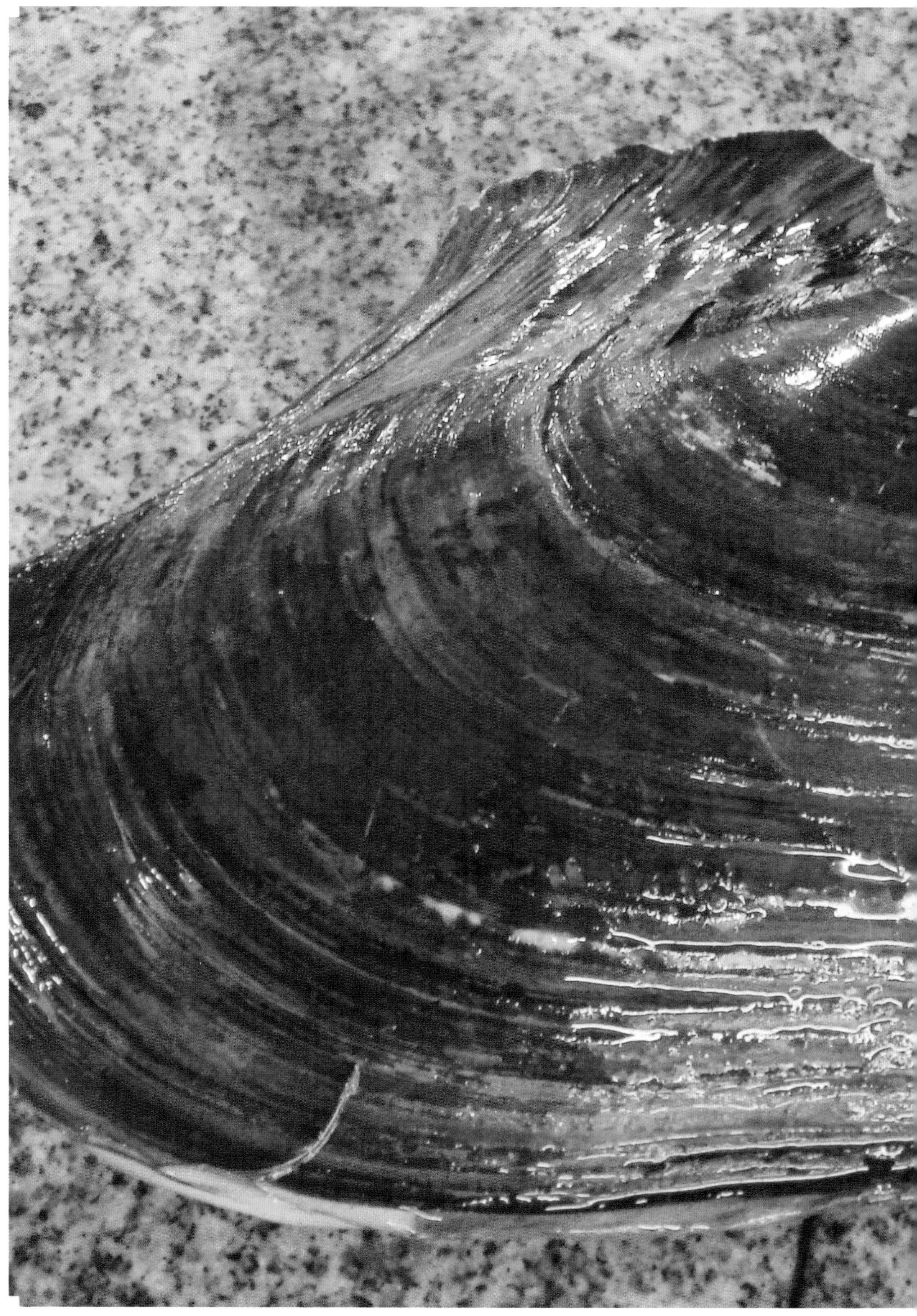

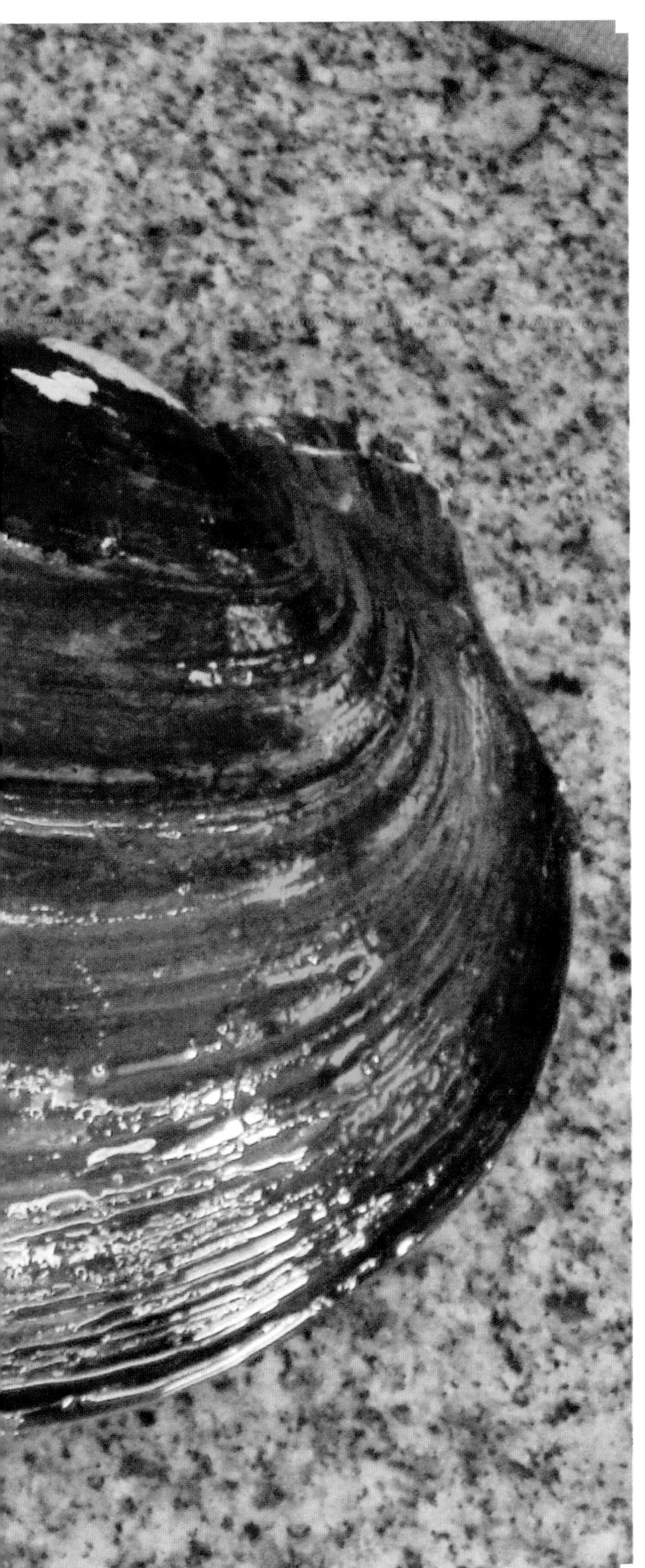

珍珠母

【维药名】买日瓦依提。

【别　名】珍珠母、煅珍珠母。

【来　源】本品为蚌科动物三角帆蚌 *Hyriopsis cumingii*（Lea）、褶纹冠蚌 *Cristaria plicata*（Leach）的蚌壳或珍珠贝科动物马氏珍珠贝 *Pteria martensii*（Dunker）的贝壳。

【性味归经】咸，寒。归肝、心经。

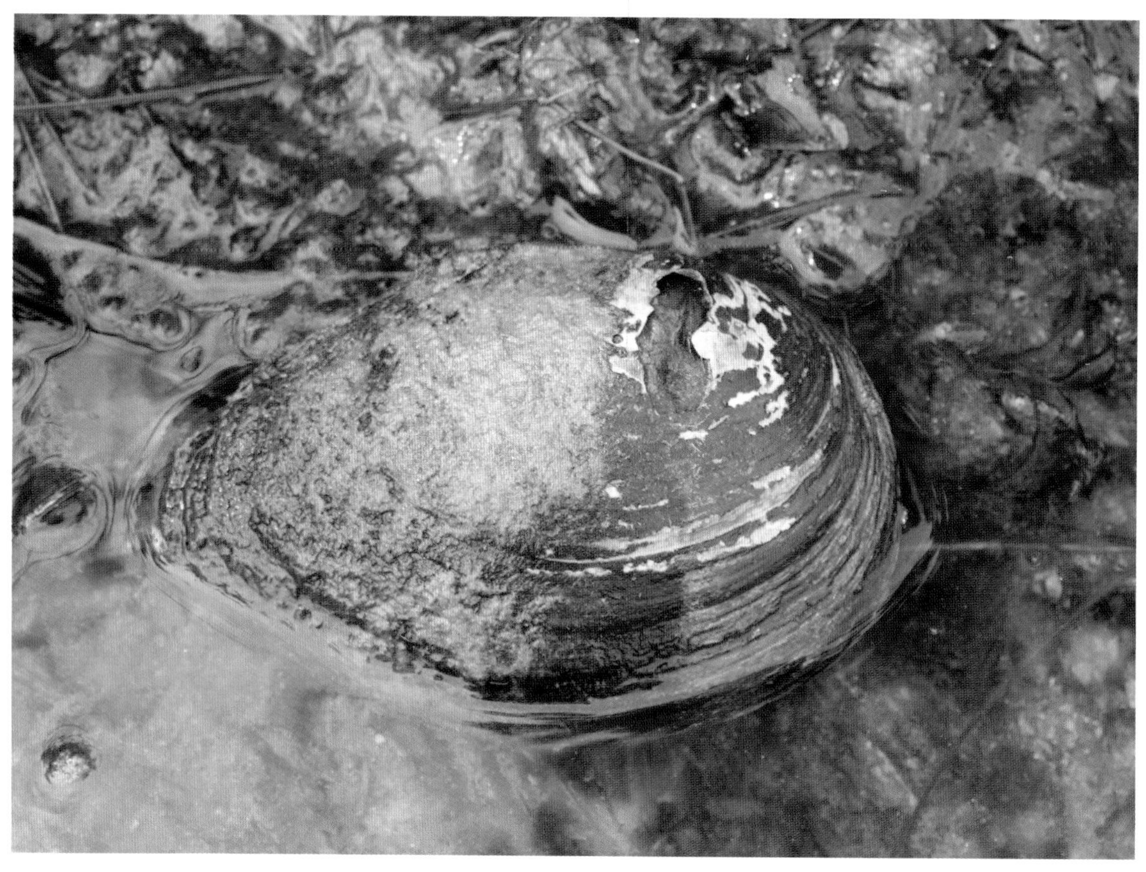

珍珠母

识别特征

1．三角帆蚌 贝壳略呈四角形。左右两壳顶紧接在一起，后背缘长，并向上突起形成大的三角形帆状后翼，帆状部脆弱易断。铰合齿发达，左壳有拟主齿和侧齿各 2 枚；右壳有拟主齿 2 枚，侧齿 1 枚。

2．褶纹冠蚌 贝壳略似不等边三角形。前部短而低，前背缘冠突不明显。后部长而高，后背缘向上斜出，伸展成为大型的冠。壳面深黄绿色至黑褐色。铰合部强大，左右两壳各有一高大的后侧齿，前侧齿细弱。

3．马氏珍珠贝 贝壳呈斜四方形，壳长 5 ~ 9 cm。壳顶位于前方，后耳大，前耳较小。背缘平直，腹缘圆。边缘鳞片层紧密，末端稍翘起，右壳前耳下方有一明显的足丝凹陷。壳面淡黄色，同心生长轮纹极细密，呈片状，薄而脆，极易脱落，在贝壳中部常被磨损，在后缘部的排列极密，延伸成小舌状，末端翘起。贝壳内面珍珠层厚，光泽强，边缘淡黄色。闭壳肌痕长圆形。

生境分布

前两种在全国的江河湖沼中均产；马氏珍珠贝和珍珠贝分布于海南岛、广东、广西沿海。

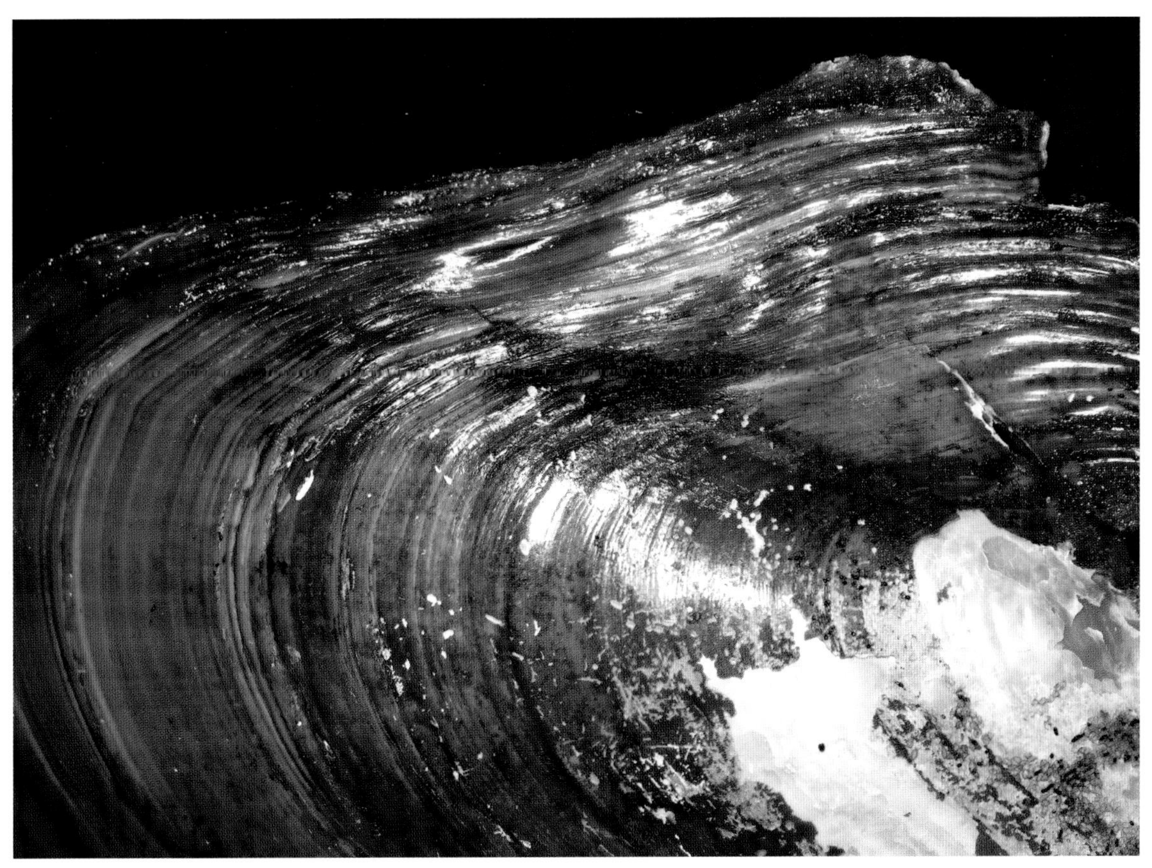

珍珠母（褶纹冠蚌）

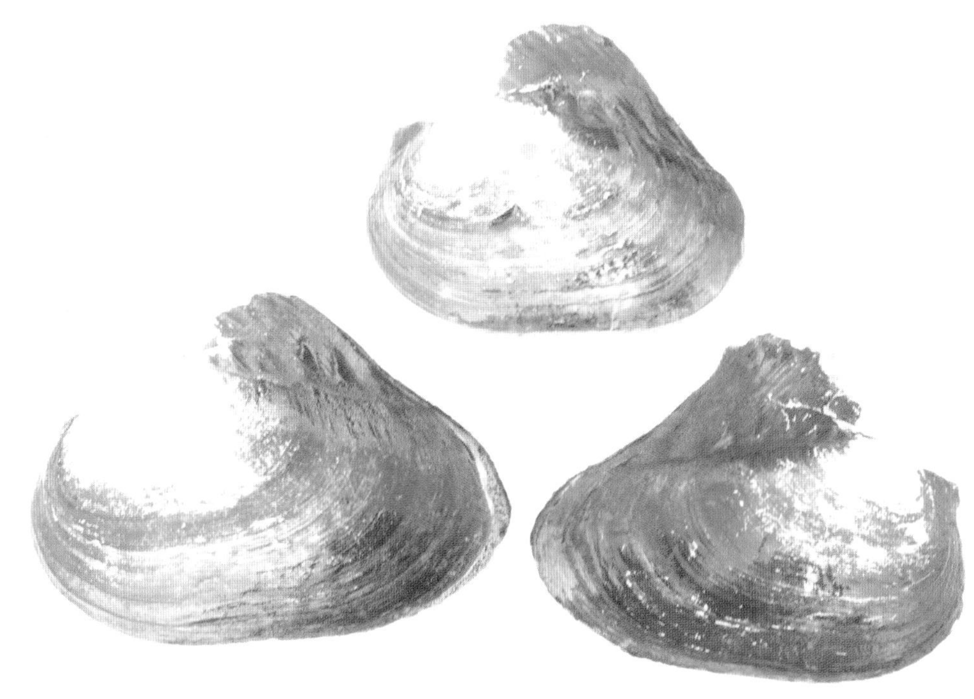

珍珠母饮片

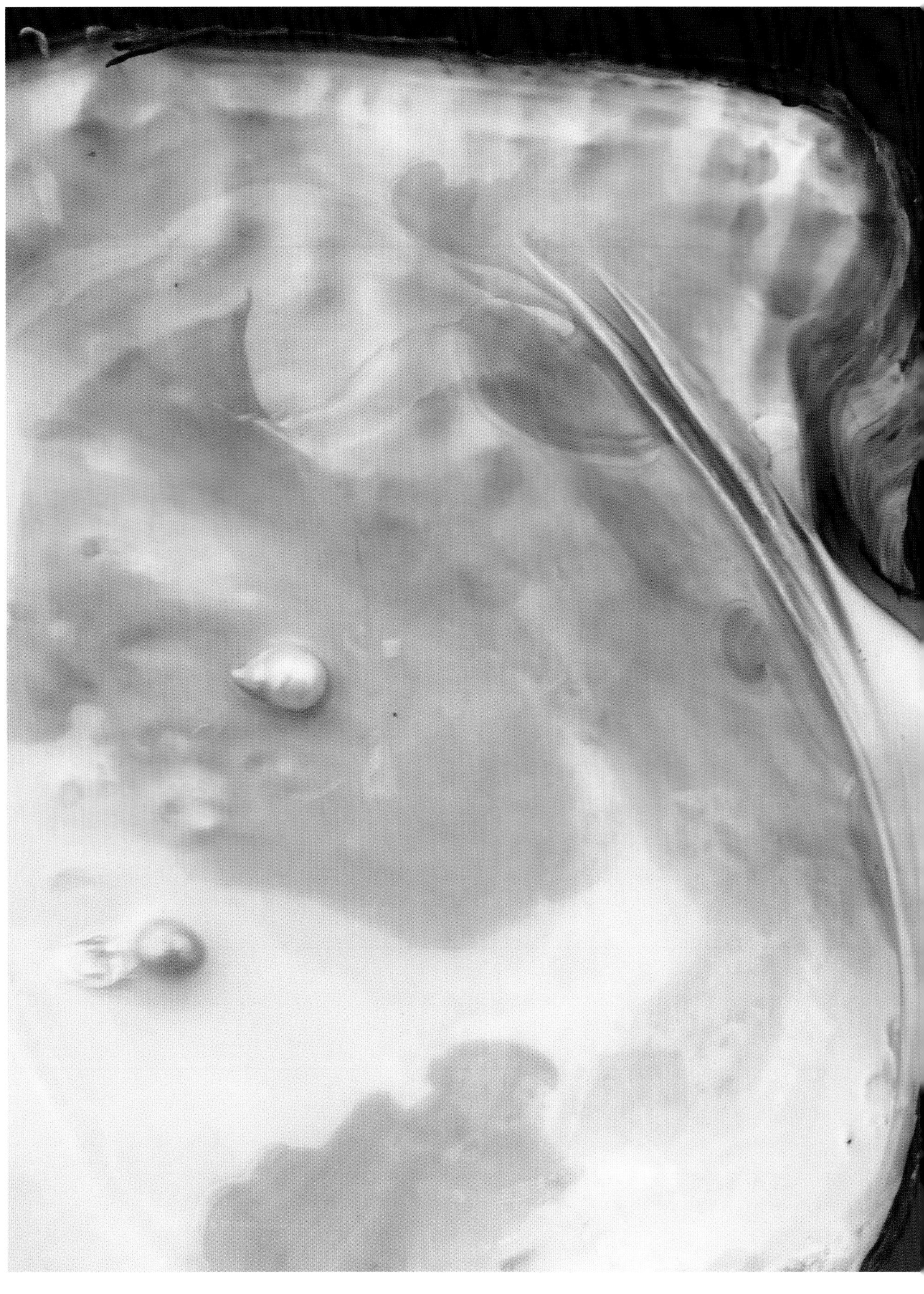

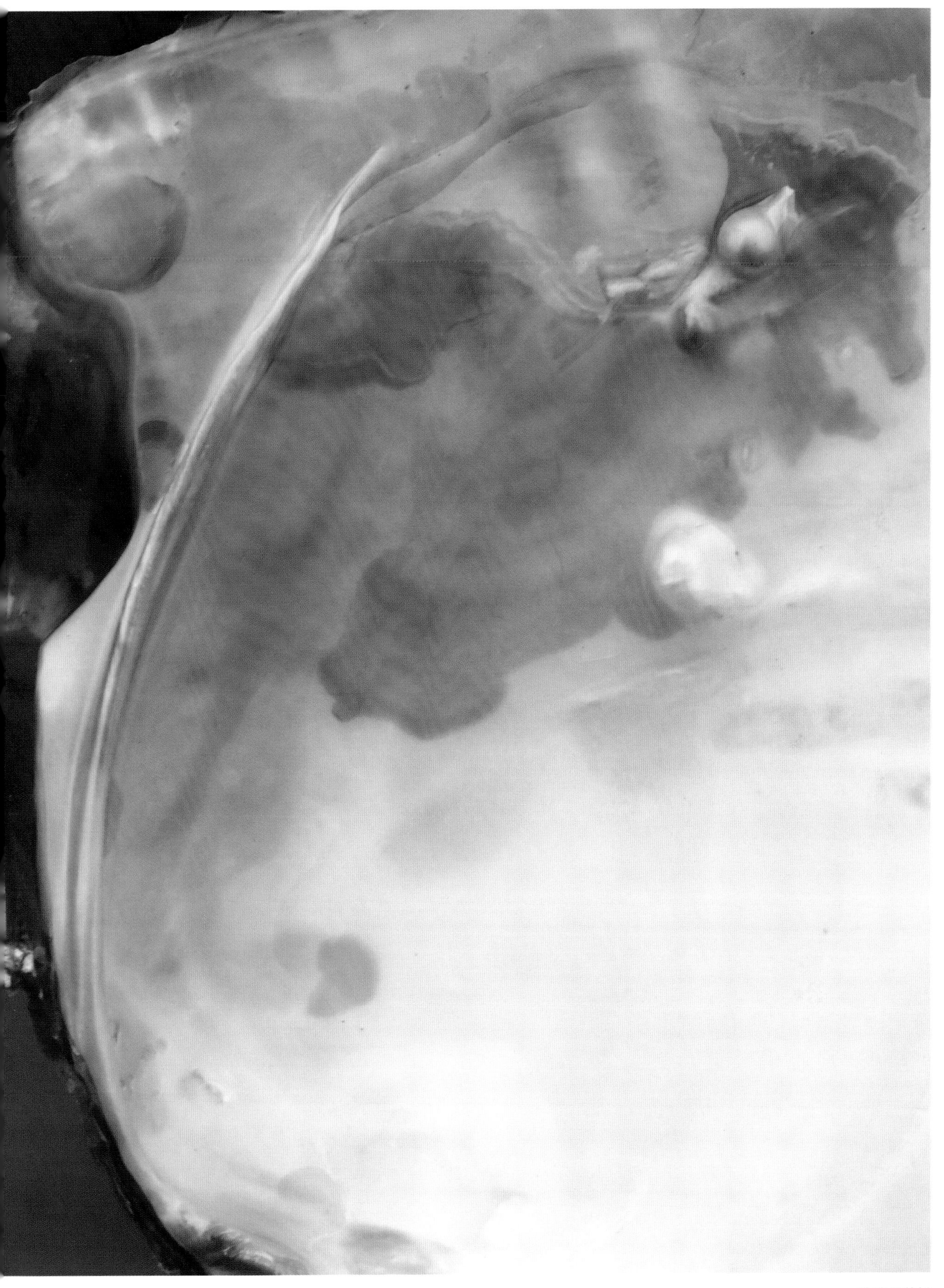

珍珠母药材

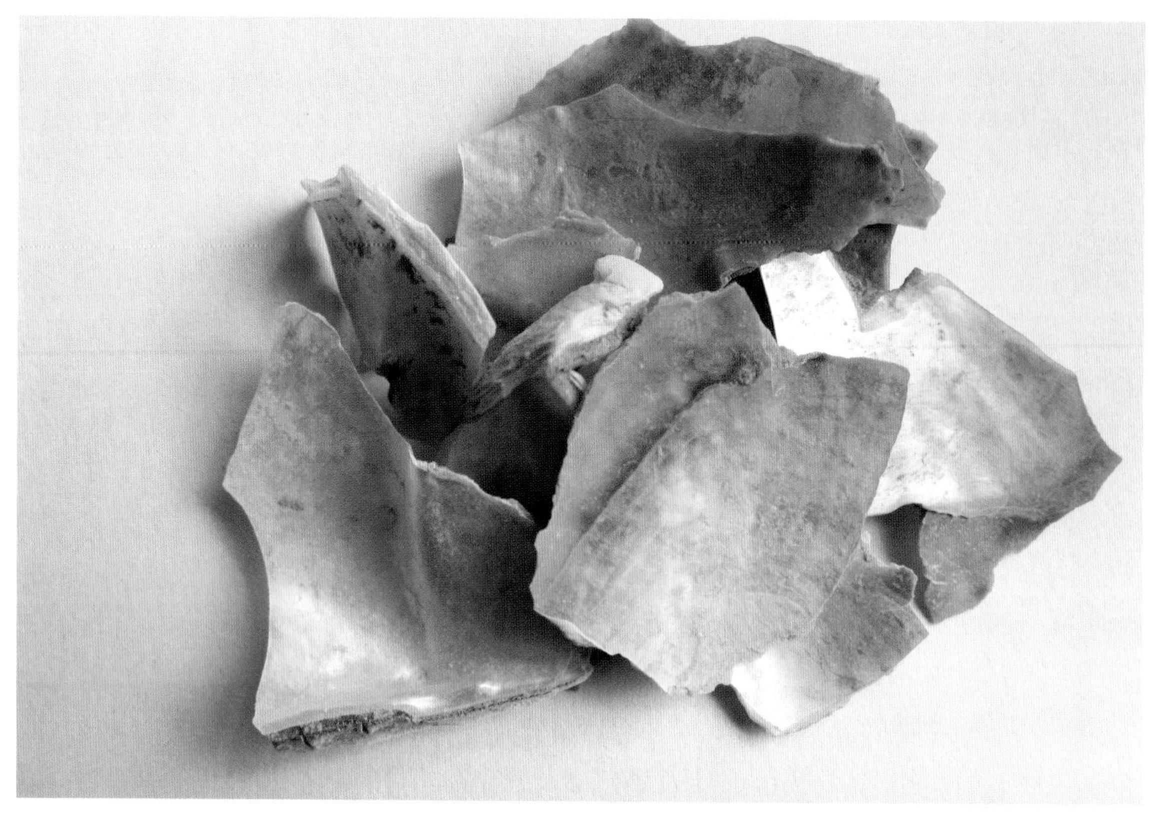

珍珠母饮片

采收加工

全年均可采收。去肉后将贝壳用碱水煮过，漂净，刮去外层黑皮，晒干。

药材鉴别

本品为不规则碎块状。黄玉白色或银灰白色，有光泽，习称“珠光”，质硬而重。气微，味淡。

功效主治

平肝潜阳，定惊明目。主治头痛眩晕，烦躁失眠，肝热目赤，肝虚目昏。

药理作用

本品所含碳酸钙可中和胃酸。珍珠母 30% 硫酸水解产物，能增大离体心脏的心跳幅度；乙醚提取液能抑制离体肠管、子宫的收缩，防止组织胺引起豚鼠休克及死亡；珍珠母对四氯化碳引起的肝损伤有保护作用。

用法用量

内服：煎服，15 ~ 30 g，宜打碎先煎。外用：适量。

民族药方

1. 口唇白斑属于毒热明显而又夹湿者 珍珠母、蒲公英、生地榆各 60 g，土茯苓 120 g。水煎取药汁，每日 1 剂，煎液含于口内，每日含多次，每次含 10 分钟左右。

2. 跖疣 珍珠母、生牡蛎各 30 g，桃仁、红花、郁金、牛膝、穿山甲各 9 g，透骨草 12 g。水煎取药汁，每服 1 剂。

3. 心悸失眠 珍珠母 25 g，酸枣仁 15 g，远志 5 g，炙甘草 7.5 g。水煎服。

4. 高血压引起的头晕头痛、心烦易怒、手足麻木 珍珠母（先煎）、石决明（先煎）各 30 g，钩藤（后下）、夏枯草、赤芍各 15 g，川芎 10 g，山楂 20 g。加水煎 2 次，混合 2 次所煎取的药汁（约 300 ml），备用，每日 1 剂，分上、下午服用，15 日为 1 个疗程。

5. 甲状腺功能亢进症 珍珠母、生牡蛎、瓜蒌各 30 g，柴胡、黄药子各 12 g，白梅花 6 g，昆布 15 g，夏枯草 24 g，山慈菇、鸡内金各 9 g。水煎取药汁，每日 1 剂，4 周为 1 个疗程，一般用药 2 个疗程。

使用注意

本品属镇降之品，故脾胃虚寒者、孕妇慎用。

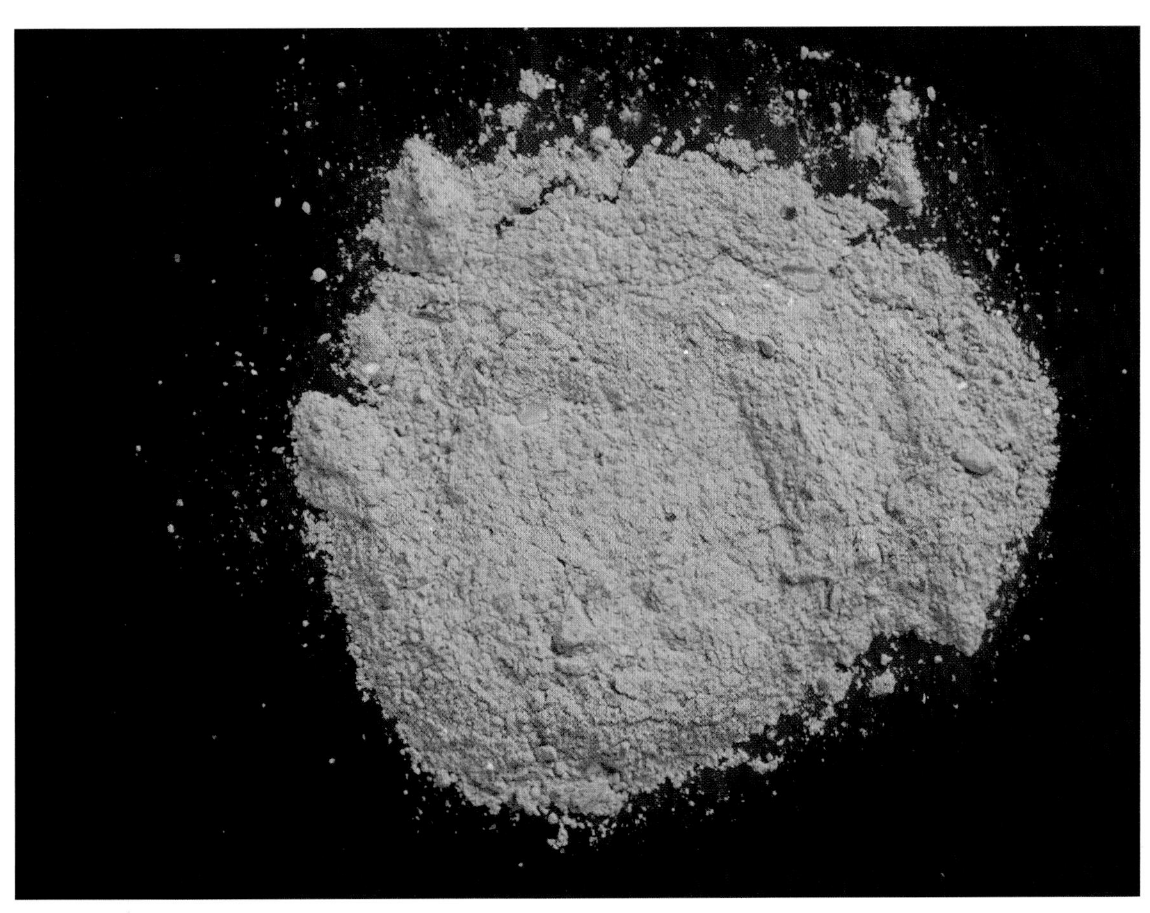

珍珠母粉

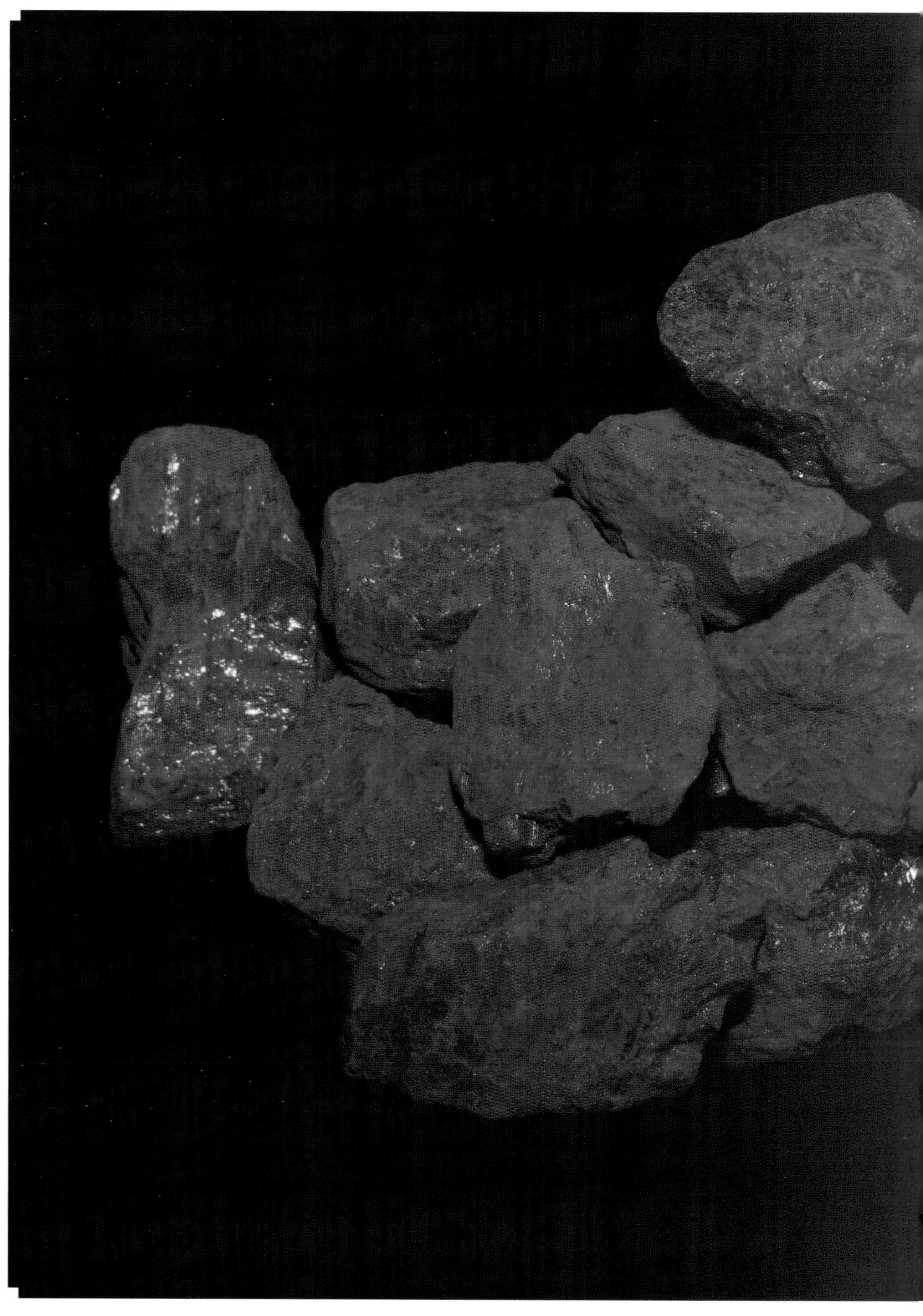

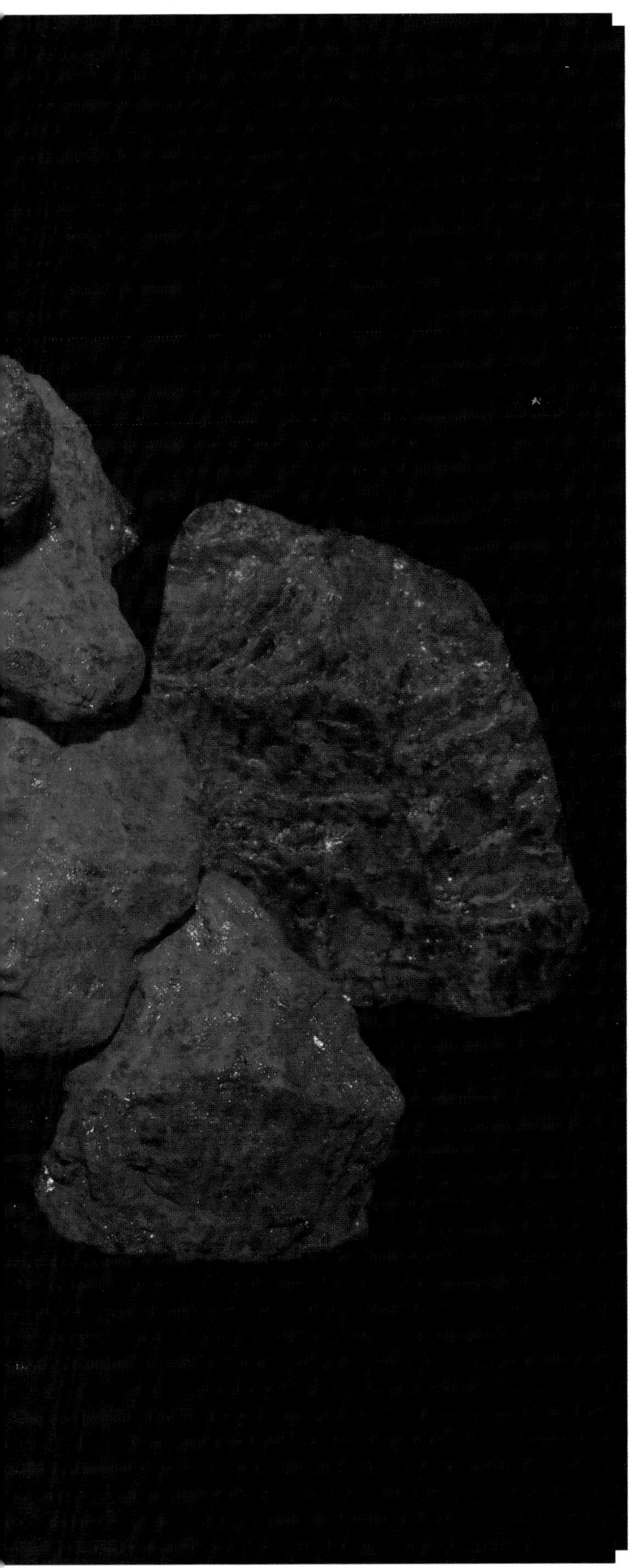

朱砂

【维药名】星日福。

【别　名】辰砂、丹砂、朱宝砂、飞朱砂。

【来　源】本品为三方晶系硫化物类矿物辰砂族辰砂，主含硫化汞（HgS）。

【性味归经】甘，寒；有毒。归心经。

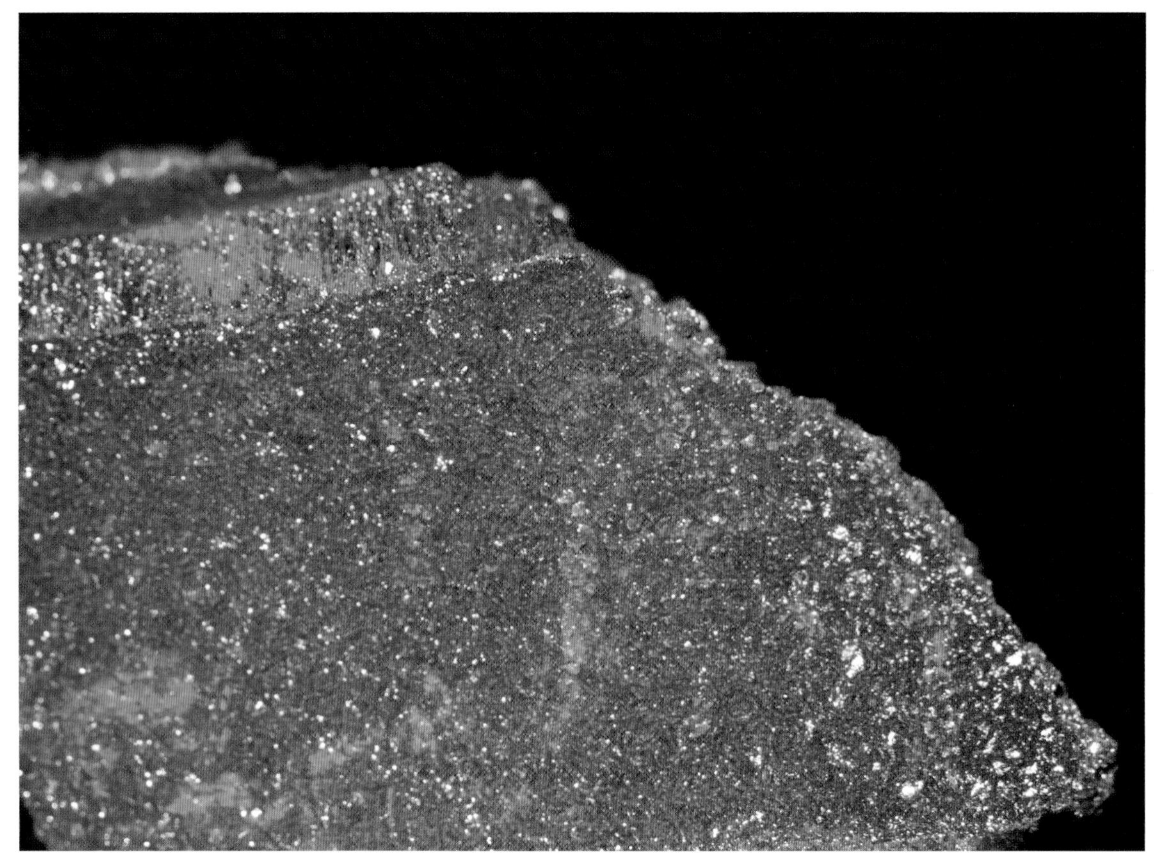

朱砂

识别特征

朱砂为三方晶系辰砂的矿石，以天然辰砂为主，含极少量的其他矿物。除在晶洞中呈晶簇状的结晶集合体外，主要在灰岩、白云岩中与方解石或白云石连生。人工朱砂比天然辰砂纯净，但仍含较多混入物。朱砂为粒状或块状集合体，呈粒状或片状，鲜红色或黯黑色，具金刚光泽，半透明，质重而脆，硬度 2.0 ~ 2.5，比重 8.09 ~ 8.20，条痕红色至褐红色，无臭、无味。其中呈细小颗粒状、色红明亮，触之不染手者，习称“朱宝砂”；呈不规则板片状、斜方形或长条形，大小厚薄不一，边缘不整齐，色红而鲜艳，光亮如镜面而微透明，质较松脆者，习称“镜面砂”。质稍松，色鲜红者，称“红镜”；体较坚，颜色发暗者，称“青镜”；块较大，方圆形或多角形，颜色发暗或呈灰褐色，质重而坚，不易碎者，习称“豆瓣砂”。

生境分布

分布于湖南、贵州、四川、云南等省区，以湖南沅陵（古称辰州）产者质量最佳，奉为道地正品。

采收加工

随时开采，采挖后，选取纯净者，用磁铁吸净含铁的杂质，再用水淘去杂石和泥沙，研细或水飞、晒干装瓶备用。

药材鉴别

本品为不规则片块状，或小颗粒状，大小不一。鲜红色或暗红色，条痕红色或褐红色，有金属样光泽，体重质脆。无臭无味。

功效主治

镇心安神，清热解毒。本品质重沉降，归心经而镇心安神，寒能清热，热清则毒解，况且以毒解毒，故又能清热解毒。

药理作用

本品有解毒、防腐作用。外用朱砂能抑杀皮肤细菌和寄生虫等。朱砂为汞的化合物。汞与蛋白质中的巯基结合，高浓度时，可抑制多种酶的活动。进入体内的汞，主要分布在肝肾，而引起肝肾损害，并可透过血脑屏障，直接损害中枢神经系统。

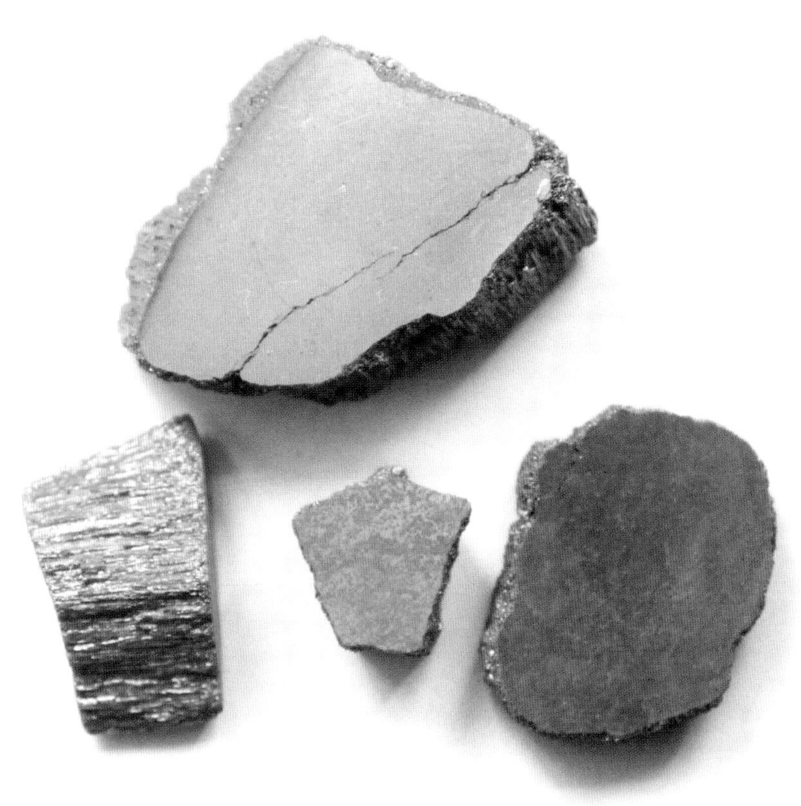

朱砂

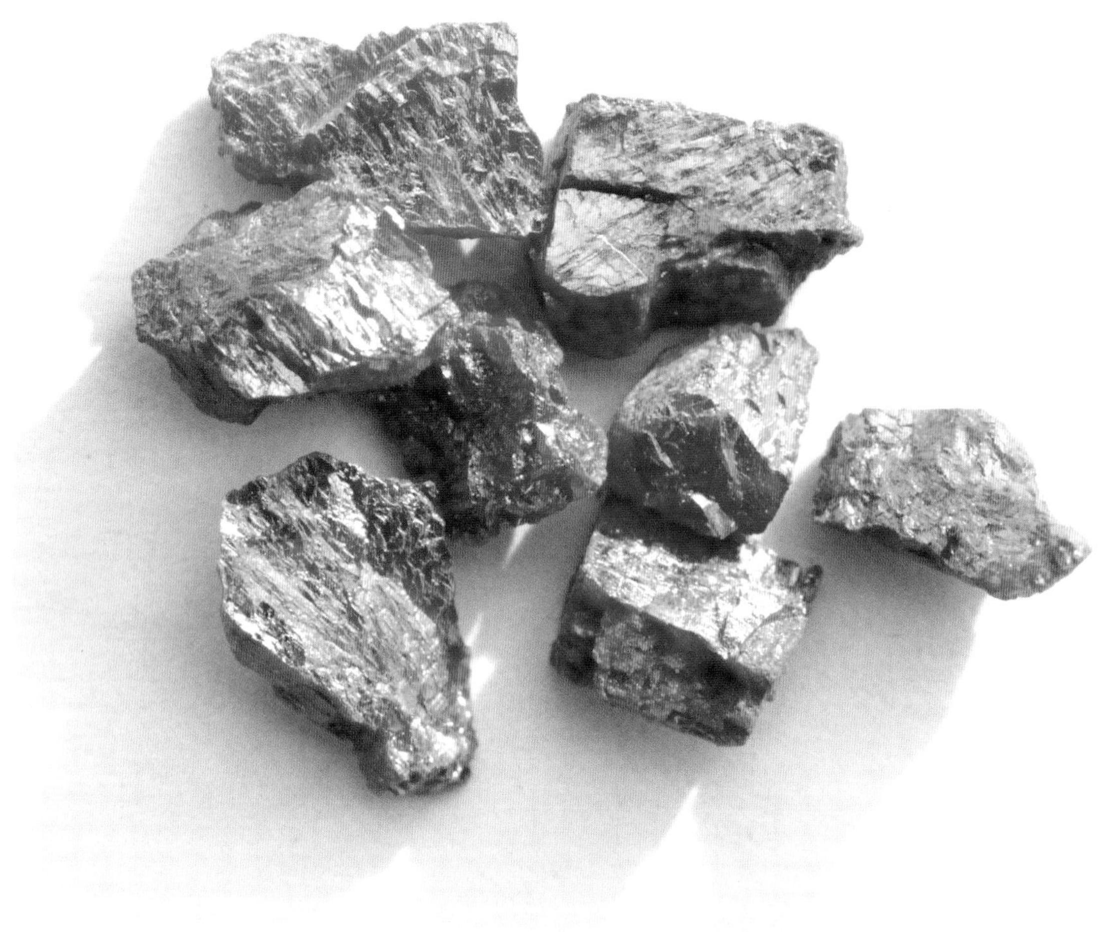

朱砂（天然）药材

用法用量

内服：0.3 ~ 1.0 g，入丸、散或研末冲服。外用：适量。

民族药方

1. 病毒性心肌炎 朱砂、黄芪、丹参、川黄连、五味子、麦冬、茯苓、甘草、生地黄、当归各适量。每日 1 剂，15 日为 1 个疗程，并随证加减。

2. 神经性呕吐 朱砂 30 g，法半夏 15 g，丁香、生甘草各 6 g，冰片 0.6 g。制成散剂，每次服 3 g，每日 2 次。

3. 慢性气管炎 朱砂 30 g，大黄 300 g。共研细末，炼蜜为丸，每丸 3 g，每日 1 丸，10 日为 1 个疗程。

4. 结核，盗汗 朱砂粉 1 份，五倍子粉 5 份。均匀混合，成人每次 2 ~ 3 g，加少许温开水糊成团状，每晚睡前敷于脐窝内，纱布覆盖，小儿用量酌减。

5．产后血晕　朱砂 1.5 ~ 3.0 g。研末，用热醋或鲜童便适量灌服。

6．小儿夜啼　朱砂适量。研细末，晚上睡前用湿毛笔蘸药少许，涂于神阙穴、膻中穴及双侧劳宫穴、风池穴，不用包扎，每晚 1 次，可连用 3 日。

7．失眠　朱砂 3 ~ 5 g。研细末，用干净的白布 1 块，涂糨糊少许，将朱砂均匀地黏附于上，然后外敷涌泉穴，胶布固定。用前先用热水把脚洗净，睡前贴。

8．精神分裂症　朱砂 3 g，鲜猪心 2 个。将猪心扎 3 个洞，每个猪心填入朱砂 1.5 g，用砂锅炖熟，喝汤吃肉。

使用注意

本品有毒，内服不可过量或持续服用，以防汞中毒；忌火煅，火煅则析出水银，有剧毒。肝肾功能不正常者，慎用朱砂，以免加重病情。

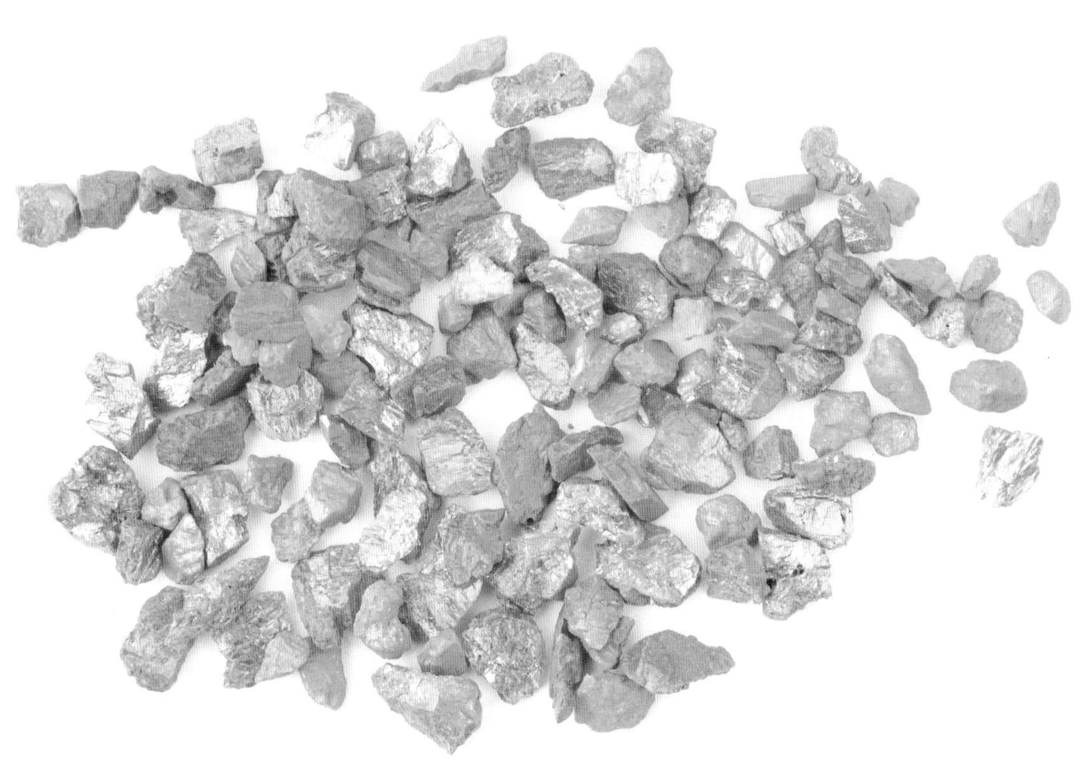

朱砂（天然）药材

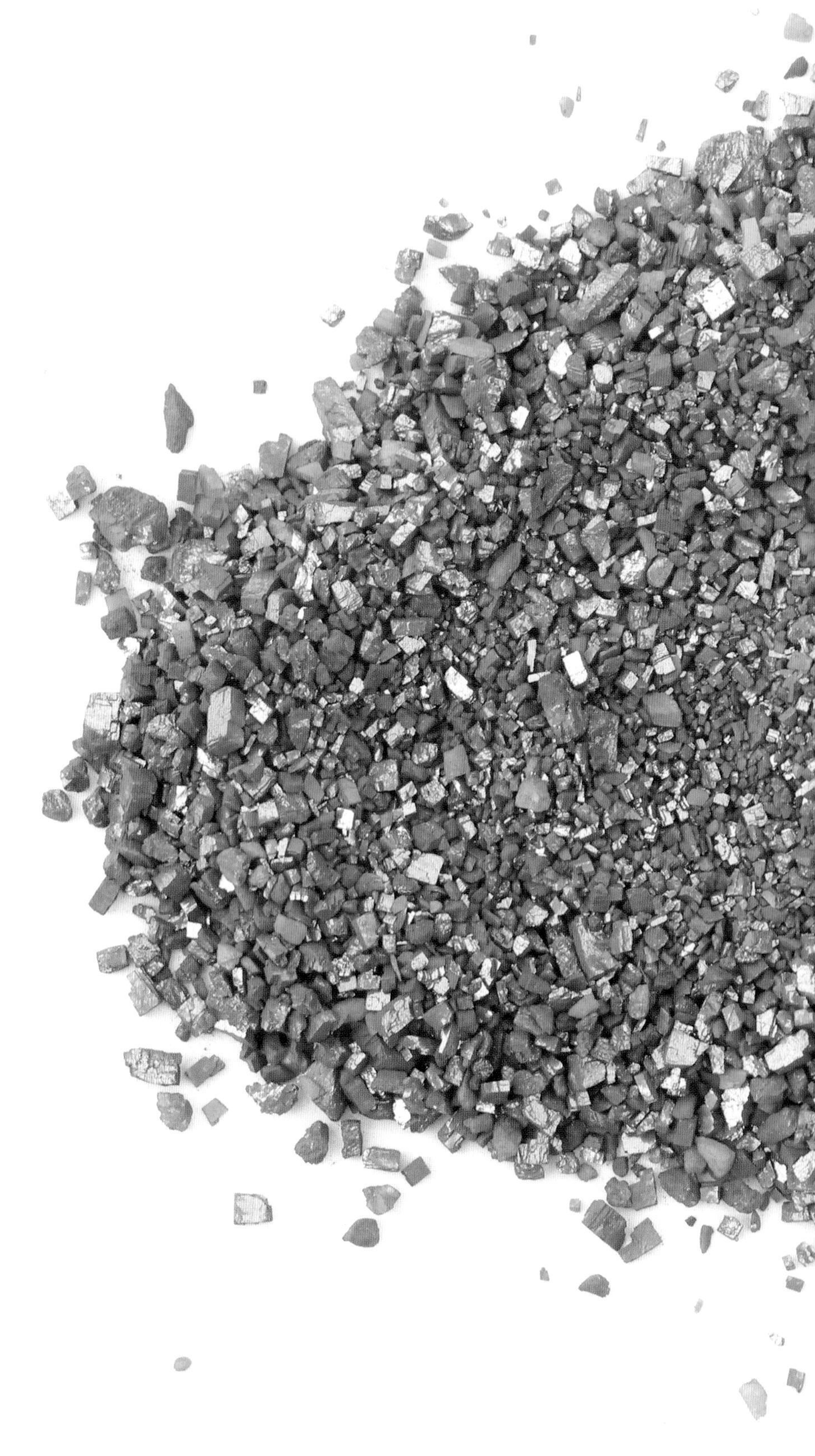

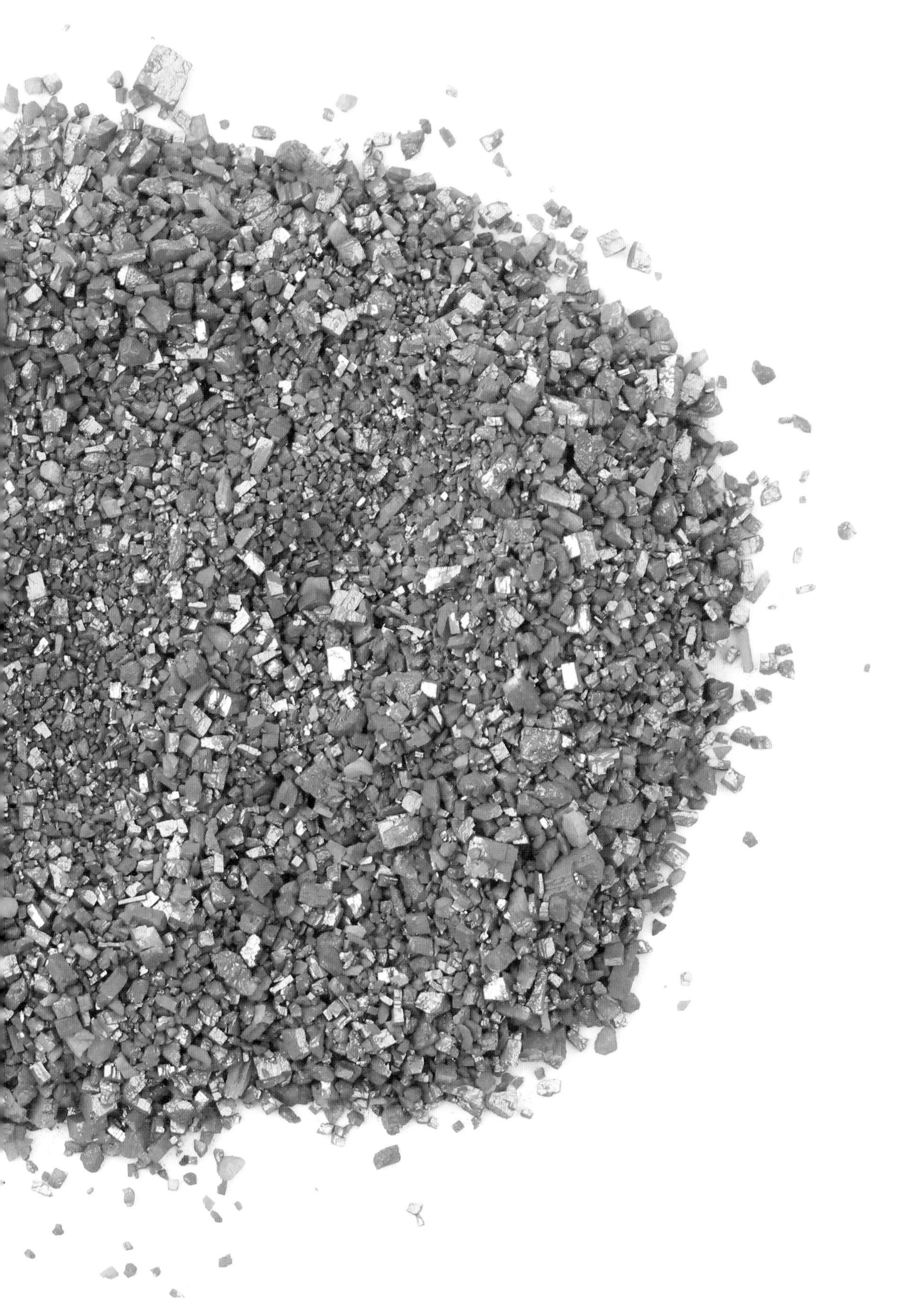

朱砂饮片

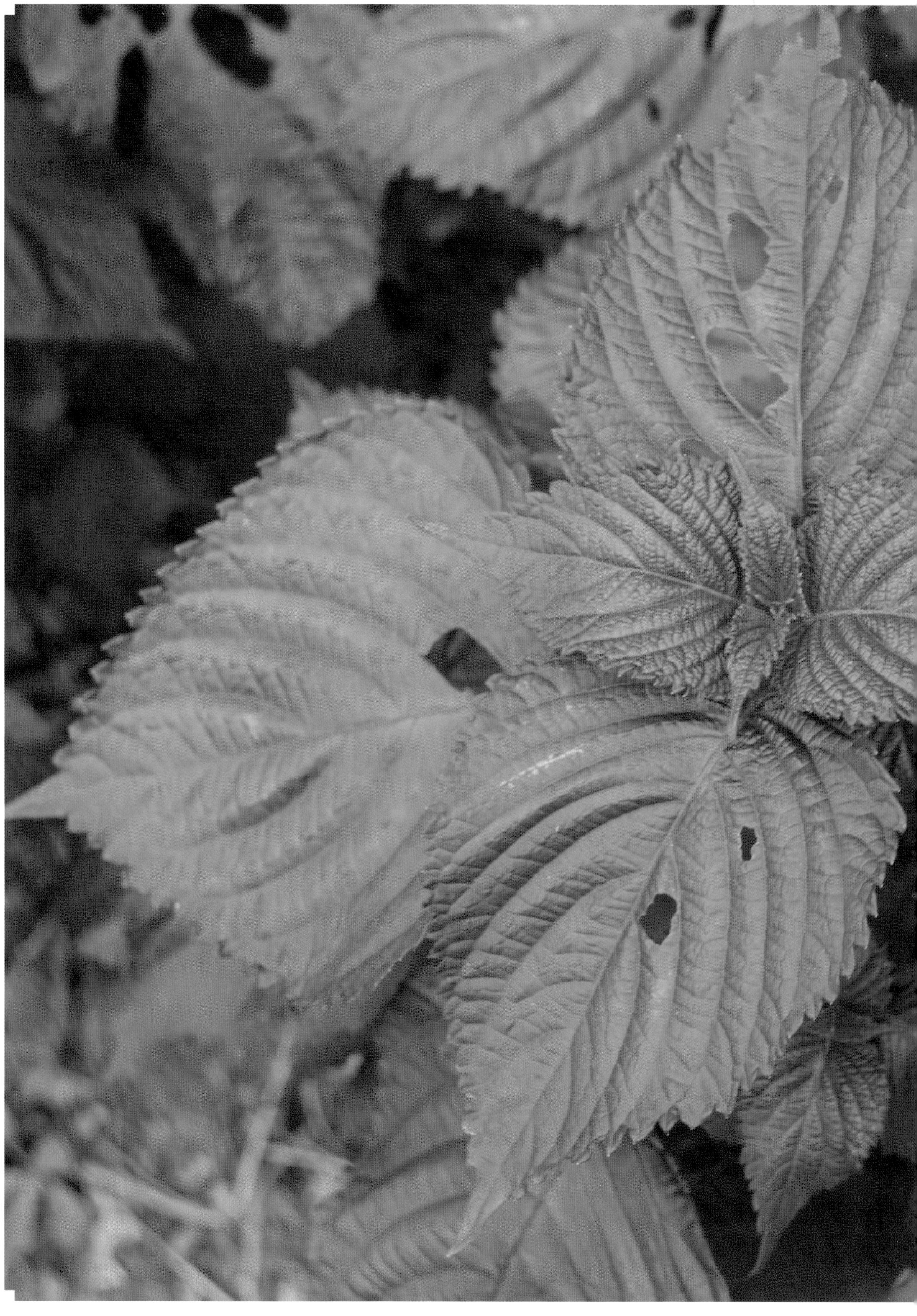

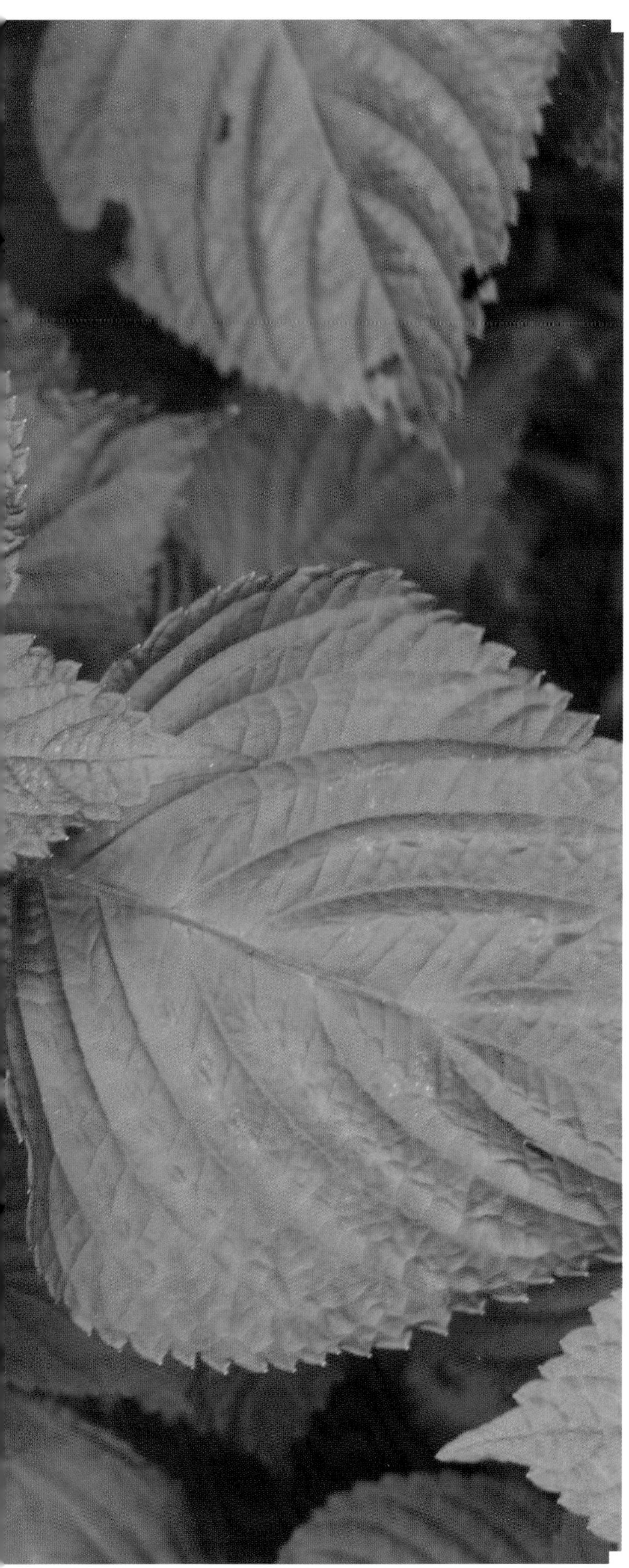

紫苏子

【维 药 名】巴兰古欧如合。

【别　　名】苏子、黑苏子、铁苏子、杜苏子、炒苏子、炙苏子、苏子霜。

【来　　源】本品为唇形科草本植物紫苏 *Perilla frutescens* (L.) Britt. 的干燥成熟果实。

【性味归经】辛，温。归肺、大肠经。

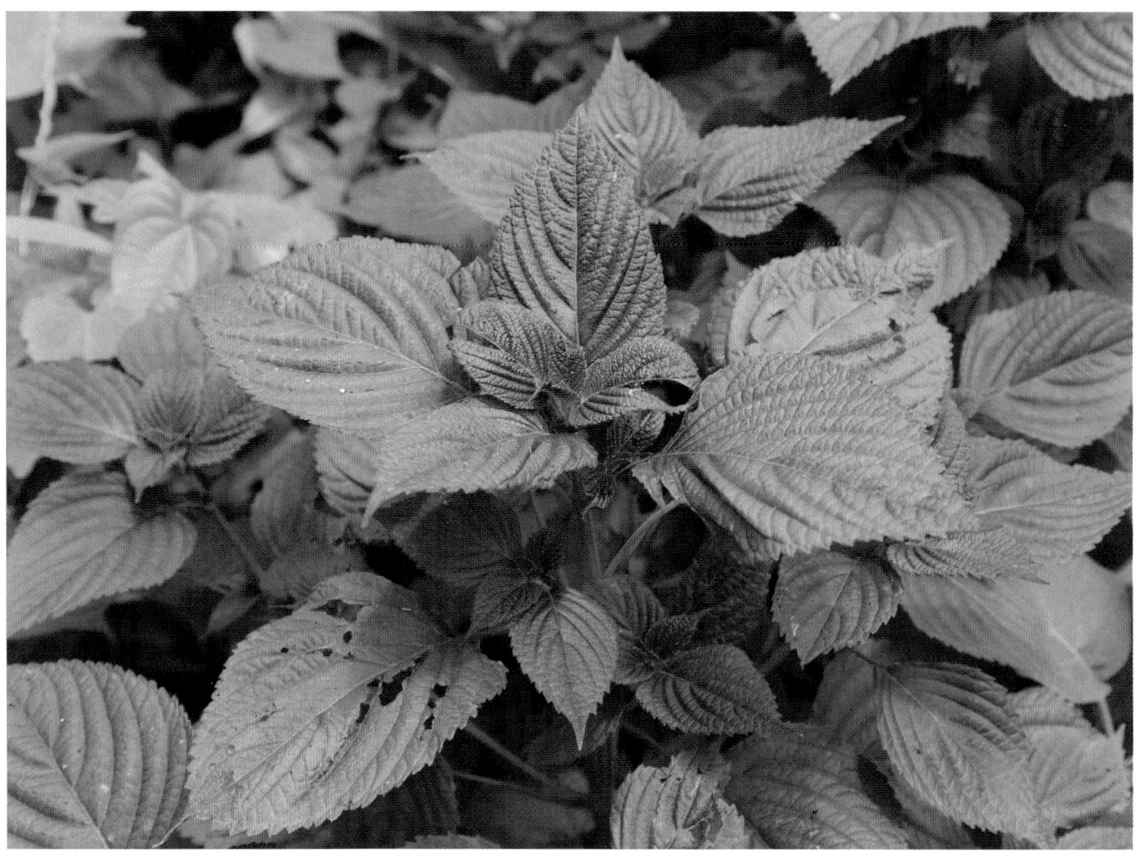

紫苏

识别特征

一年生直立草本，高1 m左右，茎方形，紫或绿紫色，上部被有紫或白色毛。叶对生，有长柄；叶片皱，卵形或卵圆形，先端突出或渐尖，基部近圆形，边缘有粗锯齿，两面紫色或仅下面紫色，两面疏生柔毛，下面有细腺点。总状花序顶生或腋生，稍偏侧；苞片卵形，花萼钟形，外面下部密生柔毛；花冠2唇形，红色或淡红色。小坚果倒卵形，灰棕色。花期6—8月，果期7—9月。

生境分布

生长于山坡、溪边、灌木丛中。分布于江苏、浙江、湖北、河北、河南、四川等省区，多系栽培。

采收加工

秋季果实成熟时采收，除去杂质，晒干。

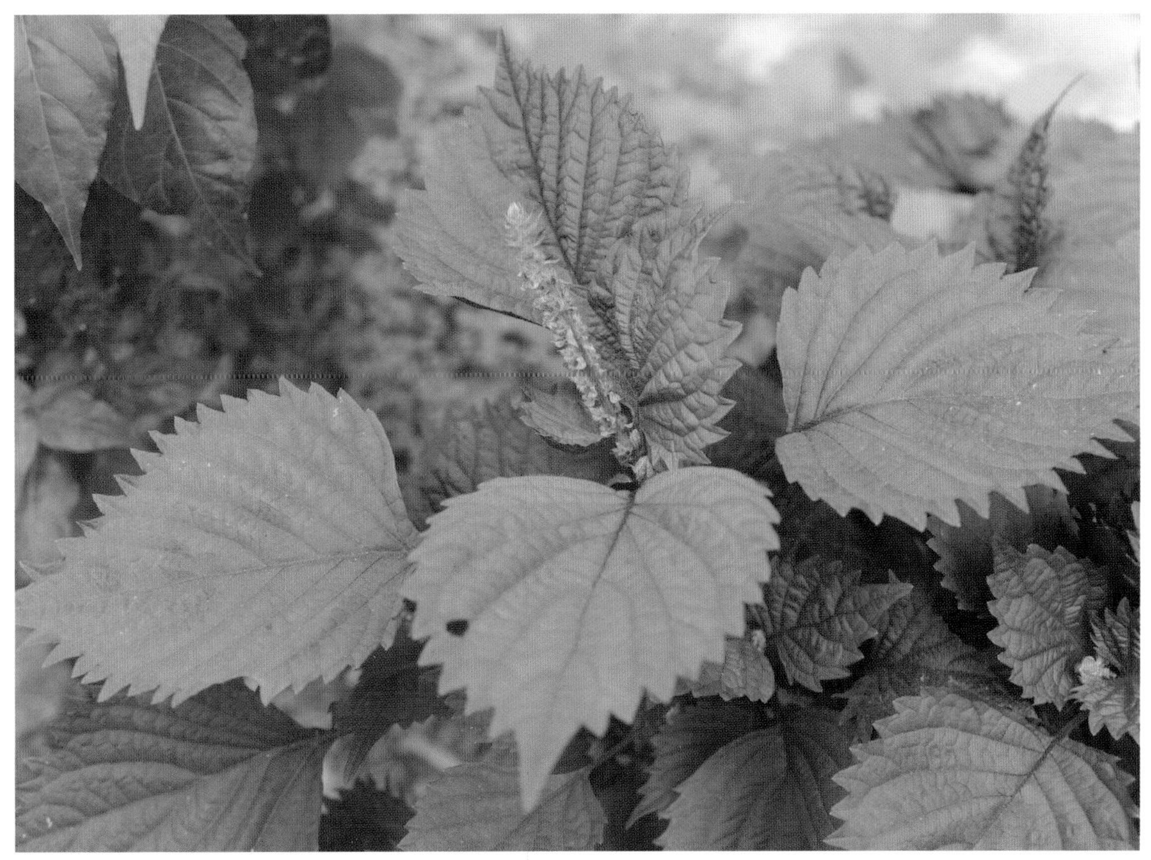

紫苏

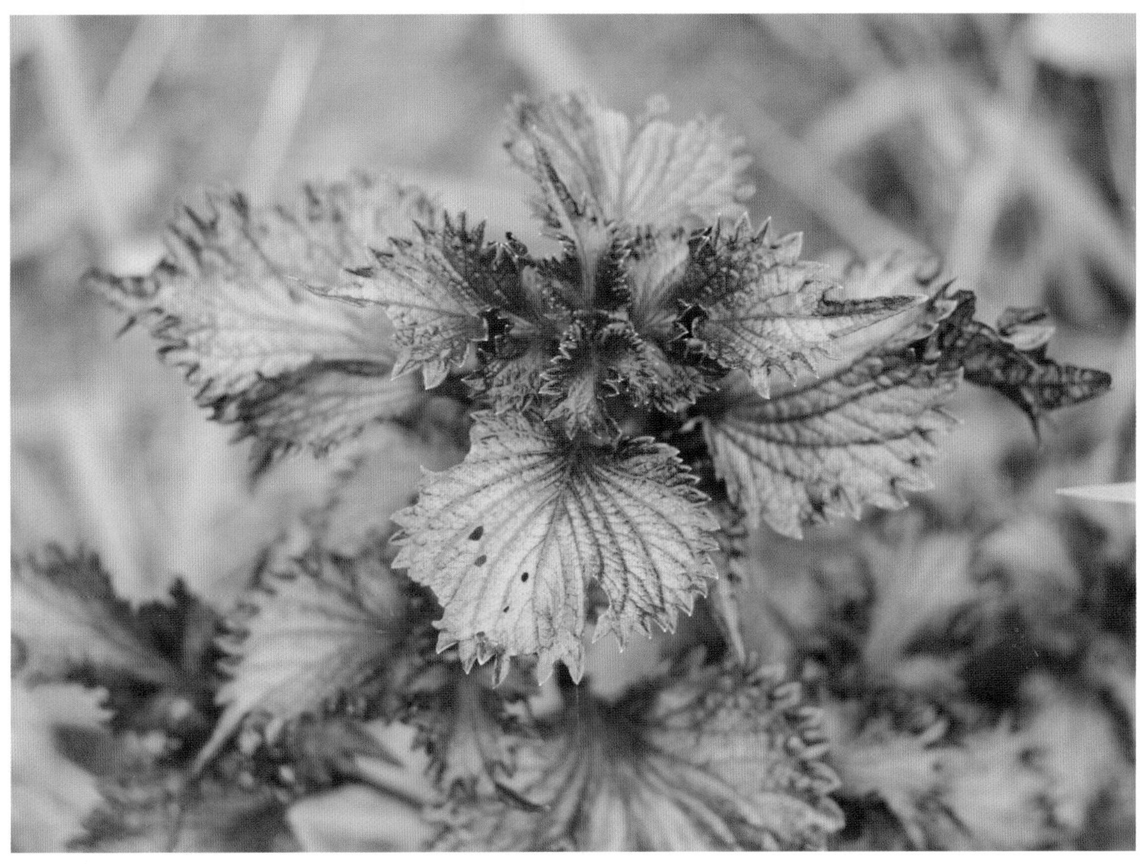

紫苏

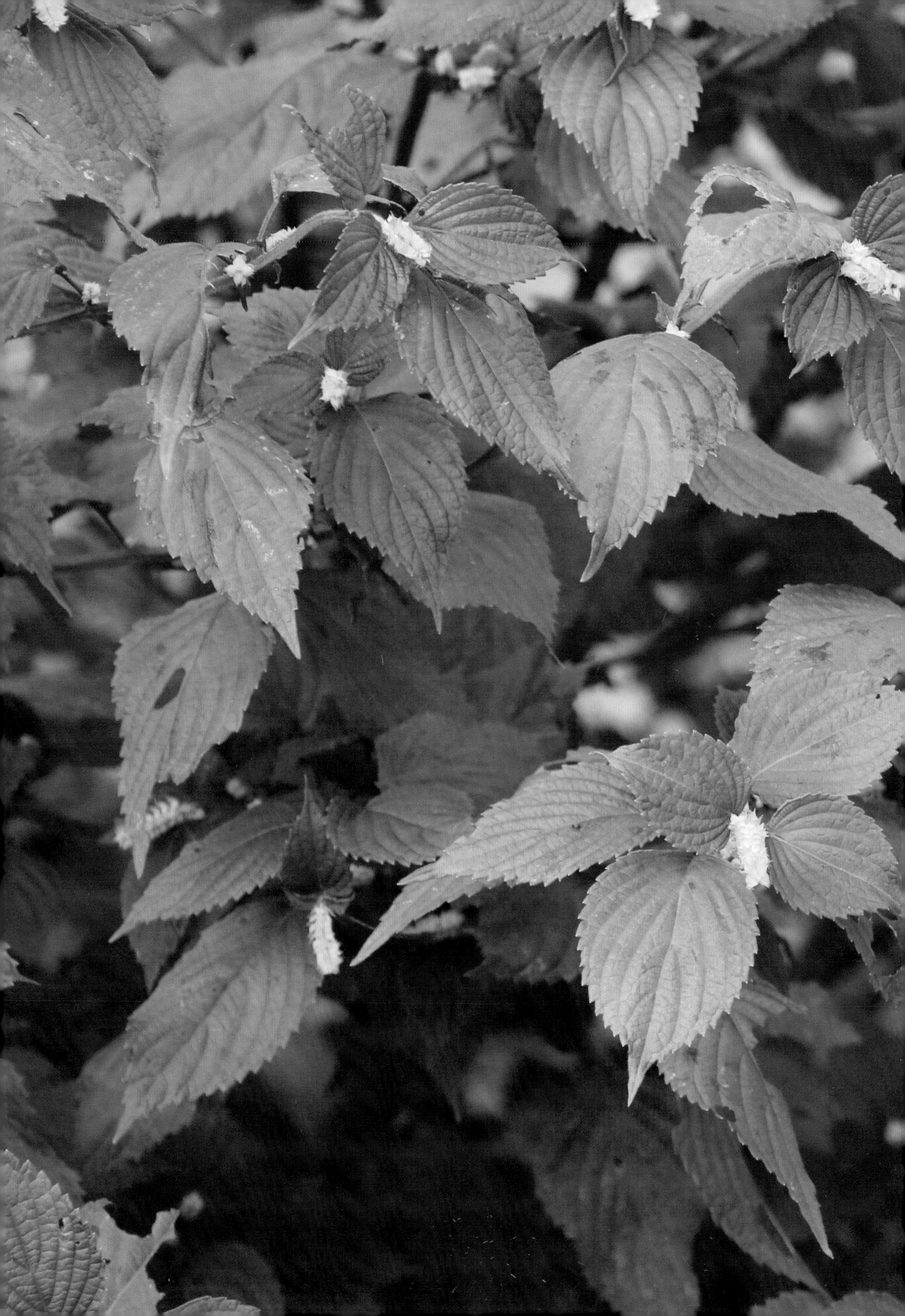

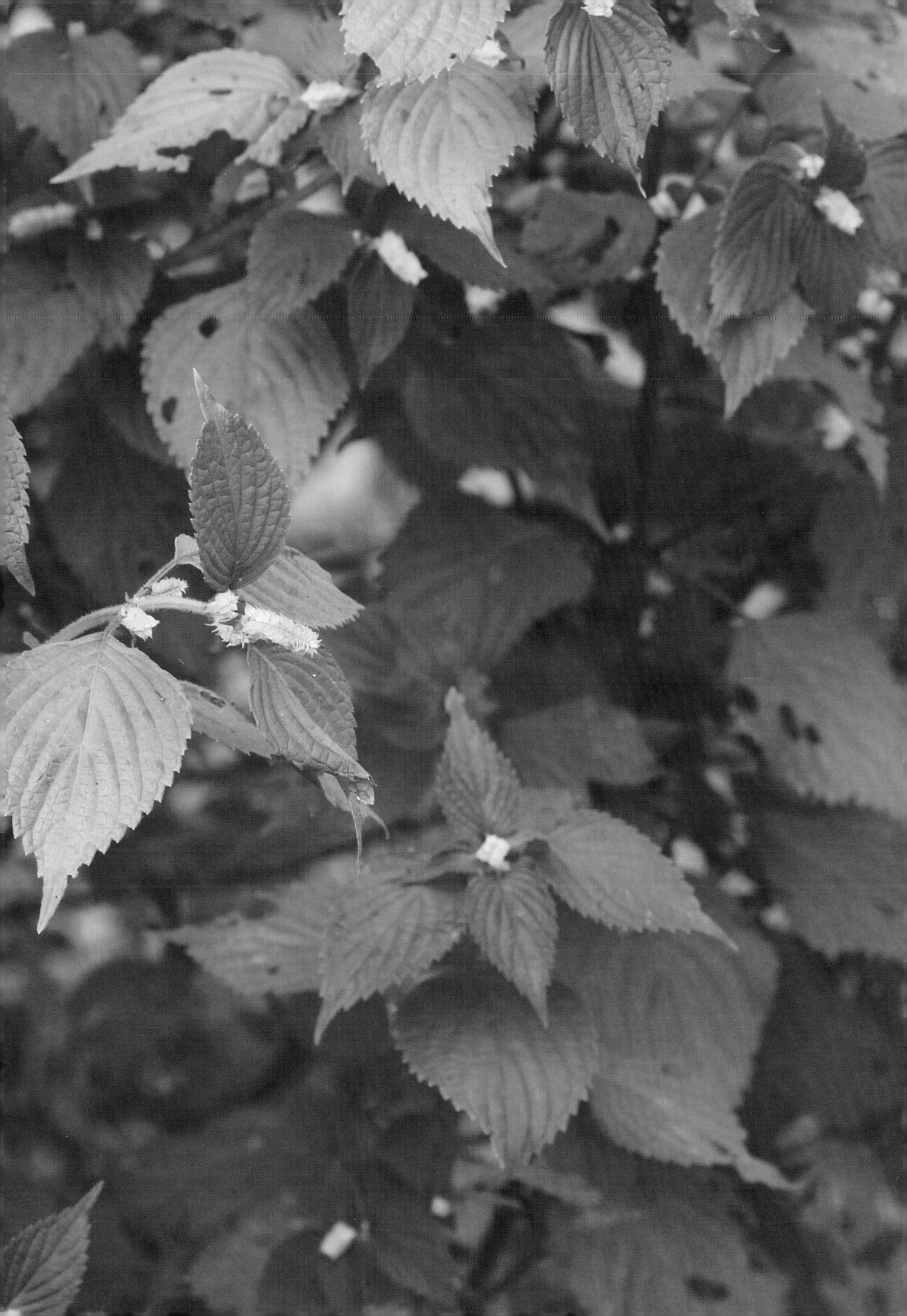

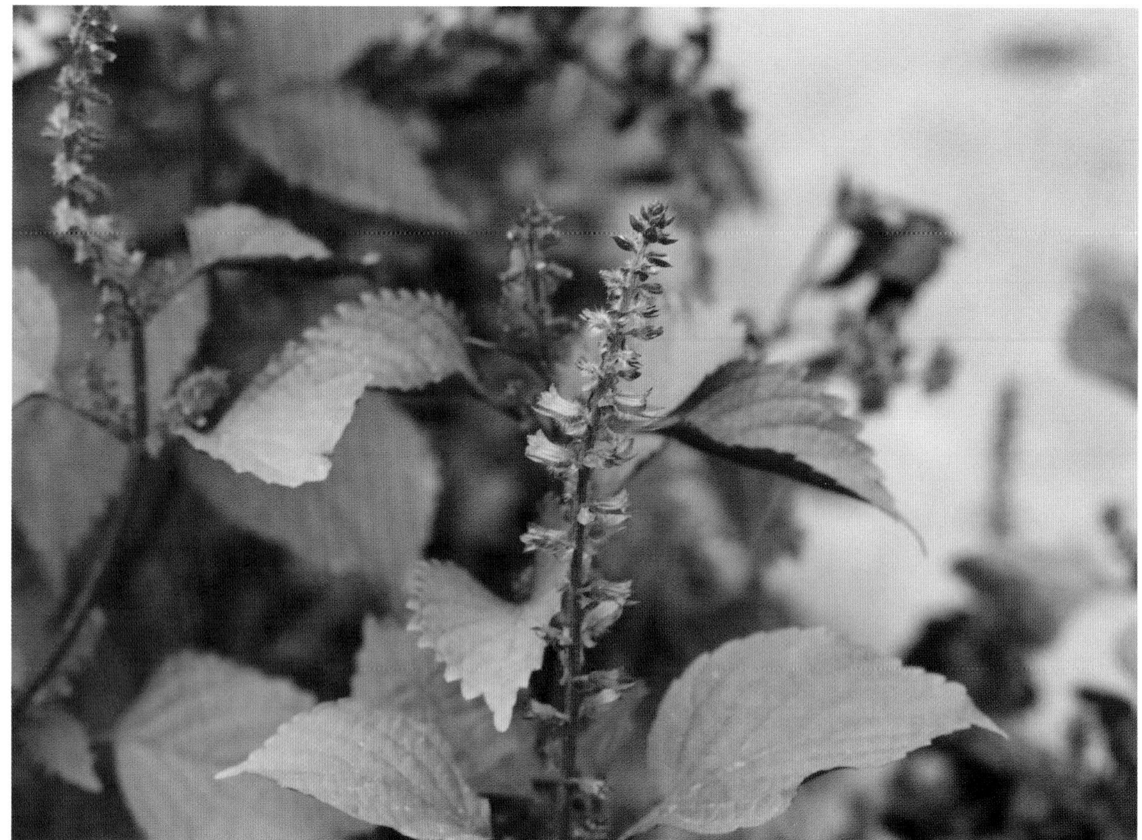

紫苏

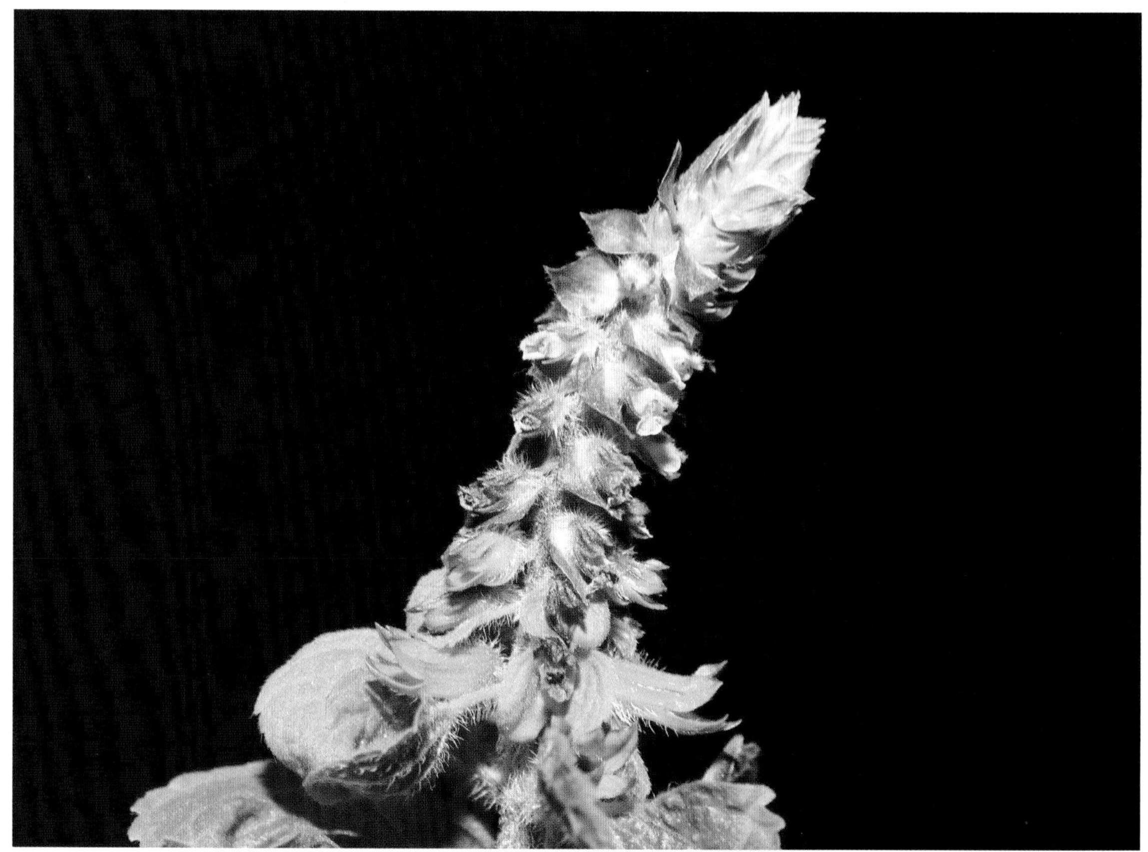

紫苏

药材鉴别

本品呈卵圆形或类圆形。外表灰棕色或灰褐色，有网状纹理。果皮薄而脆，种子黄白色，有油性。

功效主治

降气消痰，平喘，润肠。主治痰壅气逆，咳嗽气喘，肠燥便秘。

药理作用

紫苏油有明显的降血脂作用，给易于卒中的自发性高血压大鼠喂紫苏油可延长其存活率，使生存时间延长。紫苏油还可提高实验动物的学习能力。实验证实其有抗癌作用。

用法用量

内服：5 ~ 10 g，煎服。炒苏子药性较和缓，炙苏子润肺止咳之功效优。

民族药方

1．慢性支气管炎、支气管哮喘（对于咳嗽气喘、胸满胁痛者） 紫苏子、油菜籽各 9 g，白芥子 6 g。水煎服。

2．咳嗽气喘 紫苏子、杏仁各 15 g，麻黄、川贝母、甘草各 10 g。水煎服。

3．百日咳 紫苏子、杏仁、川贝母、百部、米壳、陈皮、法半夏各等份。研为极细末，满周岁每次服 0.5 g，每日 3 ~ 4 次；不足 1 周岁每次服 0.25 g，每日 3 次。

4．蛔虫病 紫苏子生品适量。捣烂或嚼食，成人每次 50 ~ 70 g，4 ~ 10 岁每次 20 ~ 50 g，每日 2 ~ 3 次，空腹服，连服 3 日。因蛔虫引起胃痛、胆绞痛及呕吐者，用花椒 3 g，米醋 250 ml，熬水 1 次顿服，痛止后再服紫苏子。

使用注意

阴虚喘咳及脾虚便溏者慎用。

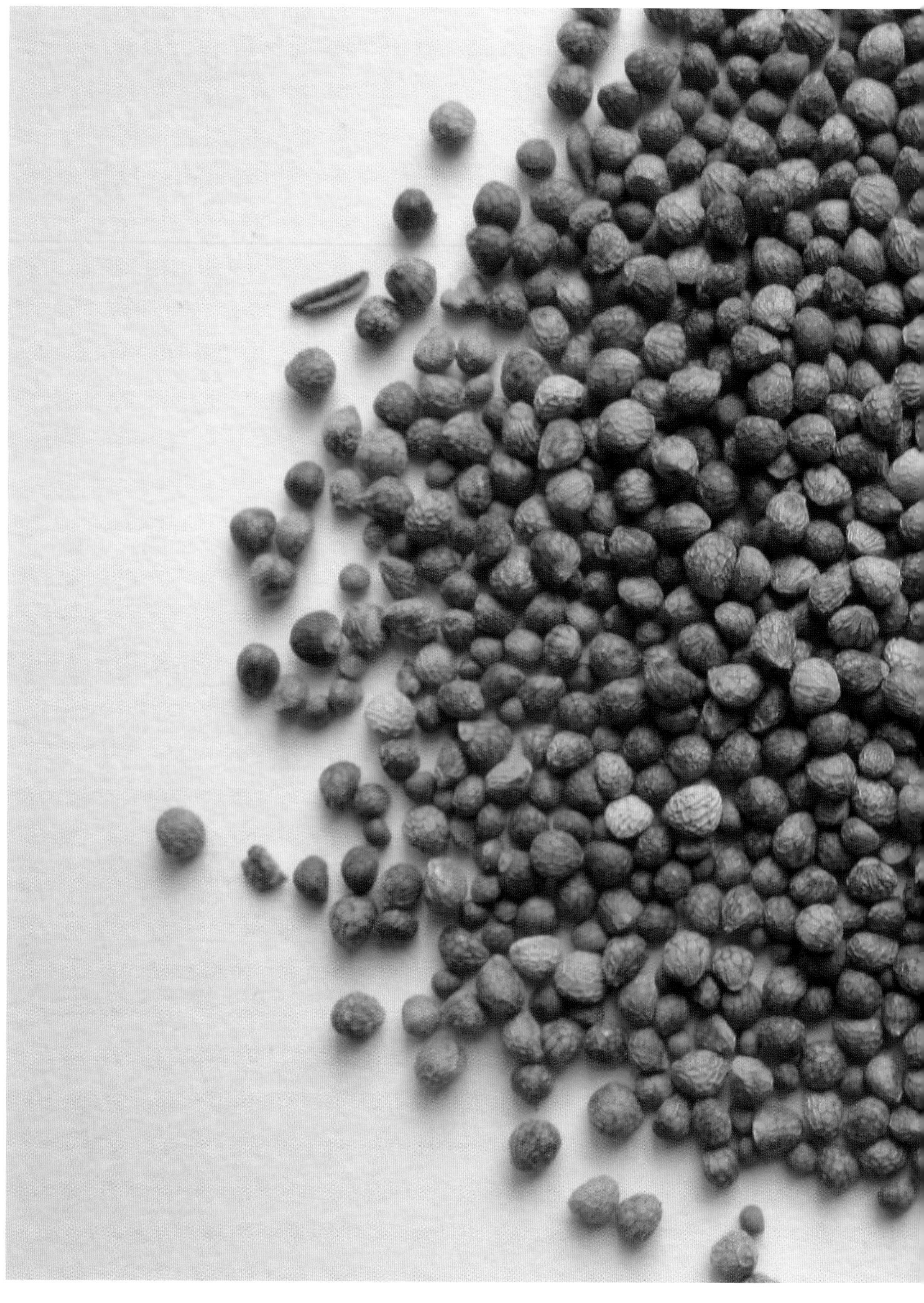

紫苏子

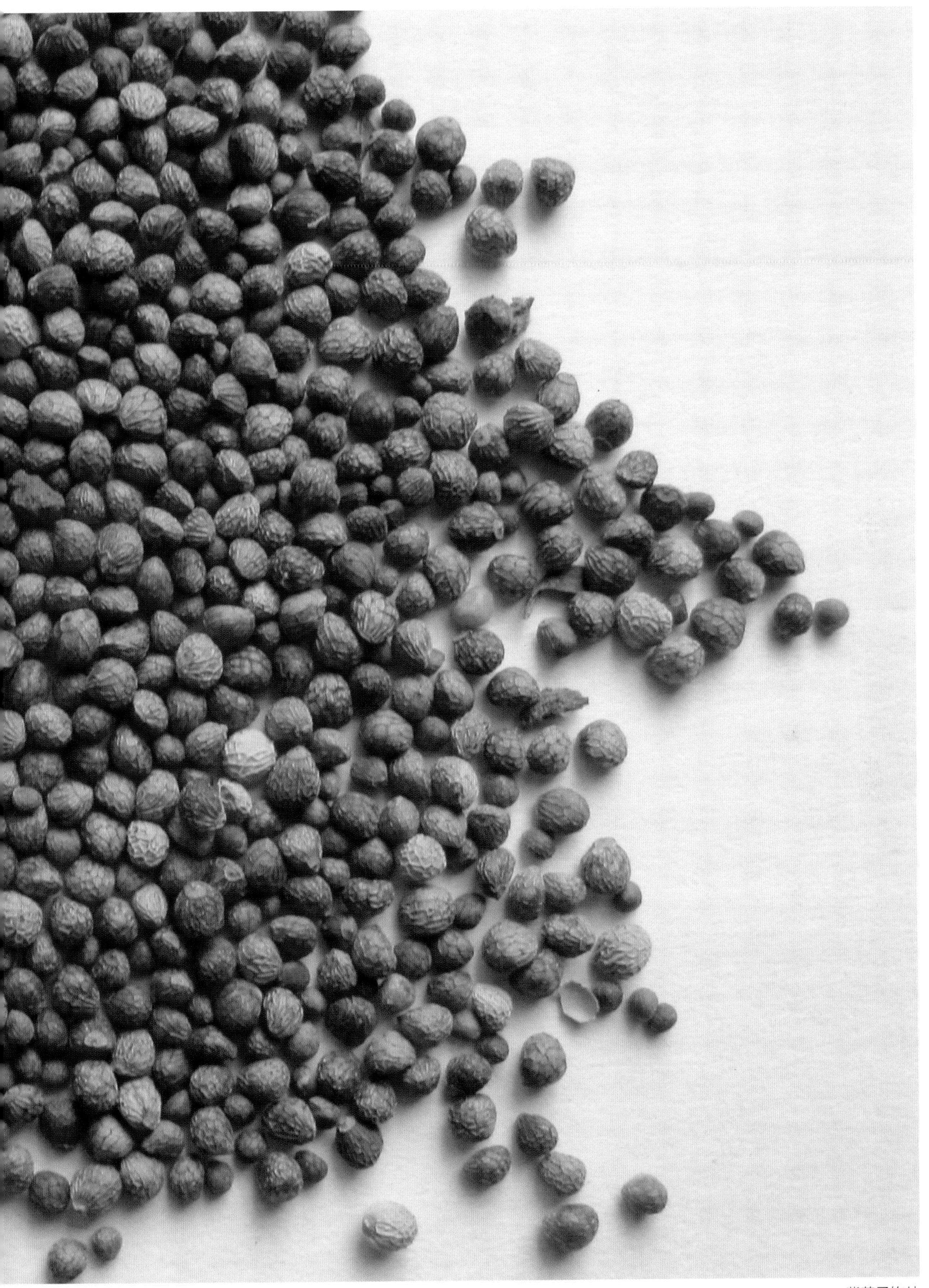

紫苏子饮片

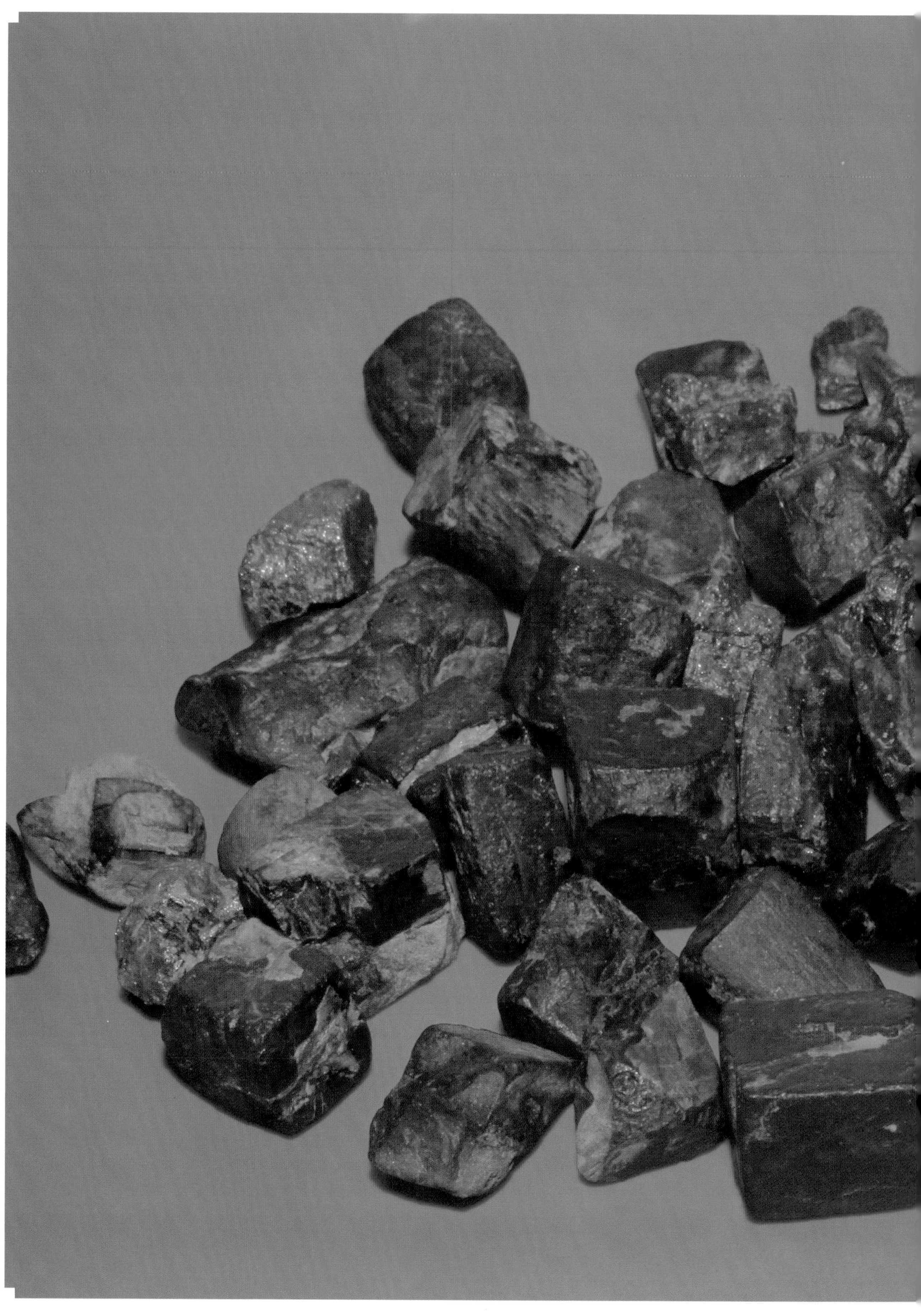

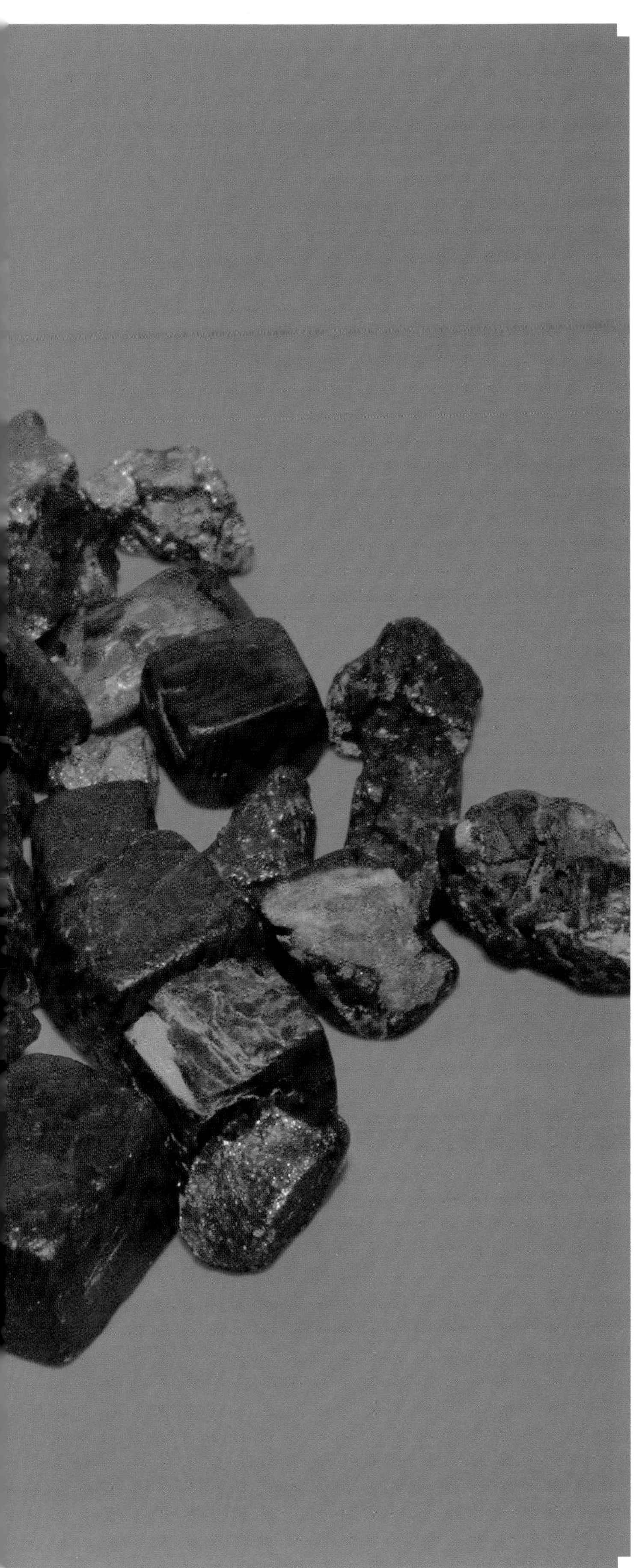

自然铜

【维药名】密斯。

【别　名】煅然铜、煅自然铜。

【来　源】本品为硫化物类矿物黄铁矿族黄铁矿，主含二硫化铁（FeS_2）。

【性味归经】辛，平。归肝经。

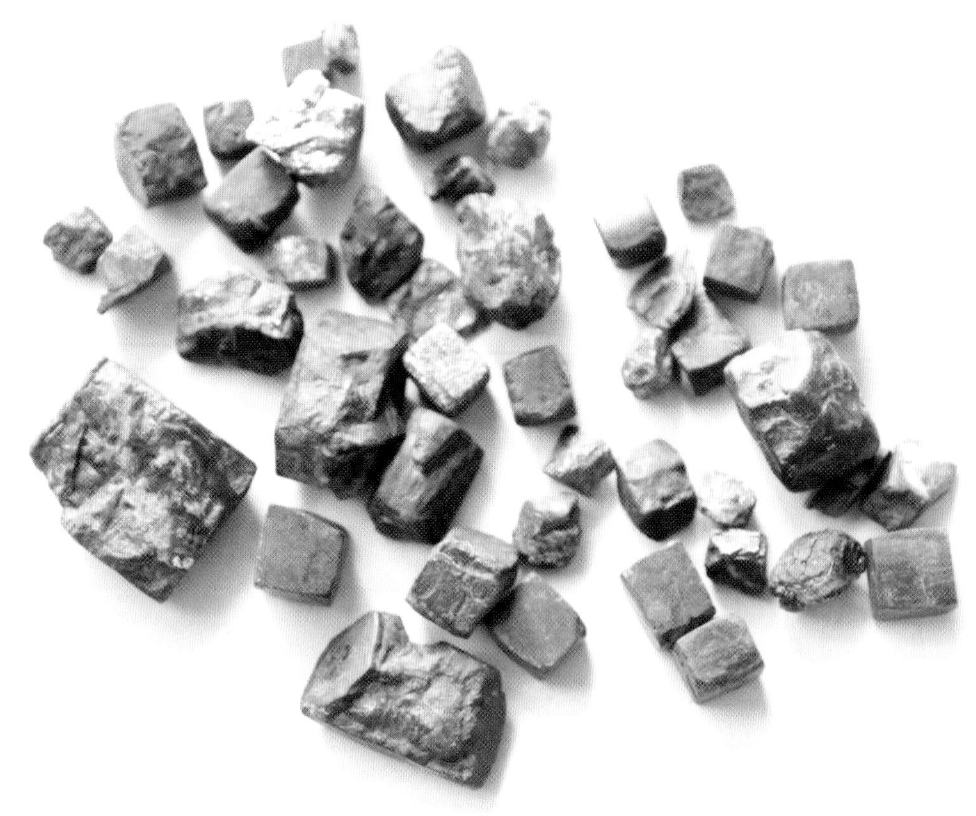

自然铜

识别特征

黄铁矿的晶形多为立方体，或为八面体，五角十二面体以及它们的聚形，或为粒状集合体，多数为结核状及钟乳状体。药用多为立方体。多呈方块形，直径 0.2 ~ 0.5 cm。表面亮铜黄色，有金属光泽，有的表面显棕褐色（系氧化成氧化铁所致），具棕黑色或墨绿色细条纹及砂眼。立方体相邻晶面上的条纹相互垂直，是其重要特征。均匀质重，硬脆，易砸碎，碎块形状一般不规则，也有显小方形者。硬度 6.0 ~ 6.5，比重 4.9 ~ 5.2，条痕色棕黑色或黑绿色，断口呈条差状，有时呈贝壳状。断面黄白色，有金属光泽，或棕褐色，可见银白色亮星。

生境分布

分布于四川、广东、湖南、云南、河北及辽宁等省区。四川产者为优。

采收加工

四季可采。采挖后，除去杂质，砸碎，或以火煅，醋淬后用。

药材鉴别

本品晶形多为立方体，集合体呈致密块状。表面亮淡黄色，有金属光泽；有的表面显黄棕色或棕褐色，无金属光泽。具条纹，条痕绿黑色或棕红色，相邻晶面上的条纹相互垂直。体重，质坚硬或稍脆，易砸碎，断面黄白色，有金属光泽；或断面棕褐色，可见银白色亮星。无臭，无味。

功效主治

散瘀止痛，接骨疗伤。本品味辛性平，入血行血，有散瘀止痛之功，凡折伤血瘀作痛，得辛能散血分瘀滞，破结聚之气，其痛可止伤可愈，故又具接骨疗伤之效。

药理作用

本品有促进骨质愈合作用，可使骨痂生长快。

用法用量

内服：入汤剂，10 ~ 15 g；若入丸、散，每次0.3 g。外用：适量。

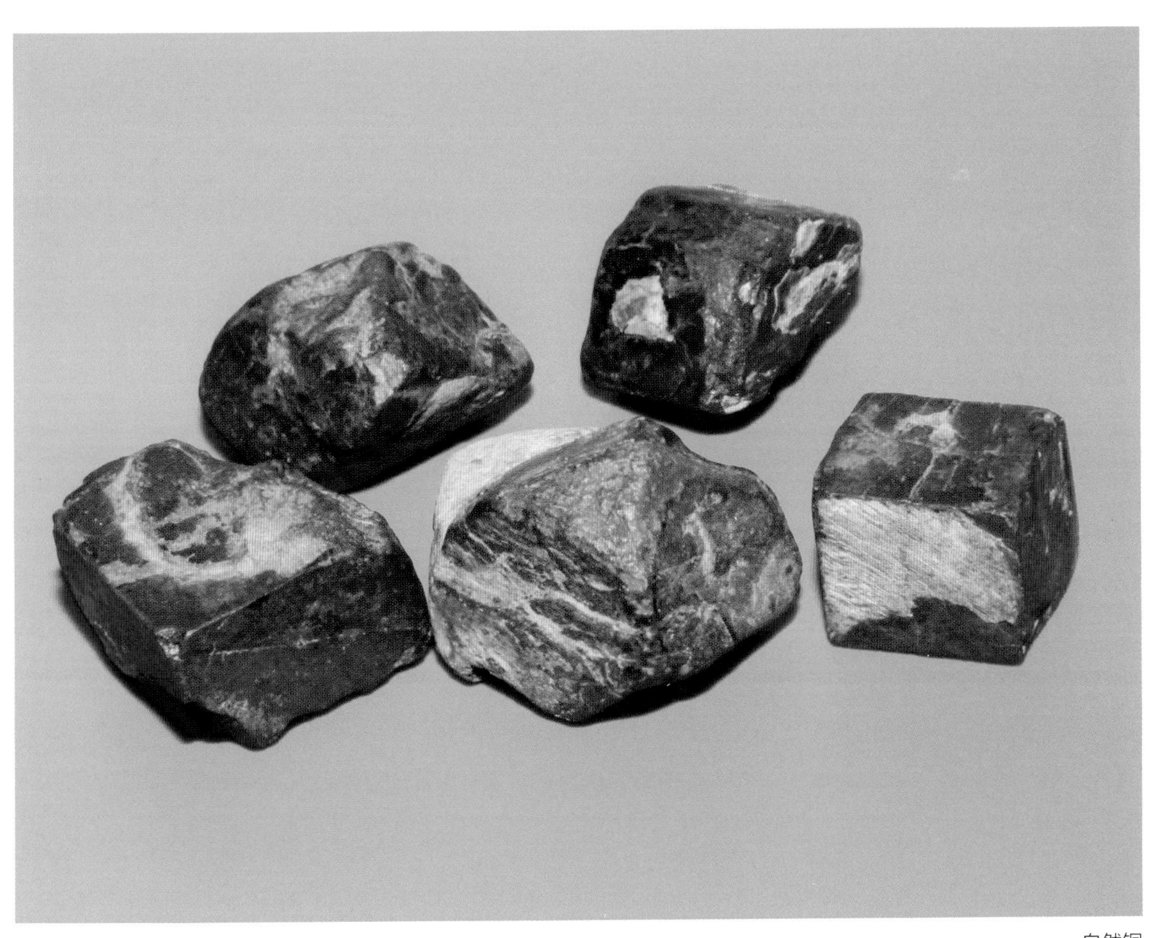

自然铜

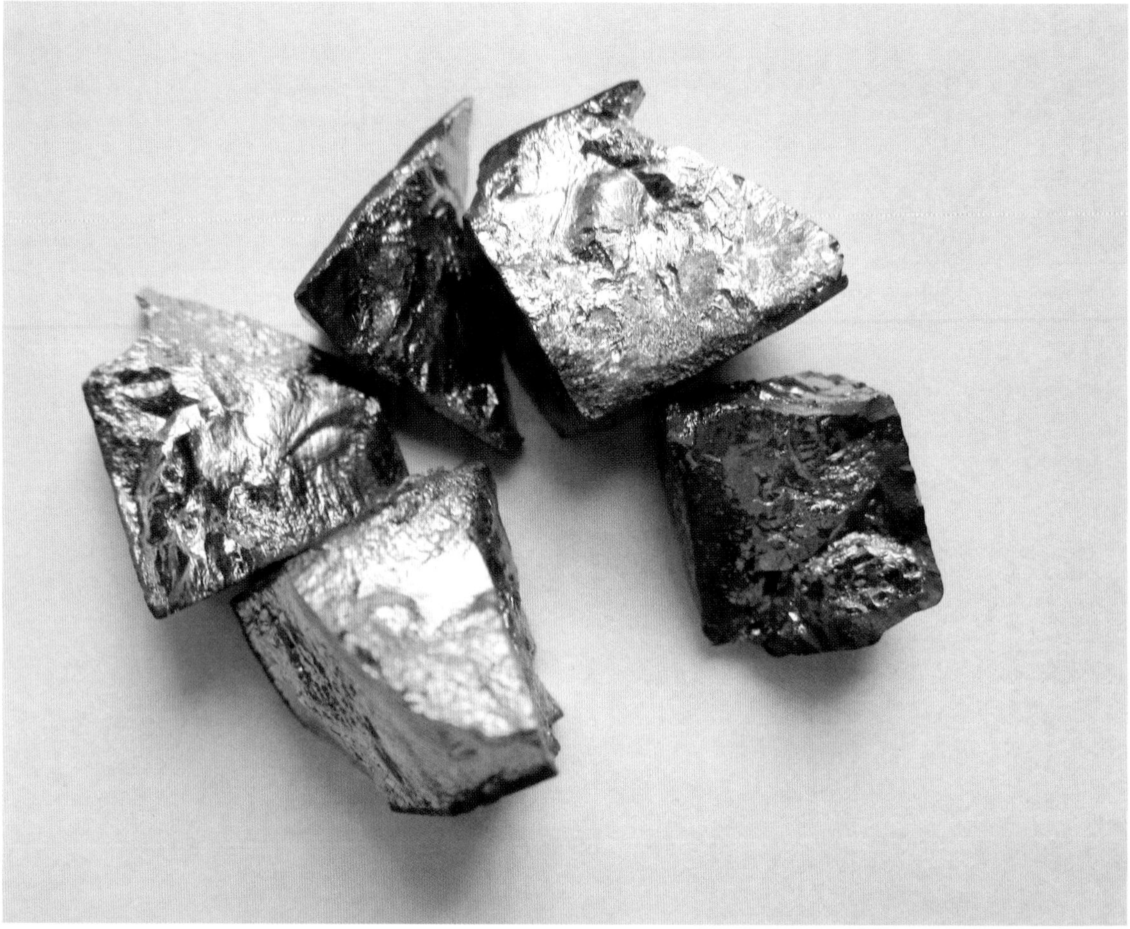

自然铜饮片

民族药方

1. 闪腰岔气，腰痛 煅自然铜、土鳖虫各 30 g。研细末，开水送服，每次 1.5 g，每日 2 次。

2. 骨折复位后 煅自然铜、乳香、没药、三七、土鳖虫、制半夏、当归、羌活、血竭各等份。研为散剂，每服 6 g，每日 1 次。

使用注意

本品为行血散瘀之品，不宜久服，凡阴虚火旺、阴虚无瘀者，均应慎用。

图书在版编目（CIP）数据

中国民族药用植物图典. 维吾尔族卷 / 肖培根，诸国本总主编. — 长沙：湖南科学技术出版社，2023.7

ISBN 978-7-5710-2304-1

Ⅰ. ①中… Ⅱ. ①肖… ②诸… Ⅲ. ①民族地区－药用植物－中国－图集②维吾尔族－中草药－图集 Ⅳ. ①R282.71-64

中国国家版本馆 CIP 数据核字(2023)第 123976 号

"十四五"时期国家重点出版物出版专项规划项目

ZHONGGUO MINZU YAOYONG ZHIWU TUDIAN WEIWU'ERZUJUAN DI-SI CE

中国民族药用植物图典 维吾尔族卷 第四册

总 主 编：肖培根 诸国本
主　　编：玛依拉·买买提明 谢 宇 李海霞
出 版 人：潘晓山
责任编辑：李 忠 杨 颖
出版发行：湖南科学技术出版社
社　　址：长沙市芙蓉中路一段 416 号泊富国际金融中心
网　　址：http://www.hnstp.com
湖南科学技术出版社天猫旗舰店网址：
　　　　http://hnkjcbs.tmall.com
邮购联系：0731-84375808
印　　刷：湖南凌宇纸品有限公司
　　　　（印装质量问题请直接与本厂联系）
厂　　址：长沙县黄花镇黄垅新村工业园财富大道 16 号
邮　　编：410137
版　　次：2023 年 7 月第 1 版
印　　次：2023 年 7 月第 1 次印刷
开　　本：889mm×1194mm 1/16
印　　张：23.5
字　　数：358 千字
书　　号：ISBN 978-7-5710-2304-1
定　　价：1280.00 元(共四册)